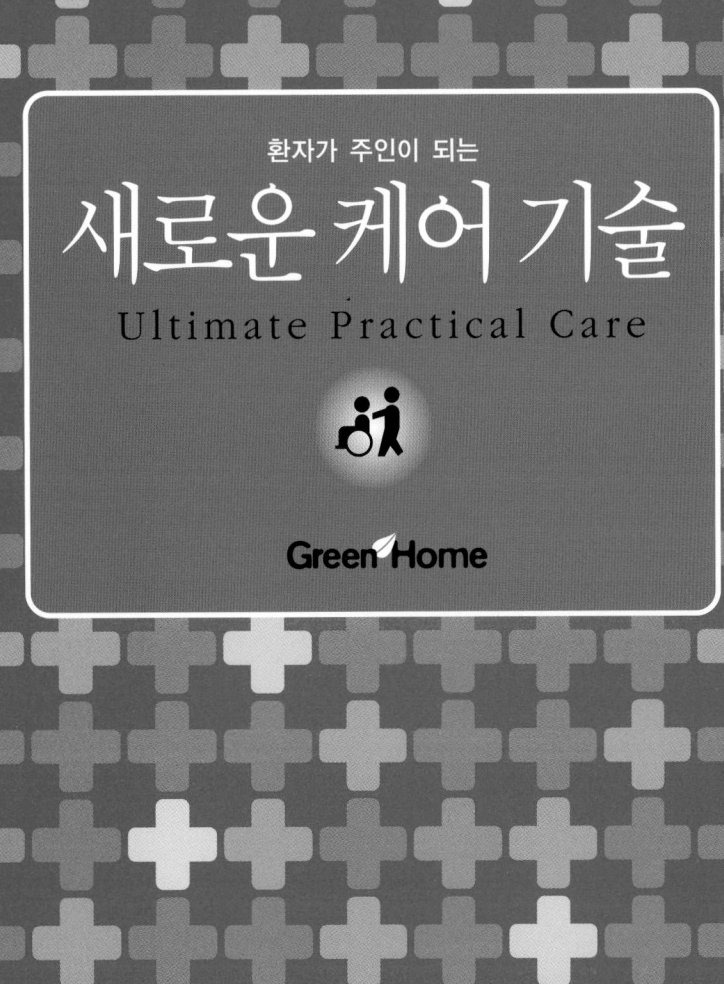

완전도해

환자가 주인이 되는

새로운 care 기술
케어

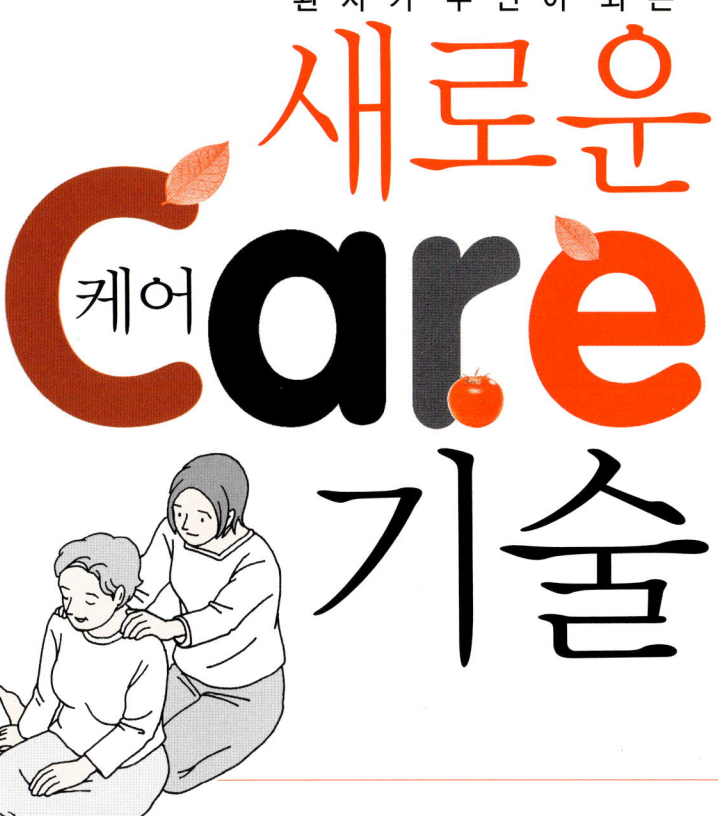

Ultimate Practical Care

감수·집필

이바라키 현립의료대학 부속병원장
Hitoshi Ohta 오타 히토시

생활과 리허빌리테이션 연구소 대표·물리치료사
Haruki Miyoshi 미요시 하루키

Green Home

추천의 글

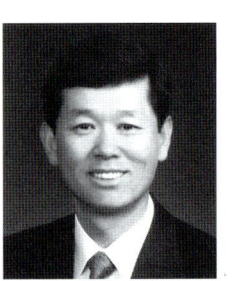

삼성노블카운티 원장
이진형

이제 우리 사회도 '고령화 사회'를 넘어 빠른 속도로 '고령 사회'로 진입하고 있으며, 국가적으로도 저출산(低出産) 고령화(高齡化) 현상을 가장 심각한 사회문제로 인식하고 있다. 그러면 고령화가 왜 심각한 문제일까? 우리 인류는 역사 이래 늘 오래 살려고 노력하고 희망해왔다. 이제야말로 장수(長壽) 사회가 되어 모든 사람들이 좋아해야 하는데도 불구하고, 왜 이리도 걱정이 많은 것일까?

이제 얼마 안 있으면 인생 100세 시대가 닥칠 텐데, 우리가 100세까지 장수하는 것이 과연 신(神)의 축복(祝福)인지, 아니면 재앙(災殃)인지를 판단할 수 있는 근거는 고령 사회에 대한 대비를 얼마나 충실히 해놓았는가에 달려 있다고 해도 과언이 아닐 것이다. 선진국이 50～100년 동안 충분한 시간을 갖고 고령화 대책을 세웠음에도 불구하고, 모든 나라가 노인 의료 및 Long-term Care(장기 수발) 정책을 항상 국가 정책의 가장 골치 아픈 과제로 고민해온 것을 보면 고령화 대책이 얼마나 어려운 문제인가를 느낄 수 있다.

그럼 우리 사회는 고령화 사회에 대한 대비가 어느 정도 진행되고 있을까? 우리나라는 선진국에 비해 고령화 속도가 훨씬 빨라서 2018년이면 노인 인구가 전체 인구의 14%를 넘는 고령 사회가 되고, 그 후 몇 년 안에는 노인 인구가 20%를 넘는 초고령(超高齡) 사회로 접어드는 등 세계에 유례가 없을 정도로 빠르게 고령 사회로 치닫고 있다. 그러므로 앞으로 10년 안에 고령화 대책을 제대로 준비하지 않으면 안 되는 절박한 상황에 처해 있다. 그런데 이러한 고령화 대책 중에서도 가장 핵심적인 것이 중풍이나 치매 등으로 24시간 케어가 필요한 고령 노인에 대한 Long-term Care 문제다. "긴 병에 효자 없다"는 말이 부모에 대한 무한(無限) 서비스가 강조되던 옛 전통 사회에 생겼다는 것은 며느리가 만성질환으로 고생하는 시부모를 수발하는 것이 얼마나 힘들었는지를 이해하게 해준다.

핵가족화와 맞벌이가 일반화된 요즘에는 부모님이 중풍이나 치매에 걸려 간병·간호가 필요한 경우, 질병 초기에는 집에서 모시는 게 어느 정도 가능하지만, 병이 중증(重症)으로 발전하면 집에서 수발하는 것이 거의 불가능해지고 이에 따른 가족의 고통은 말로 표현할 수 없을 정도로 심각해진다. 심한 경우에는 가족끼리의 관계가 멀어지는 경우도 생긴다. 가족의 고통은 수발하는 고생도 고생이지만 비용도 무시 못해 고통이 더욱 가중된다. 특히 앞으로는 자식의 수가 점점 줄어들기 때문에 자식의 노력만으로는 노인들의 Long-term

Care 문제가 해결되기 어렵다. 이에 정부에서도 독일이나 일본처럼 Long-term Care 문제를 해결하기 위해서 노인요양 보장제도를 도입하기로 하고, 제도 연구와 관련 법규 제정 및 시범 운영에 들어가는 등 본격적으로 준비하는 것은 그나마 다행이다. 이것은 노인의 Long-term Care는 개인뿐 아니라 사회에서도 부담을 함께 나눠야 한다는 의미일 것이다.

한편 이러한 시대적 상황 속에서 삼성생명이 10여 년 전부터 사회공익사업 차원에서 향후 고령사회에 필요할 전문 노인복지시설을 만들기로 계획하고, 여러 나라의 선진시설을 조사, 연구하여 우리 사회에 적합한 이상적인 실버타운인 삼성노블카운티를 건립하였으며, 현재 개원한 지 4년이 지나고 있다.

그런데 노블카운티 시설 중에서도 특히 신경을 써서 만든 시설이 노인요양시설인 너싱홈(Nursing Home)이다. 노블카운티의 너싱홈은 중풍, 치매 등 만성질환으로 고생하는 노인에게 제대로 된 케어를 제공하고자 건물 설계도 입주자 중심의 시설로 만들었으며, 시설 분위기나 환경도 가급적 가정의 분위기를 느낄 수 있게 꾸몄고, 입주자들이 다양한 활동 프로그램에 참여할 수 있도록 관련 시설을 갖추는 등 모든 면에서 우수하다는 평가를 받고 있다. 그러나 케어 서비스는 아직 Long-term Care 분야의 경험이 충분히 축적되지 않았기 때문에 앞으로 케어 서비스의 수준을 더욱 향상시켜야 하는 과제를 안고 있다.

그 동안 우리나라의 요양시설들은 정부의 시설 확충 노력 등에 힘입어 양적으로 많이 늘어나고 입주자의 수도 증가하였지만, 요양시설을 운영하는 운영자 입장에서 보면 전반적으로 간호사나 사회복지사, 물리치료사, 생활보조원 등 Long-term Care의 담당자들의 전문성이 부족한 것이 현실이다. 노블카운티가 개원한 이후 일본의 요양시설 운영 전문가들이 몇 차례 방문한 적이 있었다. 그들은 삼성노블카운티의 시설을 칭찬하는 한편, 전문가의 시각에서 볼 때 운영은 역시 오랜 경험 축적에서 나오므로 일본의 케어 서비스 분야에서 배울 점이 있을 것이라는 언급도 빼놓지 않았다.

일본의 케어 분야의 전문가인 오타 히토시와 미요시 하루키 선생이 일본의 Long-term Care 분야의 실무전문가들의 협조를 받아 집필한 『새로운 케어 기술』은, 만성질환을 앓는 노인 케어에 필요한 다양한 정보와 케어 기술의 자세한 방법 등이 체계적으로 잘 정리되어 있어, 요양시설의 현장에서는 물론 가정에서 노인을 케어할 경우에도 유익한 케어 지침서가 되는 책이다. 장기간 장애를 갖고 생활해야 하는 고령자를 잘 케어하기 위해서는 우선 케어하는 사람이 케어의 원리를 이해해야 하고, 케어에 필요한 상세한 작업 매뉴얼이 필요한데, 이 책은 케어를 하는 사람이 현장에서 케어의 이론을 쉽게 이해하고 케어 기술을 익히는 데 많은 도움을 준다.

이 책이 앞으로 우리 사회가 노인요양 보장제도를 시행하여 더 많은 케어 전문인력이 요구되는 시기에 활동할 Care Giver들의 실력 향상에 일조할 수 있기를 기대하며, 끝으로 이 책의 출간을 추진한 그린홈 관계자들에게도 감사의 뜻을 전하고 싶다.

이 책을 출간하면서

진정한 케어 기술은 케어 이용자의 개별성에서 보편적 기술을 찾아내고 검증하는 것이다 ——— 오타 히토시

국민 개개인이 케어에 대해 진지하게 생각해야 하는 고령화시대가 되었다. 아니, 생각해야 하는 시대라기보다는 국민 누구나가 케어를 실천해야 하는 시대라고도 할 수 있다. 케어의 실천을 배운다는 것은 전문가가 되어 다른 사람을 돌봐야 한다는 것이 아니다. 케어를 앎으로써 케어의 좋고 나쁨을 판단할 수 있고, 케어를 배움으로써 케어 예방을 배우는 것이다.

케어의 본질은 말할 것도 없이 '구체적인 생활 만들기' 이므로 허황되어서는 안 된다. 최근에는 병원에서도 병동(회복기 재활병동)에 물리치료사(PT)나 작업요법사(OT)가 있어 간호사나 케어복지사와 함께 생활 현장(병동으로 국한되지만)에서 치료하는 시대가 되었다. 재활 의료의 가장 중심이 되는 장소이자, 의료와 케어가 서로 만나는 곳이 생긴 것이다. 그 연장선상에 가정과 시설에서의 케어가 존재하게 되었다. 늦은 감이 없지 않지만, 재활 의료나 케어에 있어 획기적인 일이라고 생각한다.

이 책의 공동 저자 겸 감수자인 미요시 하루키 씨는 실제로 케어 현장에서 재활 의료를 배우고, 케어 현장에서 얻은 새로운 케어 정보를 알리기 위해 애써왔다. 또한, 나는 재활병원에 근무하며 지역의 재활 의료에 대해, 특히 퇴원 후 집에서 생활하는 뇌졸중 환자에게 건강을 찾아주기 위한 이론이나 방법을 제안해왔다. 그리고 현재 의료대학에 적을 두고 있지만, 초고령자에 대한 케어를 위해 종말기 재활이란 새로운 사고방식을 세상에 알리며 복지 영역과 깊은 관계를 맺고 있다. 이런 두 사람이 고단샤[講談社]의 주선으로 각 분야에서 시대를 대표하는 사람들을 집필자로 하여 케어에 관한 책을 출간하게 된 것은 뜻깊고 기쁜 일이 아닐 수 없다.

말할 것도 없이 케어는 식사, 배설을 비롯해 옷입기와 벗기, 목욕 등 일상생활의 주요 행동들과 직접적인 관련이 있는 복합적인 원조이다. 예를 들어 배설 케어의 경우에 배설의 생리기능, 동작 능력, 본인의 의지 외에 변기나 주변의 물리적인 요소, 입고 있는 옷 등에 따라서도 케어 방법이 달라진다. 이와 같이 일상적인 행동 방식은 사람마다 다르며, 오래 살아온 노인일수록 나름대로의 방식이 있다. 노인의 경우 생활방식에 있어 수준 높은 '전문가'인데, 생활 내력도 생각도 감성도 다른 타인이 생활에 개입하는 것이다. 이것이 케어이다. 따라서 노인에 대한 케어가 잘 이루어지느냐는 케어하는 사람과 케어 이용자와의 관계에 따라서도 완전히 달라진다. 이렇게 볼 때 케어가 매우 전문성이 높은 서비스라는 것을 알 수 있다. 진정한 케어 기술은, 케어를 받는 한 사람 한 사람의 개별성에서 보편적인 기술을 찾아내기 위해 노력하고, 되풀이하여 검증하는 가운데 생겨난다.

『새로운 케어 기술』은 현장의 실천을 통해 얻은 최신 이론과 기술을 집대성한 것이다. 초고령 사회를 맞은 나라에서는 케어를 하는 사람과 받는 사람 모두 양질의 케어 기술을 원한다. 반드시 각 가정에서 이 책을 구비해둘 것을 권한다.

케어 현장은 '환자'라는 수동적인 치료대상 대신에 '생활의 주체'라는 새로운 인간상이 형성되는 곳이다 ——— 미요시 하루키

내가 케어 세계에 발을 들여놓은 것이 1974년 24세 때의 일이다. 특별양호 노인홈(너싱홈)의 직원이 된 것이 계기였다. 당시에 내가 근무하던 너싱홈에서 케어를 담당하는 직원은 나를 포함해 모두 초보자들이었다. 의사나 간호사는 급성기의 안정을 필요로 하는 환자들에 대한 접근 방법을 가르쳐주었다. 그러나 케어에서 필요한 것은 오히려 안정하지 않기 위한 접근이었다. 물리치료사나 작업요법사는 마비된 손발을 치료하는 방법, 굳은 관절을 펴는 방법은 가르쳐 주었다. 그러나 우리에게 필요한 것은 마비되어 굳은 관절로 어떻게 생활하느냐는 방법이었다.

그래서 부득이하게 우리 케어 담당자들은 기존의 전문가에게 의지하지 않고, 케어 담당자들이 아니면 할 수 없는 독자적인 방법론을 찾기로 했다. 그래서 훌륭한 선생님의 책보다 눈 앞에 있는 노인의 표정을 살펴보기로 했다. 어떤 방법을 사용했을 때 노인의 얼굴이 빛나는지, 반대로 어떻게 하면 표정이 사라지는지를 판단의 기준으로 삼아 케어 기술을 직접 만들어나갔다.

케어 현장은 '환자'라는 수동적인 치료 대상 대신에 '생활의 주체'라는 새로운 인간상이 형성되는 장소였다. 이렇게 현장에서 만들어진 케어 방법론을 모아서 정리, 발표하자고 시작된 것이 1988년의 '기저귀 떼기 학회'이다. 당시 병원에서 너싱홈에 입소한 장애 노인이나 치매 노인은 당연히 기저귀를 차고 침상에서만 생활하고 있었다. 이것을 너싱홈의 초보 케어 담당자들이 차츰 기저귀를 벗기고 침상생활에서 탈출시킨 것이다. 말하자면 '기저귀 떼기'는 안정을 강요하는 간호를 대신한 새로운 케어의 상징이었다.

시대가 바뀌어 개호보험제도가 생기고, 케어는 국민적 과제라고까지 할 수 있게 되었다. 그러나 매스컴이나 사람들은 제도나 정책만 외치고 있을 뿐 케어의 내용은 이야기하지 않는다. 더욱이 그 내용은 아직도 급성기에만 적용되는 안정간호법이나 환자라는 수동적 인간관에 기초를 둔 접근이 주류를 이루고 있다.

이 책 『새로운 케어 기술』은 이런 상황에서 진정한 의미의 케어의 발상과 방법론을 제시하기 위해 출간하였다. 현장에서 일하는 여러 선생님들의 도움을 받아 나의 28년간의 개인적인 경험을 담았으며, 내용에 있어 절대 타협을 하지 않았다. 가능하면 쉽게 표현하였으며, 특히 치매 노인의 케어에 있어서는 뇌세포에서 원인을 찾는 '개체 환원론'을 초월하는 새로운 인간관과 방법론을 제시했다고 자부한다.

마지막으로 반신불수, 파킨슨병 환자, 치매 노인 등의 손발의 구축, 자세, 표정 등은 중증 환자의 전형적인 증상을 그린 것으로 모든 사람에게 적용되는 것은 아니다. 그들에 대한 선입견을 강화시키려는 것이 아니라, 중증인 사람이야말로 새로운 케어 기술로 접근해야 한다는 것을 전하고 싶은 의도였다. 본문에 거듭 양해를 구한다.

이 책의 특징과 보는 방법

케어의 표준

간호와 케어의 차이를 안다

병원처럼 치료를 목적으로 하는 곳에서의 간호와 생활 속에서의 케어는 다르다. 생활의 관점에서 케어의 지식과 방법을 확실하게 밝힌다.

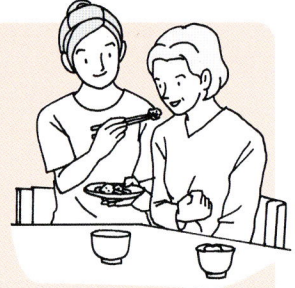

최신 케어 백과

케어의 모든 것을 총망라

식사, 배설, 목욕 등의 기본편부터 반신불수나 치매 등의 응용편까지 폭넓은 내용을 다루고 있다.

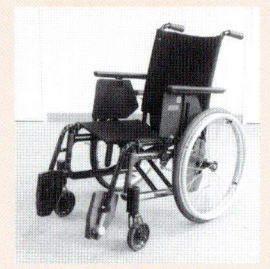

본문의 구성

❶ 먼저 알아야 할 기본 순서

❷ 관련 정보를 한눈에 알 수 있게 표기

❸ 잘못된 케어 방법의 예와 그 이유를 제시

❹ 손가락을 펴는 방법의 순서를 알기 쉽게 그림으로 설명

❺ 구체적인 케어 방법을 순서대로 해설

❻ 특별히 주의해야 할 포인트를 표시

❼ 팔이나 손가락을 움직이는 방향을 화살표로 표시

❽ 이해하기 쉬운 본문 해설

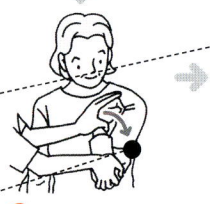

● 이 책은 케어 현장에서 생기는 모든 문제를 모아서 체계화하고, 실천을 통해 얻은 최신 이론과 기술을 펼침면으로 알기 쉽게 그림과 함께 설명하고 있다. 처음부터 순서대로 읽을 수도 있지만, 곤란한 일이 생겼을 경우 관련 부분을 찾을 수 있도록 구성하였다.

- 뇌졸중인 할아버지의 퇴원이 다가오고 있다
  📖 p.22, 34, 36, 38, 40, 44, 46, 48, 50, 100, 170, 172, 188, 190과 12장 참조

- 침대가 좋을지, 이부자리가 좋을지 판단이 안 선다
  📖 p.34, 36, 184, 186, 202, 220, 298 참조

- 휠체어는 어떤 것을 선택해야 좋은가
  📖 p.38, 40, 202 참조

- 욕창을 주의하라고 말하는데
  📖 p.36, 48, 50, 166, 168과 9장 참조

- MRSA가 양성이라는 진단이 나왔다
  📖 p.52, 54, 56 참조

체계화

현장에서의 케어 기술을 집대성

케어 현장에서 얻은 다양한 경험, 기술, 노하우를 처음으로 한 권의 책으로 정리하였다.

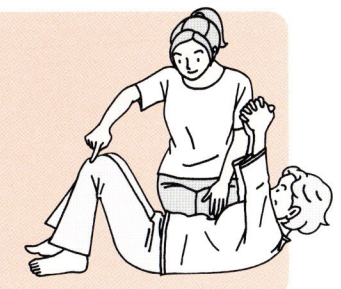

이 책의 표현과 표기에 대해

중증인 사람이야말로 케어에 대한 연구가 필요

반신불수인 사람, 파킨슨병 환자, 치매 노인의 그림은 자세나 표정이 중증이며 전형적인 환자의 모습을 담고 있다. 이것은 중증인 사람이야말로 새로운 케어로 접근해야 한다는 의도에서이다. 따라서 모든 사람에게 적용되는 것은 아니다.

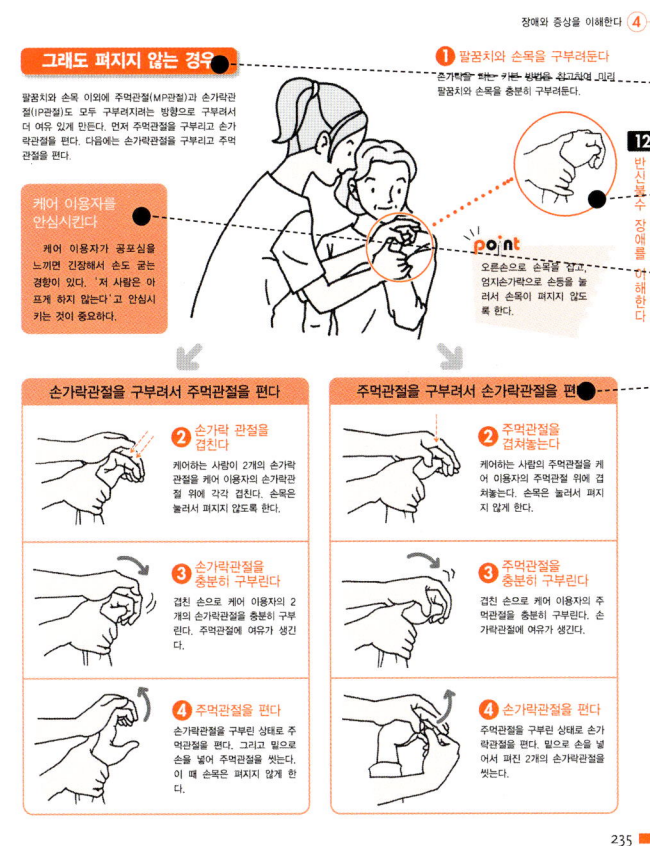

⑨ 기본적인 방법으로 펴지지 않는 경우의 방법도 소개

⑩ 중요한 포인트는 확대한 그림으로 표시

⑪ 알아두면 도움이 되는 내용을 칼럼, 사례로 소개

⑫ 펴고 싶은 부위별로 순서를 나누어 그림으로 설명

> Y씨(90세 여성)는 함께 사는 며느리가 지갑에서 돈을 훔쳤다고 주장했다. 혼자서 애를 쓰며 케어해 오던 며느리는 처음에는 분해서 눈물을 흘렸지만, Y씨에게 며느리의 케어는 고마운 반면에 심리적 부담을 주었을 것이다. 마음을 다잡은 며느리는 설거지나 방 청소 등을 도와달라고 부탁하기로 했다. 실제로는 시간도 손도 더 가지만, 일방적인 관계가 안 되자 Y씨의 표정이 온화해지고 '훔쳤다'고도 하지 않게 되었다 | 📖 p.324 참조 |

- 고령자의 식사 연구가 필요하다고 들었다
  📖 p.50, 76, 78, 80, 82, 84, 86, 88 참조

- 할머니께서 변비가 심해지셨다
  📖 p.50, 110, 112, 114, 116, 118, 301 참조

- 할아버지께서 목욕을 안 하려고 하신다
  📖 p.22, 162, 320과 6장 참조

- 할머니께서 하루 종일 누워만 계신다
  📖 p.46, 50, 64, 66, 240, 242와 15장 참조

- 뇌졸중 발병 이후 성격이 바뀌셨다
  📖 p.28, 30, 32, 224, 256 참조

- 파킨슨병에 걸린 어머니를 어떻게 대해야 좋을지 모르겠다
  📖 p.20, 32, 64, 66, 101과 13장 참조

- 할머니의 건망증이 심해지셨다
  📖 p.28, 30, 66, 292, 294, 308, 316 참조

- 할머니의 배회가 시작되었다
  📖 p.26, 28, 30, 32, 220, 292, 294, 296, 312, 322, 348, 350, 352 참조

- 케어로 피로가 쌓였다
  📖 p.64와 17장 참조

contents

- 추천의 글 4
- 이 책을 출간하면서 6
- 이 책의 특징과 보는 방법 8

환자가 주인가 되는
새로운 케어 기술

Ultimate Practical Care

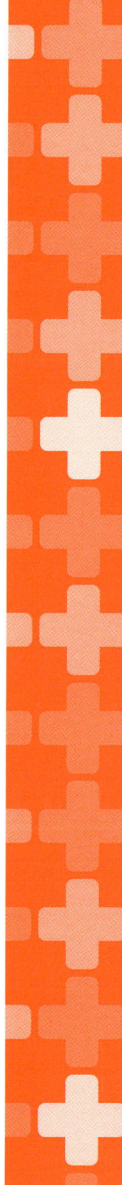

1부 케어의 시작 19

1장 케어의 원칙 20

케어란 무엇인가
(1) 케어하는 사람은 '생각하는 지팡이' 20
(2) 케어는 생활 만들기 22
(3) 케어는 관계 만들기 24
(4) 케어와 가족 26

노인에 대한 이해
(1) 노인의 마음을 안다 28
(2) 노인은 참고 있다 30
(3) 커뮤니케이션의 방법 32

2장 케어 환경 만들기 34

케어 환경의 기본
(1) 이부자리로 할까, 침대로 할까 34
(2) 케어용 침대의 선택 방법 36
(3) 휠체어의 선택 방법 38
(4) 휠체어는 턱이 진 곳에 강하다 40
• 칼럼 _ 놀이 리테이션 42

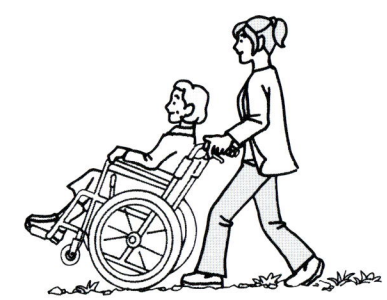

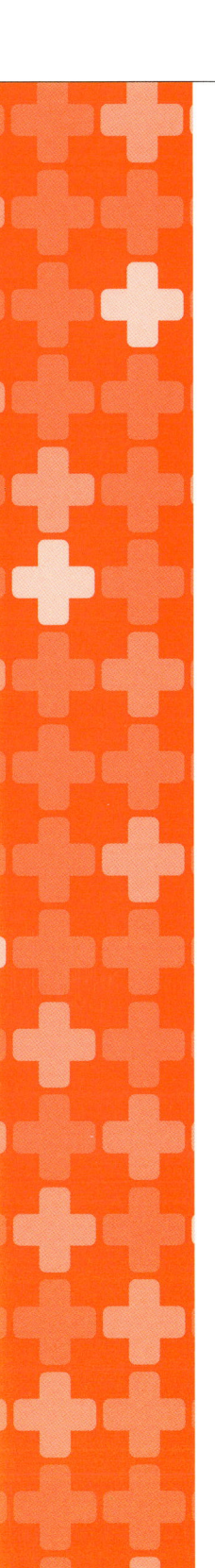

2부 생활 만들기 케어

3장 일상생활을 되찾는다 44

퇴원을 맞이하여
(1) 퇴원이 다가오면 44
(2) 일상 행동을 이끌어내는 방법 46
(3) 욕창을 예방하는 3가지 방법 48
(4) 앉을 수 있는지가 최대 관건 50

감염증과 케어
(1) 감염증에 대해 안다 52
(2) 감염 예방의 기본은 손씻기 54
(3) MRSA의 경우 56
(4) 간염의 경우 58
(5) 기타 주의할 감염증 60

생활을 바꾼다
탈수증도 생활을 바꾸면 막을 수 있다 62

웃음이 있는 생활
웃음은 '기적'의 묘약 64

풍요로운 생활
모임을 만든다 66

케어와 약
약을 잘 이용하는 방법 68

4장 식사 케어 70

식사의 의의
(1) 입으로 먹어야 건강해진다 I 70
(2) 입으로 먹어야 건강해진다 II 74

식사 자세
(1) 자세가 나쁘면 먹을 수 없다 76
(2) 음식물을 삼키기 위한 3가지 조건 78
(3) 식사 자세에서 체크할 포인트 80

먹지 않는 이유
(1) 식욕부진 82
(2) 손을 능숙하게 움직이지 못한다 84
(3) 잘 삼키지 못한다 86

식사 케어
(1) 조리방법을 연구하여 연하장애를 극복한다 88
(2) 저영양 상태인지 확인 90
(3) 탈수와 변비인지 확인 92

구강 케어
(1) 구강 케어란 무엇인가 94
(2) 구강 케어 방법 96
(3) 의치 케어 98

식사 수발 방법

식사 수발에서 주의할 점 3가지   100

먹을 수 없을 때

튜브와 위루에 대해   102

5장 배설 케어   104

배설의 기본

(1) 화장실에 간다   104

(2) 기저귀를 떼기 위한 방법   106

(3) 기저귀를 차고 싶지 않은 경우   108

(4) 기저귀를 떼기 위한
요의(尿意) 회복 단계   110

배설 케어의 포인트

(1) 배설 최우선의 원칙   112

(2) 변의는 언제 느끼나   114

(3) 배변 자세   116

(4) 배설 스케줄을 짠다   118

화장실 개조

화장실 설계와 연구   120

배설 관련 용품

팬티와 기저귀의 선택 방법   122

6장 목욕 케어   124

목욕 환경 만들기

(1) 목욕 케어란   124

(2) 대중탕의 큰 욕조와 기계식 욕조는
문제가 많다   126

(3) 욕조 선택 방법과 설치 방법   128

(4) 이상적인 욕조와 연구 사례   130

목욕 케어의 방법

(1) 옷벗기   132

(2) 옷입기   134

(3) 욕조에 들어가기 전에   136

(4) 욕조에 들어가기   140

(5) 욕조에서 자세를 안정시키기   142

(6) 욕조에서 나오기   144

(7) 다리에 힘이 없고, 두려워하는 경우   150

(8) 부부가 함께 욕조에 들어가기   152

• 용어사전 _ 케어 관련 용어 ①   156

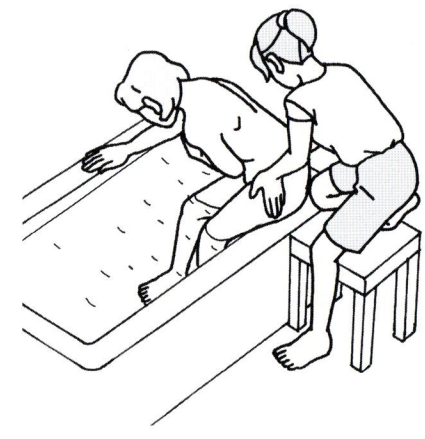

3부 케어에 필요한 기술

7장 사람의 동작을 이해한다　158

사람의 동작 기본편
(1) 케어는 생리학적인 동작부터 이해해야　158
(2) 사람의 동작은 힘보다 균형이다　160
(3) 동작의 케어에서 행위의 케어로　162
(4) 케어를 시작하기 전에　164

8장 돌아눕기의 자립 방법과 케어 방법　166

자연스런 돌아눕기
'체위 변환'에서 '돌아눕기 케어'로　166

돌아눕기의 케어 기본편
(1) 돌아눕기의 3요소와 케어 방법　168
(2) 할 수 없는 것은 단념한다　170

돌아눕기의 케어 응용편
(1) 반신불수인 경우　172
(2) 하반신 마비인 경우　174
(3) 사지 마비인 경우　176

9장 일어나기의 자립 방법과 케어 방법　178

일어나기의 자립 방법
(1) 사람이 자연스럽게 일어나는 방법　178
(2) 한쪽 팔꿈치 세우기　182

일어나기의 조건
(1) 좁은 침대는 침상생활을 하게 한다　184
(2) 좁은 침대에서 일어나는 방법 연구　186

일어나기를 유도하는 방법
부족한 힘을 도와준다　188

일어나기를 케어하는 방법
힘으로 케어하지 않는다　190

10장 일어서기의 자립 방법과 케어 방법　194

자연스런 일어서기의 조건
(1) 일어서기 동작의 구조　194

(2) 일어서기에 알맞은 환경 만들기 196
(3) 바람직한 일어서기 케어 방법 198
(4) 올바른 손잡이의 위치 200

일어서기의 응용 방법(옮겨 앉는 동작)
침대에서 혼자 휠체어에 타기 202

일어서기의 케어 방법
힘이 조금이라도 남아 있는 경우 204

일어서기의 응용 방법(앉기)
의자에 앉는 케어 방법 206

일어서기의 응용 방법 (동작의 전체 케어)
옮겨 타는 동작의 전체 케어 208

11장 바닥에서 일어서기의 자립 방법과 케어 방법 210

바닥에서 서기
바닥에서 일어서고 싶다 210

바닥에서 일어서기
(1) 다리를 옆으로 모으고 앉는 것이 어렵다 212
(2) 이런 방법이라면 일어설 수 있다 214
(3) 힘이 부족한 경우 216

바닥에 앉기
선 자세에서 바닥에 앉기 218

이동하는 동작의 정리
사람의 자세와 동작을 정리 220

• 용어사전 _ 케어 관련 용어 ② 222

4부 장애와 증상을 이해한다 223

12장 반신불수 장애를 이해한다 224

반신불수
(1) 반신불수에 따라오는 장애 224
(2) 운동 마비의 단계 226

상지와 손가락 마비
(1) 상지와 손가락 마비 간이검사법 228
(2) [단계 I 의 생활 케어]
　어깨관절의 탈구 방지를 위한 케어 230
(3) [단계 II · III의 생활 케어(1)]
　구축을 막기 위한 케어 232

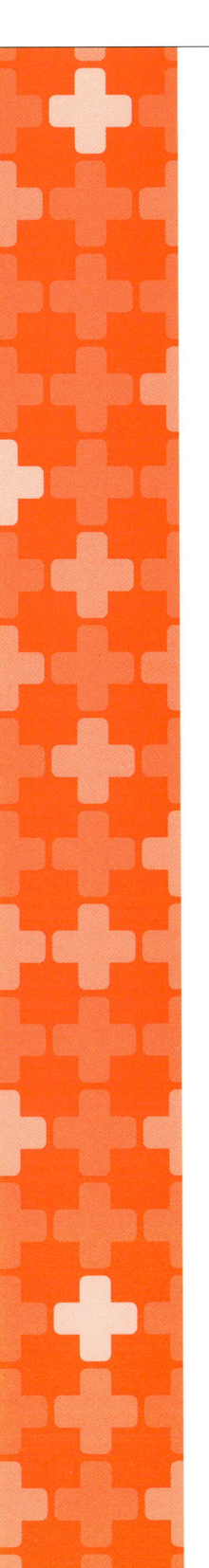

(4) [단계Ⅱ·Ⅲ의 생활 케어(2)]
　　손가락을 펴기 위한 케어　234
(5) [단계Ⅱ·Ⅲ의 생활 케어(3)]
　　손가락과 손가락 사이를 벌리고, 팔꿈치를
　　펴기 위한 케어　236
(6) [단계Ⅳ~Ⅵ의 생활 케어]
　　일상적인 동작을 활용한 케어　238

하지 마비

(1) 하지 마비 간이검사법　240
(2) 하지 마비의 단계별 생활 케어　242

반신불수에 따라오는 장애

(1) 동명성 반맹이란 무엇인가　244
(2) 언어 장애에 대한 대응 방법　246
(3) 구음 장애자를 대하는 방법　248
(4) 실어증이란 무엇인가　250
(5) 실어증 환자를 대하는 방법　252
(6) 실행(失行)·실인(失認)이란 무엇인가　254
(7) 왼쪽 마비인 사람의 성격 변화　256

마비된 사람도 할 수 있는 재활훈련

(1) [바로눕기] 활기찬 건강체조　258
(2) [앉기] 활기찬 건강 체조　260
(3) [의자에 앉기] 활기찬 건강 체조　262

13장 파킨슨병 환자를 이해한다　264

파킨슨병이란

(1) 3대 주요 증상　264
(2) 소홀해지기 쉬운 주요 증상　266

파킨슨병 환자에 대한 오해

(1) 계단은 올라갈 수 있는데　268
(2) 조금 전까지 할 수 있었는데　270
(3) 갑자기 휠체어로
　　전체 케어를 하게 된다　272

파킨슨병 환자의 생활 케어

(1) 평생 함께할 주치의를 찾는다　274
(2) 칩거증후군의 징후가 보이면　276
(3) 일상생활의 동작과 케어 방법　278

파킨슨 체조

(1) 모두 즐겁게 파킨슨 체조를 한다　280
(2) 혼자서 할 수 있는 기능회복 운동　282

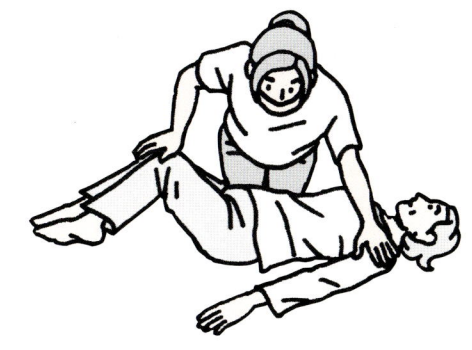

14장 그 밖의 장애·증상을 이해한다 284

관절 류머티즘
(1) 관절 류머티즘을 이해한다 284
(2) 관절 류머티즘과 생활 케어 286

골절 후유증
골절 후유증으로 침상생활만 하면 안 된다 288

• 용어사전 _ 케어 관련 용어 ③ 290

5부 치매를 보는 시각과 케어의 원칙 291

15장 치매를 이해한다 292

치매란 무엇인가
(1) 치매 케어의 목표 292
(2) 치매는 왜 생기나 294
(3) 케어에 도움이 되는 치매의 분류 296

치매 케어의 7원칙
(1) 환경, 생활습관 298
(2) 인간 관계, 신체 상태 300
(3) 개성적인 공간, 역할 만들기 302
(4) 개개인의 관계 만들기 I 304
(5) 개개인의 관계 만들기 II 306

16장 문제행동과 케어 308

문제행동의 원인을 찾는다
문제행동에는 이유가 있다 308

치매 유형별 문제행동
(1) 갈등형을 케어하는 방법 310
(2) 회귀형을 케어하는 방법 312
(3) 유리형을 케어하는 방법 314

문제행동에 대한 대응
(1) 건망증 316
(2) 소변을 못 가린다 318
(3) 케어 거부 320
(4) 배회 322
(5) 피해망상 324
(6) 이식(異食) 326
(7) 농변(弄便) 328
(8) 성적으로 이상한 말과 행동 330

• 칼럼 _ 종말기 재활에 대한 견해 332

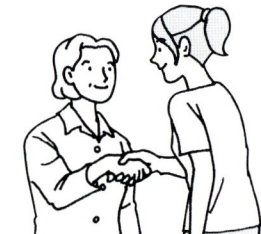

6부 케어하는 사람의 건강을 위하여

17장 케어하는 사람의 몸과 마음을 건강하게 만들기 334

스트레스 대처 방법
케어 스트레스에 현명하게 대처한다 334

피로가 쌓이지 않게 하는 방법
(1) 숙면을 한다 336
(2) 요통 체조 338

케어 생활에서 긴장 풀기
(1) 복식 호흡이 좋다 340
(2) 보디워크 (body-work) I 342
(3) 보디워크 (body-work) II 344
(4) 간단 체조 346

일본의 개호보험 사례
(1) 개호 보험이란 348
(2) 개호보험을 이용하려면 350
(3) 케어 설계의 사례 352

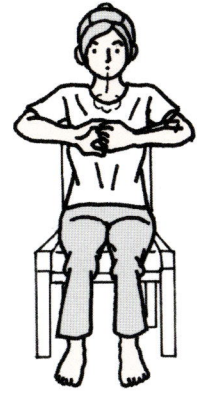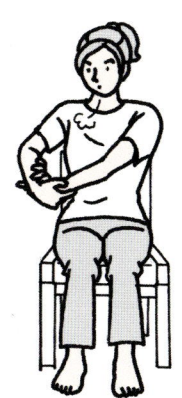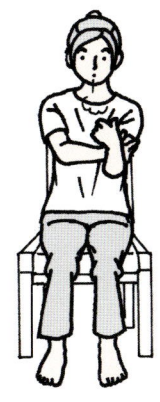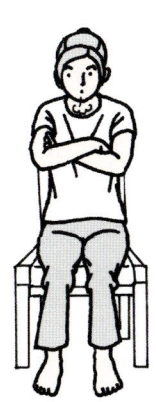

케어하는 사람의 긴장 풀기 간단 체조(팔운동)

● 참고문헌

三好春樹　元氣がでる介護術　岩波書店　2002
健康づくり・ノートシリーズ② / うるおい介護ノート　財団法人東京都健康推進財団　2002
岸本裕充　ナースのための口腔ケア實踐テクニック　照林社　2002
羽鳥操　野口体操・感覺こそ力　春秋社　2002
大田仁史　地域リハビリテーション原論　医齒藥出版　2001
三好春樹　介護が上手くなるための10ヵ條　關西看護出版　2001
松林誠志(編著)　クスリも鍵もいらない介護　雲母書房　2001
東京都健康づくり推進センター(編)　ストレス教室の開き方　保健同人社　2001
寒河江秀行(著), 久保 明(監修)　フットセラピーで美しく　廣濟堂出版　2001
井上千津子(監修)　介護サービス利用の手引き　小學館　2001
ナーシング・フォーカス・シリーズ / 最新口腔ケア　照林社　2001
五十嵐透子　リラクセーション法の理論と實際~ヘルスケア・ワーカーのための行動療法入門　医齒藥出版　2001
和田秀樹　間違いだらけの老人医療と介護　講談社　2001
三好春樹　老人介護 常識の誤り　新潮社　2000
三好春樹　シリーズ生活リハビリ講座6　生活リハビリ体操　雲母書房　2000
銀ちゃん便利堂(編)　お年寄に役立つ道具案内　學陽書房　2000
高野喜久雄　ホームヘルパーハンドブック　新星出版社　2000
中野昭一(編・著)　図解生理學　医學書院　2000
昇 幹夫　笑顔がクスリ　保健同人社　2000
壁下香織(著), 眞島伸一郎(監修)　介護サービス・こう受ければ大滿足!　こう書房　2000
播本高志(編・著)　介護職のための高齢者の病氣と薬講座　中央法規出版　2000
大田仁史 : 介護予防　莊道社　2000
野崎貞彦(監修)　やすらぎ休養ノート　財団法人東京都健康推進財団　1999
玉垣 均　寝たきりにさせないリハビリ介護　ブリコラージュ　1999
H・ケイトン, N・グラハム, J・ワーナー(著), 朝田隆(監譯)　痴呆症のすべてに答える　医學書院　1999
三好春樹　シリーズ生活リハビリ講座5　遊びリテーション學　雲母書房　1999
牛山京子　在宅訪問における口腔ケアの實際　医齒藥出版　1999
三好春樹　シリーズ生活リハビリ講座4 介護技術學　雲母書房　1998
三好春樹　シリーズ生活リハビリ講座3 身体障害學　雲母書房　1998
金谷節子 & 聖隷三方原病院榮養科スタッフ　病院食事革命　女子榮養大學出版部　1998
竹內孝仁　介護基礎學　医齒藥出版　1998
三好春樹　シリーズ生活リハビリ講座2 生活障害論　雲母書房　1997
三好春樹　シリーズ生活リハビリ講座1 關係障害論　雲母書房　1997
西原修造　新・感染症の基礎知識　筒井書房　1997
大田仁史　かばい手の思想　莊道社　1996
三好春樹　ねたきりゼロQ&A　雲母書房　1996
遠藤尚志　ことばの海へ　筒井書房　1996
D・ゴールマン(著), 土屋京子(譯)　「EQ」こころの知能指數　講談社　1996
三好春樹　老人介護Q&A　雲母書房　1995
竹內孝仁　医療は「生活」に出會えるか　医齒藥出版　1995
大田仁史　芯から支える　莊道社　1994
村上廣夫 & 誠和園 Staff　寝たきり地獄はもういやじゃ　筒井書房　1993
大田仁史　心にふれる　莊道社　1993
大田仁史　堪認袋の緒　莊道社　1993
三好春樹　介護覺え書　医學書院　1992
三好春樹　老人の生活リハビリ　医學書院　1988
三好春樹　老人の生活ケア　莊道社　1985
大田仁史　いきいきヘルス体操　莊道社　1985
大田仁史　腦卒中在宅療養の動作訓練　日本アビリティーズ協會　1984

● 사진 제공

特別療養老人ホーム蘴(いらか) p.36, 77, 185
財団法人結核予防會 p.60
長崎大學熱帶医學研究所・岩崎琢也 p.60
東京都健康局 p.61
グループホームふれあいサロン・はまなす p.67
リハビリデザイン研究所 p.81, 106, 107, 117
リビングガーデン・プロジェクト p.91
金谷節子(聖隷三方原病院榮養科) p.92
フランスベッド・メディカルサービス p.108, 109
特別養護老人ホーム誠和園 p.127
ペンションひゅっかり p.149
大喜デイサービスセンター p.149, 321
特別養護老人ホーム浜石の郷 p.149
老人保健施設ライフタウンまび p.184
特別養護老人ホーム生きいきの里 p.198
特別養護老人ホーム湧愛園 p.302
特別養護老人ホーム清水坂あじさい莊 p.319

케어의 시작

1

1장

케어의 원칙

1-1 케어란 무엇인가 (1)

케어하는 사람은 '생각하는 지팡이'

고령자나 장애인이 자유자재로 사용할 수 있는 지팡이란 무엇인가

케어의 진정한 의미

바야흐로 '케어의 시대'라고 하는데, 왜 케어가 필요해졌을까? 고령자가 증가했기 때문일까?

그렇다면 의료나 간호와 관련된 전문직의 수만 늘려도 충분할 텐데, 왜 굳이 케어복지사 같은 새로운 자격증과 제도를 만들었을까?

평균 수명이 늘어나고 고령화가 진행되는 현대 사회에서는 마비 같은 장애나 노화로 인한 치매처럼 건강하지만 질병으로 고생하는 사람들, 즉 의료나 간호만으로는 대처하기 힘든 경우가 매우 많아졌다.

이런 사람이 증가하면서 당사자와 그 가족들이 안게 되는 문제점도 다양화·개별화되었으며, 이들 문제점에 대처하기 위해 필요해진 것이 케어와 관련된 직종이다. 한 사람 한 사람의 상태를 파악하여 다양하고 개별적인 요구에 응해주는 존재로 등장한다.

이제까지 의료나 간호와 관련된 업무와 역할은 질병으로 고통 받는 환자에게 좋은 의술을 펼쳐서 안정을 찾아주는 것이었다. 이 과정에서 의사와 간호사는 주체가 되고, 환자는 수동적인 대상일 수밖에 없었다.

물론 생명과 관련될 때에는 그것만으로도 좋을 수 있다. 그러나 질병이 아니라 노화나 장애가 있는 사람에게 하는 케

어는 다르다. 케어 서비스를 받는 케어 이용자가 자립할 수 있도록, 케어 이용자가 주체가 되는 그 나름의 생활을 만들어야 한다.

그러기 위해서는 케어 이용자를 주체로 하고, 케어를 하는 사람의 기술과 지식, 때로는 케어를 하는 사람 자체가 매개가 되는 '자기 매개화'가 케어 본래의 역할이다.

'생각하는 지팡이'란

프랑스의 사상가 파스칼은 저서인 『팡세』에서 "인간은 한 줄기의 갈대에 불과한 자연에서 가장 약한 존재이다. 그러나 그것은 생각하는 갈대이다."라고 주장하였다. 쉽게 부러지는 갈대는 확실히 인간의 나약함을 상징하는 데 적절할 수도 있다. 케어하는 사람들은 자신을 약한 인간, 더 나아가 약한 처지에 있는 노인이나 장애자들의 지팡이라고 생각한다.

그러나 단순한 지팡이가 아니다. 항상 창의적으로 생각하는 상상력과 창조력, 그리고 유연한 사고를 갖고 있다. 집에서만 생활하려는 노인에게 '산책하러 가자'고 말하는 '주체성을 가진 지팡이'인 동시에, 위험하다고 생각되면 손을 내밀어주는 '행동하는 지팡이'이기도 하다. 물론 파스칼의 말을 빌려 '생각하는 지팡이'라고 할 수 있다.

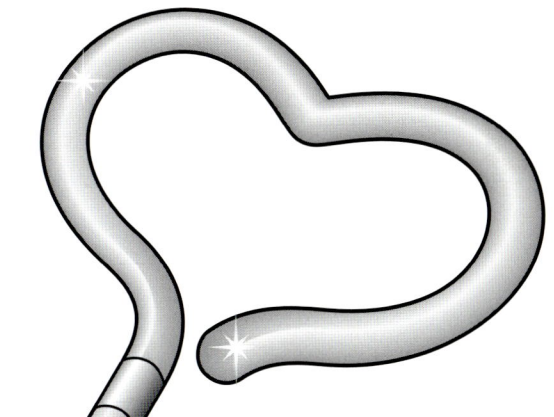

이런 사고방식이 의료나 간호와 가장 다른 점이고, 케어가 어렵고 심오하게 느껴지는 이유이기도 하다.

노인과 장애자를 언제나 수동적인 대상으로 대하는 의료와 간호는 케어 이용자를 주체로 하는 케어와 보는 관점이나 느끼는 방법, 기술에 있어서 큰 차이가 있다.

서로 공유해야 할 지식이 많은데, 그 지식을 수동적으로 만들기 위해 사용하느냐, 주체로 하기 위해 사용하느냐에 따라 큰 차이가 있다.

케어는 의료나 간호에서 많은 것을 배워오고, 또한 케어만의 발상과 방법론을 만들어야 한다. 케어는 의료나 간호의 보조 역할이 아니라 독자적인 전문성을 갖고 있다.

이 책은 이런 사실을 바탕으로 케어의 전문성에 대해 구체적으로 해설하고, 제안하고 있다.

'자기 매개화'라는 발상

수술이나 응급치료 중심의 병원에서는 의사나 간호사가 주체이고, 환자는 수동적인 존재이다. 그러나 실제로는 환자 자신의 생명력이 주체이고, 의사나 간호사는 그것을 보조하는 역할이어야 한다.

최근에는 케어적 발상인 '자기 매개화'란 방법을 받아들이는 진료소와 병원이 늘고 있다. 높이가 낮고 폭이 넓은 침대를 들여놓거나 입원할 때 개인 물건을 갖고 들어가게 하는 등, 기분 좋은 주거 공간에서 가능한 자립할 수 있도록 환자를 주체로 생각한다.

1-2 케어란 무엇인가 (2)

케어는 생활 만들기

케어는 '더 이상 회복되지 않는다'는 것에서 출발한다

케어는 퇴원하면서 시작된다

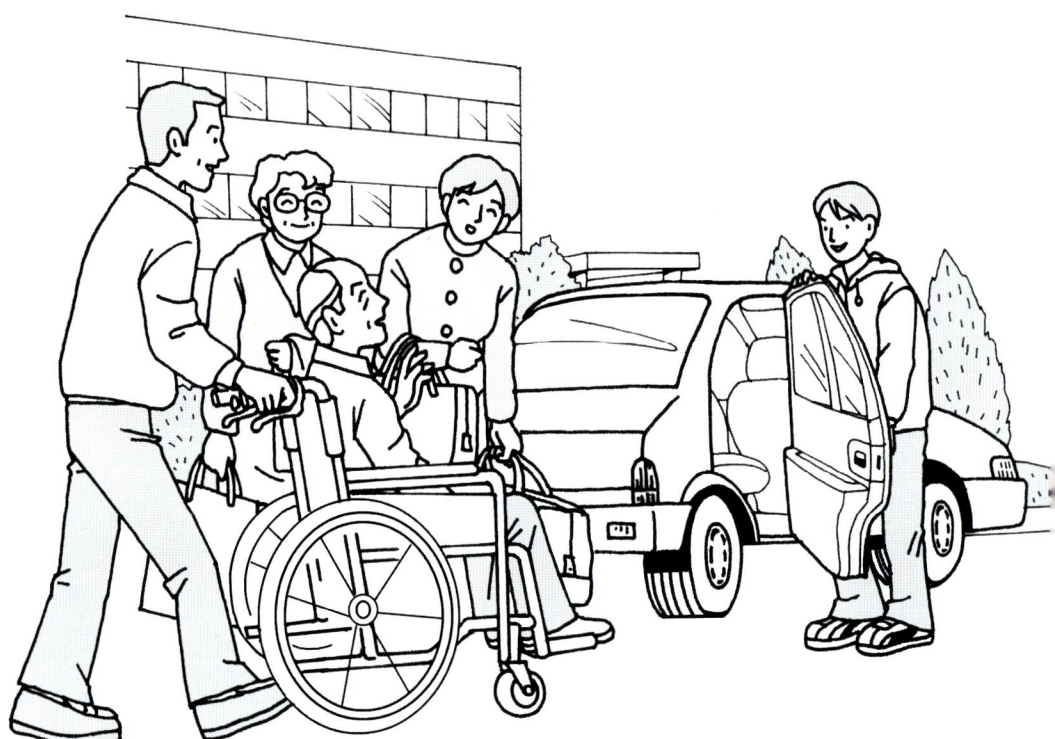

환자에서 생활인으로

병원에서는 가능하면 입원해 있는 동안에 신체기능을 회복시키기 위해 질병 치료와 함께 재활치료를 실시한다.

현재는 과학적인 근거를 바탕으로 기능 회복의 정도를 통계적으로 예측할 수 있기 때문에 그 예측 결과를 근거로 목표를 정한다. 그리고 목표를 이루면 건강한 몸이 되어 평소처럼 생활할 수 있게 되었다고 생각하는 것이 지배적이다.

반면에 케어에서는 매일 반복되는 '일상생활＝평소의 생활' 속에서 '건강한 몸이 된다'고 생각한다. 이것이 건강에 대한 의료 측과 다른 견해이다.

케어는 병원에서 치료나 재활에 대한 처치를 받고, 신체기능이 '더 이상 회복되지 않는다'는 관점에서 출발한다.

장애는 질병이 아니며, 더욱이 노화는 자연현상이다. 80세라면 80세, 90세라면 90세에 맞는 건강함이 있는 것이다. 일상생활만 할 수 있다면 '건강한 몸'을 되찾을 수 있다.

예를 들어, 선천적 장애가 있는 사람도 가능한 범위 안에서 외출하고 일상생활을 한다. 충분히 사회생활을 잘 하고 있는 것이다. 케어에서 생각하는 건강도 이와 같은 맥락이다. 노화나 장애를 현실로 받아들여 각자의 상태에 맞는 방법으로 생활한다.

그리고 질병이 생기기 전처럼 지역이나 사회와 관계를 맺으며 생활하는, 말하자면 생활인으로서의 현장 복귀이다.

이런 생활을 반복하는 가운데 '건강한 몸'이 만들어진다.

케어가 추구하는 것

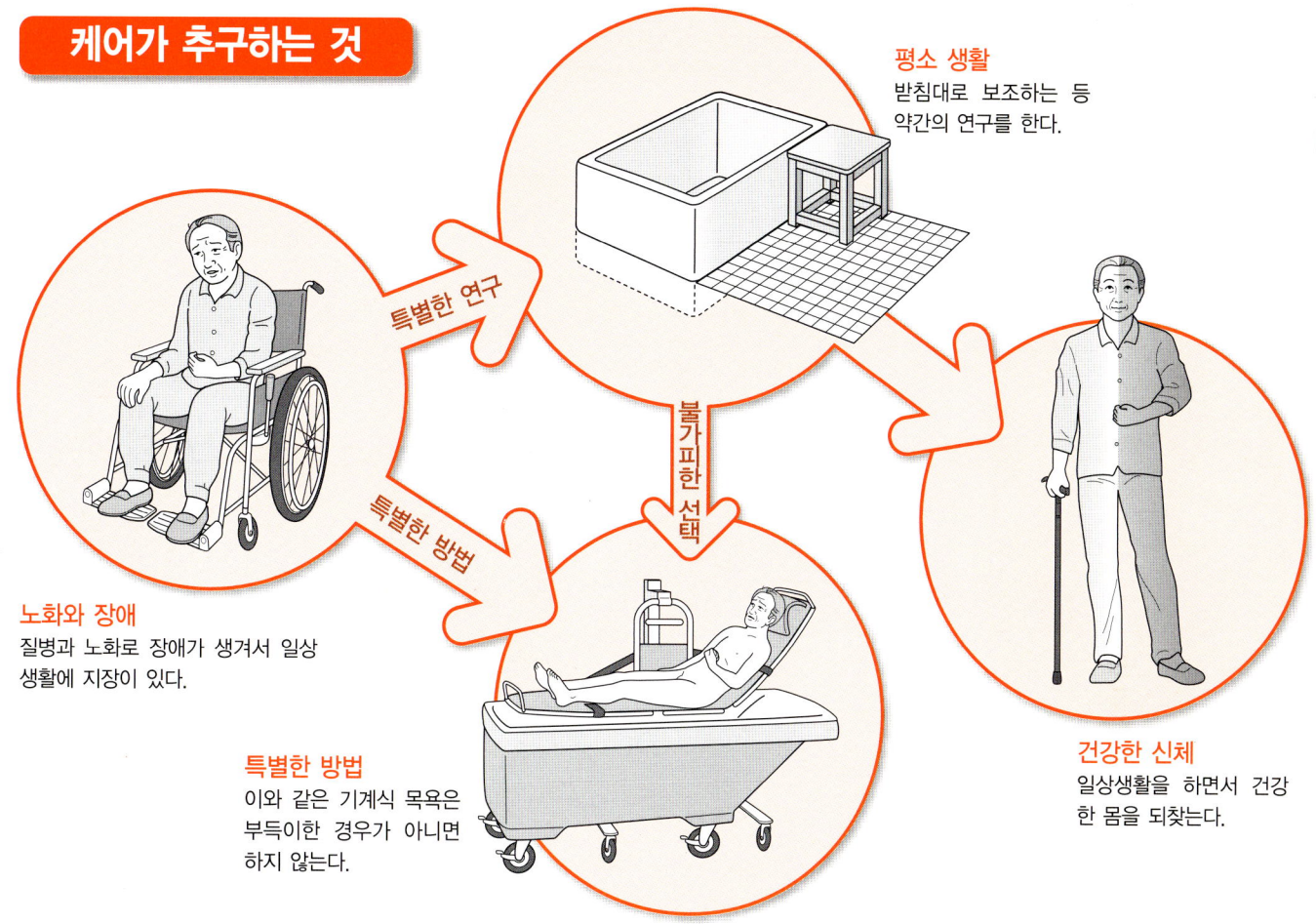

구체적인 '생활 만들기'

'생활 만들기'는 구체적으로 어떻게 해야 할까?

예를 들어, 매일 바쁘게 살아가면 누구나 집에서는 휴식을 취할 수 있도록 신경 쓴다. 또한 숙면을 하도록 베개 높이를 조절하거나, 피로를 풀 수 있게 욕조에 좋아하는 향을 넣는 등 여러 방법을 생각한다.

'생활 만들기'도 이것과 마찬가지이다. 오랫동안 즐겨 사용하던 물건도, 또는 아무리 익숙해진 집이라도 장애가 있으면 불편해진다. 케어 이용자가 혼자서 움직이기 쉽고, 생활하기 편리한 주거공간을 만들어야 한다.

개축이 가능하다면 그보다 더 좋을 수는 없지만 약간 고치기만 해도 충분하다. 조금이라도 편하게 생활할 수 있도록 집을 고친다.

예를 들어, 목욕탕의 경우 장기간 입원해 있다보면 퇴원한 뒤 집에서 목욕하는 것이 매우 즐거운 일이다. 그러나 장애가 있어서 몸을 마음대로 움직일 수 없는데 욕조의 높이가 높으면 예전처럼 드나들기가 쉽지 않다. 그래서 의자나 받침대 등을 사용하여 쉽게 드나들 수 있도록 연구할 필요가 있다 | ☞ p.130 참조 |.

이와 마찬가지로 배설도 가능하면 화장실에서 해결할 수 있게 한다. 변기는 좌변기보다 양변기가 좋은데 그렇다고 새로 지을 필요까지는 없다. 좌변기 위에 올려놓으면 양변기처럼 사용할 수 있는 변기도 있어서 매우 편리하다.

케어 이용자가 걷지 못하면 침대 옆에 이동식 변기를 두는 것도 좋은 방법이다. 가능하면 직접 옮길 수 있게 한다.

단, 주의할 것은 어떤 것을 연구하더라도 우선 케어 이용자가 무엇을 할 수 있는지, 무엇을 바라는지 확인하는 것이다. 절대로 무리하게 강요해서는 안 된다. 반드시 케어 이용자가 주체가 될 수 있도록 한다.

1-3 케어란 무엇인가 (3)

케어는 관계 만들기

'칩거증후군'을 막기 위해서

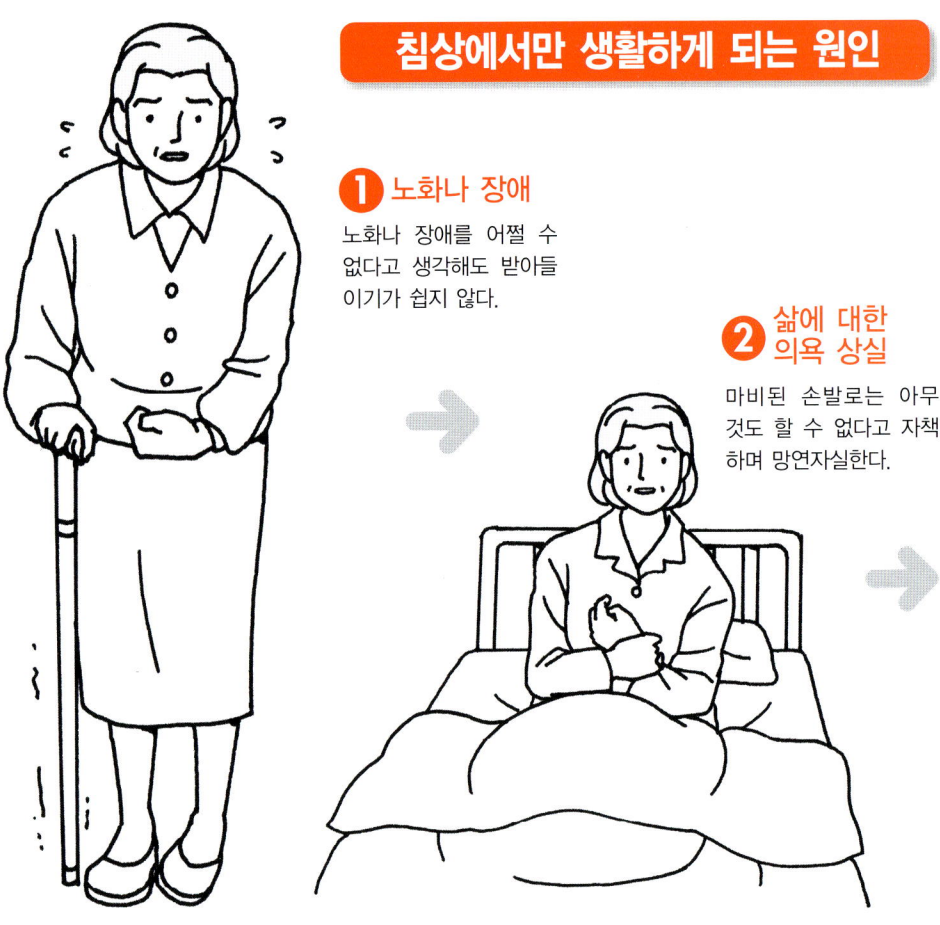

침상에서만 생활하게 되는 원인

1 노화나 장애
노화나 장애를 어쩔 수 없다고 생각해도 받아들이기가 쉽지 않다.

2 삶에 대한 의욕 상실
마비된 손발로는 아무것도 할 수 없다고 자책하며 망연자실한다.

침상에서만 생활하는 원인을 찾는다

뇌졸중으로 인한 반신불수가 침상에서만 생활하게 되는 가장 큰 원인이라고 한다. 그러나 의식이 없거나 중증 장애가 있는 특별한 경우를 제외하면, 침상에서만 생활한다는 것은 생각할 수 없는 일이다. 그런데도 한 손으로 일어날 수 있는 사람뿐 아니라, 한쪽 다리로 설 수 있는 사람도 대부분이 침상에서만 생활하는 것이 현실이다.

침상에서만 생활하기까지는 몇 단계를 거쳐서 진행된다.

먼저 심리적으로 노화나 장애를 받아들이지 못하는 정신적인 면에서 시작한다. 건강한 시절의 자신과 비교하며 노화와 함께 찾아오는 신체기능의 저하, 장애로 인한 가벼운 마비 등을 갖고 살아야 하는 현실을 받아들이고 싶지 않은 것이다. 이렇게 되면 점점 삶에 대한 의욕이 사라져 집에서만 생활하게 된다.

집에서 나오지 않으면 더 나아가 침대나 이부자리에서도 일어나지 않게 된다. 또한 움직이지 않으면 근력이 떨어지고, 구축(拘縮, 근육과 힘줄의 수축으로 사지가 움직이지 않거나 운동이 제한된 상태)이 시작되어 몸 전체의 기능이 떨어진다. 그러다가 결국 침상에서만 생활하게 되는 것이다. 즉, 주요 원인은 손과 다리의 장애가 아니라, 장애가 생기고 난 뒤에 오는 삶에 대한 의욕 상실이다.

따라서 반대로 의욕만 되찾으면 침상에서만 생활하는 것을 막을 수 있다.

케어는 단순히 '일어서기'나 '잠자리에서 일어나는 것'을 수발하는 것으로 끝나지 않는다. 노화나 손발에 장애가 있어도 '살겠다'는 의욕을 갖게 하는 것, 즉 정신적인 면의 지원도 매우 중요하다.

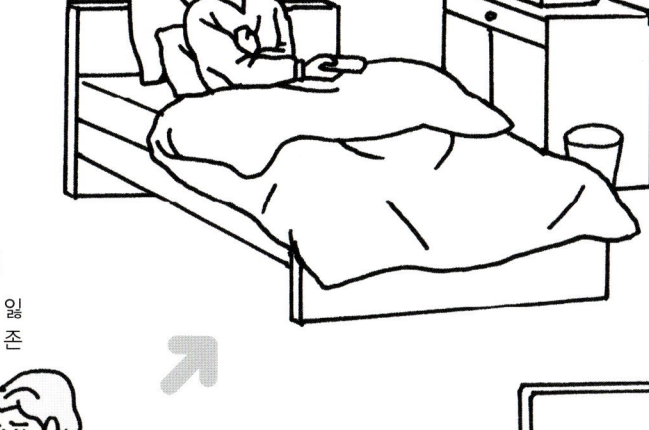

④ 폐용증후군
마비되지 않은 손과 다리도 사용하지 않기 때문에 온몸이 약해진다.

③ 주체성 상실
무엇인가 할 의욕을 잃고, 살아도 쓸모없는 존재라고 생각한다.

⑤ 침상에서만 생활한다
움직이지 않으면 관절기능, 근력, 내장기능 등 모든 기능이 떨어진다.

삶에 대한 의욕을 되찾는다

어떻게 하면 의욕을 되찾을 수 있을까?

침상에서만 생활하는 것은 노화나 장애를 받아들이고 싶지 않은 마음에서 비롯된다. '내 고민을 아무도 이해하지 못한다', '건강한 사람은 만나고 싶지 않다', '나만 고립되었다', '그래도 누군가와 대화하고 싶다' 등, 여러 가지 생각을 반복하면서 차츰 사람들과 멀어진다.

기본적으로 삶에 대한 의욕이란 '다른 사람에게 인정받고 싶고, 누군가에게 보이고 싶고, 사람들과 대화하고 싶은' 인간관계에서 생긴다. 아무도 만날 예정이 없고, 만나러 오지도 않는 삶에서는 아침에 일어나 옷을 갈아입는 일조차 귀찮아진다.

외출할 장소나 친구가 있는 그런 생활 만들기, 관계 만들기야말로 노화나 장애를 극복할 수 있는 에너지원이다.

가족과의 인간관계만 있으면 그것으로 충분하다고 생각하면 안 된다. 가족관계가 매우 좋았던 사람도 '케어하는 사람'과 '케어 이용자'라는 일방적인 관계가 지속되면 서로 참을 수 없게 되어 오히려 관계가 악화되는 경우가 있다.

또한, 그렇게 되었을 때 헬퍼나 간호사가 방문하면 인간관계를 유지할 수 있을 것이라고 생각해서도 안 된다.

케어를 받는 사람의 입장에서 보면 찾아오는 사람 모두 자신보다 젊고 건강한 사람들이므로 '이 세상에서 가장 불행한 사람은 나'라는 기분만 들게 될 것이다. 이런 상태가 침상에서만 생활하게 되는 진짜 원인이며, 이것을 '칩거증후군'이라고 한다.

'칩거증후군'을 고치기 위해서는 생활공간을 넓혀줄 '가족처럼 가까운 타인'과의 인간관계가 필요하다. 타인인 경우에는 조심스럽기 때문에 조금 거리를 두고 사귈 수 있다. 가족간의 따스함을 느낄 수 있는 타인과의 관계, 예를 들어 며느리나 이웃, 친척 등이 다가가도 좋다. 케어 이용자가 '싫다'고 해도 무조건 찾아가서 우선 산책이라도 권해본다.

1-4 케어란 무엇인가 (4)

케어와 가족

바람직한 케어에는 가족의 협력이 꼭 필요하다

다양한 케어 관계

웃는다

'공간적인 거리'보다 '마음의 거리'

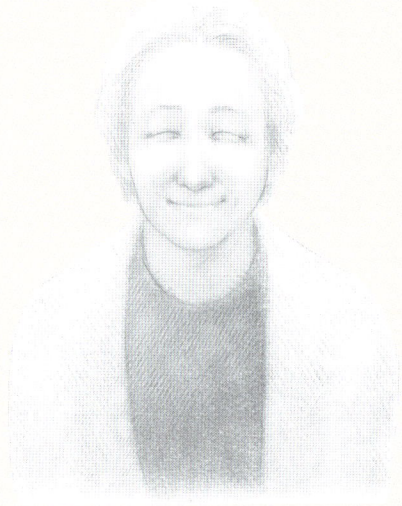

노인시설 등에 사람들이 종종 위문을 오는데, 이것이 가족과 떨어져서 생활하는 사람에게는 위안이 되는 듯하다. 분명히 가족과 떨어져 있지만, 그것은 '공간적인 거리'에 불과하다. 문제가 되는 것은 '마음의 거리'이다. 함께 생활해도 마음이 멀어져 있다면 '지옥 같은 관계'만 있을 뿐이며, 오히려 공간적 거리를 두는 것이 좋을 수 있다. 실제로 시설에 들어가서 서로 마음이 잘 통하게 된 경우가 많다.

질투한다

관계에서 '절대적인 차이'를 없앤다

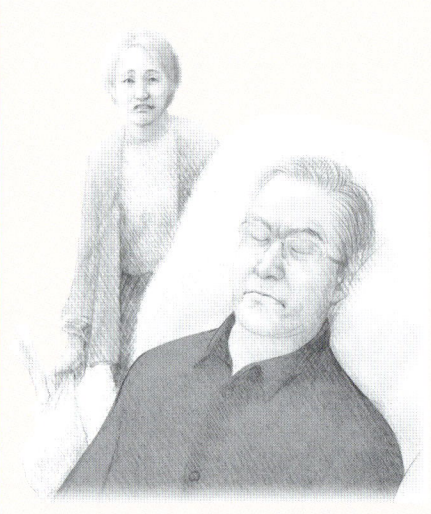

통계적으로 아내가 남편을 케어하는 경우가 많다. 일을 할 때는 남편이 우위에 있었지만 입장이 완전히 뒤바뀐 것이다. 더욱이 자유롭게 움직일 수 있는 아내와 침상에서만 생활하는 남편 사이에는 절대적인 차이가 존재한다. 가까운 만큼 사소한 일에 대한 질투도 크다. 이럴 경우 아내가 모르는 남편의 생활공간을 만든다. 다른 사람이 케어를 하는 것도 하나의 방법이다. 젊은 여성이 케어를 하면 반대로 아내가 질투할 수도 있다.

케어의 주역은 누구인가

케어복지사 자격증을 취득하거나 전문 간병인의 교육을 받는 사람들이 늘고 있다. 이런 현상으로 보면 케어는 전문가만 할 수 있는 일이라고 생각할 수도 있다.

그러나 노인 심리 등을 공부한 전문가도 처음 만나는 케어 이용자의 심정과 성격을 모두 파악할 수 있다고 단정할 수는 없다. 일반론적인 방침은 세울 수 있어도 '그 사람을 위한 보다 나은 케어 방침'을 세울 수 있을지는 모르겠다.

케어란 케어 이용자가 주체로, 그 사람을 위한 생활을 만들고 관계를 만드는 것이다. 그러기 위해서는 케어 방침을 세울 때 그 사람의 성격, 기호, 사고방식 등을 정확히 파악하는 것부터 시작해야 한다.

이런 관점에서 생각할 때 그 역할에 가장 적합한 사

계약

사고방식에 관한 케어에서의 계약

케어는 어디까지가 합격점이라는 기준이 없다. 그렇기 때문에 열심히 노력하다 피곤해져서, 그만 케어 이용자의 요구에 싫은 얼굴을 하게 된다. 또한 상대도 이런 태도에 민감하게 반응하여 신경을 곤두세운다. 이런 상황이 되지 않도록 서로 '계약'을 맺는 것이 좋다. 금전과 관계된 계약이 아니라 '사고방식'에 관한 계약이다. 케어의 한계가 어디까지인지, 또 어디까지 요구할 수 있는지 서로 이야기하여 분명한 관계를 계약으로 만들어두는 것이다. 그래서 할 수 없을 때는 '미안하다'고 말하고, 그보다 더 하게 되면 '고맙다'고 말할 수 있는 관계를 유지해나간다.

보살핌

'보살피는' 것보다 '보살핌을 받는' 어려움

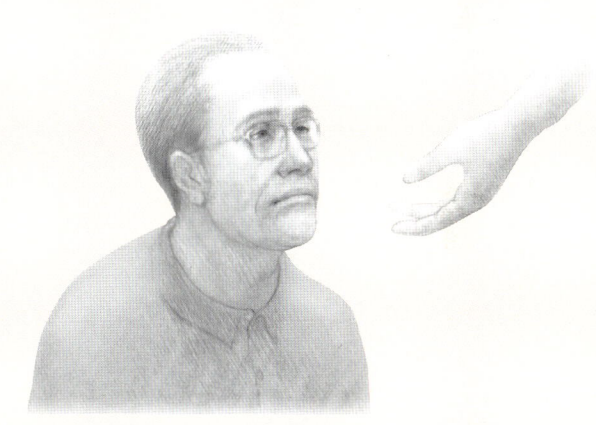

가정에서 케어하는 가족의 어려움은 상상하기 어렵지 않다. 24시간 연중무휴이다. 특히, 환자의 요구가 많고 고집이 센 경우에는 아무리 돌봐도 끝이 없다. '고맙다'는 말이라도 한마디 하면 좋을 텐데 그런 말조차 없다. 또, 반대로 '고맙다, 고맙다'를 반복하는 사람은 겸손하기보다는 비굴하게 느껴진다. 그러나 완전히 상반되어 보이는 이 두 가지 유형도 원인은 모두 같다. 보살핌을 받는다는 것은 심리적으로 부담이 되어 부담감이 이런 형태로 나타난다. 거만하지도 비굴하지도 않게 보살핌을 받는 것은 보살피는 것보다 더 어려울 수 있다.

람은 가까이에 있는 가족밖에 없다. 어떻게 하면 기호에 맞는지, 어떤 생활을 해왔는지 가장 잘 아는 사람은 가족이다.

물론 실천 기술이나 조언이 필요할 때는 전문가에게 맡긴다. 그러나 케어 이용자가 '이런 불편한 몸으로 살아가겠지'라고 인지하고, 삶에 대한 의욕을 높일 수 있는 것은 가족을 비롯해 주위 사람의 지원이 있기 때문이다. 가족이야말로 케어의 중심이다.

시설의 직원 여러분 가족에게 물어보세요

시설 등에서 생활하는 케어 이용자에게 가족의 방문이나 편지는 영양제이며, 특히 상태가 나쁠 때는 특효약이다. 어디에 있든 몸과 마음이 안정을 취하고 생활하는 것이 중요하다. 케어하면서 곤란할 때는 가족에게 묻는 것이 가장 좋다. "무엇을 좋아하시나요?", "진정이 안 될 때는?" 가족은 누구보다 케어 이용자를 가장 잘 이해하고 있는 사람이다.

1-5 노인에 대한 이해 (1)

노인의 마음을 안다

※ 편집자 주 : 우리나라에는 노인 세대를 구분해놓은 자료가 없으므로 일본의 노인 구분 자료를 참고로 하여 세대적 요인이 노인의 마음에 어떻게 영향을 미치는지 알아보자.

고령자는 3가지 유형으로 나누어 생각한다

노인의 3가지 유형과 특징

1종 노인 — 1930년생

가치관	소년기	장유유서가 기본(대가족, 부권주의)
	청년기	장유유서의 상실
	노년기	장유유서의 역전
사회	소년기	전쟁 체험
	청년기	전쟁 체험을 잊지 못한다
	노년기	수명이 세계 1위
경제	소년기	전쟁 전야(前夜)
	청년기	통제경제에서 부흥으로
	노년기	복지 향상
생활	소년기	검소한 생활
	청년기	기아 체험, 검소하고 절약
	노년기	검소, 절약, 물질을 중시한다

과거의 경험을 활용할 수 없는 세대

역사   보통선거   만주사변

노인의 처지와 역할

노인의 마음은 지금까지 살아온 생활에 영향을 많이 받는다. 그러나 개개인의 생활사를 알 수 없기 때문에, 그 시대를 살아온 모든 사람이 겪은 세대적인 요인으로 추측해볼 수밖에 없다. 일본의 경우, 노인의 심상을 쉽게 이해하기 위해 노인이 어떤 시대를 살아 왔는지에 따라 노인을 1종 노인, 2종 노인, 3종 노인으로 구분하였다. 여기에 기억과 망각의 원리 | p.31 참조 |를 함께 참고로 한다.

1종 노인은 1930년 이전에 태어난 사람, 2종 노인은 그 이후의 단카이 세대(1948년 전후)까지의 사람, 3종 노인은 초고령시대의 중심 세대가 되는 단카이 세대 이후에 태어난 사람이다. 따라서 2010년까지는 63세 이상의 3종 노인이 존재하지 않으므로, 현재 주요 케어 이용자는 1종 노인이며 일부 2종 노인이 포함된다.

2종 노인

장유유서가 기본(부권주의)
장유유서의 상실(평등주의)
장유유서의 역전

집단 격리, 서양문화 유입
번영을 누림
노인관의 변화

통제경제에서 부흥으로
고도성장 경제
복지 향상

기아 체험
소비문화 향유
대량소비, 일회용 문화

과거의 경험을 활용하기 힘든 세대

3종 노인

장유유서의 상실(핵가족, 남녀평등주의)
장유유서의 상실(핵가족, 남녀평등주의)
장유유서의 역전(친구 같은 가족)

서양문화 향유
학생운동
초고령사회의 일원

전후의 부흥
고도성장 경제와 거품경제의 붕괴
점차적인 연금 감소

소비문화의 부산물
대량소비, 일회용 문화
대량소비, 일회용 문화

단카이[團塊] 세대*

1945년생

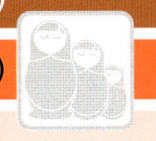
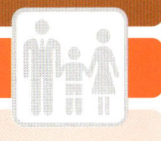

제2차 세계대전	종전	일본 경제의 고도성장	베를린 장벽 붕괴
		학생운동	거품경제 붕괴

※ 단카이 세대 : 1948년 전후에 태어난 사람이 많아서 연령별 인구 구성상 두드러지게 커진 세대

위의 표에서 알 수 있듯이, 각 시대에는 시대를 상징하는 특징적인 배경이 있다. 특히 장유유서(長幼有序)라는 가치관의 상실이나, 생활수단의 내실에 영향을 주는 물질과 정보의 범람은 1종 노인의 심상을 두드러지게 굴절시켰다고 생각된다. 즉, 장유유서의 상실은 노인의 처지를 약화시키고, 물질과 정보의 범람은 노인의 역할을 빼앗아갔다.

처지가 약화되고 역할이 없어진 노인의 생각을 상상하는 것은 어렵지 않다. 깊은 적막감이나 상실감과 함께 자신이 젊어서 보았던 노인의 존재와 지금 늙은 자신의 모습과의 괴리에 대해 '이럴 리가 없다'고 분명 생각할 것이다.

이런 감정을 다음 세대의 사람들이 1종 노인과 같은 가치관으로 받아들이지 못한다는 점에 1종 노인의 비극이 있다고 생각한다.

1종 노인은 단지 참고 있다. 마음 속 깊이 참아야 한다는 생각을 갖고 있는 1종 노인은 매우 불쾌한 시간의 흐름 속에 숨을 죽이며 참고 있는 것이다.

1-6 노인에 대한 이해 (2)

노인은 참고 있다

배경에는 가족 내의 위치 변화와 역할 상실이 있다

장유유서의 상실이란

예전에는 노인이 중심이었다

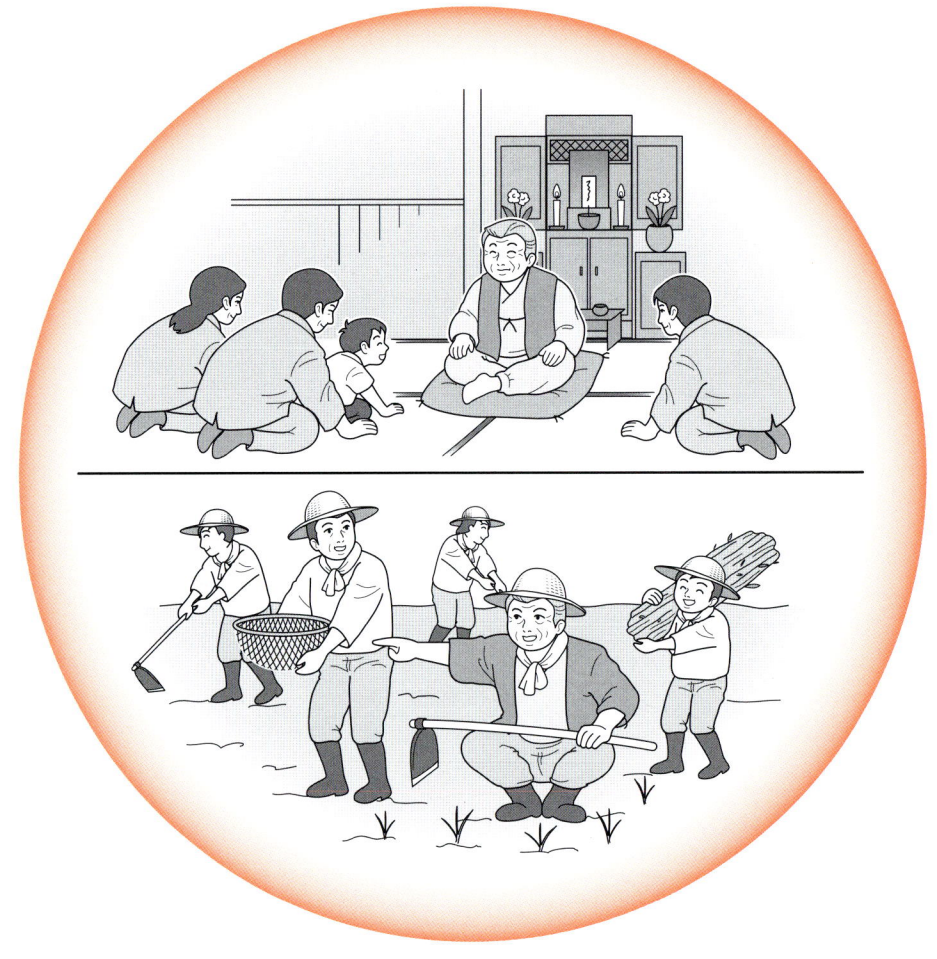

노인이 젊었을 때는 인간관계에 장유유서라는 규범이 있었으며, 이 서열이 노인의 위치를 확실하게 지켜주었다. 왜냐하면 나이가 들어서 체력과 지적인 능력이 떨어져도 오히려 그 위치가 확고해지는 구조였기 때문이다.

번영의 기초를 닦았는데

일반적으로 자신의 입장이 약하고 자기 역할을 다하지 못하는 사람은 평가받지 못한다. 노인은 결코 일을 싫어하는 것이 아니다. 오히려 적극적으로 활동하고 싶지만 효율과 능률을 추구하는 사회와 맞지 않을 뿐이다. 사회에서의 피부양자(被扶養者)란 매우 고통스럽다. 1종 노인은 그것을 견디고, 그와 같은 자신을 마음 속으로 질책하면서 참고 있다. 1종 노인이 그나마 살아갈 수 있는 것은 참을성이 강하기 때문이다.

1종 노인이 젊었을 때는 장유유서라는 가치관이 있었고, 시대는 전시 상황이었다. 물자는 물론 부족하고 모든 면에서 나이 든 사람을 따랐으며, 남자들은 전쟁터에 나가고 남겨진 여자들은 늙은 부모와 어린아이를 지켜야 했다.

가까스로 전쟁이 끝나고 새로운 시대를 맞이하였지

케어의 시작 ①

케어의 원칙

현재, 노인의 할 일이 많이 줄었다

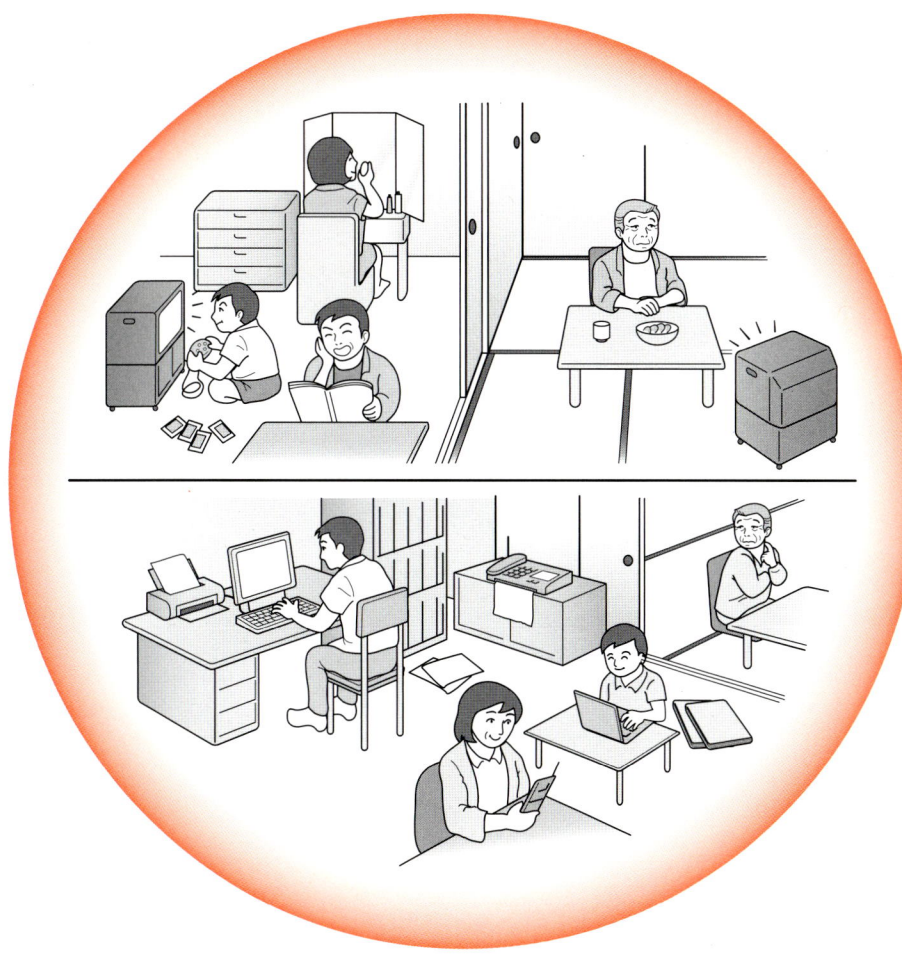

이제 장유유서는 평등주의로 교체되었다. 또한 노인의 지금까지의 경험이 반영되지 않는 컴퓨터 만능의 디지털 사회는 노인으로부터 할 일과 역할을 빼앗았다.

만, 국토가 초토화되고 황폐하여 극도로 혼란스러웠다. 그런 가운데 1종 노인들은 의식주를 해결하고, 몸이 가루가 되도록 일하면서 오늘날과 같은 번영의 기초를 닦았다. 강한 인내력은 어려운 시대를 헤쳐 나오면서 뼛속까지 스며들어 체질이 되었다.

노인들의 미소와 깊이 새겨진 주름 속에서 시대의 부조리를 인내하며 살아온 노인들의 본심을 읽을 수 있어야 한다.

기억과 망각의 원리

기억은 기명(記銘), 보유, 재생이란 3가지 기능으로 이루어진다. 눈, 귀, 피부 등의 오감을 통해 입력된 정보를 뇌에 새기는 기명과, 그것을 보유하는 기능, 또 필요할 때 보유된 정보(지식)를 꺼내서 활용하는 재생. 이 3가지 기능 때문에 인간은 새로운 것을 기억하고, 새로운 도구를 사용해서 사회의 변화에 적응한다.

나이를 먹으면 이 3가지 기능 중에서 기명이 차츰 떨어진다. 즉, 나이를 먹으면 최근의 일을 잘 인식하지 못하게 된다. 따라서 기명이 안 되고, 당연히 보유도 재생도 잘 안 된다.

기억과 반대되는 것은 망각이다. 망각에도 순서가 있어서 최근의 일일수록 잘 잊어버린다.

기억은 술병 모양의 초롱

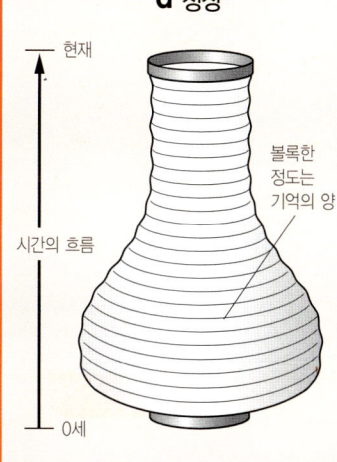

a 정상

볼록한 정도는 기억의 양

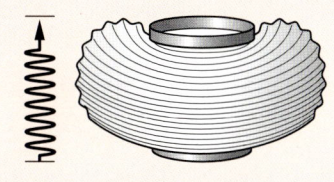

b 노인인 경우

스트레스가 강하면 압축되어 시계열(時系列)이 흐트러진다.

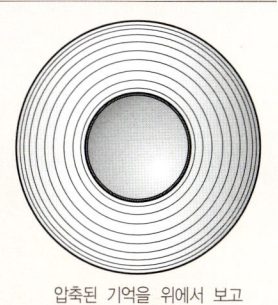

압축된 기억을 위에서 보고 있는 것이 노인이다.

1-7 노인에 대한 이해 (3)

커뮤니케이션의 방법

말뿐이면 상대가 마음을 알아차린다

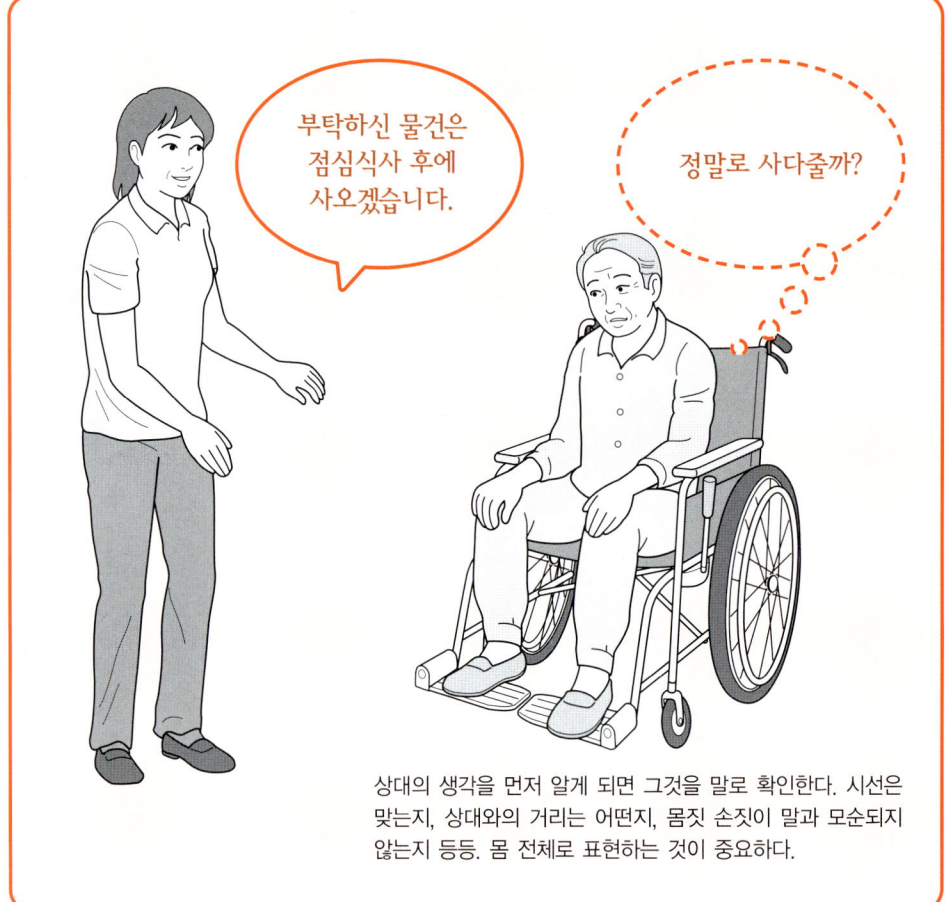

상대의 생각을 먼저 알게 되면 그것을 말로 확인한다. 시선은 맞는지, 상대와의 거리는 어떤지, 몸짓 손짓이 말과 모순되지 않는지 등등. 몸 전체로 표현하는 것이 중요하다.

공감한다는 뜻을 상대에게 전한다

사람을 중요하게 여기는 것은 공감의 뜻을 상대에게 전달하는 것이다. 상대의 마음을 이해했다는 것을 확실하게 전해야 비로소 공감이라고 할 수 있다. 이것은 커뮤니케이션으로 이루어진다. 몸으로 직접 케어 이용자의 생활을 도와 케어하는 사람에게 케어 이용자와의 원활한 커뮤니케이션은 매우 중요하면서도 기본적인 케어 기술이다.

인간은 언어적 또는 비언어적인 신호를 많이 사용하면서 커뮤니케이션을 한다. 그러나 동물행동학자인 데스먼드 모리스(Desmond Morris)에 의하면 신호에는 모순이 많다. 다시 말해, 자신의 본심이 아닌 것을 전달해야 할 때 그만 본심에 가까운 신호들이 나오고, 다양하게 표현하는 신호들 사이에 모순이 생기는 경우가 많다는 것이다.

한 예로, 암이란 사실을 모르고 있는 암환자에게 암이 아니라고 거짓말을 해야 할 때, 말로 "당신은 암이 아닙니다."라고 정확하게 표현했어도, 표정이 굳어 있거나 손을 떠는 등 말의 표현과 모순되는 신호를 보내는 경우가 있다. 이런 경우에 상대방은 어떤 신호를 신뢰할까? 신뢰도가 높은 신호(신뢰 신호)는 어느 것일까?

신뢰도가 높은 순위

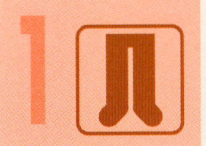 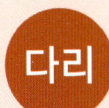 **1. 다리** — 상대를 향해 발을 한걸음 내딛으면 친밀감은 몇 배나 커진다.

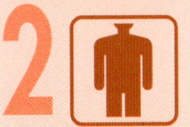 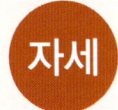 **2. 자세** — 몸의 앞쪽은 받아들인다는 신호이고, 등은 거부 신호이다. 똑바로 마주보는 것이 기본이다.

 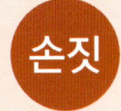 **3. 손짓** — 의미 없는 손짓이 오히려 신뢰도를 높인다. 예를 들어, 간호사가 환자에게 거짓말을 할 때 거짓말이란 것이 손끝이나 태도에 나타난다.

 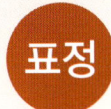 **4. 표정** — 적어도 표정만은 정확히 표현하도록 노력해야 한다.

 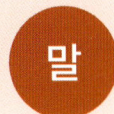 **5. 말** — 상대의 생각을 먼저 알고 말할 수 있다면 케어하는 사람의 능력이 뛰어난 것이다. 생각과 같은 말로 확인하는 것이 중요하다.

※ 상대의 기분을 미루어 짐작하는 감성과 그것을 전달하는 기술을 같이 갖고 있어야 한다.

【허실피막론(虛實皮膜論)】

"예술작품이란 사실과 허구의 사이, 즉 실과 허의 얇은 막 사이에 존재하는 것이다…. 거짓인데 거짓이 아니고, 진실인데 진실이 아니고, 그 사이에 즐거움이 되어 있는 일본의 가면 음악극)에 조루리(淨瑠璃)는 대사가 노래로 되어 있는 일본의 가면 음악극)에 서 진실은 허와 실의 진짜처럼 연기해도 안 되고, 그렇다고 거짓처럼 보여도 안 되며, 그 중간에 존재해야 한다. 즉, 공존해야 한다. 일본에서 '작가의 신'이란 평가를 받는 지카마츠 몬자에몬(近松門左衛門)이 주장한 연극론이다.

이것은 조루리 세계에서뿐만 아니라 인간에게는 에서도 통하는 이야기이다. 특히 표면적인 태도 = 가 '본심 = 맨 얼굴'과 '다른 사람과 사귈 때 보심'이 있으며, 다른 사람에 없는 이야기를 하는 경우가 있다. 그러나 아무리 교묘하게 말을 해도 웃지 않는 눈, 또는 어감에 서 속고 있다는 것을 감각적으로 알게 되는 경우가 비일비재하다.

약한 대상일수록 민감해진다

이처럼 말과 행동이 다르게 나타나는 경우가 종종 있다. 환자는 상대를 위하는 척하며 인사치레만 하는 병문안이나 위로를 쉽게 알아차리며, 치매성 노인은 자신과 관련된 일이 자신에게 좋은 것인지 나쁜 것인지 금세 안다. 그것은 어린 아이도 마찬가지이다. 일반적으로 약한 대상일수록 감성이 민감해서 모순되는 신호를 잘 아는 것 같다.

데스먼드 모리스에 따르면, 신호를 보내는 사람이 조절할 수 없는 곳에서 나오는 신호일수록 신뢰도가 높다고 한다. 그런 의미에서 볼 때 자율신경의 신호가 가장 신뢰도가 높고, 말이 가장 신뢰도가 낮다. 왜냐하면 자율신경은 조절하기 어렵고, 말은 쉽게 얼버무릴 수 있기 때문이다. 거짓말탐지기(폴리그래프)는 이 원리로 되어 있다.

'눈은 입만큼 많은 것을 말한다'와 같은 말은 말보다 표정이나 몸짓이 신뢰도가 높다는 것을 의미한다. 신뢰도가 높은 것을 순서대로 나열하면 위의 그림과 같다. 사람을 만날 때 말뿐만 아니라 온몸으로 의사를 전달하는 태도가 기술임을 알아야 한다.

명배우는 연기와 실제 모습을 구별할 수 없을 정도로 차이가 거의 없다고 한다. 케어하는 사람은 이것을 연기가 아닌 케어 이용자를 상대하는 기술로 마음에 새겨야 한다.

일본 동경대 통증클리닉의 초대 교수였던 기요하라 미치오(清原迪夫)는 발바닥에 흑색종(黑色腫)이 생겨서 곧바로 다리를 절단했는데, 수술 후 작열통(灼熱痛, 신경 손상 후의 화끈거리는 통증과 이질감)으로 정신을 잃을 정도였다고 한다. 그 때 간호사들이 찾아왔는데, 한 간호사가 찾아왔을 때는 통증이 덜한 듯했지만, 또 다른 간호사가 찾아왔을 때는 그녀의 말과 태도로 통증이 더 심하게 느껴졌다고 한다.

2장

케어 환경 만들기

2-1
케어 환경의 기본 (1)

이부자리로 할까, 침대로 할까

기능 회복에 도움이 되는 것으로 결정한다

케어를 시작하기 전에 선택한다

케어를 하기에는 '이부자리보다 침대가 낫다'고 하는데 그렇지 않다. 케어 이용자의 기능에 따라 이부자리가 알맞은 경우도 있다. '생활습관을 바꾸지 않는 것'이 노망기가 생기지 않게 하는 케어의 대원칙이다. 지금까지 이부자리를 깔거나 침대생활을 했다면 계속 그대로 생활한다.

대부분의 노인이 이부자리를 깔고 생활해오다 병원에 입원해서 침대를 사용하는 경우가 많은데, 이 때 이부자리라고 생각하고 침대 위에서 일어서기 때문에 생긴 위험한 경우가 적지 않다. 현대적인 환경에 무리하게 적응시키려는 것이 잘못이므로, 케어 이용자가 중심인 케어에서는 전문가가 이용자의 생활습관에 맞추는 것이 당연하다.

이부자리나 침대를 선택할 때는 케어 이용자의 생활습관을 생각하면서, 어떻게 하면 케어 이용자의 남아 있는 능력을 잘 활용하여 생활공간을 넓힐 수 있을지를 확인하는 것이 중요하다. 그것이 케어 이용자의 앞으로의 생활을 좌우한다.

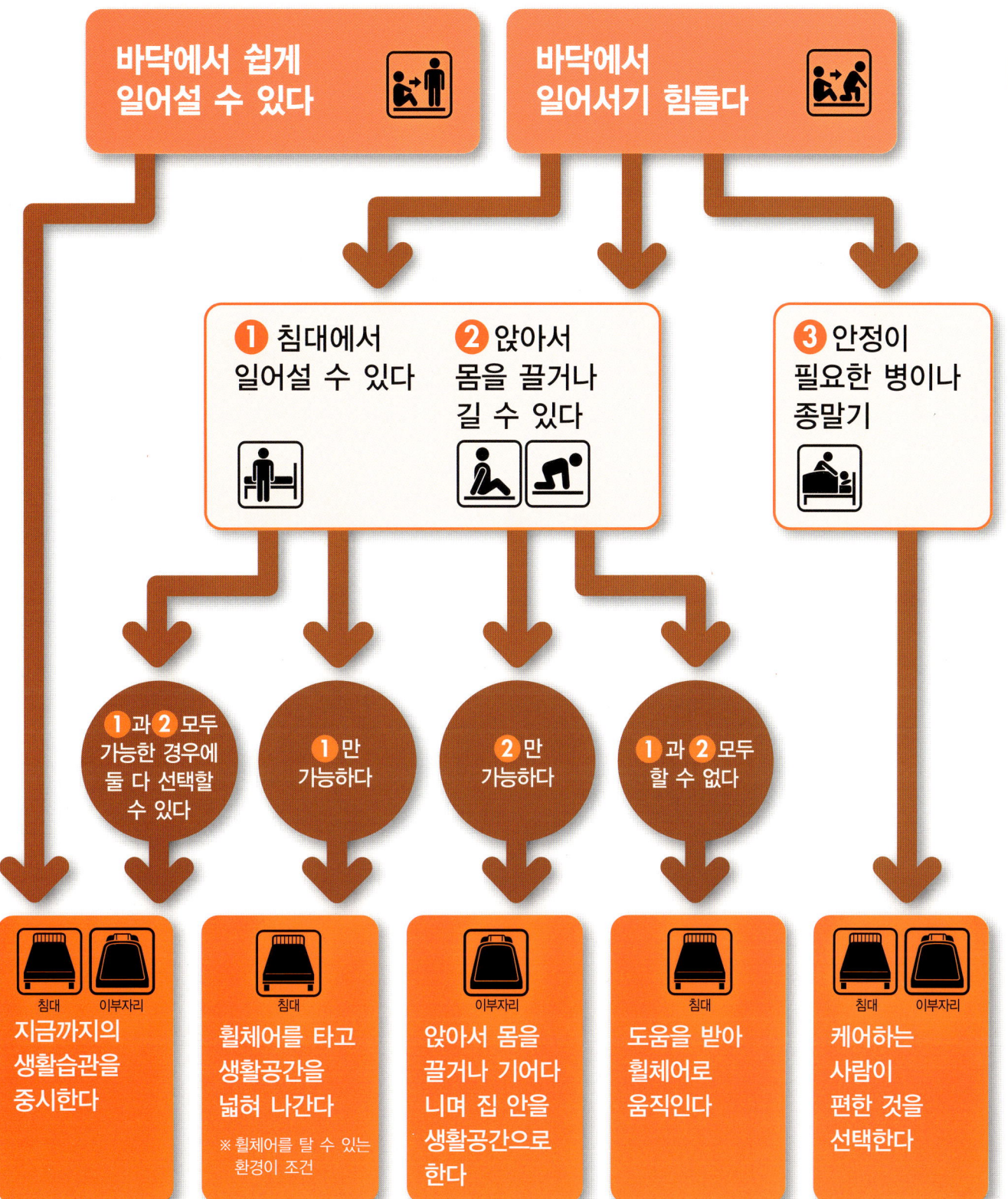

2-2 케어 환경의 기본 (2)

케어용 침대의 선택 방법

침대 선택이 케어의 질을 결정한다

침대 선택에 중요한 5가지 포인트

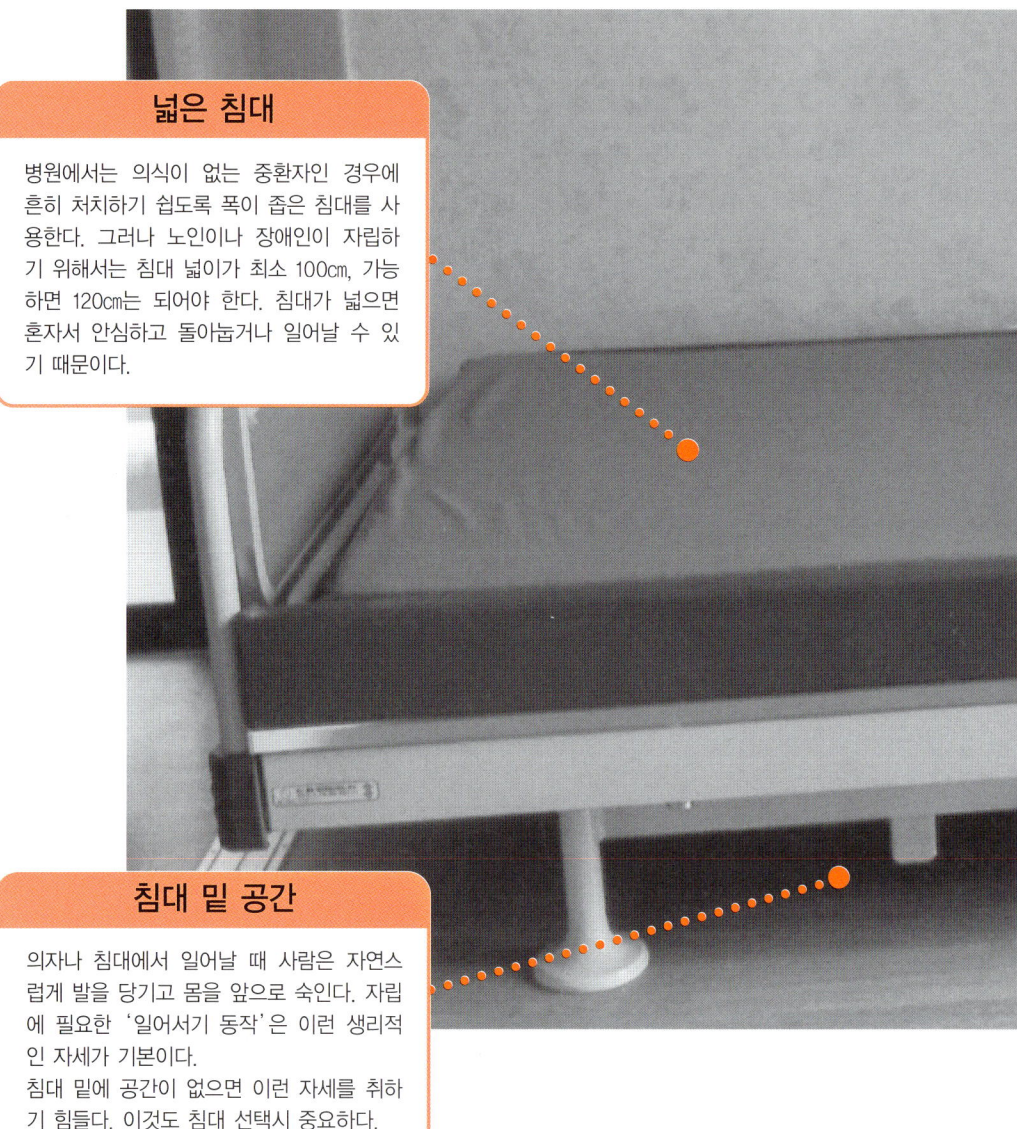

넓은 침대

병원에서는 의식이 없는 중환자인 경우에 흔히 처치하기 쉽도록 폭이 좁은 침대를 사용한다. 그러나 노인이나 장애인이 자립하기 위해서는 침대 넓이가 최소 100㎝, 가능하면 120㎝는 되어야 한다. 침대가 넓으면 혼자서 안심하고 돌아눕거나 일어날 수 있기 때문이다.

침대 밑 공간

의자나 침대에서 일어날 때 사람은 자연스럽게 발을 당기고 몸을 앞으로 숙인다. 자립에 필요한 '일어서기 동작'은 이런 생리적인 자세가 기본이다.
침대 밑에 공간이 없으면 이런 자세를 취하기 힘들다. 이것도 침대 선택시 중요하다.

이상적인 케어용 침대

침대 하나로 케어의 질이 달라진다고 할 만큼 침대의 선택은 중요하다. '자립'을 하느냐, '침상생활'만 하느냐의 분기점이라고도 할 수 있다.

병원 등에서 사용하는 침대는 바닥에서 매트까지의 높이가 높고, 폭이 좁은 것이 대부분이다. 의사나 간호사가 처치할 때 반쯤 구부린 자세로 있어도 허리가 아프지 않도록 배려한 것이다.

반대로 이 침대에서 생활하는 사람은 지내기가 불편하다. 너무 높아서 발이 바닥에 닿지 않는 데다 좁기까지 해 부서워서 옆도 못 본다. 이런 침대가 사람들로 하여금 침상생활만 하게 만든다.

이상적인 케어용 침대를 선택할 때에는 높이, 침대의 넓이, 매트의 단단함 등 여러 조건을 봐야 하는데, 그 중에서도 바닥에서 매트까지의 높이가 제일 중요

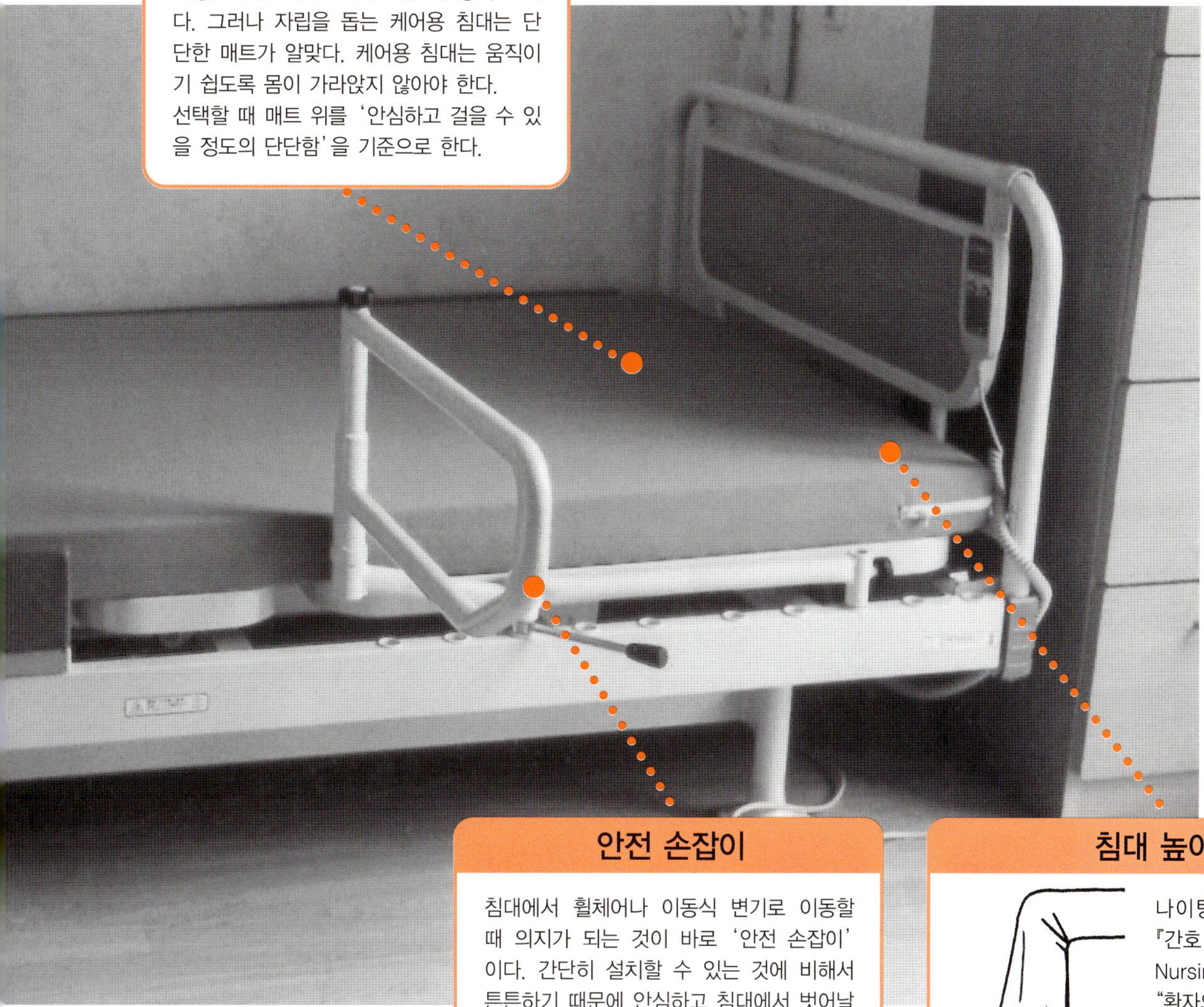

단단한 매트

안정을 취할 때는 푹신한 매트가 좋다고 한다. 그러나 자립을 돕는 케어용 침대는 단단한 매트가 알맞다. 케어용 침대는 움직이기 쉽도록 몸이 가라앉지 않아야 한다.
선택할 때 매트 위를 '안심하고 걸을 수 있을 정도의 단단함'을 기준으로 한다.

안전 손잡이

침대에서 휠체어나 이동식 변기로 이동할 때 의지가 되는 것이 바로 '안전 손잡이'이다. 간단히 설치할 수 있는 것에 비해서 튼튼하기 때문에 안심하고 침대에서 벗어날 수 있다.
특히, 약 50% 케어가 필요한 사람이나 혼자서는 조금 불안한 사람에게는 필수품이다.

침대 높이

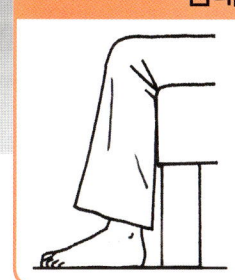

나이팅게일은 유명한 『간호 노트(Notes on Nursing)』(1859년)에서 "환자의 침대가 소파보다 높으면 좋을 것이 없다."고 적었다.

하다.

침대에 앉으면 발바닥이 바닥에 닿고, 무릎과 침대의 각도가 거의 90°인 것이 이상적이다.

케어 이용자의 하지 기능 수준(표)과 무릎 높이에 맞춰서 높이를 측정한다.

오른쪽 표는 어느 노인시설의 침대 높이를 개인 상황에 맞춘 결과이므로 참고한다.

노인시설의 하지 기능별 침대 높이

하지 기능 수준	비고	침대의 평균높이	침대 높이-무릎 높이 평균치(최저치~최고치)
휠체어 사용, 옮겨 앉기 등에 전체 도움이 필요한 사람(16명)	케어에 적합한 높이도 괜찮지만, 너무 높으면 침대에서 움직이기 곤란하다.	60cm	+22(+17~+25)cm
휠체어 사용, 혼자서 옮겨 앉기를 반 정도 도움 받는 사람(14명)	침대가 너무 높아도, 너무 낮아도 일어설 수 없는 수준의 사람들	52cm	+14(+9~+17)cm
보행기 사용자(15명)		46cm	+8.6(+5~+18)cm
지팡이 사용자(5명)		45cm	+7(+3~+9)cm
혼자 걷는 사람(9명)	조금 높거나 낮아도 일어설 때 그다지 곤란하지 않다	49cm	+11(+7~+15)cm

2-3
케어 환경의 기본 (3)

휠체어의 선택 방법

'앉기, 이동하기, 옮겨 앉기 편리함'이 3가지 선택 포인트

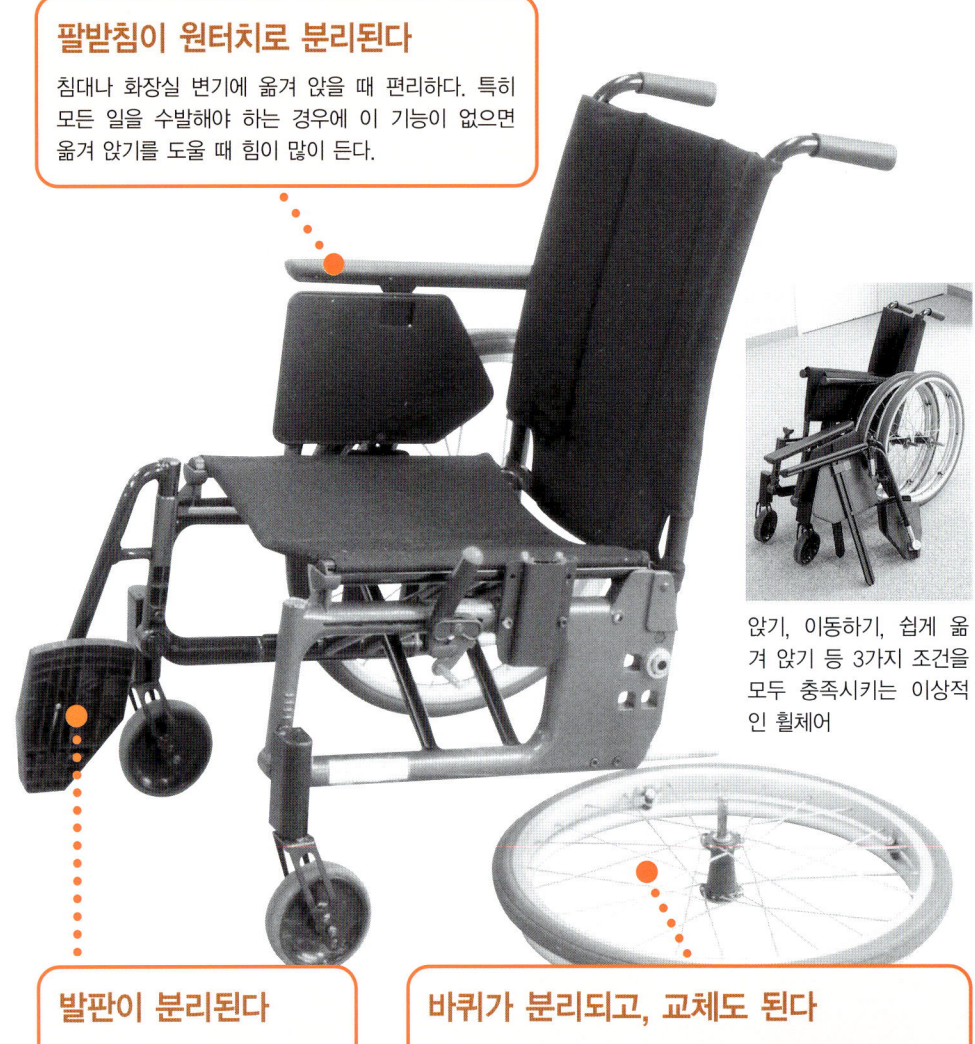

이상적인 휠체어

팔받침이 원터치로 분리된다
침대나 화장실 변기에 옮겨 앉을 때 편리하다. 특히 모든 일을 수발해야 하는 경우에 이 기능이 없으면 옮겨 앉기를 도울 때 힘이 많이 든다.

앉기, 이동하기, 쉽게 옮겨 앉기 등 3가지 조건을 모두 충족시키는 이상적인 휠체어

발판이 분리된다
발판이 있으면 침대에서 휠체어, 휠체어에서 침대로 옮길 때 다리가 걸릴 수 있다. 분리되면 안전하다.

바퀴가 분리되고, 교체도 된다
휠체어를 직접 굴리거나, 케어하는 사람이 원활히 옮겨 앉기 수발을 하기 쉽고 시트에 맞는 높이로 조정하기 위해 꼭 필요한 기능이다.

조절 기능이 중요하다

휠체어는 '앉기'와 '이동하기' 2가지 기능이 있는데, 또 하나 중요한 것은 침대에서 휠체어, 휠체어에서 화장실 변기 등으로 '옮겨 앉기에 편리'해야 한다. 휠체어를 구입할 때는 이 3가지 사항에 중점을 두고 선택한다.

먼저 안정된 자세로 '앉기' 위해서는 바퀴 높이가 중요하고, 혼자서 '이동하기' 위해서는 바퀴가 앞쪽에 있는 것이 편리하다. 또한 '옮겨 앉기 편리함'을 위해서는 팔받침이나 발판이 분리되어야 한다.

주문 제작이 아닌 한 사용자에게 꼭 맞는 휠체어를 찾기는 매우 힘든데, 조절 기능이 있으면 일단은 합격이다. 사용자에게 맞게 조절해서 사용한다.

휠체어를 사용자에게 맞게 조절하는 방법

❶ 발판의 길이를 조절한다

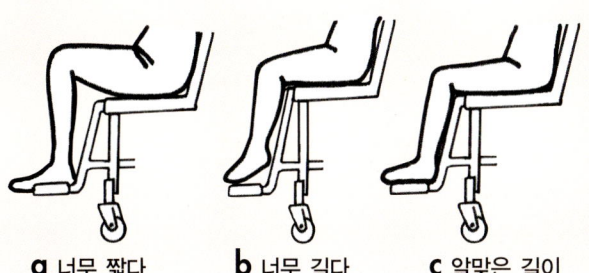

a 너무 짧다   b 너무 길다   c 알맞은 길이

발판의 길이를 정강이 길이에 맞춰 체중이 넓적다리 전체에 실리도록 한다. 너무 짧으면 엉덩이의 좌골에만 체중이 실린다(그림 a). 또한 너무 길면 무릎 뒤쪽에 시트의 끝이 닿기 때문에 아파서 앉아 있기 힘들다(그림 b).

❷ 시트의 깊이를 조절한다

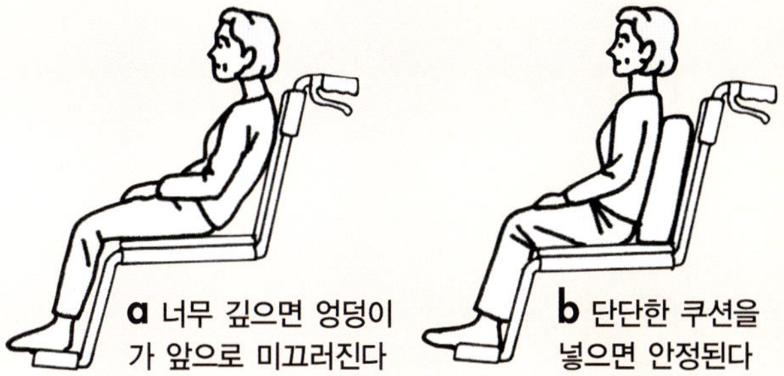

a 너무 깊으면 엉덩이가 앞으로 미끄러진다   b 단단한 쿠션을 넣으면 안정된다

그림 a처럼 시트의 깊이가 너무 깊으면 의자와 등받이 사이에 틈이 생겨서 자세가 불안정하다. 그러나 시트의 깊이를 조절할 수 있는 휠체어가 많지 않으므로, 그림 b처럼 등에 단단한 쿠션을 받쳐서 조절한다.

❸ 시트의 폭이 몸에 맞는 휠체어를 선택한다

휠체어는 큰 것으로 작은 것을 겸하여 사용할 수는 없다. 몸의 좌우 균형이 나쁜 경우, 시트의 폭이 너무 넓으면 자세가 불안정해진다. 몸에 맞는 것을 선택한다.

❹ 바퀴를 앞뒤로 조절한다

바퀴 굴대를 앞으로 하면 직접 휠체어를 굴릴 때 편하다. 반대로 뒤로 하면 바퀴가 뒤로 가게 되어 팔받침을 떼어내고 수발하기가 편하다. 휠체어의 안정성도 높아진다.

❺ 바퀴 높이를 조절한다

침대에서 휠체어, 휠체어에서 침대로 이동하려면 시트 높이가 적절해야 한다. 바퀴 높이로 조절한다.

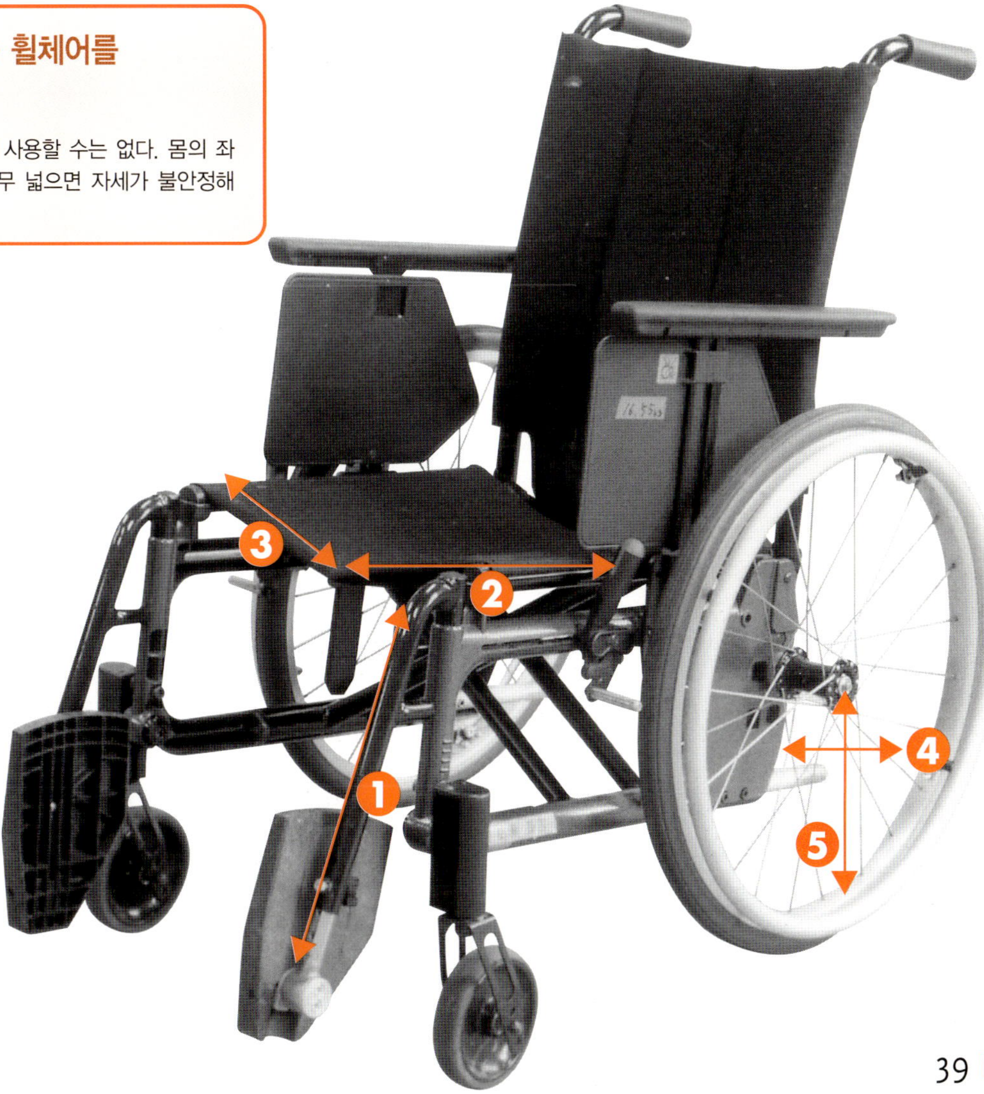

2-4 케어 환경의 기본 (4)

휠체어는 턱이 진 곳에 강하다

휠체어로도 좀더 자주 외출한다

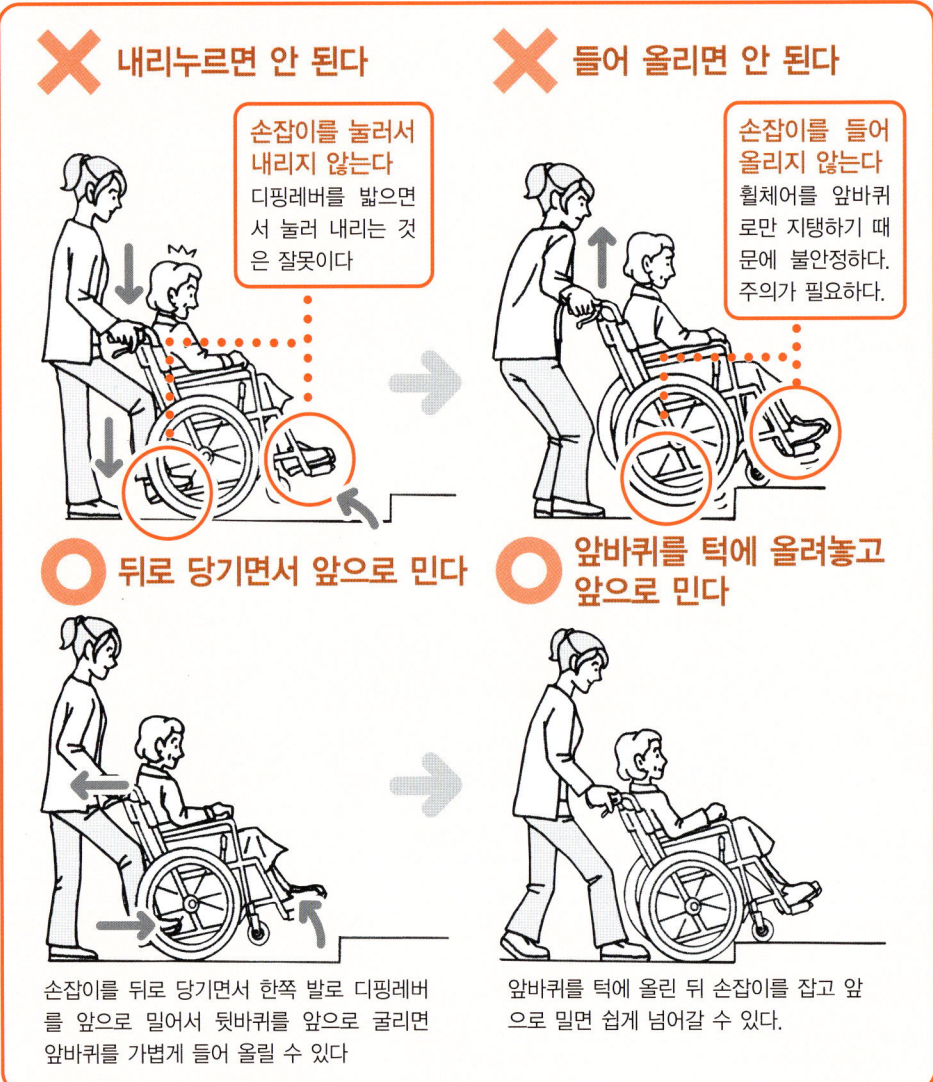

간단한 휠체어 조작 기술

앞바퀴를 올린다

✗ 내리누르면 안 된다
　손잡이를 눌러서 내리지 않는다
　디핑레버를 밟으면서 눌러 내리는 것은 잘못이다

○ 뒤로 당기면서 앞으로 민다
　손잡이를 뒤로 당기면서 한쪽 발로 디핑레버를 앞으로 밀어서 뒷바퀴를 앞으로 굴리면 앞바퀴를 가볍게 들어 올릴 수 있다

턱을 넘어간다

✗ 들어 올리면 안 된다
　손잡이를 들어 올리지 않는다
　휠체어를 앞바퀴로만 지탱하기 때문에 불안정하다. 주의가 필요하다.

○ 앞바퀴를 턱에 올려놓고 앞으로 민다
　앞바퀴를 턱에 올린 뒤 손잡이를 잡고 앞으로 밀면 쉽게 넘어갈 수 있다.

휠체어 조작 방법을 배운다

휠체어가 있는데 조작이나 이동이 매우 힘들다는 이유로 외출을 줄이는 경우가 있다. 휠체어는 걷기 곤란한 사람이 안심하고 외출할 수 있는 수단이다. 휠체어의 특성이나 조작 기술을 익혀서 가볍게 외출해본다.

밖에 나가서 가장 힘든 것은 울퉁불퉁한 길이나 약간 높이 차이가 있는 곳이다. 무리해서 밀어 올리거나 들어 올리려고 해도 생각대로 움직이지 않는다. 수발하는 사람의 부담만 늘고 피로해질 뿐이다.

외출하기 전에 휠체어의 디핑레버, 손잡이 등의 조작 방법을 익힌다. 언덕길이나 턱이 높은 길도 문제없다.

바닥 높이가 많이 차이 나는 경우

앞바퀴를 올리고 앞으로 가다 뒷바퀴가 턱에 닿으면 앞바퀴를 살짝 내린다. 그리고 손잡이를 앞으로 밀어 뒷바퀴를 굴리면서 올리면 쉽게 넘어갈 수 있다.

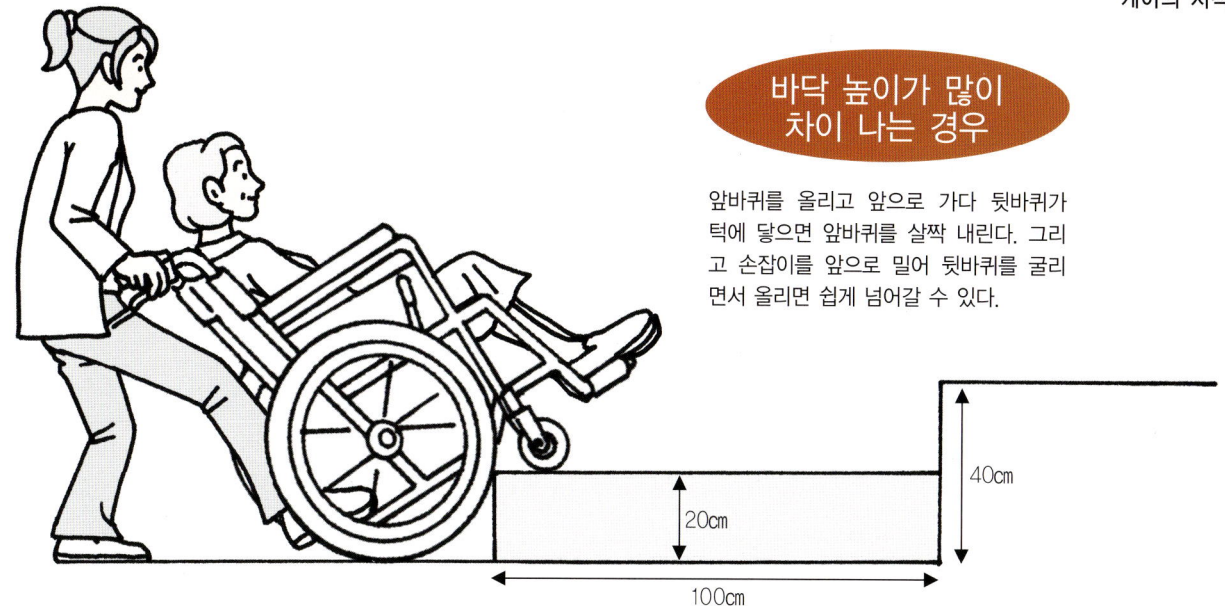

언덕을 내려갈 때

내리막길에서는 기본적으로 뒤돌아서서 앞바퀴를 언덕에 붙이고 내려가는데, 앞바퀴를 들고 앞을 보며 내려가는 경우도 있다. 빠른 속도로 내려가면 케어 이용자가 두려워하므로 일정한 속도로 내려간다.

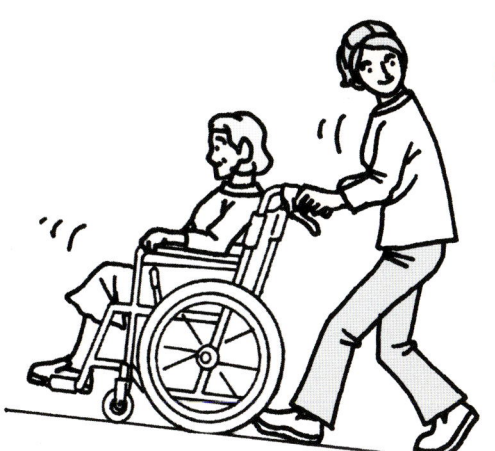

바닥 높이가 많이 차이 나는 곳도 연구하면 충분히 올라갈 수 있다

오래된 한옥의 현관은 문지방이 높은 것이 특징이다. 그래서 휠체어로 넘어가려면 문지방 높이가 40㎝인 경우에 높이 20㎝, 길이 100㎝의 받침대를 준비해야 한다. 먼저 휠체어의 앞바퀴를 높이 20㎝의 받침대에 올리고, 뒷바퀴를 받침대의 끝에 붙인 후 밀면서 올라간다. 받침대에서 문지방을 넘을 때도 이와 같은 동작을 반복한다. 내려갈 때는 이것과 반대로 움직인다.

자동차로 옮겨 타는 경우

휠체어에서 자동차로 옮겨 탈 때, 가장 먼저 할 일이 자동차의 종류를 선택하는 것이다. 세단 형은 시트가 너무 낮고, 왜건 형은 시트가 너무 높아서 타고 내리기가 힘들다. 따라서 미니 밴 형의 자동차가 가장 사용하기 편리하다. 미닫이문이 달린 자동차는 일일이 수발해야 하는 경우에 편하지만, 케어 이용자가 무엇인가를 잡고 설 때는 여닫이문이 손잡이를 대신할 수 있어서 편리하다. 또한 휠체어는 팔받침이나 발판을 자유롭게 뗄 수 있는 것을 선택한다. | p.38 참조 |

처음에 손과 머리부터 타려고 하지 말고, 여닫이문의 앞쪽을 손으로 잡고 서면 엉덩이가 시트를 향하므로 앉기 편하다. 엉덩이를 시트에 대고 나서 머리를 넣고, 몸을 돌리면서 다리를 넣는다. 자동차에서 휠체어로 옮겨 앉을 때는 이와 반대로 움직인다.

울퉁불퉁한 길을 가는 경우

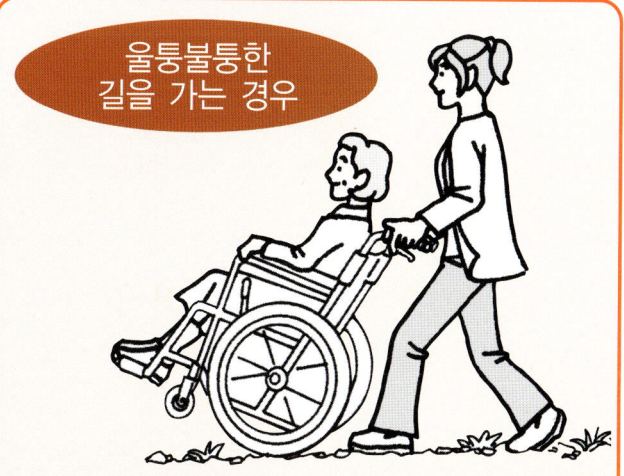

케어 이용자에게 진동이 전해지지 않도록 한다. 앞바퀴를 들고 뒷바퀴로만 휠체어의 손잡이를 낮추면서 앞으로 나아간다. 균형을 잃지 않도록 조심해서 민다.

놀이 리테이션

미요시 하루키(생활과 리허빌리테이션 연구소 대표 · 물리치료사)

케어 현장에서 살아왔다

특별양호 노인홈에서 초보 물리치료사로 일을 시작했을 때의 이야기이다. M씨(77세 여성)는 아무리 훈련을 권해도 훈련실에 오지 않는 사람이었다.

그래도 끈질기게 매일 아침 방을 찾아가서 설득했다. 거기에는 나름대로 이유가 있었다.

그녀는 뇌졸중으로 왼쪽 손발에 마비가 있었다. 그러나 검사를 해보면 상지(上肢)와 손가락은 중증이지만, 하지(下肢)는 단계 V | p.243 참조 |로 지팡이를 짚고 걸을 수 있는 정도였다.

그럼에도 불구하고 누워 지내면서 기저귀까지 차고 있었다. 훈련만 하면 기저귀를 떼고 화장실도 갈 수 있으므로 안타까워서 그냥 지나칠 수 없었다.

마침내 그녀가 훈련실로 나왔다. 훈련실은 병원의 재활훈련을 하는 곳과는 달리 노인들이 화기애애하게 훈련을 한다. 훈련실이라기보다 사교장 같은 분위기이다.

휠체어를 탄 그녀를 평행봉 안쪽으로 데려가 "서서 걸으십시오."라고 지시했다. 그녀는 쑥 일어나서 걷기 시작했으나 "이런 것은 병원에서도 아주 많이 했어. 아무 도움도 안 되는 것을." 하며 투덜거렸다.

그리고 평행봉 끝까지 와서는 퉁명스럽게 "걸었어요."라고 말했다. 그래서 "그럼, 방향을 바꿔 다시 돌아가십시오." 하고 말하자 그녀는 "되돌아가게 할 거면 애초에 시키지 말았어야지." 하고 말했다.

훈련실에 있던 사람들과 함께 웃었지만 물리치료사로서의 정체성이 무너지는 기분이었다.

훈련이란 전문가의 지시와 명령에 따라 목적 없이 움직이는 단순한 '동작' 일 뿐이다. 중요한 것은 노인이 자발적으로 움직이는 '일상 행동'를 이끌어내는 것인데, '동작'을 아무리 해도 효과를 기대하기는 어렵다.

그래서 '일상 행동'처럼 목적이 있고 자발적인 것이 무엇일까 고안한 것이 '놀이 리테이션'이다. 놀이와 리허빌리테이션(재활훈련)을 결합해서 만든 말로 풍선을 이용한 배구, 게이트볼을 할 때 사용하는 공과 빈 깡통을 이용한 볼링 등 현장에서 많은 종목이 생겨났다. 놀이 리테이션에서의 훈련은 몸과 마음이 하나가 되는 것이다.

신체 장애인 사람뿐 아니라 유리형 치매 | p.314 참조 |인 사람이 현실 세계로 돌아오는 계기로도 큰 효과가 있다.

생활 만들기 케어

2

3장

일상생활을 되찾는다

3-1
퇴원을 맞이하여 (1)

퇴원이 다가오면

일상생활로의 회복은 가정이나 시설에서 시작한다

의료 케어에서 생활 케어로

의사가 "이제 퇴원하십시오. 더 이상 회복을 기대하기 어렵습니다." 하고 말하는 것은 장기(臟器) 기능에 대해서이다. 예를 들어 뇌졸중이라면, 뇌손상이 더 이상 회복되지 않는다는 것을 의미한다.

한편, 물리치료사 등의 재활전문가가 "더 이상 회복을 기대할 수 없습니다."라고 말하면, 그것은 신체 기능적인 면을 말한다. 즉, 손발 등의 마비 회복을 의미한다.

'장기기능'이나 '신체기능'은 생활을 하기 위한 무기이다. 원래의 몸 상태로 되돌아가는 것보다 더 좋은 일은 없겠지만, 중요한 것은 '신체'를 능숙하게 움직여서 퇴원 후에 일상생활을 해나가는 것이다.

장기와 신체 기능면에서 제 기능을 되찾지 못한다고 해서 제대로 생활할 수 없는 것은 아니다. 마음 먹기에 따라서 심한 마비도 극복할 수 있다. 따라서 이제 "퇴원하십시오." 하면 "의료 케어가 끝나고 이제부터 생활의 시작이다."라고 생각해야 한다. 케어란 바로 일상생활을 할 수 있도록 회복을 돕는 것이다.

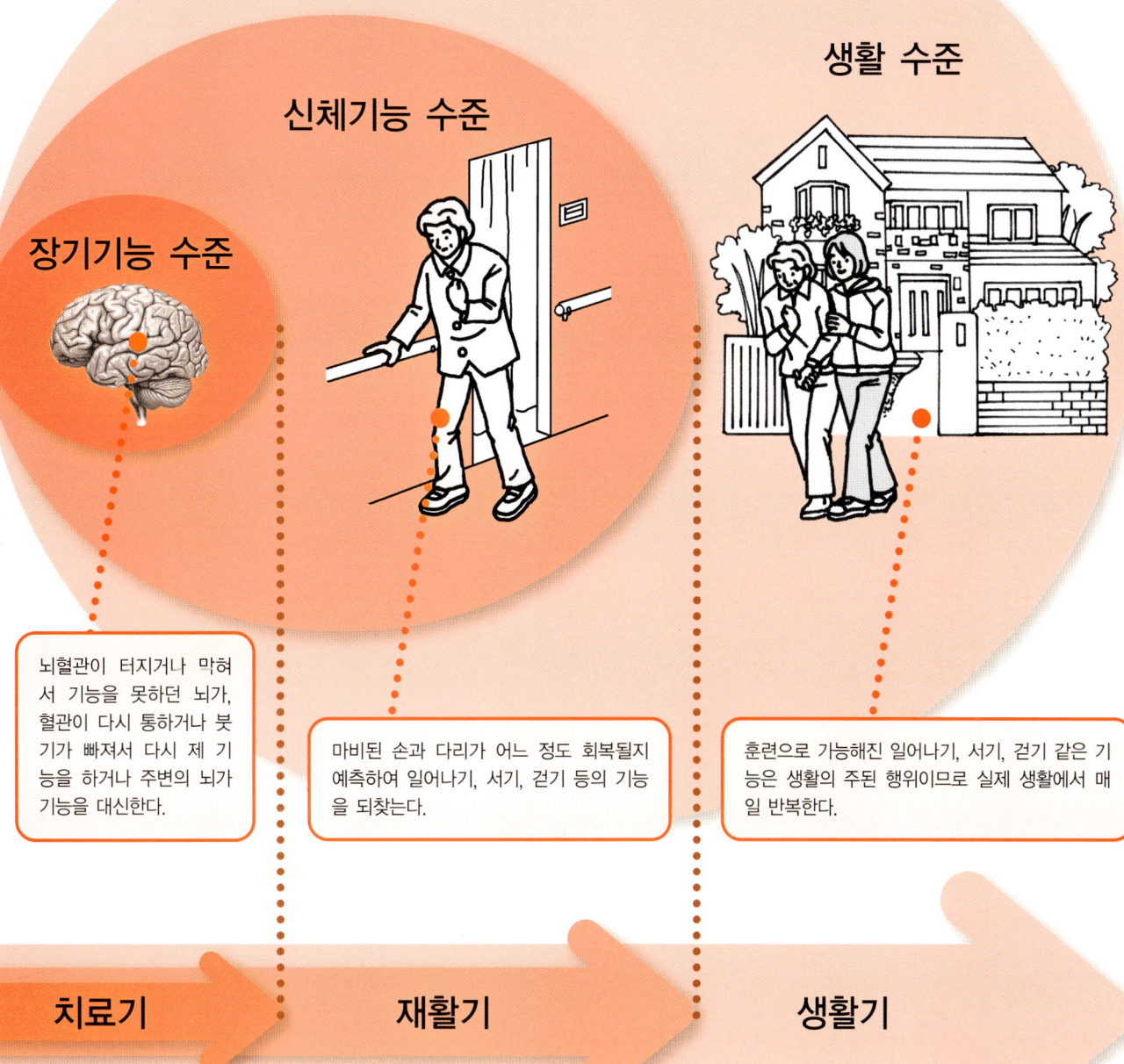

3-2 퇴원을 맞이하여 (2)

일상 행동을 이끌어내는 방법

재활훈련보다 일상 행동이 효과적이다

의료 시각과 케어 시각

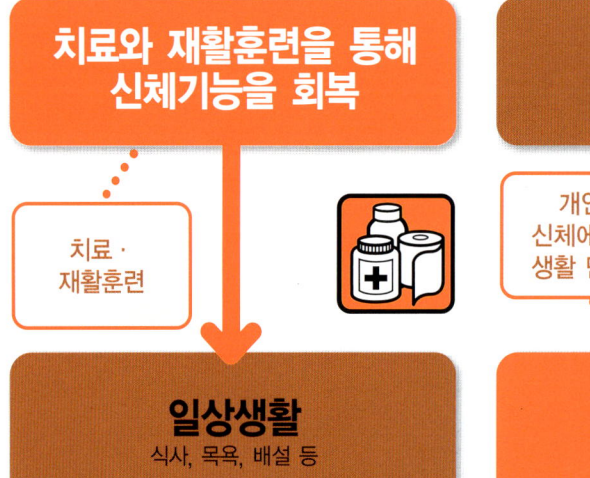

의료

의료적인 면에서는 치료나 재활훈련으로 신체기능을 최대한 회복하면 일상생활을 되찾을 수 있다고 생각한다.

치료와 재활훈련을 통해 신체기능을 회복

치료·재활훈련 → 일상생활 (식사, 목욕, 배설 등)

케어

케어적인 면에서는 배설 따위의 일상 행동을 이끌어내서 일상생활이 가능해지면 신체기능이 회복된다고 생각한다.

일상생활에서 신체기능을 회복

개인의 신체에 맞는 생활 만들기 ← 일상생활 (식사, 목욕, 배설 등)

훈련의욕보다 생활의욕

뇌졸중 등으로 병원에 입원하면 치료와 함께 신체 기능을 회복하기 위한 재활훈련을 받는다. 병원에서는 충분한 치료와 재활훈련으로 어느 정도 목표에 이르면 "이제 퇴원하셔도 됩니다."라고 퇴원을 권한다.

보통 퇴원해도 좋다고 하면 기쁜 일인데, 신체기능이 발병 전과 같지 않기 때문에 흔히 '상태가 좀더 좋아진 뒤에……'라고 생각한다. 그래서 퇴원을 늦추거나 다른 병원을 찾는 경우도 많다.

그러나 이미 치료가 끝났으므로 신체기능만을 생각하면 병원보다 생활 터전인 집으로 돌아오는 것이 좋다. 집에서는 병원 훈련과는 다른 실천이 있다. 생활 속에서 일상생활에 필요한 배설, 목욕, 식사 등을 훈련할 수 있기 때문이다. 더욱이 생활 터전인 가정에는 케어 이용자의 성격, 기호, 발병 전의 라이프스타일 등을 가장 잘 아는 가족과 지인, 친구 등이 있어서 예전처럼 생활할 수 있도록 도와준다.

기능 훈련을 계속하려면 본인의 의욕이 필요한데, 늙어서 병든 사람에게 언제까지 '힘내세요' 하는 것은 한계가 있다. 훈련의욕이 없더라도 생활의욕만 있으면 충분하다.

사람은 일정한 신체기능을 갖고 일상생활을 해나간다. 그러나 실제로는 '일상생활'을 반복하기 때문에 신체기능을 유지하는 면이 더 강하다. 전문가가 있어야만 할 수 있는 훈련이 아니라 일상생활에서 반복하는 '일상 행동'을 한 가지라도 이끌어내야 한다.

단, 일상 행동을 이끌어내기 위해서는 발상의 전환이 필요하다.

① 신체기능을 '가능한 것'과 '불가능한 것'으로

일상 행동을 이끌어내는 방법

불가능한 것 | **가능한 것**

	불가능한 것	가능한 것
치료 장소 (병원) 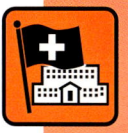	치료나 재활훈련으로 장애가 생긴 부분을 조금이라도 좋아지게 한다. 	**대상에서 제외한다**
생활 터전 (가정 시설) 	**포기한다**	일상생활이 가능하도록 움직일 수 있는 부위를 최대한 사용하여 익숙해지도록 지도하고 유도한다. 

→ **일상 생활** 식사 목욕 배설 등

나눈다 | p.172 이후 참조 |.

② 생활 터전인 집에서는 '불가능한 것'은 포기한다 | p.170 참조 |.

③ 살아있는 신체기능을 살릴 수 있는 환경을 만든다 | p.23 참조 |.

여기에서 '포기한다는 것'은 소극적인 자세가 아니다. 오히려 현실을 받아들이고, 그 상황에서 출발하려는 적극적인 자세이다.

현재의 신체기능으로 '가능한 것'을 활용하여 일상 행동을 이끌어냄으로써 '일상생활'을 되찾는다.

시기를 놓치지 않는다

몸이 서서히 회복되는 치료기에는 마음이나 생각도 좋아진다. 이 시기야말로 '생활 만들기'를 시작할 때이다. 하루라도 늦어지면 의욕도 떨어진다. 이 기회를 놓치지 말고 일상적인 생활기능을 회복시킨다.

사례 1 일상 행동을 권장한다

S씨(96세)는 기저귀를 차고 침상에서만 생활하였다. 환경이 바뀌면 일어나서 생활할 수 있을 것 같아, 침대 높이를 바꾸고 안전 손잡이를 설치하자 혼자 일어서서 이동식 변기까지 갈 수 있게 되었다.

사례 2 훈련의욕을 생활의욕으로 바꾼다

T씨(70세)는 뇌졸중으로 쓰러져서 6년 동안 침대에 누워서만 생활하였다. 일상적인 일은 모두 아내가 수발하지만, 매일 기능 훈련만은 빼놓지 않았다. 그래서 왕성한 훈련의욕을 생활의욕으로 바꾸기로 했다. 먼저 '외출훈련'이란 이름으로 '꽃놀이', '1박 여행', '음주훈련' 등을 시작했다. 그러자 훈련으로 고통스러웠던 얼굴 표정이 생기 있게 웃는 얼굴로 바뀌었다. 손발이 마비되어도 인생을 즐길 수 있다는 사실을 깨달아 마음뿐만 아니라 행동 범위도 넓어지면서 신체기능도 좋아졌다.

3-3 퇴원을 맞이하여 (3)

욕창을 예방하는 3가지 방법

우선 '앉아서 지내는 생활'을 목표로 한다

욕창을 예방하는 방법

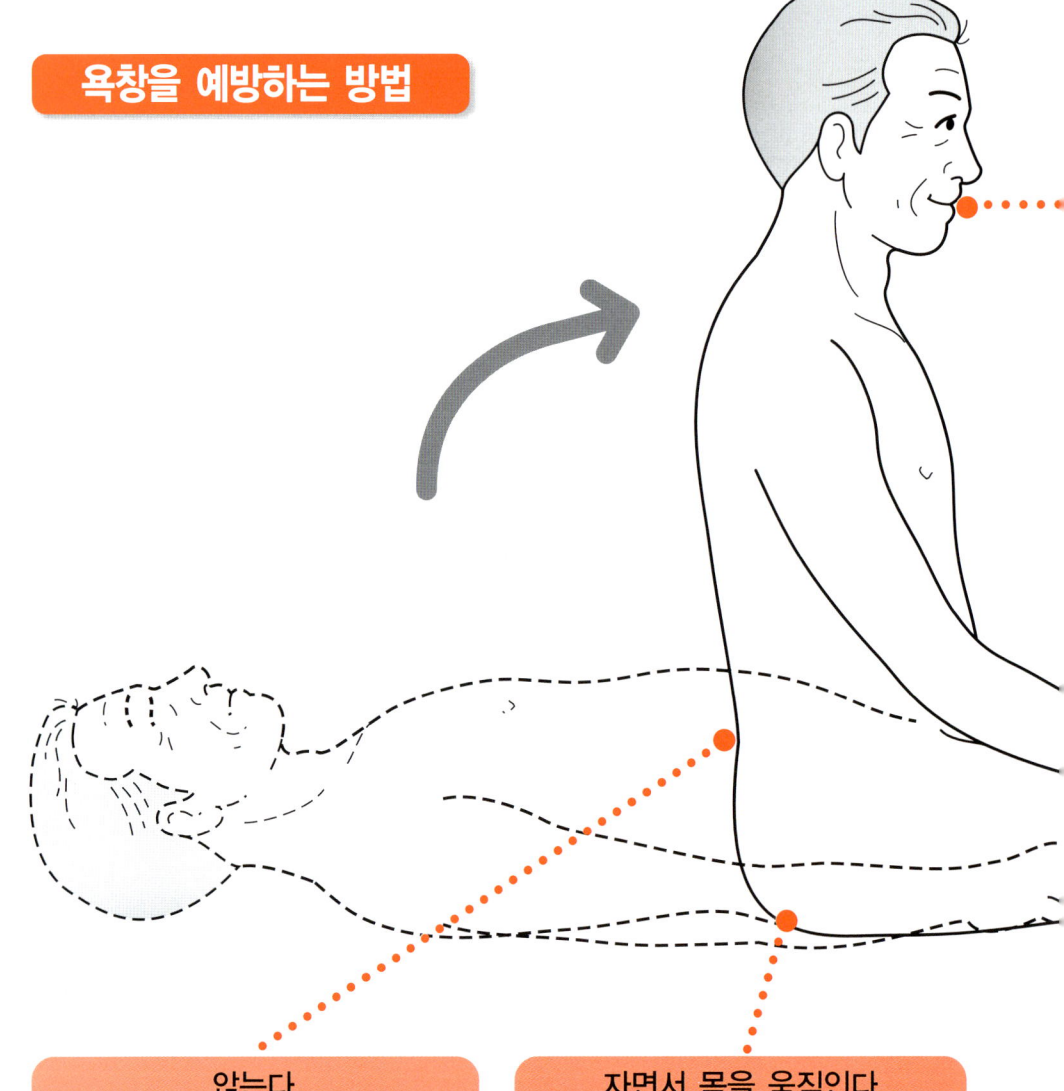

앉는다

'침상에서만 생활하지 않는 것', 이것이 욕창을 막기 위한 기본 자세이다. 평소에 가능하면 앉아서 생활하도록 노력한다.
앉아서 지내기만 해도 욕창을 예방할 수 있고 내장 기능도 활성화된다. 또한, 본인의 의식도 달라진다. 식사, 배설, 목욕 등을 모두 앉아서 한다.

자면서 몸을 움직인다

자면서 무의식 중에 움직이는 것도 욕창 예방에 도움이 된다. 욕창을 막기 위해 에어매트나 물침대를 사용하는 경우가 있는데, 몸이 푹 가라앉아서 오히려 몸을 움직일 수 없다. 이와 마찬가지로 너무 높은 침대도 무서워서 자는 동안에 몸을 움직이지 못할 수 있다. 이런 경우에는 침대 높이를 낮춘다.

욕창은 예방할 수 있다

욕창은 오랜 시간 같은 자세로 누워 있어서 영양이 부족해지고 몸이 청결하지 않기 때문에 혈액순환이 잘 안 되어 피부와 근육이 손상된 상태이다.

처음에는 욕창이 잘 생기는 곳이 점처럼 빨갛게 변한다. 손가락으로 눌러도 하얗게 되지 않고 빨간 빛이 사라지지 않으면 위험신호이다. 이 때 침상생활을 그만두지 않으면 피부가 손상되고 짓무르며, 몸이 쇠약해져서 다른 질병이 생길 수도 있다.

일단 욕창이 생기면 잘 낫지 않고 심한 고통이 있으므로 욕창이 생기지 않도록 케어하는 것이 중요하다.

욕창 예방 방법은 오랫동안 같은 자세로 있지 않는 것이다. 그러기 위해서는 신경 써서 돌아눕히는 것보

생활 만들기 케어 ②

욕창이 잘 생기는 부위
(똑바로 누워서 지내는 경우)

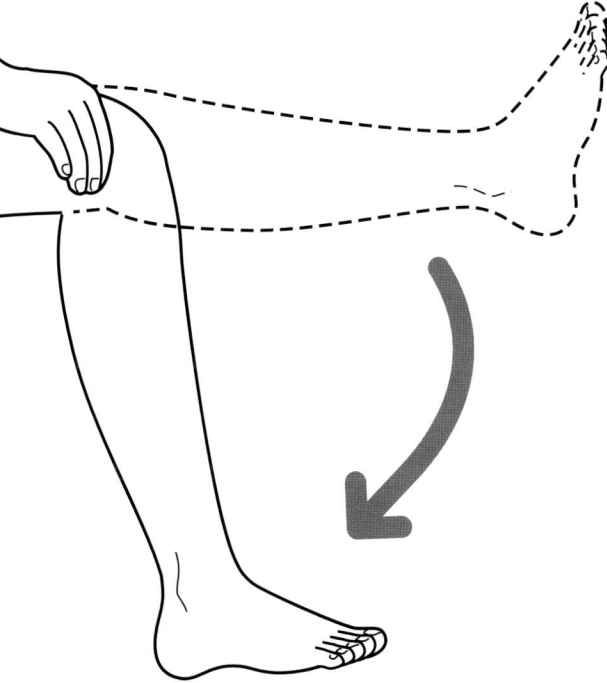

- 뒤통수
- 어깨뼈
- 팔꿈치
- 천골
- 꼬리뼈
- 발꿈치

똑바로 누워서 지낼 경우에 욕창이 잘 생기는 부위는 뒤통수, 어깨뼈, 팔꿈치, 천골, 꼬리뼈, 발꿈치처럼 체중이 실리는 부분이다. 침상에서 누워만 지내는 생활을 그만두고 앉아서 생활하는 것이 욕창 예방의 지름길이다.

웃는 얼굴

욕창 예방과 치료를 위한 세 번째 조건은 웃는 얼굴이다. 앉아 있기만 해도 표정이 생긴다는 것은 잘 알려져 있는데, 그 표정 중에서 가장 좋은 것이 웃는 얼굴이다. 웃으면 몸의 면역력이 높아져서 욕창을 악화시키는 감염증이 치료, 예방된다. 표정이 있는 생활을 만들기 위해 노력한다.

✗ 에어매트는 특별한 경우에만 사용한다

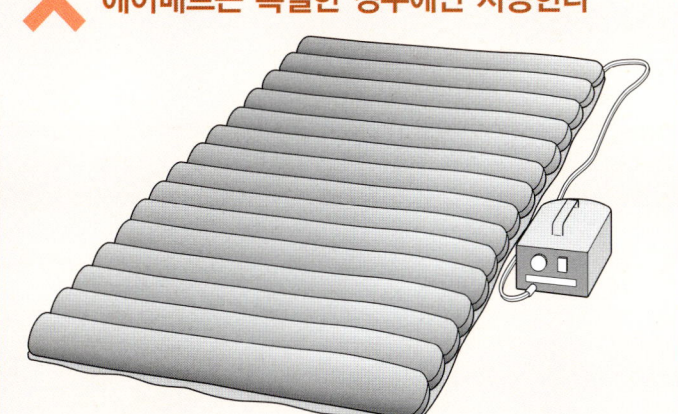

에어매트를 사용하면 오히려 욕창이 심해질 수 있다. 케어 이용자가 앉지 못하고, 의식이 없으며, 사지 마비 등과 같이 무의식 중에도 움직이지 못할 때만 사용한다.

다 앉아서 생활하는 것이 중요하다. 앉아서 생활하면 기분도 전환될 뿐만 아니라 내장 기관 등도 크게 영향을 받는다.

또한, 자세를 바꾸는 것과 동시에 균형 잡힌 식생활도 중요하다.

3 일상생활을 되찾는다

3-4 퇴원을 맞이하여 (4)

앉을 수 있는지가 최대 관건

침상생활에서 벗어나려면 앉기 연습을 한다

앉기의 9가지 효능

❶ 표정이 좋아진다
표정은 얼굴의 표정근이 수축해서 나타난다. 앉으면 근육에 중력이 실리고, 여기에 저항해서 눈이 떠지고 입이 다물어져 야무진 얼굴이 된다.

❷ 혈압 조절이 잘 된다
몸은 자세를 바꿀 때마다 전신의 혈압을 조절한다. 누워만 있으면 이 기능이 떨어져서 앉기만 해도 현기증이 일어난다.

❸ 폐활량이 커진다
누워서 지내면 폐가 압박되어 기능이 떨어진다. 그러나 앉으면 폐가 있는 흉곽이 확장되어 폐활량이 커진다.

❹ 손발의 구축(拘縮)을 예방한다
앉아서 중력이 실리면 뇌졸중으로 상지(上肢)가 굳는 것과는 반대의 힘이 작용한다. 또한 하지(下肢)의 관절이 모두 구부러지기 때문에 근육이 빳빳이 펴져서 굳는 것을 막아준다.

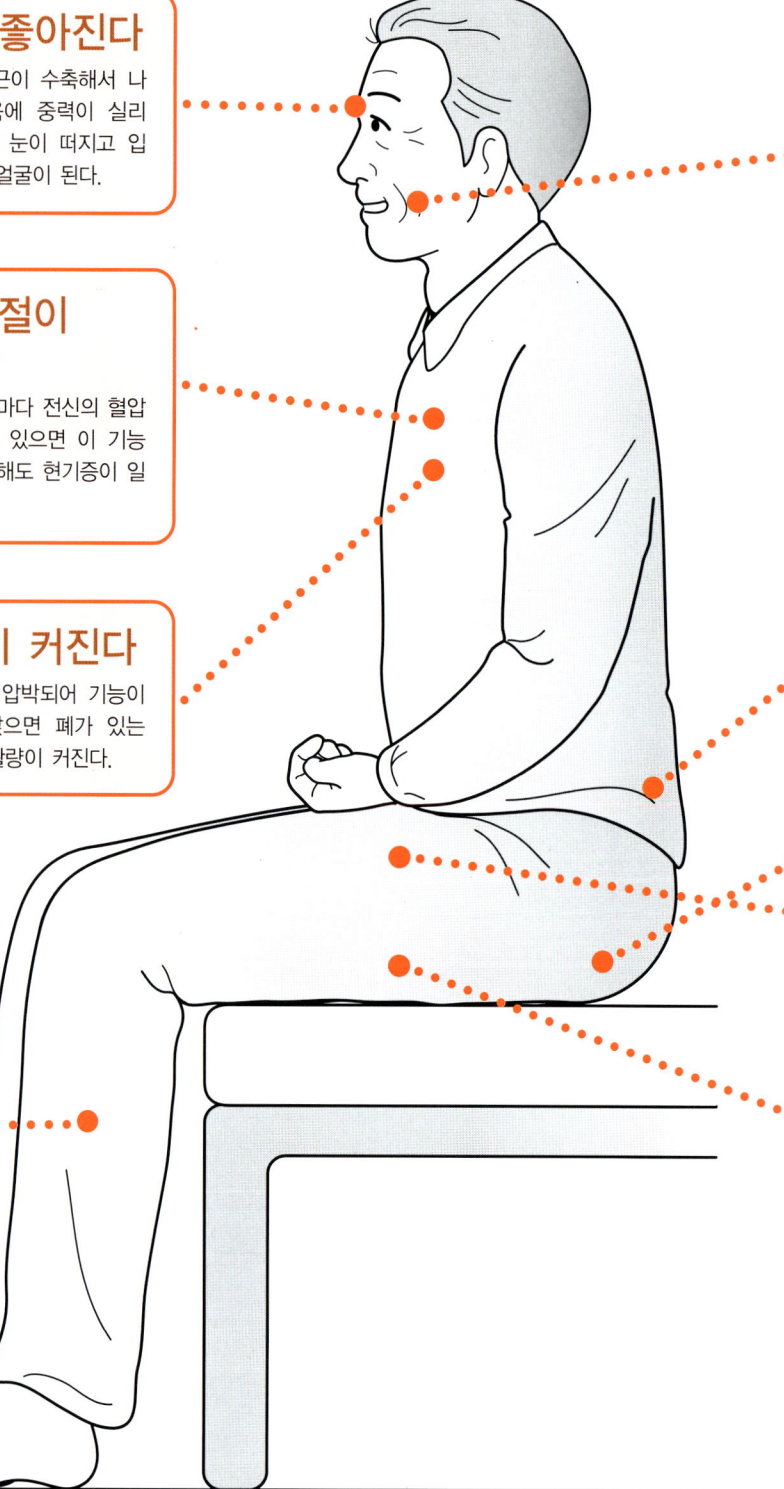

앉기의 중요성

사람의 몸을 이루고 있는 근육은 가로무늬근(횡문근)과 민무늬근(평활근)으로 나뉘며, 가로무늬근은 다시 심근(心筋)과 골격근(骨格筋)으로 나뉜다. 심장벽을 이루는 심근이나 식도, 위, 기관지 등의 내장벽을 이루는 민무늬근은 뜻대로 움직일 수 없지만, 몸의 움직임을 담당하는 골격근은 뜻대로 조절할 수 있다.

일반적으로 '근육'이라는 것은 골격근으로, 이 근육들이 대뇌의 지령에 따라 수축과 이완을 반복하며 몸을 움직인다.

근육의 활동은 움직임뿐 아니라, '앉기, 서기'와 같은 자세에도 영향을 미친다. 서 있으면 몸 전체의 근육이 활동하고, 앉아 있으면 상반신의 근육이 활동한다.

침상에 누워서만 지내면 이 근육의 활동이 나빠지고 관절이 굳어서 움직일 수 없게 되어 구축(拘縮, 근육과 힘줄의 수축으로 사지가 움직이지 않거나 운동이 제한된 상태)이 진행된다. 그렇게 되면 몸의 기능이 전체적으로 떨어진다. 비록 걸을 수 없어 앉아 있기만 해도 근육은 활동한다. 되도록 앉아서 지내 근육의 기능이 떨어지지 않게 한다.

앉아서 지내는 것은 근육의 활성화에만 효과가 있는 것이 아니다. 식사할 때도 구부린 자세가 오연성 폐렴(誤嚥性 肺炎, 이물질이 폐로 들어가서 일으키는 폐렴)을 막을 뿐 아니라 식욕도 일으킨다. 또한, 배설도 앉은 상태가 복압(腹壓, 뱃속의 압력)이나 중력을 활용할 수 있기 때문에 쉬워진다.

더 나아가 누워서만 생활할 때보다 표정에 생기가 돌고, 얼굴 근육의 움직임이 뇌를 자극해서 몸의 면역력도 활성화된다. 우선, 앉아 있는 연습부터 한다.

❺ 먹기 쉽다
누워서 밥을 먹으면 먹기 힘들 뿐 아니라 음식물을 잘못 삼켜서 폐렴에 걸릴 수도 있다. 음식물은 몸을 조금 앞으로 구부린 자세가 가장 먹기 편하다.

❻ 욕창이 낫는다
일단 욕창이 생기면 좀처럼 잘 낫지 않는다. 하루에 몇 차례씩 체위를 바꾸는 것보다 앉아 있는 것이 더 효과적이며 예방도 된다.

❼ 배변이 쉽다
직장 안의 변을 밀어내는 복압은 '누운 자세'보다 '앉은 자세'일 때가 더 크다. 또한 중력도 활용할 수 있어서 변비도 없어진다.

❽ 근육이 튼튼해진다
보통 근육이라 하는 골격근은 뼈에 붙어 있으며, 몸을 움직이게 한다. 따라서 앉아 있으면 등과 목의 근육에 중력이 실려, 자세를 유지하도록 수축되기 때문에 근육이 튼튼해진다.

❾ 균형이 좋아진다
앉기 연습을 하면 '앉기, 서기, 걷기'를 할 때 중요한 몸의 앞뒤 균형과 좌우 균형이 좋아진다. 이에 반해 누워 있으면 감각이 둔해지고 더욱 떨어진다.

침상생활만 하는 사람의 90%는 앉을 수 있다

'침상생활만 하는 사람'은 단지 '침상에서만 생활하게 만들어버린 사람'이라고 한다. 어느 특별양호 노인홈은 거의 반 이상이 '침상생활만 하는 사람'이었는데, 원인이 '침상에서만 생활하도록 만들었기 때문'이라는 것이 실제로 증명되었다. 그래서 약 90% 이상이 앉아서 생활할 수 있게 되었다. 낮에는 식당에서 모두 함께 식사를 하고, 그룹 활동을 하며 서로 정감도 나누었다. 이렇게 낮에 활동적으로 생활하면 식욕도 생기고, 밤에 잠도 잘 잔다.

3-5 감염증과 케어 (1)

감염증에 대해 안다

정확한 지식을 갖고 있으면 두렵지 않다

감염 경로

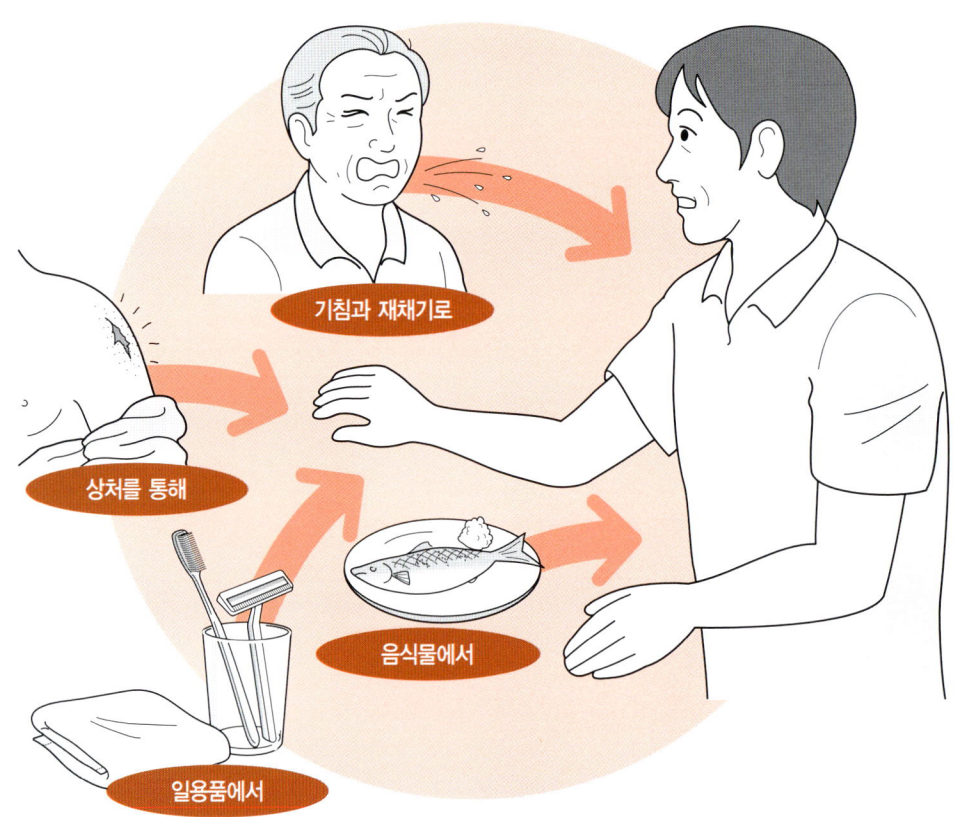

- 기침과 재채기로
- 상처를 통해
- 음식물에서
- 일용품에서

감염증의 기본은 예방과 지식

감염증은 세균이나 바이러스 같은 병원 미생물의 감염으로 생기는 질병이다. 일반적으로 잘 알려진 것이 간염, 인플루엔자, 에이즈 등이다.

특히 최근에는 새로운 병원체인 장관출혈성대장균 O-157에 의한 집단 식중독, 약제 내성균에 의한 MRSA(메티실린 내성황색포도상구균), 과거의 질병으로 생각했던 결핵의 재발 등이 문제가 된다. 그 중에서도 지금까지 병원 감염으로 알려져 있던 MRSA가 가정에서도 발병하기에 이르렀다. 건강한 사람은 별 문제가 안 되지만, 저항력이 약하면 쉽게 감염된다.

감염을 막기 위해서는 감염 경로를 알아야 하는데, 병원균에 따라 독자적인 경로를 갖고 있다. 하나는 재채기나 기침과 함께 공기 속으로 퍼져 나간 병원균을 공기와 함께 들이마셔서 감염된다. 또한 혈액을 매개로 하여 상처를 통해 침입하는 것 등 여러 경로가 있다.

케어 현장에 감염자가 있거나 그럴 가능성이 있다면 충분한 감염 방지 대책이 필요하다.

예방의 기본은 양치질, 손씻기, 소독 등이다. 이것만 확실하게 하면 우선은 아무 문제가 없다. 가장 효과적인 방법이라고 할 수 있다.

더 나아가 예방과 함께 감염증에 대한 정확한 지식도 갖고 있어야 한다. 질병의 성질만 알면 과민반응하지 않아도 된다. 정보가 부족할 때 막연한 불안감이 생기므로, 감염증 예방과 감염증에 대한 지식, 이 두 가지만 있으면 필요 이상 두려워 할 필요는 없다.

소독약의 종류

용도와 효능

용도	약품명(성분명)	성분 분류	일반 세균	MRSA	B형간염	C형간염
평소의 손씻기 손가락 소독	알코올(에탄올)	알코올계	◎	◎	○~△	○~△
	오스반(염화벤잘코늄)	4급암모늄계(역성 비누)	◎	○	×	×
	히비텐(글루콘산 클로르 헥시딘)	비구아나이드계	◎	○	×	×
	히비스크럽(글루콘산 클로르 헥시딘)	비구아나이드계	◎	○	×	×
	히비스콜(글루콘산 클로르 헥시딘)	비구아나이드계	◎	○	○~△	○~△
	웰파스(염화벤잘코늄)	4급암모늄계(역성 비누)	◎	○	○~△	○~△
	이소딘(포비돈요드)	요드계	◎	◎	×	×
	밀턴(하이포아염소산)	염소계	◎	◎	◎	◎
	퓨락스(하이포아염소산)	염소계	◎	◎	◎	◎
점막, 창상 부분	이소딘(포비돈요드)	요드계	◎	◎	×	×
	히비텐(글루콘산 클로르 헥시딘)	비구아나이드계	◎	○	×	×
	옥시톨, 옥시플(과산화수소)	과산화물	◎	△	×	×
	아크리놀(아크리놀)	색소계	◎	△	×	×
기구, 기계	알코올(에탄올)	알코올계	◎	◎	○~△	○~△
	히비텐(글루콘산 클로르 헥시딘)	비구아나이드계	◎	○	×	×
	밀턴(하이포아염소산)	염소계	◎	◎	◎	◎
	퓨락스(하이포아염소산)	염소계	◎	◎	◎	◎
	스테리하이드(글루타르알데히드)	알데히드계	◎	◎	◎	◎
리넨(linen), 거실	알코올(에탄올)	4급암모늄계(역성 비누)	◎	◎	○~△	○~△
	오스반(염화벤잘코늄)	알코올계	◎	○	×	×
	밀턴(하이포아염소산)	염소계	◎	◎	◎	◎
	퓨락스(하이포아염소산)	염소계	◎	◎	◎	◎
	스테리하이드(글루타르알데히드)	알데히드계	◎	◎	◎	◎

※ 편집자 주 : 일본의 조사 결과로 약품명도 일본의 약품명을 그대로 실었다. 국내 제품으로 대체하여 이용하려는 경우 성분명을 참고로 한다.

◎ 유효
○ 그런대로 유효
△ 효과가 적다
× 효과가 없다
(◎을 신뢰하는 것이 좋다)

※ 각 소독약의 용도와 유효성에 대해 알아둔다.

3 일상생활을 되찾는다

케어하는 사람의 마음가짐

- 수발 전후에 반드시 양치질을 하고 손을 씻는다.
- 발열, 설사, 기침이 심한 케어 이용자와 접촉할 때는 그 때마다 손을 씻는다.
- 특히 기침이 심한 경우에는, 가능하면 마스크를 착용하고, 양치질을 한다.
- 감염자의 혈액과 분비물 등은 가능하면 맨손으로 만지지 않는다. 손에 상처가 있는 경우에는 고무장갑을 낀다.
- 방문 케어인 경우, 감염자에 대한 서비스를 가능하면 마지막에 한다.

MRSA 보균자인 경우

- 가능하면 살균한다.
- 양치질이나 손을 씻는 일에 각별히 신경 쓴다.
- 마스크, 고무장갑, 소독 가운을 착용한다.
- 손으로 직접 코를 만지지 않도록 주의한다.
- 물건은 개인전용 물건을 사용한다.
- 가능하면 저항력이 약한 사람과의 접촉을 피한다.

케어 이용자가 상처 받지 않도록 배려한다

감염 예방과 함께 케어 이용자에게 상처를 주지 않도록 배려한다. 감염을 막겠다고 필요 이상으로 신경을 곤두세우거나 엄격하게 하거나, 나아가 수발할 때 소독 가운이나 고무장갑 착용이 어느 정도 필요해도 당사자에게 '나를 더러운 사람으로 취급한다'는 인상을 줄 수 있다.

마음에 상처를 받아 기운을 잃으면 저항력이 약해져서 오히려 나쁜 결과를 가져온다. 감염 예방은 반드시 필요하다. 그러나 동시에 케어 이용자가 '차별'이나 '소외감'을 느끼지 않도록 배려하는 것도 중요하다.

3-6 감염증과 케어 (2)

감염 예방의 기본은 손씻기

흐르는 물보다 더 좋은 소독약은 없다

손은 비벼 씻기가 기본

1. 손바닥을 잘 비빈다
2. 손등도 잘 문지른다
3. 손가락 끝도 신경 써서 잘 씻는다

거친 손에는 세균이 생기기 쉽다

감염 예방을 위해 손을 자주 씻으면 피부가 약한 사람은 손이 거칠어지기 쉽다. 거친 손에는 세균이 생기기 쉬우므로 주의한다. 크림을 바르거나 마사지 등으로 잘 관리한다.

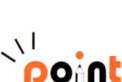

point
소독약을 사용해도 먼저 물로 씻은 다음에 사용하는 것이 더 효과적이다.

손가락용 소독약 | p.53 참조 |

흐르는 물에 씻는 경우	히비스크럽, 이소딘 등
대야를 이용해 씻는 경우	히비텐, 오스반, 이소딘, 밀턴, 퓨락스 등
문지르며 건조시키는 경우	히비스콜, 웰파스, 이소딘펌 등
알코올 스프레이로 뿌리기	
알코올을 묻힌 솜이나 거즈로 손 닦기	

손을 씻는 것이 가장 좋은 예방법이다

사람은 나이를 먹으면서 신체 면역력도 떨어진다. 건강한 사람이면 문제가 안 되는 균에도 노인은 쉽게 감염이 된다.

최근에는 케어 현장에서도 다양한 균과 바이러스가 발생하고 있다. 감염되지 않도록 조심하는 것은 물론, 케어 이용자가 보균자인 경우도 있으므로 예방대책을 철저히 세워야 한다.

감염증은 갖고 있는 균이 일정량을 넘었을 때 증세가 나타나므로, 균을 줄이면 감염을 막을 수 있다.

예를 들어, 간염 환자의 혈액이 손가락 등에 묻어 있더라도 곧바로 흐르는 물로 깨끗이 잘 씻으면 문제가 되지 않는다.

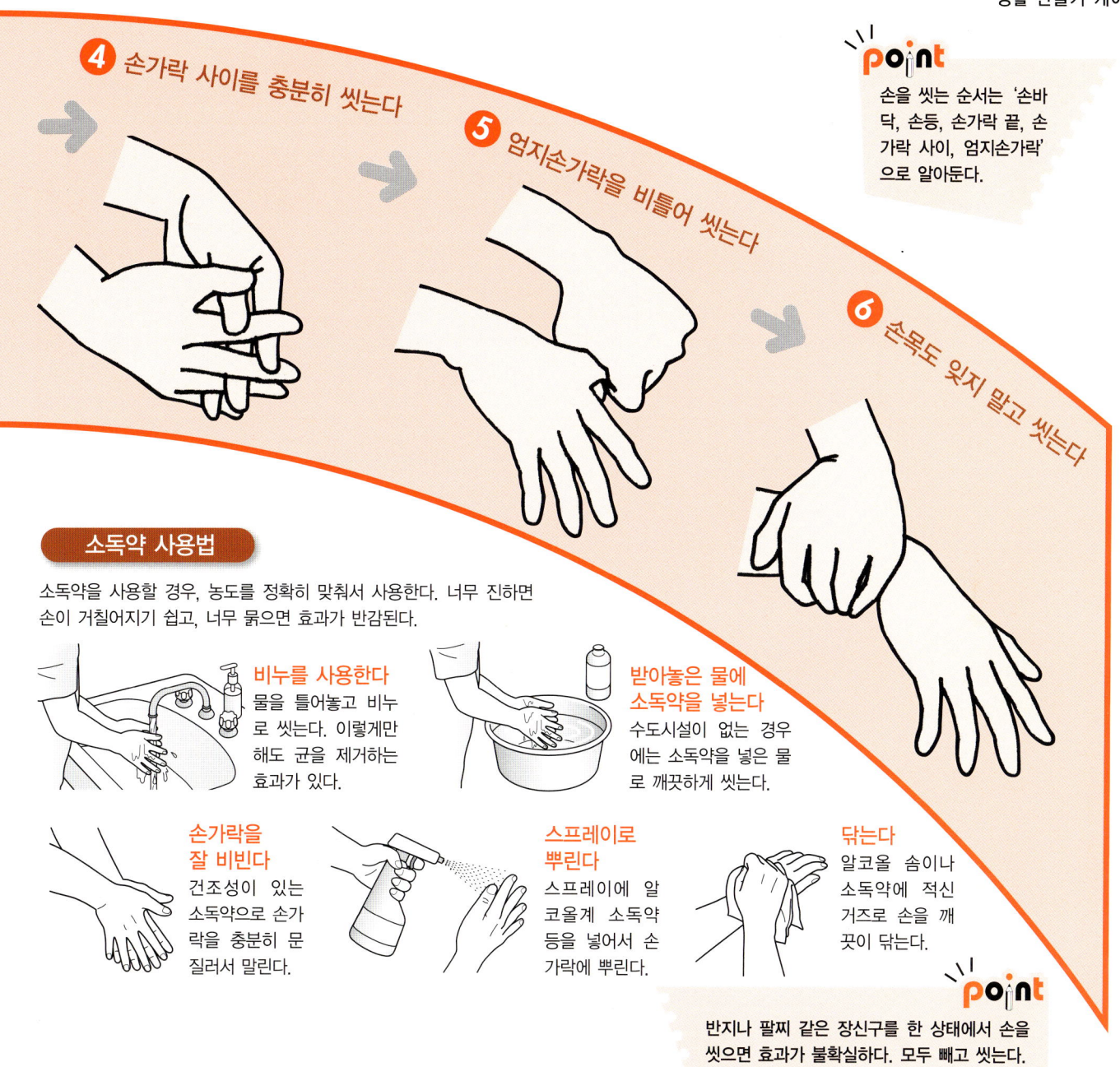

손은 비벼서 씻는다

손을 씻는 것이 기본이어도 제대로 씻지 않으면 안 된다. 손과 손을 서로 문지르면서 '비벼 씻기'가 기본이다. 가능하면 비누를 사용해서 손바닥과 손가락 끝, 손가락 사이, 손목까지 정성껏 문질러 씻는다.

이런 방법으로 손을 잘 씻으면 균이 있어도 대부분은 떨어져 나가기 때문에 크게 걱정하지 않아도 된다. 케어를 하기 전후에 반드시 이런 방법으로 손을 씻는다. 수도시설이 없어서 흐르는 물에 씻을 수 없으면 대야에 물을 받아서 소독약을 넣어 씻는다. 외출했을 경우에는 빨리 마르는 속건성(速乾性) 소독약으로 문질러 씻거나 알코올이 묻은 솜으로 닦아서 대신한다.

한편, 손을 씻은 다음의 관리도 매우 중요하다. 손을 너무 문질러 씻어서 손이 거칠어지면 오히려 균이 생기기 쉽다. 크림을 바르거나 마사지 등으로 피부를 잘 보호한다.

3-7 감염증과 케어 (3)

MRSA의 경우

필요 이상으로 걱정하지 않아도 괜찮다

MRSA의 예방과 대처 방법

MRSA의 감염 경로

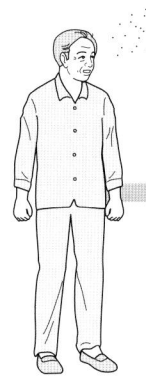

① 사람과 사람으로 직접 감염
② 기구와 침구 등을 매개로 하여 감염
③ 청소나 시트를 갈 때 균이 바닥에서 흩날린다

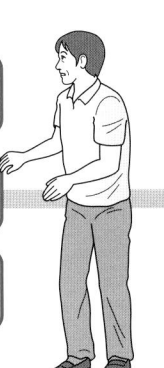

주요 증상
- 피부의 화농, 욕창 감염
- 중이염
- 폐렴 등의 호흡기 감염증
- 장염
- 복막염
- 수막염(뇌막염)
- 패혈증(혈액 속에 균이 돌아다닌다)

소독이 키포인트이다

지금까지 MRSA는 여러 병원에서 감염되는 '병원 감염'의 하나로 주요 문제가 되었는데, 이제는 가정에서도 나타나고 있다.

특히, 케어 이용자가 MRSA 보균자인 경우에는 감염 증상이 나타나지 않

소독편

화장실
소변기, 변기, 이동식 변기는 사용 후 소독약을 뿌려서 닦는다.

쓰레기봉투
쓰레기 등은 비닐 주머니에 넣고 알코올 스프레이를 뿌린 뒤 입구를 묶는다.

준비편

양치질
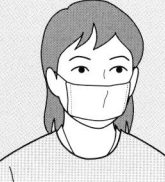
처치 전후에 반드시 손을 씻고 양치질을 충분히 한다.

마스크
균을 들이마실 수도 있으므로 마스크를 착용하는 것이 좋다.

소독 가운
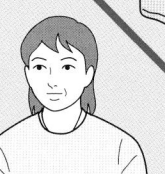
개인 전용으로 사용하고, 절대 다른 사람이 사용하지 못하게 한다.

생활 만들기 케어 ②

제균 대책

MRSA 보균자와 그 대책
- MRSA 보균자란 MRSA가 콧속, 목(인두), 피부, 소변 등에 기생하며 번식하고 있지만, 특별히 감염 증상이 나타나지 않는 사람이다. 그러나 MRSA의 감염원이 되므로, 케어 전후에 반드시 손을 씻고 양치질을 한다. 감염이 되면 발열과 설사 등의 증상이 나타난다. 이와 같은 증상이 나타나면 빨리 주치의에게 연락한다.
- MRSA 보균자에 대한 제균 대책
  · 콧속–이소딘(양치질 액, 크림)을 1일 2~3회 바른다.
  · 목–이소딘 양치질 액으로 1일 3회 양치질한다.
  · 피부–이소딘이나 알코올로 닦거나, 물수건으로 닦는다.

주요 소독약
- MRSA에 효과적인 소독약 | p.53 참조 |
  알코올(에탄올), 이소딘, 웰파스, 히비스콜, 밀턴, 퓨락스, 스테리하이드 등

[MRSA란]

Methicillin Resistant Staphylococcus Aureus(메티실린 내성황색포도상구균)의 약칭이다.
MRSA는 갑작스런 변이로 β 락탐제가 잘 결합되지 않는 새로운 세균세포벽 합성효소를 갖기 때문에, 메티실린을 비롯해 페니실린계, 세팜계, 매크로라이드계 등의 항생물질이 항균작용을 하지 못하는 내성을 나타낸다. 황색포도상구균은 건강한 사람 3~5%의 코나 입 속, 피부, 장 등에도 종종 기생한다. 그 중에서도 코나 입 등 온도와 습도가 유지되는 부위에 정착, 증식하기 쉽기 때문에 이 부위에서 나오는 분비물, 체액, 고름 등에서 자주 검출된다.
일반적으로 인체에 해를 끼치지는 않지만, 저항력이 약한 사람은 쉽게 감염되므로 주의한다. 증상이 나타나면 다양한 화농성 질환과 호흡기 감염증 등이 생긴다.

3 일상생활을 되찾는다

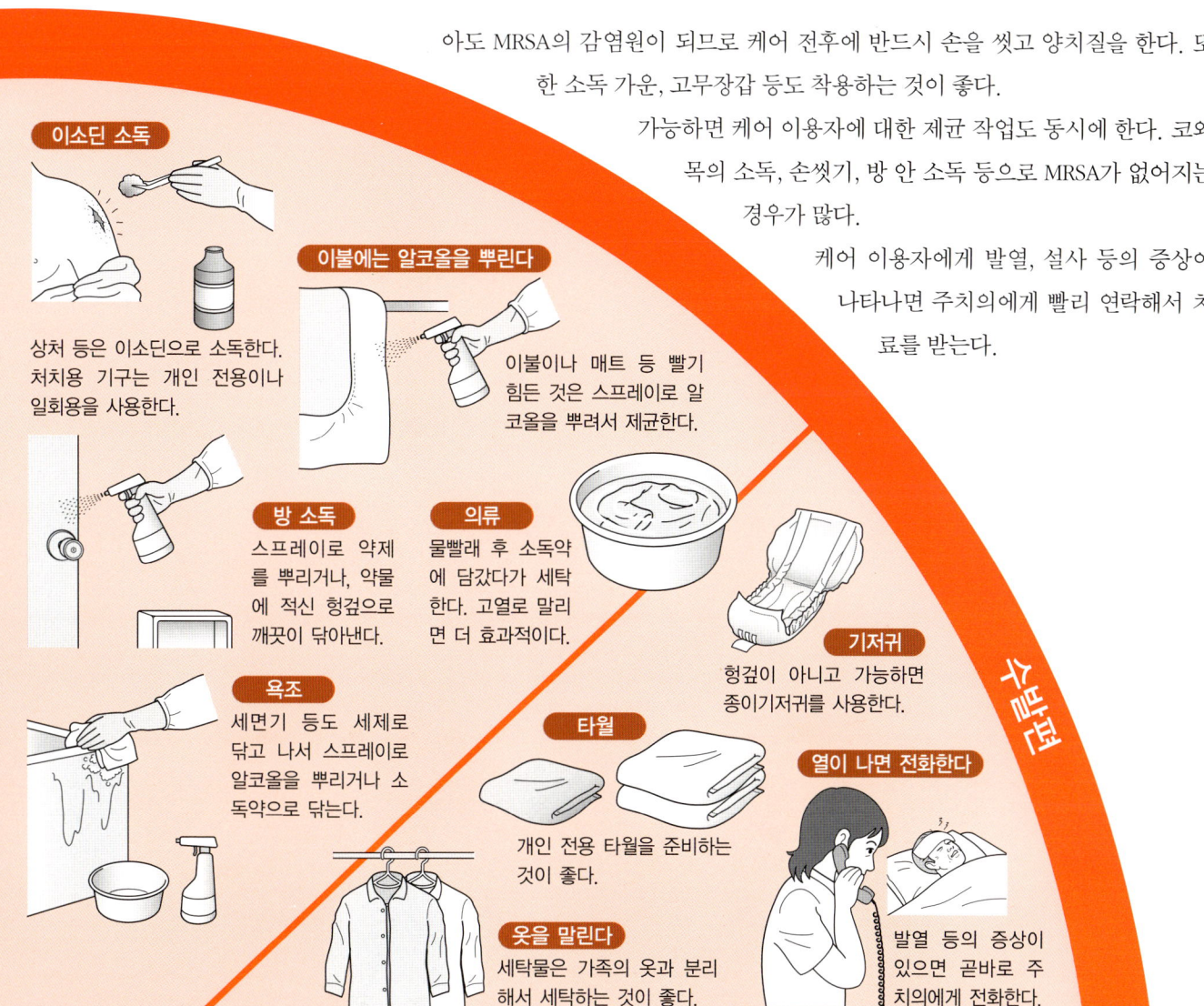

아도 MRSA의 감염원이 되므로 케어 전후에 반드시 손을 씻고 양치질을 한다. 또한 소독 가운, 고무장갑 등도 착용하는 것이 좋다.

가능하면 케어 이용자에 대한 제균 작업도 동시에 한다. 코와 목의 소독, 손씻기, 방 안 소독 등으로 MRSA가 없어지는 경우가 많다.

케어 이용자에게 발열, 설사 등의 증상이 나타나면 주치의에게 빨리 연락해서 치료를 받는다.

이소딘 소독
상처 등은 이소딘으로 소독한다. 처치용 기구는 개인 전용이나 일회용을 사용한다.

이불에는 알코올을 뿌린다
이불이나 매트 등 빨기 힘든 것은 스프레이로 알코올을 뿌려서 제균한다.

방 소독
스프레이로 약제를 뿌리거나, 약물에 적신 헝겊으로 깨끗이 닦아낸다.

의류
물빨래 후 소독약에 담갔다가 세탁한다. 고열로 말리면 더 효과적이다.

기저귀
헝겊이 아니고 가능하면 종이기저귀를 사용한다.

욕조
세면기 등도 세제로 닦고 나서 스프레이로 알코올을 뿌리거나 소독약으로 닦는다.

타월
개인 전용 타월을 준비하는 것이 좋다.

옷을 말린다
세탁물은 가족의 옷과 분리해서 세탁하는 것이 좋다.

열이 나면 전화한다
발열 등의 증상이 있으면 곧바로 주치의에게 전화한다.

3-8 감염증과 케어 (4)

간염의 경우

혈액과 분비물을 조심한다

간염의 예방과 대처 방법

증상의 진행

B형과 C형 간염 모두 진행되면 만성간염, 간경변, 간암 등으로 발전할 위험이 있다. 그러나 증상이 나타나지 않고 낫거나 급성간염만으로 끝날 수도 있다.

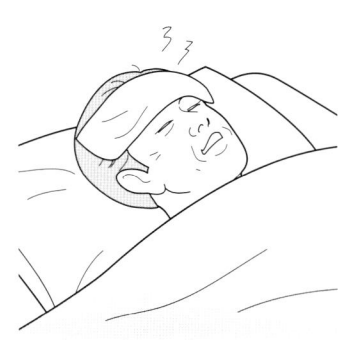
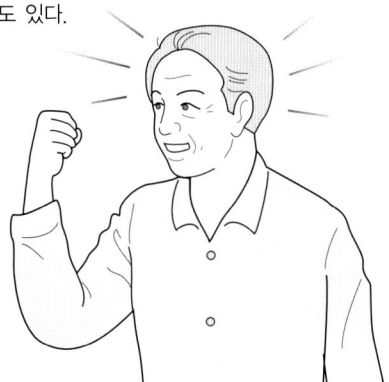

특히 문제가 되는 것은 B형과 C형

몇 가지 간염 바이러스 중에서 특히 문제가 되는 것은 B형과 C형이다. 모두 혈액을 통해 감염된다.

간염 바이러스 보균자이거나 간염 가능성이 있는 사람을 케어할 때는 가능한 고무장갑을 끼

소독편

오염됐을 경우에는 곧바로 흐르는 물에 충분히 씻은 뒤 소독약 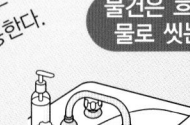 p.53 참조 을 사용한다. 기구도 개인 전용이나 일회용을 사용한다.

물건은 흐르는 물로 씻는다

대부분의 물건은 소독하기 전에 흐르는 물로 씻는다.

식기는 열탕 소독한다

식기는 구별해서 사용할 필요는 없지만, 식사 후에 열탕 소독한다.

세면기를 닦는다

사용 후에 빨리 흐르는 물로 닦고 소독약을 사용한다.

준비편

무슨 일을 하든 출혈이나 분비물이 피부에 직접 닿지 않도록 고무장갑을 준비한다.

고무장갑

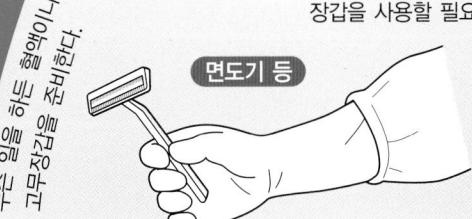

고무장갑은 찢어지지 않으면 세정·소독해서 몇 번이라도 사용할 수 있다. 꼭 일회용 장갑을 사용할 필요는 없다.

면도기 등

피가 나면 감염될 위험이 있으므로 주의한다. 개인 전용이나 일회용을 사용한다. 출혈 예방을 위해 전기면도기를 사용하는 것이 좋다.

[간염이란]

바이러스로 인해 간에 염증이 생기는 것인데, 증상이 나타나면 간세포가 파괴되어 간 기능이 떨어진다. 특히 한국인의 경우, 간장병의 원인 대부분이 간염 바이러스이다.

종류로는 A~G형, TTV형이 있는데, 그 중에서 문제가 되는 것이 B형과 C형이다. 간은 '침묵의 장기'라고 하여, 감염이 되어도 자각증상 없이 치유되는 경우도 있다. 그러나 만성이나 중증으로 발전하면 간경변이나 간암이 될 위험이 있다. 조기 발견과 조기 치료가 필요하다.

감염 경로를 보면 A형과 E형 등은 경구감염이지만, B형과 C형은 혈액을 통해 감염된다. 바이러스는 피부의 작은 상처를 통해서도 침입하기 때문에 매우 위험하다. 어쨌든 감염자의 혈액이나 분비물은 직접 만지지 않는 것이 가장 좋다.

간염 예방의 기본

- B형과 C형 간염 모두 혈액을 매개로 감염된다. 분비물, 침, 땀, 정액 등에도 바이러스가 포함되어 있지만, 숫자가 적어서 감염률은 낮다. 단, 분비물이나 배설물에도 혈액이 섞여 있을 수 있으므로 예방적 차원에서 혈액과 같이 취급한다.

- 혹시 손에 혈액이나 분비물이 묻어 있어도 피부가 건강하면 감염될 걱정은 없다. 그러나 찢어진 부위나 상처가 있으면 그곳으로 바이러스가 침입하기 때문에 주의해야 한다. 간염 바이러스 보균자나 가능성이 높은 사람을 케어하는 경우에는 고무장갑을 낀다.

- 감염 위험이 높은 B형 간염인 경우에는 미리 백신 접종을 한다. 만일 감염이 되었다면 빨리 의사의 치료를 받도록 한다. C형 간염에는 이와 같은 예방법이 없다.

일상생활을 되찾는다

건강한 피부라면 괜찮지만, 피부에 작은 상처나 찢어진 부분 등이 있으면 그곳을 통해 바이러스가 침입한다. 분비물(가래, 고름 등)과 배설물(소변, 대변)에도 혈액이 섞여 있을 수 있으므로 혈액처럼 주의를 기울여야 한다.

가장 중요한 것은 맨손으로 만지지 않는 것인데, 만일 만진 경우에는 곧바로 흐르는 물에 깨끗이 씻고 소독약으로 닦는 것이 좋다.

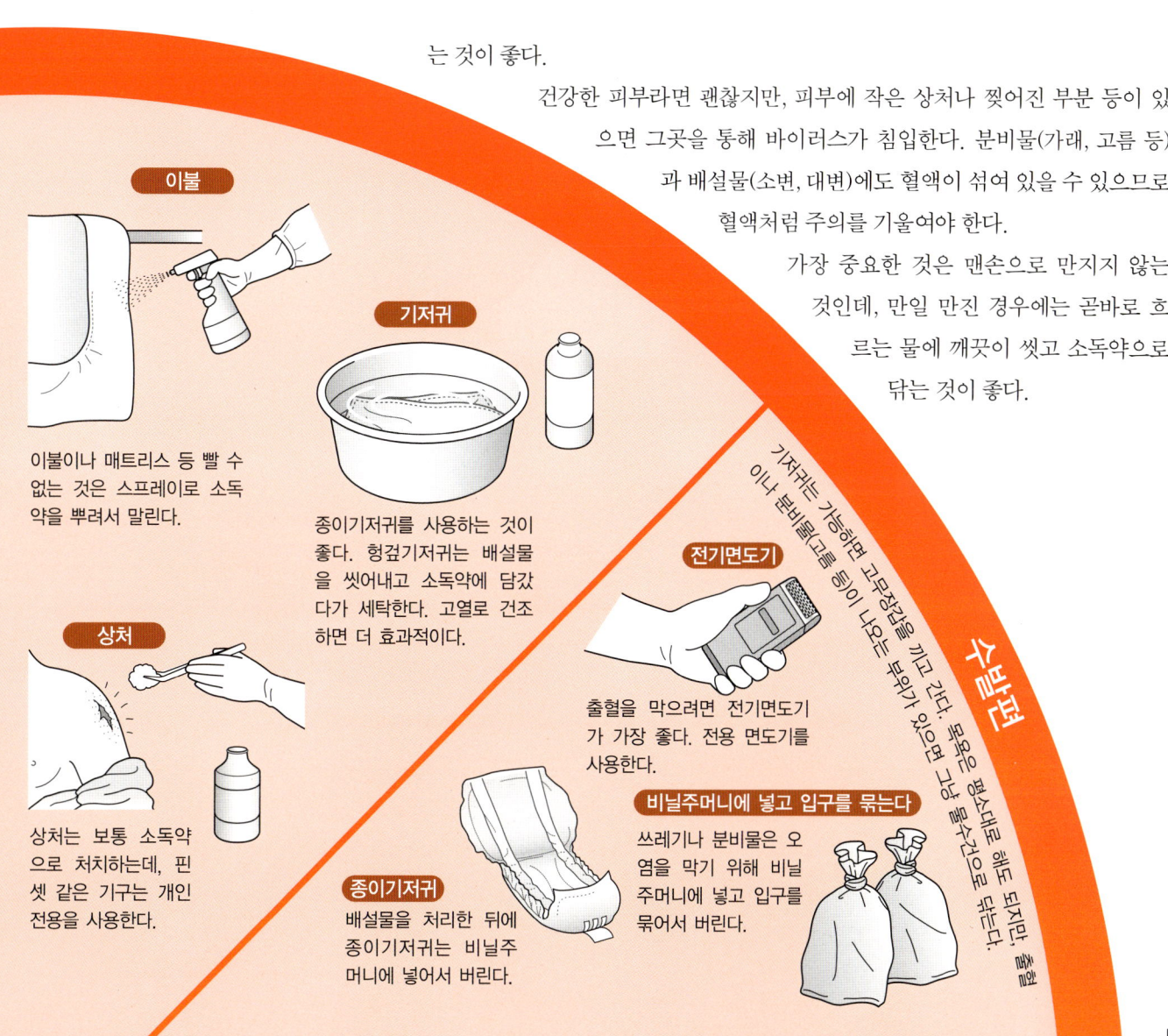

이불
이불이나 매트리스 등 빨 수 없는 것은 스프레이로 소독약을 뿌려서 말린다.

기저귀
종이기저귀를 사용하는 것이 좋다. 헝겊기저귀는 배설물을 씻어내고 소독약에 담갔다가 세탁한다. 고열로 건조하면 더 효과적이다.

상처
상처는 보통 소독약으로 처치하는데, 핀셋 같은 기구는 개인 전용을 사용한다.

종이기저귀
배설물을 처리한 뒤에 종이기저귀는 비닐주머니에 넣어서 버린다.

전기면도기
출혈을 막으려면 전기면도기가 가장 좋다. 전용 면도기를 사용한다.

비닐주머니에 넣고 입구를 묶는다
쓰레기나 분비물은 오염을 막기 위해 비닐주머니에 넣고 입구를 묶어서 버린다.

수발자
기저귀를 갈 때에는 고무장갑을 끼도록 한다. 목욕은 평소대로 해도 되지만, 출혈이나 분비물(고름 등)이 나오는 부위가 있으면 그냥 물수건으로 닦는다.

3-9 감염증과 케어 (5)

기타 주의할 감염증

결핵, 인플루엔자, O-157, 옴(개선)

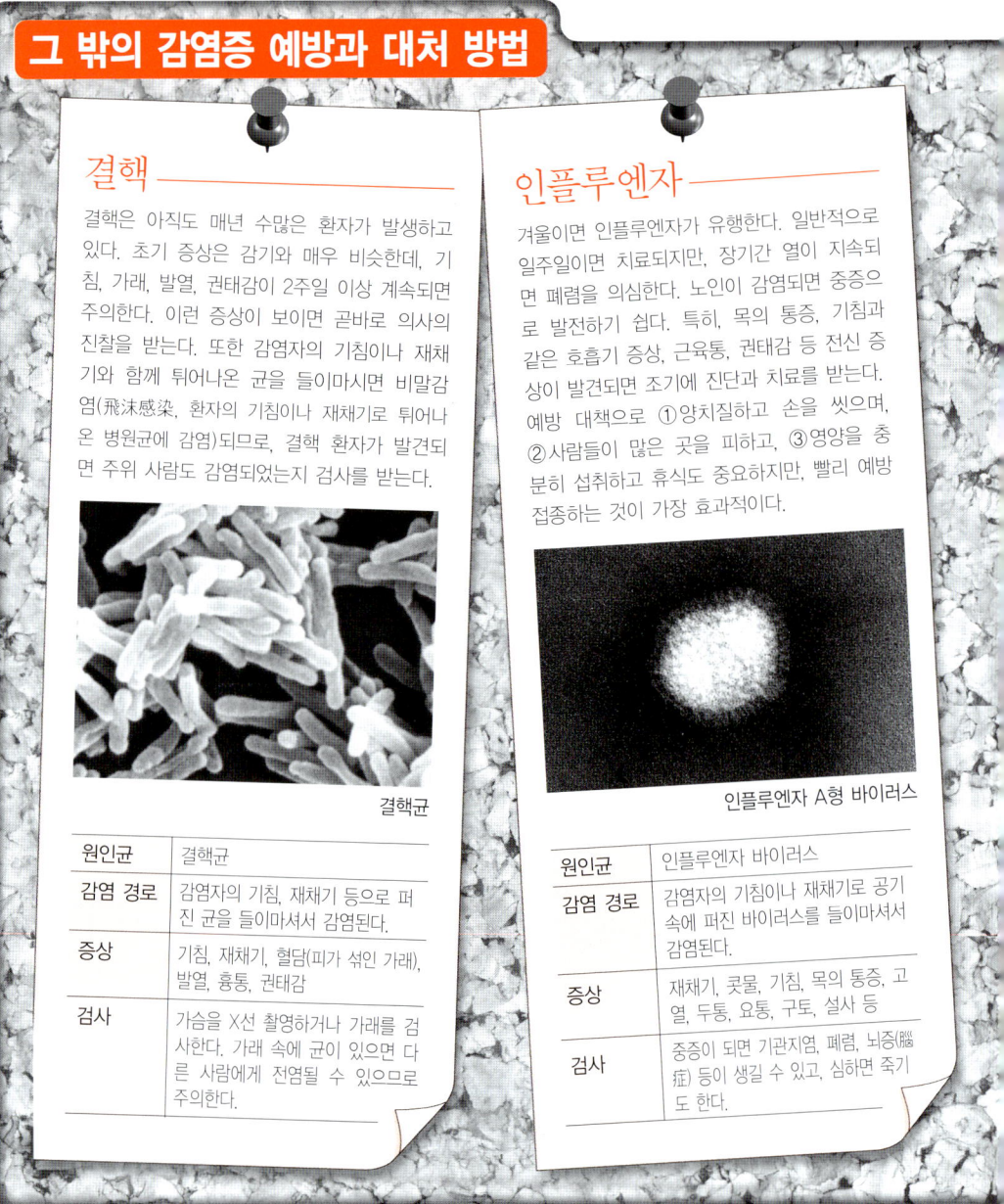

그 밖의 감염증 예방과 대처 방법

결핵

결핵은 아직도 매년 수많은 환자가 발생하고 있다. 초기 증상은 감기와 매우 비슷한데, 기침, 가래, 발열, 권태감이 2주일 이상 계속되면 주의한다. 이런 증상이 보이면 곧바로 의사의 진찰을 받는다. 또한 감염자의 기침이나 재채기와 함께 튀어나온 균을 들이마시면 비말감염(飛沫感染, 환자의 기침이나 재채기로 튀어나온 병원균에 감염)되므로, 결핵 환자가 발견되면 주위 사람도 감염되었는지 검사를 받는다.

결핵균

원인균	결핵균
감염 경로	감염자의 기침, 재채기 등으로 퍼진 균을 들이마셔서 감염된다.
증상	기침, 재채기, 혈담(피가 섞인 가래), 발열, 흉통, 권태감
검사	가슴을 X선 촬영하거나 가래를 검사한다. 가래 속에 균이 있으면 다른 사람에게 전염될 수 있으므로 주의한다.

인플루엔자

겨울이면 인플루엔자가 유행한다. 일반적으로 일주일이면 치료되지만, 장기간 열이 지속되면 폐렴을 의심한다. 노인이 감염되면 중증으로 발전하기 쉽다. 특히, 목의 통증, 기침과 같은 호흡기 증상, 근육통, 권태감 등 전신 증상이 발견되면 조기에 진단과 치료를 받는다. 예방 대책으로 ①양치질하고 손을 씻으며, ②사람들이 많은 곳을 피하고, ③영양을 충분히 섭취하고 휴식도 중요하지만, 빨리 예방 접종하는 것이 가장 효과적이다.

인플루엔자 A형 바이러스

원인균	인플루엔자 바이러스
감염 경로	감염자의 기침이나 재채기로 공기 속에 퍼진 바이러스를 들이마셔서 감염된다.
증상	재채기, 콧물, 기침, 목의 통증, 고열, 두통, 요통, 구토, 설사 등
검사	중증이 되면 기관지염, 폐렴, 뇌증(腦症) 등이 생길 수 있고, 심하면 죽기도 한다.

예방이 가능하다

간염이나 MRSA 이외에 결핵, 인플루엔자, O-157, 옴(개선) 등의 감염도 주의해야 한다. 특히, 인플루엔자나 O-157은 면역력이 약한 노인이나 어린이가 잘 걸리며, 중증으로 발전하면 죽을 수도 있다. 그 중에서도 결핵은 다시 환자가 증가하는 경향이 있어, 최대 감염증이라고 한다. 인플루엔자는 예방접종을 할 수 있으므로 노인 등은 빨리 맞아두면 좋다. 두 가지 모두 초기 증상이 감기와 비슷하므로 감기라고 생각되어도 신중하게 관찰한다.

O-157은 감염력과 독성이 강하고, 노인이나 아기가 감염되면 소변이 잘 나오지 않으며, 뇌 장애를 일으키는 병을 동반해 중증으로 발전할 수도 있다.

옴은 진드기의 일종인 개선충에 의해 생기는 피부병이다. 생명의 위험은 없지만 감염되면 아주 귀찮다.

어떤 질병이나 각각의 증상을 정확히 알고 양치질, 손 씻기, 소독 등에 주의하면 예방할 수 있다.

O-157

균이 묻은 음식물이나 물을 먹어서 입을 통해 감염된다. 조리하는 사람을 비롯해 음식물과 물의 위생관리는 물론, 조리 방법과 기구 등도 신경을 많이 쓴다.
특히 저항력이 약한 노인이나 젖먹이, 유아 등이 잘 걸리며, 발병하면 탈수 증상을 일으킨다. 조기에 진찰을 받고 치료한다.

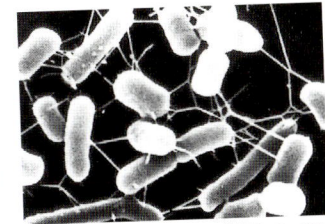
대장균 O-157

원인균	대장균 O-157
감염 경로	음식물이나 물 등으로 인해 입으로 감염되고, 균은 변으로 나온다.
발병	잠복기간은 4~8일
증상	심한 복통, 물과 같은 설사, 혈변 등
중증도	노인이나 젖먹이, 유아는 소변이 나오지 않거나 빈혈을 일으키고, 뇌 장애를 일으키는 용혈성요독증증후군(溶血性尿毒症候群)이 생길 수 있다

케어에서 주의할 점
- 변을 처리할 때는 일회용 고무장갑을 사용한다. • 변이 묻은 경우에는 흐르는 물에 충분히 씻고, 알코올 등으로 소독한다 [p.53 참조]. • 변에 오염된 옷 등은 알코올 스프레이를 뿌리고, 가족의 옷과 분리하여 세탁하며 햇빛에 충분히 말린다. • 감염자와 함께 목욕하는 것은 피하고, 감염자가 목욕한 후에 아이들을 목욕시키지 않는다. • 목욕물은 매일 바꾼다.

식중독 예방 포인트

① 항상 비누로 깨끗이 씻는다.
② 식료품은 신선한 것을 고르고, 집에 와서 곧바로 냉장고나 냉동고에 넣는다.
③ 냉장고는 10℃ 이하, 냉동고는 -15℃ 이하를 유지한다.
④ 고기나 생선에서 나온 즙은 다른 식품에 닿지 않도록 주의한다.
⑤ 냉동식품은 냉장고 안이나 전자레인지에서 해동한다.
⑥ 해동과 냉동을 반복하면 균이 번식할 우려가 있다.
⑦ 날로 먹는 채소 등은 깨끗이 씻는다.
⑧ 가열해야 하는 것은 충분히 가열한다.
⑨ 실온에 너무 오래 두었으면 과감하게 버린다.
⑩ 다시 데울 때도 충분히 가열하고, 국물이 있는 음식은 끓여 먹는다.
⑪ 칼과 도마는 육류·생선용과 채소용으로 나누어 사용한다.
⑫ 식기, 행주 등이나 조리대 주변은 항상 깨끗이 한다.

옴(개선)

옴은 개선충에 의한 감염증이다. 감염되면 피부의 약한 부분에 빨갛게 종기가 생기고 몹시 가렵다. 케어 이용자가 감염된 경우에는 고무장갑을 끼고 수발한다.
개선충은 햇빛에 약하기 때문에 이불이나 옷을 햇빛이 좋을 때 잘 말리기만 해도 살균 효과가 있다. 몸에서 떨어져 옷이나 기구 등에 붙은 개선충은 약 24시간이면 죽는다.

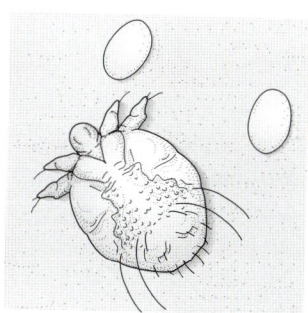

원인균	개선충
감염 경로	감염 부위에 직접 닿거나, 오염된 의류나 기구 등을 매개로 해서 감염된다.
감염 부위	손가락 사이, 겨드랑이 아래, 하복부, 음부 등 피부가 약한 부분
검사	빨갛고 작은 종기가 생기며, 심한 가려움증을 동반한다.

옴일 경우 케어의 주의점

- 케어는 고무장갑을 끼고 한다.

손씻기 [p.54 참조]

- 케어 전후 또는 피부에 직접 닿은 경우, 흐르는 물에 비누로 깨끗이 씻는다.

소독

- 타월, 시트, 의류 등은 열탕소독 후에 세탁하거나, 세탁 후 건조기를 사용한다.
- 이불이나 담요는 일광소독 한다.
- 머리를 자르는 가위 등의 기구는 사용한 후에 열탕소독(50℃ 이상) 한다.

수발

- 목욕이나 물수건으로 닦아 몸을 청결하게 하면 치료가 빠르다.
- 기저귀를 사용할 때는 가능하면 종이기저귀를 사용한다.
- 방은 환기시켜서 습기를 없애고 청소기로 깨끗이 청소한다.
- 감염되면 의사와 상담한다.

3-10
생활을 바꾼다

탈수증도 생활을 바꾸면 막을 수 있다

우선 차를 많이 마시는 것이 포인트이다

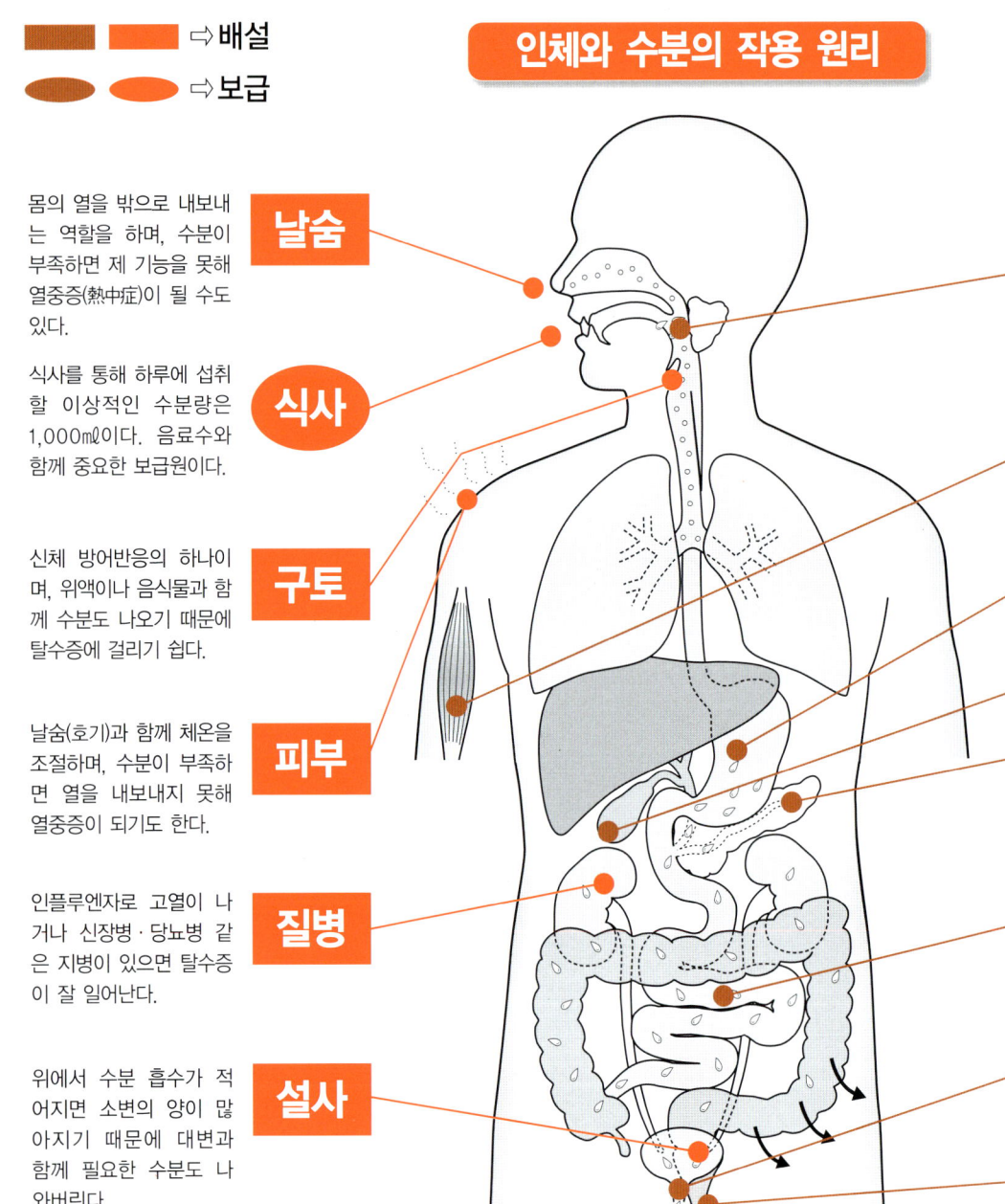

인체와 수분의 작용 원리

➡ 배설
➡ 보급

날숨 — 몸의 열을 밖으로 내보내는 역할을 하며, 수분이 부족하면 제 기능을 못해 열중증(熱中症)이 될 수도 있다.

식사 — 식사를 통해 하루에 섭취할 이상적인 수분량은 1,000㎖이다. 음료수와 함께 중요한 보급원이다.

구토 — 신체 방어반응의 하나이며, 위액이나 음식물과 함께 수분도 나오기 때문에 탈수증에 걸리기 쉽다.

피부 — 날숨(호기)과 함께 체온을 조절하며, 수분이 부족하면 열을 내보내지 못해 열중증이 되기도 한다.

질병 — 인플루엔자로 고열이 나거나 신장병·당뇨병 같은 지병이 있으면 탈수증이 잘 일어난다.

설사 — 위에서 수분 흡수가 적어지면 소변의 양이 많아지기 때문에 대변과 함께 필요한 수분도 나와버린다.

탈수증은 왜 생기나

인간의 몸은 60% 이상이 수분인데, 수분이 10% 이상 줄어들면 탈수증을 일으킨다.

건강한 성인이라면 대개 1일 2,400㎖의 물이 들어갔다가 나오는데, 보급과 배설이 균형을 이루어 몸 상태가 유지된다.

그런데 고령자가 되면 체내에 축적된 수분이 적어지고, 반대로 소변의 양이 늘어난다. 감각기능도 떨어지기 때문에 목의 갈증을 그다지 느끼지 못하여 물을 마시고 싶다는 욕구가 생기지 않는다.

그러나 수분을 보급하지 않으면 갑자기 탈수증이 생긴다. 나아가 그대로 두면 섬망상태가 되어 환각 등의 의식장애를 일으킨다.

전형적인 증상으로는 먼저 기운이 떨어지고, 37℃ 정도의 열이 난다. 평소 체온이 낮은 경우에는 36.5℃

탈수증의 원인

보급되는 물의 양보다 배설되는 양이 많으면, 부족한 물을 대신하기 위해 주로 근육에 축적되어 있는 물이 보급된다.
그런데 노인인 경우에 근육량이 감소하기 때문에 보급이 잘 안 된다. 물을 보급하지 않으면 바로 탈수증을 일으킨다.

초기 증상
- 기운이 없다
- 식욕이 없다
- 소변량 감소, 변비
- 토기(吐氣)가 느껴진다
- 37°C 전후의 열
- 피부가 건조하다

↓ 방치하면

기운이 없는 등 초기 증상이 보이는데, 물을 보급하지 않고 그대로 두면 점점 꾸벅꾸벅 졸기 시작해 경면상태(傾眠狀態, 꾸벅꾸벅 졸고 있지만 자극에 의해 각성하는 상태)가 된다.

↓ 더 방치하면

섬망상태(譫妄狀態, 일시적인 정신착란)가 되어 알 수 없는 말을 하거나 환각 증상을 보인다

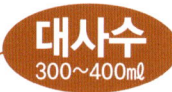

침 1,500㎖

대사수 300~400㎖
대사수(代謝水)
대사수란 흡수된 영양소가 체내에서 산화될 때 생기는 물로 직접 섭취하는 물과는 구별된다. 수분 흡수가 충분할 때는 그다지 문제가 안 되지만, 수분이 부족하면 이용가치가 커진다.

위액 1,500~2,500㎖

담즙 500~800㎖

췌액 700~1,000㎖
소화액
위액이나 췌액과 같은 소화액은 대부분 대장에서 재흡수된다. 대변을 통해 배설되는 양은 하루에 겨우 100~150㎖이다.

장액 1,500~3,000㎖

소변
가피뇨 1,000㎖
불가피뇨 500㎖

불가피뇨(不可避尿)
하루의 대사산물을 밖으로 내보내기 위해 필요한 소변으로, 물을 전혀 마시지 않아도 소변으로 배출된다.

가피뇨
체내의 물 수요에 따라 늘거나 줄고, 수분 보급과 배설의 균형을 이룬다.

대변 속의 수분 100~150㎖

수분 보급과 배설

음료수 1,100㎖
음식물 속 수분 1,000㎖
대사수 300㎖
2,400ml

가피뇨 1,000㎖
불가피뇨 500㎖
날숨 300㎖
피부 500㎖
대변 속 수분 100㎖
소변
불감증설
2,400ml

정상적으로 보급, 배설되는 수분량은 1일 2,000~3,000㎖

도 고열일 수 있으므로 그냥 지나치지 않도록 주의한다.

조금 상태가 이상하다고 생각되면 겨드랑이 밑을 만져본다. 말라 있으면 탈수증 초기로 보고 곧바로 '수분 보급'을 해야 한다.

물뿐 아니라 차, 이온음료, 우유 등을 먹이고, 마시기 힘들 때는 젤리 모양의 음료수, 여름이라면 빙수도 괜찮다. 물을 마실 기력조차 없을 때는 곧바로 의료기관에서 점적주사(點滴注射, 링거액 주사)를 맞춘다.

원시 바다와 인체의 구성 성분은 같다

인류의 조상은 원시 바다에서 생겨났다. 그 무렵의 흔적이 아직 인간의 몸속에 남아 있다. 생명이 탄생하던 무렵의 바닷물의 성분 조성을 보면 나트륨, 칼슘, 칼륨, 마그네슘 등 인간의 체액(=수분)과 같다는 것을 알 수 있다. 이런 미네랄이 인간의 체내 조직을 구성하고, 근육과 신경 수축 등을 조정한다.

3-11 웃음이 있는 생활

웃음은 '기적'의 묘약

'억지 웃음' 부터 시작해본다

'웃음'의 효과

뇌를 자극한다
웃어서 뇌의 근육이 움직이면 뇌가 자극을 받는다. 측두엽 밑에 있는 해마는 기억, 학습, 감정의 움직임과 관계가 깊으며, 이 자극으로 혈류량이 증가하여 치매 예방이 된다.

면역력을 높인다
밖에서 침입하는 세균이나 바이러스, 체내에서 생기는 암세포 등을 처리해주는 내추럴킬러 세포(natural killer 細胞, NK세포)가 활성화되고 늘어나서 면역력이 높아진다.

통증을 완화시킨다
웃음은 기분을 좋게 만드는 작용을 하고, '뇌 안의 마약'이라는 β엔도르핀을 증가시킨다. 기분에 따라 통증이 좌우된다는 류머티즘의 통증을 억제하는 효과가 있다.

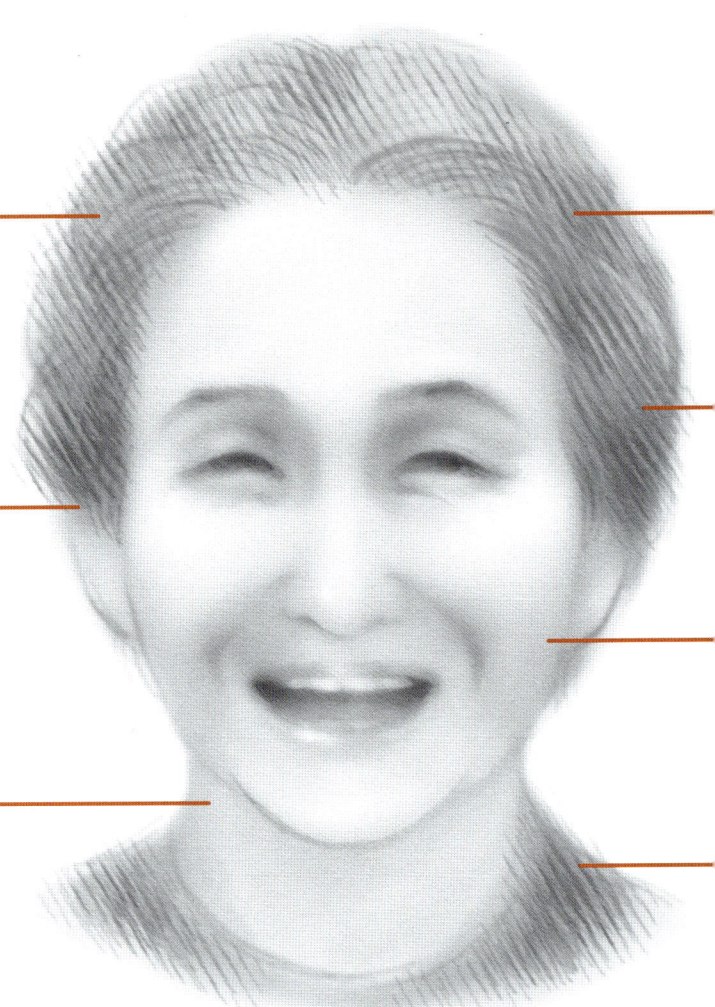

'웃음'의 힘

예로부터 '웃으면 복이 온다'는 말이 있는데, 웃음은 자신의 기분이 좋아질 뿐만 아니라 주변 사람도 편안하게 만든다.

웃음은 킥킥 웃는 웃음에서부터 박장대소까지 다양하다. 웃음이 체내의 면역력을 높인다는 것은 이미 과학적으로도 증명되었다.

가장 좋은 웃음은 눈물이 날 정도의 박장대소인데, '억지 웃음'도 효과가 있다. 억지 웃음도 뇌에 자극을 주기 때문에 진짜 웃었을 때와 같은 효과가 있다는 것이 증명되었다.

증명 방법은 좋아하는 것과 싫어하는 것이 앞에 있을 때의 혈류 변화를 조사한다. 당연히 좋아하는 것이 있을 때는 혈류가 증가하고, 싫어하는 것이 있을 때는 혈류가 나빠진다. 싫어하는 것이라도 억지로 웃으면 60초 지나서 혈류 속도가 변하기 시작해, 약 90초이면 참가자 모두의 혈류 속도가 빨라졌다. 즉, '억지 웃음'도 혈류가 개선된다는 것을 알 수 있다.

비록 억지 웃음이라도 어두운 얼굴을 한 사람보다 웃는 사람이 더 좋다. 더구나 웃음이 이렇게 사람의 몸에 큰 영향을 미친다면 되도록이면 웃고 지냈으면 한다. 하루 하루를 바쁘게 지내다 보면 어느 새 웃음을 잃고 스트레스만 쌓여간다. 마음의 여유를 찾는 데는 웃음이 가장 좋다. 상황은 변하지 않아도 의식이나 사고방식은 바꿀 수 있다. 웃음으로써 즐거운 감정이 생겨난다.

최근에 웃지 않았던 사람은 우선 '억지 웃음'부터 연습을 시작해보자.

스트레스를 해소시킨다
뇌의 근육을 움직이면 부교감신경의 활동이 활발해진다. 부교감신경은 몸을 휴식 상태로 만드는 작용을 하기 때문에 스트레스가 해소되어 편안해진다.

자율신경의 활동이 활발해진다
자율신경은 에너지를 발산시키는 교감신경과 에너지를 축적시키는 부교감신경으로 이루어져 있다. 웃음은 교감신경과 부교감신경이 균형을 잘 이루며 활동할 수 있게 한다.

인간관계가 좋아진다
즐거운 일이 있어서 웃으면 스트레스가 해소되기 때문에 불안을 느끼고 있을 때보다 일이 잘 된다. 또한 인간관계에서 윤활유 같은 역할도 하기 때문에 주변 사람들과의 관계도 좋아진다.

세포와 혈관이 젊어진다
웃을 때 호흡이 멈추고, 그러고 나서 심호흡을 하는 경우가 많다. 이 때의 호흡이 폐의 혈관을 넓혀서 혈압을 낮추거나 세포 활동을 활발하게 하여 동맥경화 같은 혈관장애를 예방한다.

 웃는 얼굴로 대하자 말을 되찾았다

S씨의 시아버지는 10년 전에 뇌경색으로 쓰러졌다가 회복되었는데, 곧이어 노망기가 생겼다. 지적 능력에 장애가 있는 사람들이 생활하는 시설에서 일한 경험이 있는 S씨는, 시아버지의 거친 행동이 노여운 마음 때문이라는 것을 깨달았다. 그리고 어쩌면 시아버지를 중증 치매로 만드는 것은 주위 사람들의 태도가 아닐까 생각하였다. 나아가 시아버지의 마음에 기분 좋은 자극을 주면 틀림없이 긍정적으로 반응할 것이며, 적어도 서로 웃는 얼굴로 대하면 좋겠다고 생각하여 화가 나도 억지로 웃으며 대했다.

그러자 일주일도 안 되어 실어증이라고 여겼던 시아버지가 웃으며 말을 하였다. 또한 주변의 일을 직접 하고, 식사도 인사하고 드셔서 놀랍고 감사하며, 웃음은 과연 기적의 묘약이라는 사실을 실감했다고 한다.

웃는 얼굴을 만드는 방법

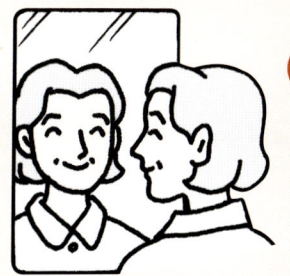

매일 아침 거울 앞에서 연습한다
누구나 매일 아침 이를 닦거나 세수를 하기 위해 세면대 앞에 서는데, 이 때 습관처럼 웃는 얼굴을 만들어본다.

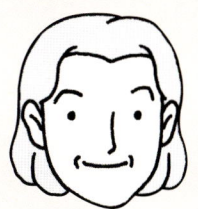

양쪽 입 끝을 올린다
우선 입가의 표정부터 만든다. 입을 다물고 좌우로 당기듯이 옆으로 늘인다. 이 때 양쪽 입 끝을 U자가 되게 올린다.

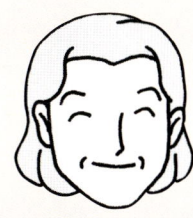

눈을 가늘게 뜬다
입가의 표정이 만들어지면 다음에는 눈이다. 좌우로 길게 만든 입모양에 맞춰 눈 밑에 주름을 만들듯이 눈을 가늘게 뜬다.

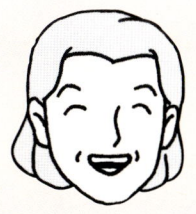

치아를 보인다
입가와 눈가의 표정이 잘 되었으면 이번에는 치아가 보이게 하는데, 전부 보일 필요는 없다. 입술을 반쯤 벌리고 '김치'라고 하는 정도가 좋다.

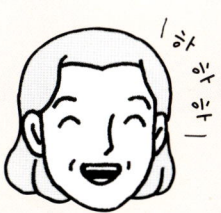

웃음소리를 낸다
이제 웃는 얼굴을 할 수 있으므로 마지막으로는 소리를 내본다. 매일 이렇게 연습하면 자연스럽게 웃는 얼굴이 된다.

3-12
풍요로운 생활

모임을 만든다

'침상생활'을 막기 위해서

모임을 만드는 방법

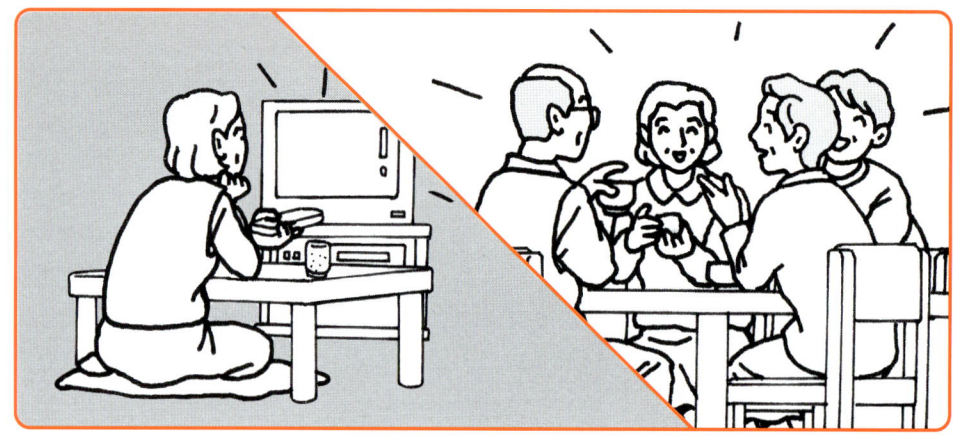

혼자는 외롭기 때문에 어느 틈엔가 웃음을 잃어버린다고 한다.

하찮은 화제라도 함께 웃으면 더 즐겁다.

외출 목적을 만든다 → **계기를 만든다**

사람을 만나는 것이 최고
목적 없는 외출은 오래가지 않는다. 케어 이용자에게 '칩거증후군'의 징후가 보이면 억지로라도 목적을 만들어 밖으로 데리고 나간다. 좋은 방법은 '사람을 만나는 것'이다. '친구와 지낼 시간을 갖는다'는 구실을 만드는 것이 가장 좋다. 먼저 친구부터 만든다.

인사부터 시작한다
첫 번째 계기는 케어하는 사람이 만든다. 먼저 케어하는 사람들끼리의 인사로 시작해 케어 이용자에게로 서서히 대화 내용과 사람의 범위를 넓혀 나간다. 다음에 "차라도 마시지 않겠습니까?"라고 권한다. 장소는 시설의 로비나 공원 등이 기분 전환에 좋을 것이다.

즐거운 시간을 만든다

'침상생활'의 가장 큰 원인이 '칩거증후군'에 있다고 할 수 있다. '칩거'에서 '침상생활'로 진행되는 2단계는 다음과 같다.

먼저 1단계는 집에서 나오지 않고, 2단계는 침대나 이불에서 나오지 않는다. 이렇게 되기 전에 어떤 대책을 세워야 한다.

누구나 외출하는 목적이 있다. 그것이 친구를 만나는 일이라면 매우 즐거울 것이다. 먼저 목적의 대상이 될 '친구 만들기'부터 시작한다.

친구를 사귈 기회를 만들려면 데이서비스센터나 기능회복 훈련교실 등에 나가는 것이 좋다. 케어 이용자가 갑자기 자신과 다른 처지에 있는 사람을 만나면 주

생활 만들기 케어

일상생활을 되찾는다

만나는 장소
- 데이케어센터
- 데이서비스센터
- 단기 입소
- 기능회복 훈련교실
- 레크리에이션 센터

같은 장애인들끼리 친구로 모인다
- 뇌졸중 친구의 모임
- 파킨슨병 친구의 모임
- 치매가족 모임
- 실어증 친구의 모임

1년에 몇 번 특별한 이벤트를 만든다
- 생일
- 벚꽃놀이
- 비디오 감상
- 달맞이
- 체조
- 취미 모임

별장을 만든다
- 펜션
- 단기 입소
- 온천

사례1 텔레비전보다 사람의 온기가 좋다

혼자 사는 A씨는 하루 종일 텔레비전만 보며 지냈다. 데이서비스센터에 오라고 해도 '텔레비전이 친구'라며 집에서 나오려고 하지 않았다. 그러던 어느 날 텔레비전이 고장나 A씨는 마침내 새 텔레비전이 올 때까지 데이서비스센터에 나오게 되었다. 그런데 데이서비스센터에 나오는 것을 그렇게 싫어하던 사람이 어쩐 일인지 여러 사람과 공놀이를 하거나 차를 마시며 이야기를 나누면서 눈에 띄게 얼굴 표정이 밝아졌다. 그 뒤로 A씨는 데이서비스센터에서 만난 친구들과 집을 오가게 되었고, 새 텔레비전은 거의 보지 않는다고 한다. 사람과의 만남만큼 매력적인 것은 없다.

사례2 가족보다 가까운 타인과의 관계

E씨의 시아버지는 뇌졸중으로 쓰러져 반신불수가 되었다. 걷기에 그다지 불편하지 않은데 누워서만 지낼 뿐 아무 것도 하지 않았다. 누워서만 지내는 것을 걱정한 E씨가 함께 체조를 하자고 권했지만 관심을 보이지 않았다. 그래서 근처의 아는 사람에게 아침에 라디오 체조를 함께 하도록 권해줄 것을 부탁하여 마지못해 E씨의 시아버지가 체조를 다니기 시작했다. 얼마 후 E씨가 시아버지의 상태를 보러 가자 동료들과 함께 즐겁게 웃으면서 몸을 움직이고 있었다. 누구나 그렇겠지만 가족은 너무 가까워서 응석을 부리듯 잘 따르지 않으며, 오히려 '가족처럼 가까운 타인' 관계일 때 순순히 따른다.

단기 입소하는 '별장'의 예

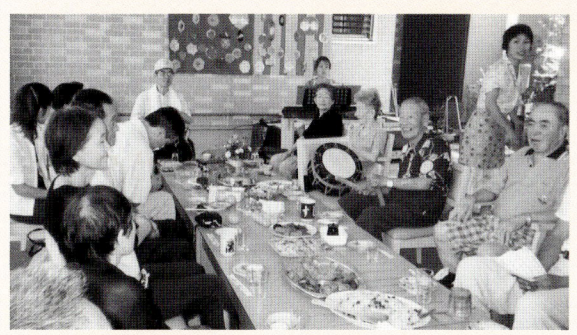

일본 구마모토현[熊本縣] 혼도시[本渡市]에 있는 그룹홈의 모습. 이곳은 데이서비스와 단기 입소도 병행하고 있어서 관광을 겸해 가족과 함께 이용하는 사람이 늘고 있다. 관광안내도 해준다.

눅이 들므로, 비슷한 나이이면서 같은 질병이나 장애를 가진 사람들끼리 교류하기가 더 쉽다.

누구나 몸에 장애가 생기면 새로운 인간관계를 만들기가 두렵다. 조금이라도 '살아 있어서 좋다, 즐겁다'고 느낄 수 있는 계기를 만들어야 한다. 즐겁게 웃을 수 있는 친구를 만들면 행동 범위도 넓어지고 기력도 생긴다. 그리고 무엇보다도 '칩거증후군'을 막을 수 있다.

3-13 케어와 약

약을 잘 이용하는 방법

건강이 나빠서 먹는 약이 많을 때는 의사와 상담한다

케어와 약 자주 하는 질문 Q&A

Q 치매에 걸린 어머니가 밤에 몇 번씩이나 깨서 잠을 못 이루십니다

낮에는 머리가 맑지 않은 듯 멍해 계신데, 주치의에게 수면제를 처방받아야 할까요?

A 수면제는 사용 방법에 따라, 밤에 충분히 잠을 자고 낮에 활동적으로 생활할 수 있습니다. 그러나 노인은 휘청거리거나 졸음 장애가 오기 쉽기 때문에, 쓰러져서 골절이 될 가능성도 있습니다. 또한 기운이 없어져 우울증 또는 혼동이 생기거나, 활동적이지 않아서 치매가 진행되는 것처럼 보일 수도 있습니다.

우선, 수면제를 투여하기 전에 잠을 이루지 못하는 원인을 살핍니다. 노인은 신체적인 질병이 많기 때문에 통증, 가려움증, 소변이 잘 나오지 않는 등의 증상이 원인인 경우가 많다고 합니다. 본인이 털어놓는 고충을 잘 듣고 행동을 관찰한 뒤에 증상을 잘 파악하여 의사에게 정확히 전달하는 것이 중요합니다.

이런 증상에는 수면제를 비롯해 신경안정제가 효과적입니다. 수면제나 신경안정제는 종류가 다양하므로 반드시 주치의에게 증상을 정확히 이야기하고 맞는 약을 처방받습니다. 수면제가 필요할 때는 지시대로 정확히 복용하는 것이 중요합니다.

약에는 작용과 부작용이 있다

약에는 증상을 개선하는 것 이외에도 놀라운 기능이 많이 있다. 약에 따라서는 통증도 줄이고, 혈압과 혈당치도 잘 조절할 수 있다. 그러나 반면에 문제가 되는 부작용도 있으므로 양날의 칼인 셈이다. 특히, 노인의 경우에는 먹는 약의 종류가 너무 많기 때문에, 약들의 상호작용으로 효능이 강해지거나 반대로 약해질 수도 있다. 또한 간이나 신장 등의 기능이 젊었을 때보다 약해져 있기 때문에, 약의 대사나 배설이 늦어지고 부작용이 생기기 쉽다.

케어 이용자의 몸을 가장 잘 아는 사람은 본인과 가까이에서 케어하는 사람이다. 몸 상태가 나쁠 때는 먼저 그 사실을 주치의에게 전달해야 한다.

이 때의 문제점이 케어 이용자나 케어하는 사람이 주의 깊게 관찰한 것을 주치의에게 솔직하게 이야기하고 상담할 수 있는 관계인가 하는 점이다. 오늘날의 케어에서는 여러 사람이 팀을 이루어 의료 협력을 하므로 케어 이용자와 케어팀 사이의 감정적인 교류가 중요하다.

약은 독일어로 '미텔'이라고 하는데, 이 말에는 '수단'이란 의미도 있다. 약이 단순히 케어 이용자나 주위 사람이 안심하기 위한 수단이 되지 않도록 주의한다.

약은 인간이 높은 지능지수(IQ)를 이용해서 만들어 발전시킨 것이다. 이런 약과 잘 지내기 위해서는 약에 대해 잘 아는 지능지수뿐만 아니라, 케어하는 팀으로서 케어의 기본인 공감대를 키워 감성지수(EQ)를 높일 필요가 있다.

Q 고혈압과 관절 류머티즘이 있는 노인을 케어하고 있습니다

약을 많이 먹고 있는데, 점점 발걸음이 휘청거리고 화장실도 혼자 가는 것이 위험할 정도입니다. 약이 많은 것 같은데 어떻게 하면 좋을까요?

A 사람은 나이를 먹으면 병이 많아지는 것이 당연한 일입니다. 고혈압, 당뇨병, 요통 등 몸 상태뿐 아니라, 기분이 가라앉거나 잠을 이루지 못하고 물건을 자주 잃어버리는 등 마음 상태도 불안해집니다. 그 때문에 의사를 만나서 증상을 설명하고 약을 처방받는 것이 의료계의 흐름입니다. 따라서 어느 날 주위에서 '이렇게 먹어도 되나' 하고 조금 걱정될 정도로 약이 많아집니다. 특히, 노인은 오래 지속되는 질병이 많기 때문에 약의 숫자뿐만 아니라 약을 먹는 기간도 길어집니다. 또한 아무래도 내장기능이 젊었을 때보다 약해져 있기 때문에, 약의 대사나 배설이 늦어져 졸음이나 휘청거림 등의 부작용이 나타나기 쉽습니다.

우선 먹고 있는 약을 모두 확인합니다. 같은 약이 중복되어 있을지도 모르고, 같이 복용하면 안 되는 것도 있을 수 있습니다.

또한 사람에 따라 부작용도 다르게 나타납니다. 약과 관련된 책이나 설명서를 읽는 것만으로는 불안합니다.

상호작용하는 약이 매우 많으므로, 잘 모르면 먹고 있는 약을 모두 갖고 주치의나 약국을 찾아가 물어보는 것이 가장 좋은 방법입니다. 단, 필요 없다고 멋대로 양을 줄이거나 먹지 않으면 반대로 증상이 악화될 수 있으므로 주의해야 합니다. 복용해야 할 약은 정확하게, 그리고 상황에 맞게 신축적으로 사용하는 것이 중요합니다.

사례 1 말수가 줄고 건망증이 심해졌다

73세의 남성. 1년 전 부인과 사별하고 혼자 살고 있다. 최근 1개월간 방에서 나오지 않고 혼자 지내는 경향이 있다. 또한 밤에는 몇 차례나 잠에서 깨어 좀처럼 잠을 이루지 못하므로 주치의의 진찰을 받고 수면제를 처방받았다. 그래도 잠이 안 온다고 괴로워해서 진찰 때마다 수면제의 양이 늘었고, 마침내 세 종류의 수면제를 먹게 되었다. 그러자 점점 말수가 줄고 건망증이 심해졌다. 딸이 유심히 관찰해보니, 밤에는 잠을 잘 자는 듯하지만 아침에는 멍하니 있는 일이 많아졌다. 딸이 주치의에게 아버지의 수면 상황과 아침의 행동에 대해 설명하자 수면제의 양을 줄였다. 그 결과 수면제 한 알만 먹어도 잠을 자고 건망증도 좋아졌으며, 주변의 적극적인 권유로 노인정 행사에도 참가하고 있다.

사례 2 신경안정제를 장기간 복용할 때의 주의사항

70세의 여성. 뇌경색으로 퇴원한 지 얼마 안 된다. 퇴원 후 매일 누워만 있어서 손발의 기능도 나빠졌다. 가족이 걱정이 되어 재활교실에 모시고 갔지만 우두커니 있을 뿐 직접 해보려고 하지 않았다. 가족은 먹고 있는 약을 약국에서 조사해보았다. 그리고 먼저 입원했던 병원에서 밤이면 배회하거나 안정을 하지 못하는 섬망상태(譫妄狀態, 의식장애의 하나로 망상이나 착각이 일어나는 증세)가 있다며 처방해주었던 신경안정제가 그대로 투약되고 있다는 것을 알았다. 그래서 주치의와 상담하였는데, 섬망에 잘 듣는 신경안정제는 장기복용하면 기운이 없어지고 우울증이 나타날 수 있다는 설명이었다. 가족은 의사와 상담 후 신경안정제의 양을 서서히 줄여나갔으며, 그 결과 노인은 기운을 되찾고 재활교실에도 적극적으로 다니게 되었다.

4장 식사 케어

4-1 식사의 의의 (1)

입으로 먹어야 건강해진다 I

먹는 행위로 몸이 활성화한다

아침식사를 해야 잠에서 깨어난다

병원이나 시설에서는 '건강해져야 입으로 먹을 수 있다'며 점적주사(點滴注射, 링거액 주사)를 놓거나 코 튜브를 끼운다. 그러나 실제는 이와 반대로 '입으로 먹어야 건강한 것'이다. 그 첫 번째 이유는 의식 수준이 높아진다. 즉 잠에서 깨어나기 때문이다. 아침에 잠자리에서 일어났다고 해서 정신이 충분히 맑아졌다고 할 수는 없다. 치아로 음식물을 씹어서 입 안을 자극하고, 식사를 하면서 입을 움직여야 점차 의식이 또렷해진다.

의식 수준을 주관하는 것은 뇌 속의 망양체(網樣體, 그물 모양의 신경세포 조직으로 의식에 관여)라는 기관이다. 눈으로 들어오는 시각적 자극과 음식물을 씹고 마시는 행위로 생기는 입으로부터의 자극이 망양체에 도달하고, 그 결과 의식 수준이 높아진다.

코에 튜브를 끼우거나 점적주사를 놓는 경우, 비록 위에 충분한 영양이 공급되었다고 해도 망양체에는 거의 자극이 없는 상태이다. 그렇기 때문에 의식 수준이 높아지지는 않는다.

이유 ❶ 의식이 또렷해진다

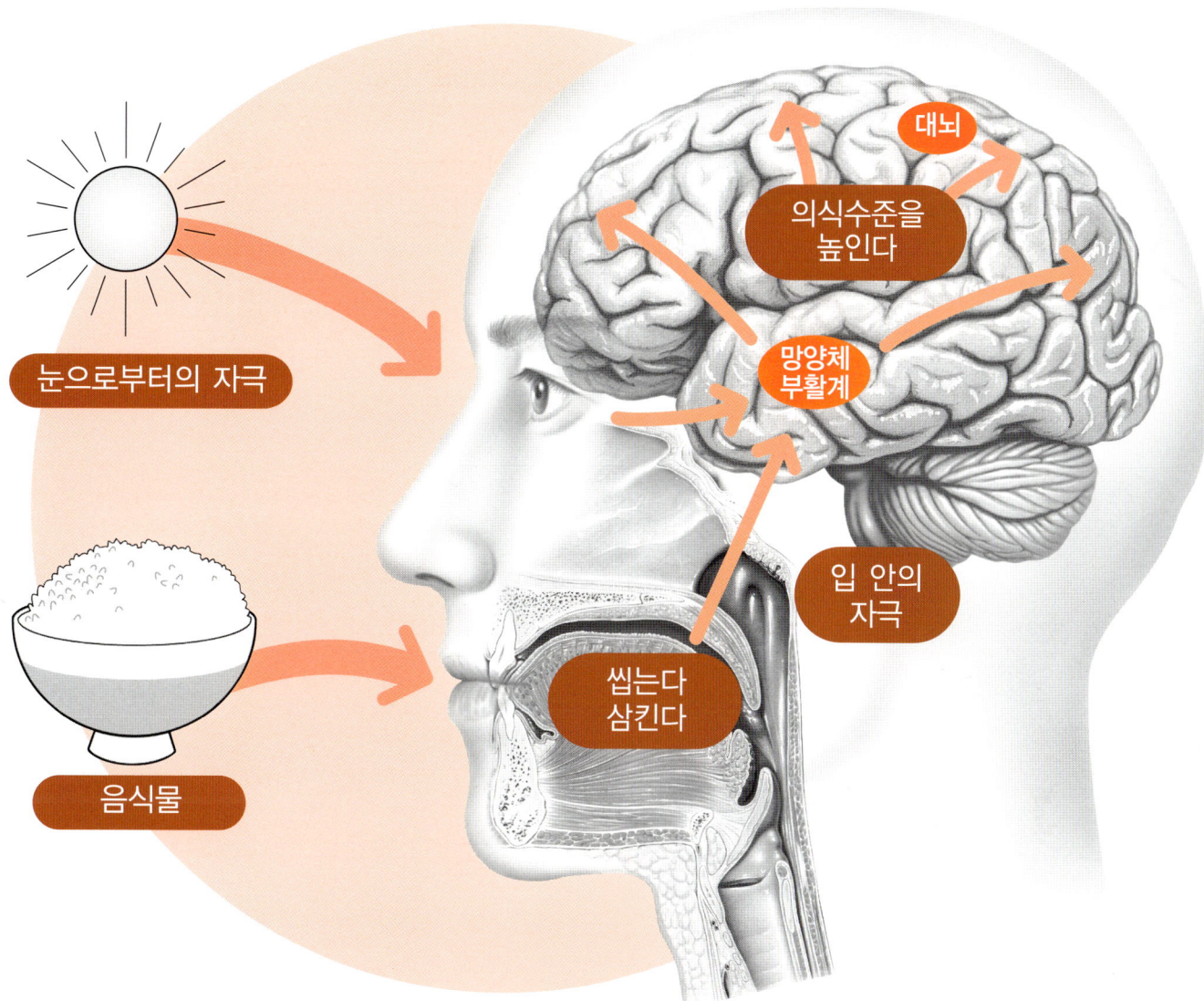

사례 영양이 전부는 아니다

코에 튜브를 한 상태로 노인시설에 들어온 S씨(73세 남성)에게 직원들이 점심식사만은 튜브를 빼고 푸딩이나 젤리를 입으로 먹게 하였다. 먹는 데 시간이 많이 걸리고 영양 섭취량도 이전에 비하면 충분하지 않지만, 얼마간 시간이 지나자 S씨의 표정이 조금씩 살아나고 눈에서 빛이 났다.

일단 미음부터 시작한다는 생각

병원에서 간호를 할 경우 미음부터 시작해서 서서히 된 죽으로 바꿔간다. 이것은 위급한 질병에서 회복해가는 환자에게는 좋겠지만 노인에게는 적합하지 않다. 노인은 중환자처럼 음식을 못 먹는 상태가 아니다. 코에 튜브를 끼워서 음식물을 흘려 넣는 방법은 오히려 케어하는 사람들의 입장에서 생각한 것으로, 본인이 좋아하는 음식을 주면 그 날부터 입으로 먹는 경우가 많다.

이유❷ 내장이 깨어난다

❶ 침의 분비 구조

음식물을 보고, 냄새를 맡고, 요리하는 소리를 듣고, 맛을 떠올리면 침이 분비된다. 또한, 음식물이 입 안에 들어가 혀나 구강 점막을 자극하거나 맛을 느끼면 더 많은 침이 분비된다.

❷ 위액의 분비 구조

시각, 후각, 청각, 미각, 그리고 연상에 의한 자극이 미주신경을 통해 전달되어 소화효소가 많은 위액을 분비한다. 또한, 음식물이 위에 들어와 단백질의 소화산물이 위 점막에 닿으면 위산이 많은 위액이 분비된다.

내장이 깨어난다

'입으로 먹어야 건강하다'는 두 번째 이유는 '내장이 깨어나기' 때문이다. 음식물을 본 눈이나 냄새, '식사입니다'라는 말과 요리할 때 나는 소리, 이런 것들에서 떠오르는 연상은 침의 분비를 촉진하고, 입에 들어온 음식물을 씹어 맛을 보면 침이 더욱 분비된다.

침의 분비는 위의 활동을 촉진하고, 위는 위액을 분비할 준비를 한다. 위가 활동을 시작하면 간이나 췌장이 활동을 시작하고 장(腸) 전체가 연동운동(蠕動運動)을 한다.

즉, 입으로 음식을 먹어 위장으로 보내면 내장 전체가 깨어나는 것이다. 또한 장기들이 소화 흡수할 준비를 하고 기다리고 있을 때 음식물이 들어오기 때문에, 영양이 효율적으로 흡수되고 내장이 더욱 활성화된다.

코에 튜브를 끼고 있거나 위루(胃瘻, 위장으로 연결되는 비정상적인 통로)인 경우에는 입으로 음식물을 먹지 않으므로 침이 분비되지 않는다. 의식이 적고 내장에서 소화 흡수할 준비가 되지 않았는데 갑자기 영양물이 들어오는 것이다.

❸ 췌액의 분비 구조

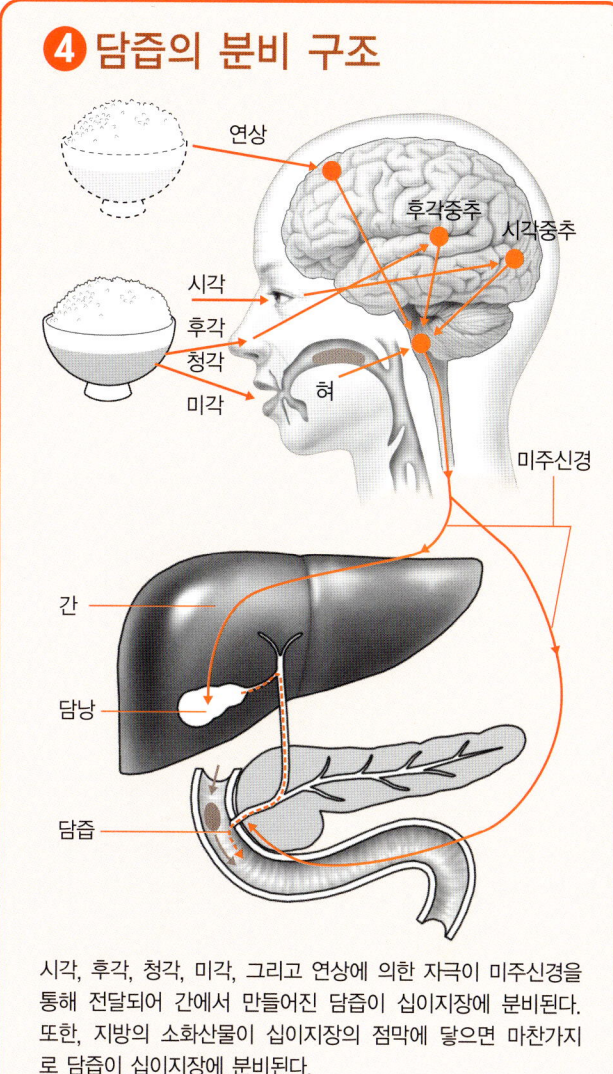

시각, 후각, 청각, 미각, 그리고 연상에 의한 자극이 미주신경을 통해 전달되어 소화효소가 많은 췌액을 분비한다. 또한, 음식물이 위에 들어오면 알칼리나 소화효소가 많은 췌액이 분비된다.

❹ 담즙의 분비 구조

시각, 후각, 청각, 미각, 그리고 연상에 의한 자극이 미주신경을 통해 전달되어 간에서 만들어진 담즙이 십이지장에 분비된다. 또한, 지방의 소화산물이 십이지장의 점막에 닿으면 마찬가지로 담즙이 십이지장에 분비된다.

사례 | 돼지고기 만두를 계기로 일반 식사를 하게 되었다

T씨는 10년 전부터 부인의 도움을 받아 치매인 어머니를 돌보고 있다. 어머니가 만성 감기로 근처 병원에 입원하자 갑자기 침상에서만 생활하게 되고 코 튜브가 끼워졌다. 팔다리의 사용이 억제된 어머니를 보다 못한 T씨는 병원 직원들의 제지를 뿌리치고 집으로 모셔왔다. 집에 돌아와서 10일쯤 지났을 때, 간단히 점심으로 먹으려고 사온 돼지고기 만두를 어머니가 뚫어지게 보셨다. 그래서 한 입에 들어가게 작은 크기로 잘라서 입에 넣어드리자 우물우물 씹어 꿀꺽 삼키셨다. 놀라 한 번 더 잘라서 입에 넣어드리고 또 한 입 드리다보니, 결국 만두 한 개를 모두 먹었다.
T씨의 어머니는 이 때부터 일반 식사를 하고 표정도 좋아져서 웃는 얼굴이 되었다.

4-2 식사의 의의 (2)

입으로 먹어야 건강해진다 II

식사는 뇌를 자극하고 활성화한다

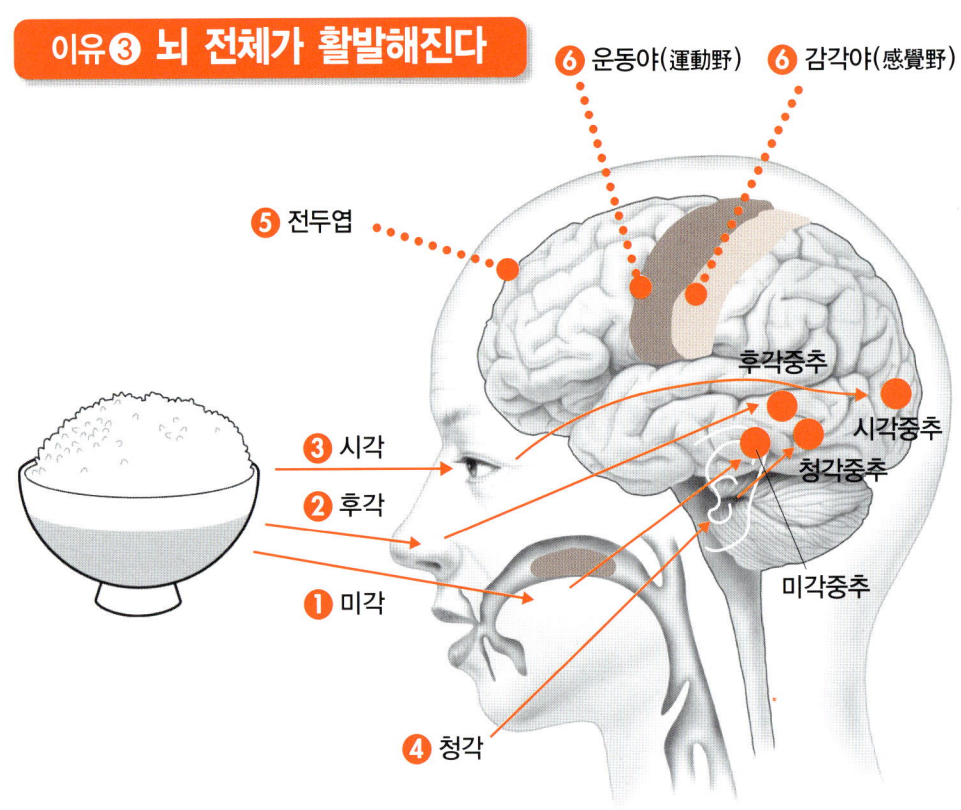

이유 ❸ 뇌 전체가 활발해진다

- ❶ 미각
- ❷ 후각
- ❸ 시각
- ❹ 청각
- ❺ 전두엽
- ❻ 운동야(運動野) / 감각야(感覺野)
- 후각중추
- 시각중추
- 청각중추
- 미각중추

❶ **맛있다**
두정엽과 측두엽의 경계에 있는 미각중추로

❷ **맛있는 냄새**
코로 들어온 자극은 대뇌변연계의 후각중추로

❸ **음식물을 눈으로 본다**
눈으로 들어온 시각 자극은 후두엽의 시각중추로

❹ **'식사 준비 되었습니다' 라고 알리는 말**
귀로 들어온 자극은 측두엽의 청각중추로

❺ **'무엇부터 먹을까', '맛있다 또는 먹고 싶다'**
전두엽을 자극

❻ **손을 뻗는다, 입을 움직인다, 삼킨다**
운동야와 감각야를 자극

입으로 먹어야 뇌가 활성화된다

입으로 먹어야 건강해지는 세 번째 이유는, '뇌 전체가 활발해지기' 때문이다. 음식물이 운반되어 오면 맛있는 냄새가 난다. 이 때 코로 들어온 자극이 대뇌변연계(大腦邊緣系, 대뇌반구의 안쪽과 밑면에 해당하는 부위)의 후각중추로 들어온다. 또한 식사를 준비할 때 나는 소리나 '식사 준비 되었습니다' 라고 알리는 말은 귀로 들어와서 측두엽의 청각중추로 전달된다. 식탁 위에 잘 차려진 음식물을 볼 때 생기는 시각적인 자극은 후두엽의 시각중추로 전달된다. '무엇부터 먹을까?' 이것저것 고민하는 행위는 전두엽을 자극하고, 음식물에 손을 뻗어서 입에 넣고 씹어 삼키는 행위는 전두엽의 가장 위에 있는 운동야나 감각야를 자극한다. 더욱이 입에 넣은 음식물에 대한 미각이 미각중추에 도달하여 '아, 맛있다' 또는 '먹고 싶다' 고 느끼면 전두엽이 자극된다.

이처럼 입으로 음식물을 먹기만 해도 대뇌 전체가 활발해지는 효과가 있다. 하루에 3회 1개월간 식사를 하면 90회가 된다. 이처럼 매일 반복되는 일상 행동이 뇌를 활성화시키고 노인을 생기 있게 만든다.

이유 ❹ 운동과 감각을 관장하는 부분이 활발해진다

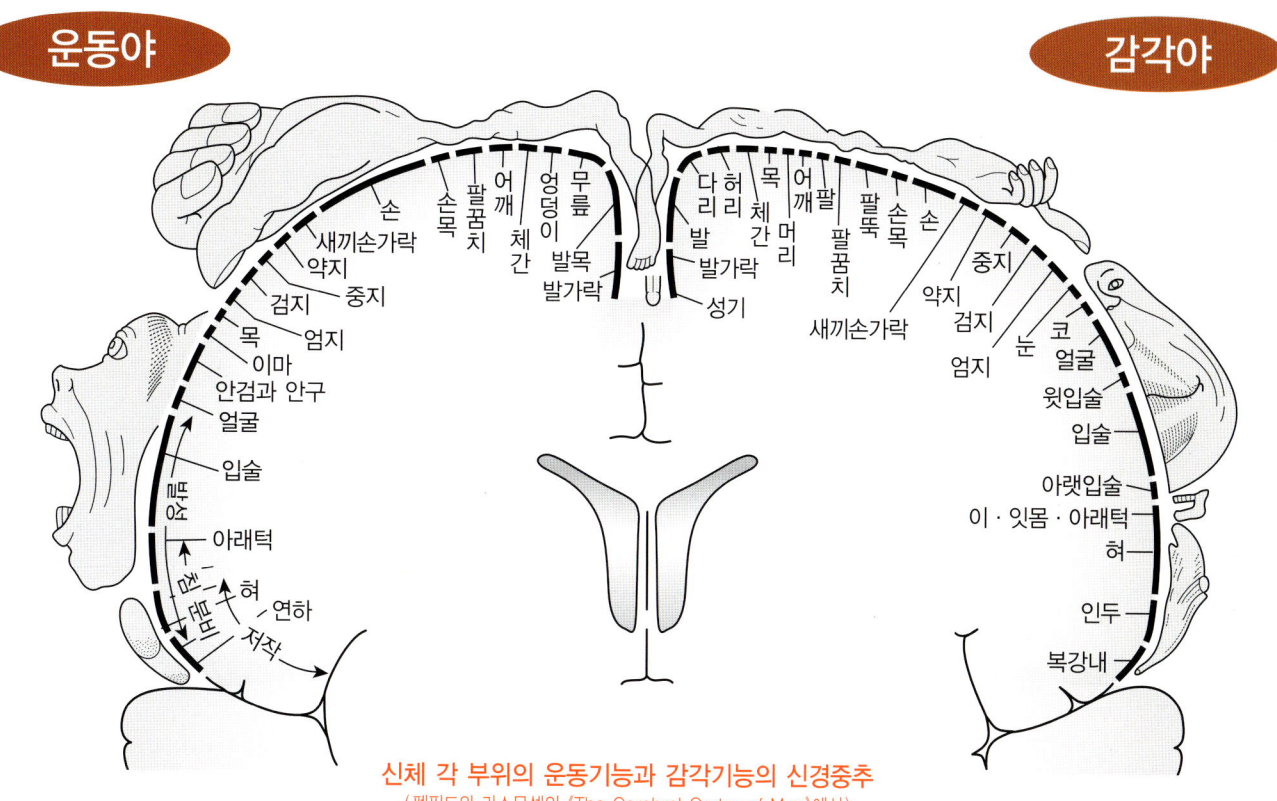

신체 각 부위의 운동기능과 감각기능의 신경중추
(펜필드와 라스무센의 《The Cerebral Cortex of Man》에서)

위 그림은 뇌를 세로로 자른 것으로 왼쪽이 운동야, 오른쪽이 감각야이며, 각각 어디에서 몸의 어느 부분을 관장하고 있는지를 보여준다.

감각야 : 저작(씹기)과 연하(삼키기)로 생기는 감각자극은 감각야인 인두에서 윗입술까지의 부분으로 전달된다. 이것은 전체 감각야의 약 30%이며, 손을 사용하여 먹음으로써 손가락, 손, 어깨에 해당하는 부분도 자극이 된다.

운동야 : 입으로 음식물을 먹을 때는 운동야의 저작이나 연하에 해당하는 부분에서 근육으로 명령이 내려진다. 또한 손을 사용함으로써 손가락, 손, 어깨에 해당하는 뇌 부분도 사용하게 된다.

감각야와 운동야가 활성화된다

음식물을 입으로 먹어야 건강해지는 네 번째 이유는 '운동과 감각을 관장하는 부분이 활발해지기' 때문이다. 입으로 먹는다, 즉 저작(씹기)과 연하(삼키기)로 생기는 감각 자극은 뇌간망양체뿐 아니라 대뇌의 두정엽에 있는 감각야로 전달된다. 저작과 연하와 관련된 부분은 인두부터 혀, 입술, 윗입술까지이고 감각야 전체의 약 30%에 이르는데, 입으로 음식물을 먹음으로써 이 부분들이 자극을 받는다. 더욱이 '자신의 손으로 직접 입으로 가져가' 먹으면 손가락, 손, 어깨를 움직이게 되어 여기에 해당되는 부분들도 자극된다.

한편, 감각야의 앞쪽에는 몸 안의 근육에 명령을 내리고 움직이는, 사령부라고 할만한 영역의 운동야가 있다. 저작과 연하, 더 나아가 손을 직접 사용해서 먹으면 운동야의 70%나 되는 부분을 사용하게 된다. 즉, 직접 자기 손을 사용해서 음식물을 입으로 먹게 되면 감각야뿐 아니라 운동야도 활성화된다.

코에 튜브를 끼워서 위로 직접 영양물을 흘려 넣는 방법은 필요한 영양은 섭취할 수 있어도 의식이 적은 상태로, 감각야나 운동야가 활성화되지는 않는다. 그러나 하루에 세 번 스스로 식사를 하면, 대뇌피질의 감각야와 운동야 대부분이 활성화되고 뇌의 혈류도 증가한다. 물론 약과 달라서 부작용도 전혀 없다.

4-3 식사 자세 (1)

자세가 나쁘면 먹을 수 없다

앉아서 몸을 앞으로 숙인다

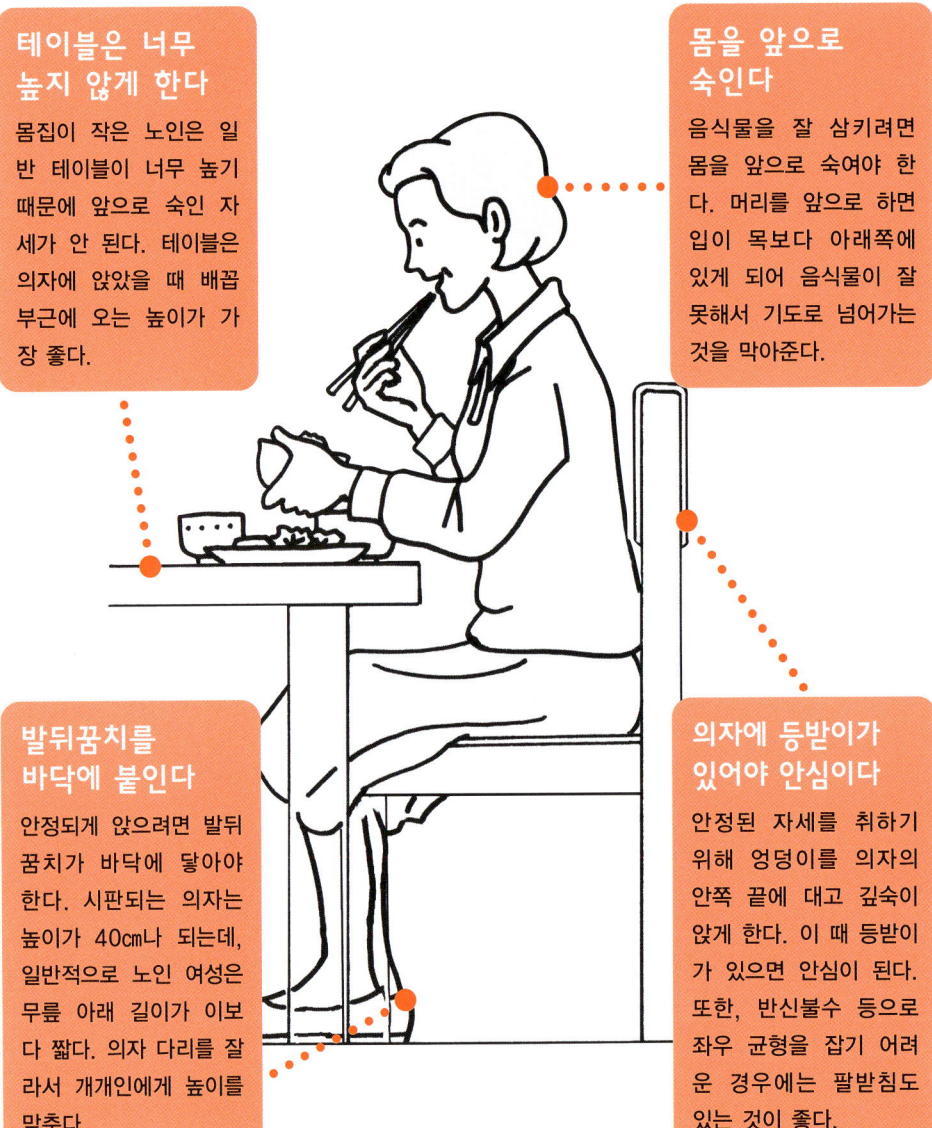

바른 식사 자세의 4가지 포인트

테이블은 너무 높지 않게 한다
몸집이 작은 노인은 일반 테이블이 너무 높기 때문에 앞으로 숙인 자세가 안 된다. 테이블은 의자에 앉았을 때 배꼽 부근에 오는 높이가 가장 좋다.

몸을 앞으로 숙인다
음식물을 잘 삼키려면 몸을 앞으로 숙여야 한다. 머리를 앞으로 하면 입이 목보다 아래쪽에 있게 되어 음식물이 잘 못해서 기도로 넘어가는 것을 막아준다.

발뒤꿈치를 바닥에 붙인다
안정되게 앉으려면 발뒤꿈치가 바닥에 닿아야 한다. 시판되는 의자는 높이가 40cm나 되는데, 일반적으로 노인 여성은 무릎 아래 길이가 이보다 짧다. 의자 다리를 잘라서 개개인에게 높이를 맞춘다.

의자에 등받이가 있어야 안심이다
안정된 자세를 취하기 위해 엉덩이를 의자의 안쪽 끝에 대고 깊숙이 앉게 한다. 이 때 등받이가 있으면 안심이 된다. 또한, 반신불수 등으로 좌우 균형을 잡기 어려운 경우에는 팔받침도 있는 것이 좋다.

자연스런 식사 자세는 앞으로 숙인 형태

평소 식사를 할 때 우리가 어떤 자세를 취하는지 생각해본다. 방바닥에 앉아서 식사를 할 때도, 의자에 앉아서 식사를 할 때도, 옆에서 보면 누구나 조금 앞으로 숙인 자세이다. 이것은 어떤 나라, 어떤 신분을 가진 사람이라도 마찬가지다.

이런 자세가 되는 것은 음식물을 잘 삼키기 위해서 반드시 몸을 조금 앞으로 숙이지 않을 수 없기 때문이다 | p.78 참조 |. 시험 삼아 위를 보거나, 또는 누워서 식사를 해보면 음식물이나 음료수를 삼키기가 매우 힘들 뿐 아니라, 어느 순간 기도로 들어가서 사례 들리는 것을 알 수 있다.

반대로 말하면, 앞으로 숙이고 앉아서 먹는 것이 음식물을 삼키기에 가장 편한 자세라는 의미이다.

좋은 노인시설을 판단하는 방법

좋은 노인시설을 판별하는 방법 중 하나는, 식당에 들어가서 테이블과 의자를 살펴보는 것이다. 우리나라에는 체구가 작은 여성 노인이 많은 편인데, 시판되는 대부분의 테이블이나 의자는 너무 높아서 그대로 사용하면 발이 바닥에 잘 닿지 않거나 앞으로 숙일 수 없다. 의자의 시트 높이가 36~40㎝인 것을 여러 종류 준비해놓고, 사용하기 편리한 낮은 테이블이 있다면 노인 중심의 케어가 이루어지는 시설이라고 할 수 있다.

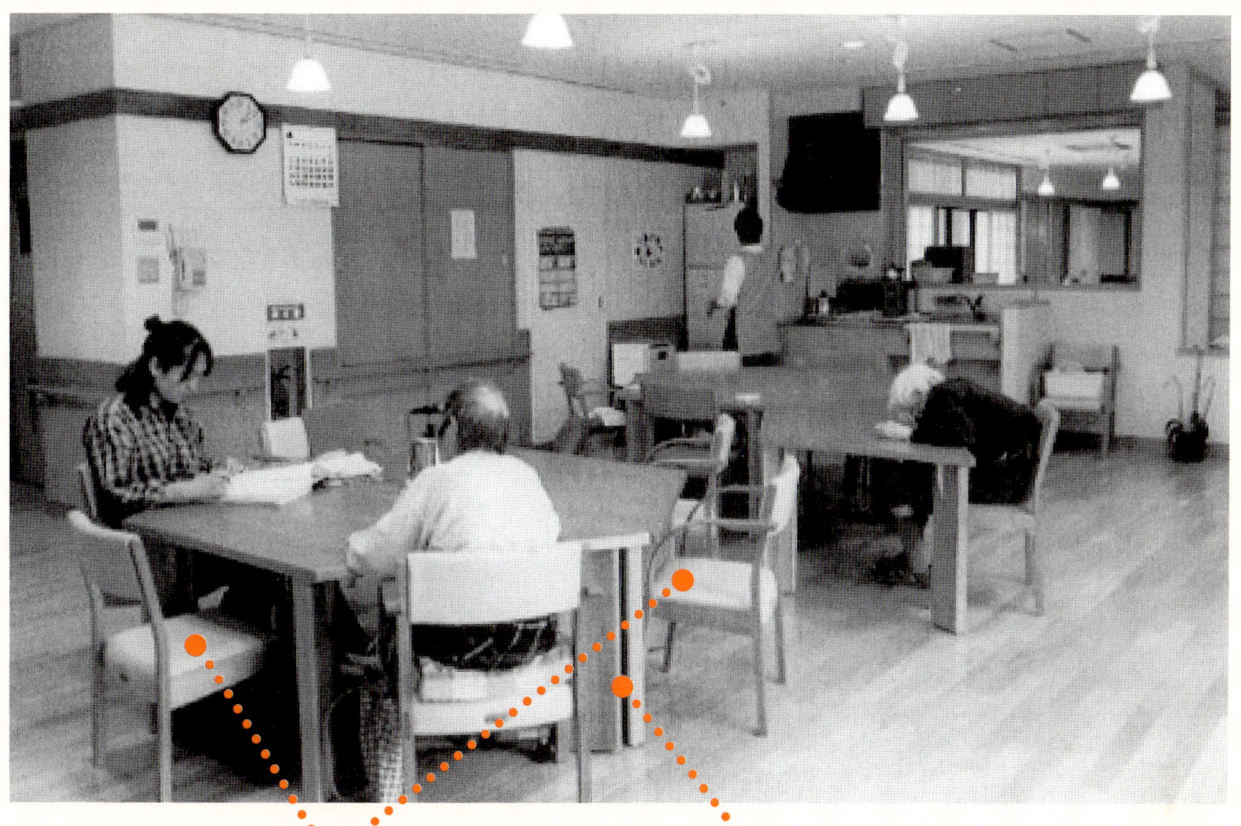

높이가 다른 의자가 준비되어 있다
높이가 다른 의자가 여러 종류 있어서 각자 자신의 높이에 맞는 의자에 앉아 식사할 수 있다.

낮은 테이블은 노인이 사용하기 편리하다
시판되는 일반 테이블은 너무 높은 것이 많다. 몸집이 작은 노인도 사용하기 편하게 낮은 테이블이 준비되어 있다.

침상에서만 생활하는 노인도 대부분은 발을 늘어뜨리면 혼자서 앉을 수 있다. 반신불수나 파킨슨병으로 음식물을 잘 삼키지 못하는 사람이라면 더욱더 앞으로 숙이고 먹는 것이 좋다.

케어를 하는 사람이 처음부터 일방적으로 단정지어 누워서 식사를 하도록 수발하거나, 코 튜브를 끼우거나 위루를 하지 말고 먼저 휠체어에 태워 식당으로 데려간다. 이동하는 것이 어려우면 침대에서 발을 아래로 늘어뜨려서 앉히기라도 한다.

사실 케어 현장에서 보면 식사를 못하던 사람도 앉으면 스스로 식사하는 일이 많이 있다. 안정된 앉은 자세를 유지하려면 ①몸을 앞으로 숙이고, ②두 발을 바닥에 확실히 붙인다. 그러기 위해서는 테이블이나 의자(또는 침대) 높이를 케어 이용자의 키에 맞추는 것도 중요하다.

4-4 식사 자세 (2)

음식물을 삼키기 위한 3가지 조건

앞으로 숙인 자세는 음식물을 잘 삼킬 수 있다

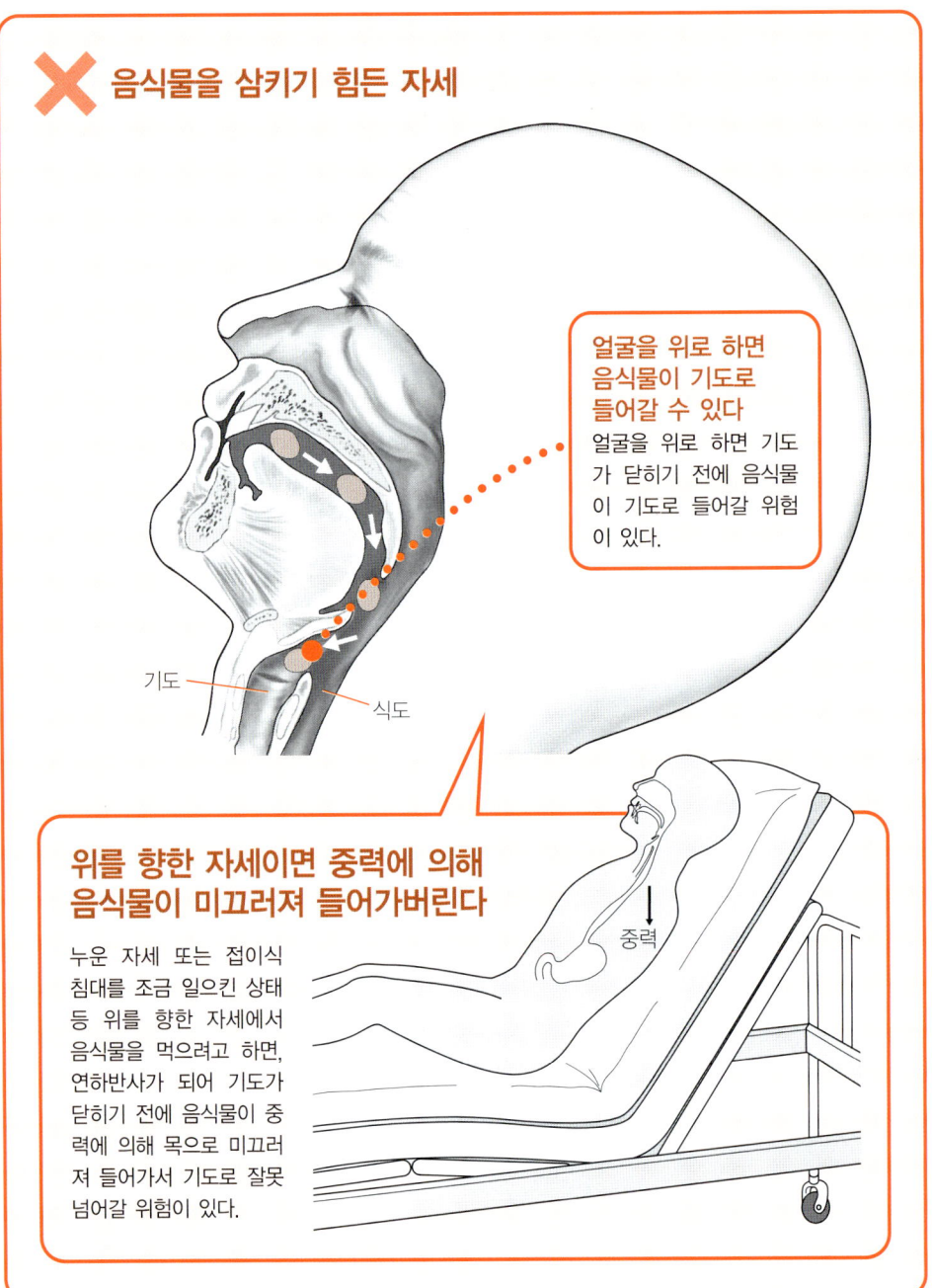

❌ 음식물을 삼키기 힘든 자세

얼굴을 위로 하면 음식물이 기도로 들어갈 수 있다
얼굴을 위로 하면 기도가 닫히기 전에 음식물이 기도로 들어갈 위험이 있다.

기도 / 식도

위를 향한 자세이면 중력에 의해 음식물이 미끄러져 들어가버린다
누운 자세 또는 접이식 침대를 조금 일으킨 상태 등 위를 향한 자세에서 음식물을 먹으려고 하면, 연하반사가 되어 기도가 닫히기 전에 음식물이 중력에 의해 목으로 미끄러져 들어가서 기도로 잘못 넘어갈 위험이 있다.

중력

앞으로 숙인 자세가 포인트

'입으로 먹기' 위해서는 입 안에서 씹어 부순(저작) 음식물을 잘 삼켜야(연하) 한다. 이 때 중요한 것이 앞으로 숙인 식사 자세이다.

입에서 식도에 이르는 음식물 통로와 코에서 기도에 이르는 공기 통로는 인두(목)에서 교차한다. 일반적으로 '적당한 음식물 크기, 수분, 코에서 폐로의 공기 출입이 한순간 정지'라는 3가지 조건이 갖춰져야 비로소 무의식적으로 음식물을 목으로 넘긴다. 만약 이 조건이 갖춰지기 전에 음식물이 목으로 미끄러져 들어가면 기도로 잘못 넘어갈 수 있다. 이것을 방지하기 위해서 몸을 앞으로 숙이는 것이 중요하다.

음식물을 삼키는 구조

음식물이 입 안에 있을 때

1 음식물 크기
너무 크거나 작아도 넘기기 힘들다. 적당한 크기가 음식물을 잘 삼키기 위한 조건이다.

앞으로 숙이면 음식물을 잘 삼킬 수 있다

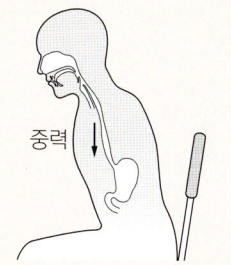
중력

앞으로 숙인 자세에서는 입이 목보다 아래쪽에 있기 때문에 음식물이 제멋대로 목으로 넘어가지 않는다. 삼킬 준비가 되었을 때 자신의 의지로 삼킬 수 있다.

2 음식물의 수분
카스텔라를 씹지 않고 넘기려고 하면 목에 걸리듯이, 음식물을 잘 삼키기 위해서는 알맞은 수분이 있어야 한다.

(그림 라벨: 구강, 구개(입천장), 비강(콧속), 혀, 구개수, 후두개, 인두, 후두, 기도, 식도)

① 공기가 코에서 폐로 드나든다
음식물이 입 안에 있을 때는 코 → 비강 → 인두 → 후두 → 기도 → 폐의 순서로 공기가 드나들며, 호흡하는 상태이다.

음식물이 목을 지날 때

② '입⇔목' '코⇔목'에 뚜껑을 닫는다
구개가 내려가고 혀가 말려 올라가서 입 안과 인두가 차단되고, 구개수가 올라가서 비강과 인두가 차단된다.

③ 기도가 닫힌다
후두개가 닫히며 후두와 인두가 차단되고, 기도가 닫힌다(연하성 무호흡).

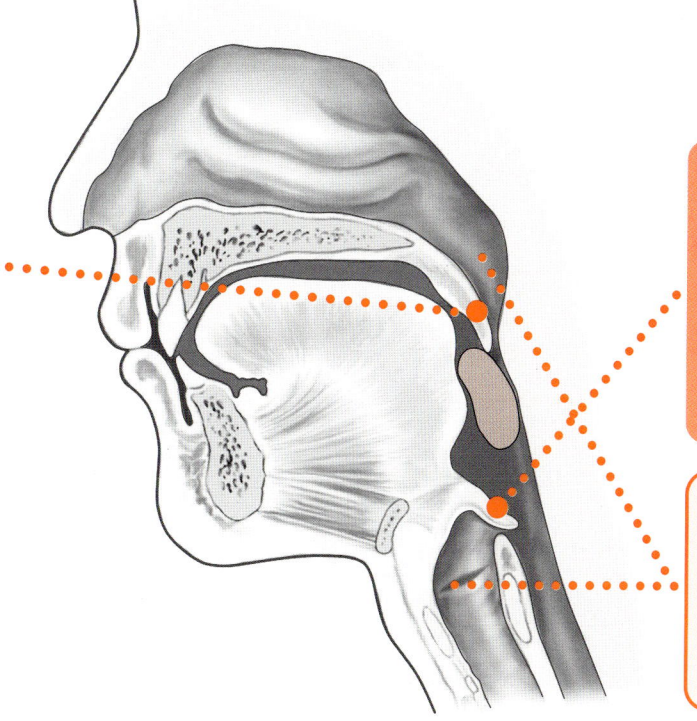

③ 음식물을 삼킬 때 한순간 숨이 멈춘다
음식물을 삼킬 때 한순간 호흡을 멈추고 기도를 닫기 때문에 음식물이 식도로 잘 넘어간다.

④ 코에서 폐로의 공기 출입이 한순간 멈춘다
음식물을 삼키는 시점에 맞춰서 후두와 인두가 차단되고, 코에서 폐로의 공기 출입이 한순간 멈춘다.

4-5 식사 자세 (3)

식사 자세에서 체크할 포인트

좋은 자세와 나쁜 자세

✗ 접이식 침대

음식물을 삼키기 어려우므로 기도로 넘어가기 쉽다

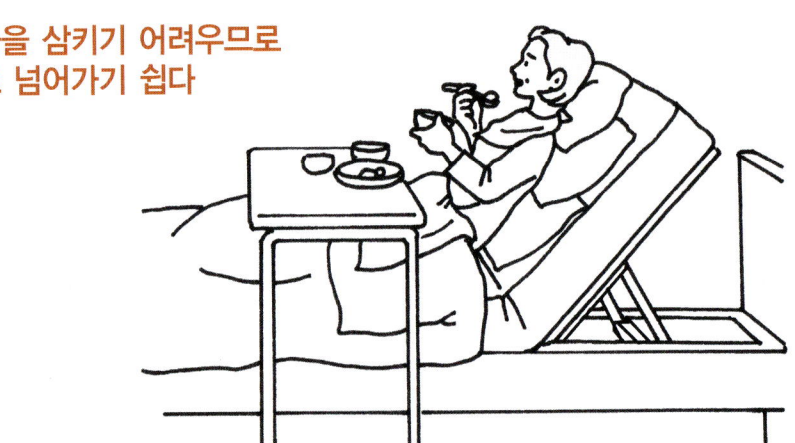

시설이나 병원에서 자주 볼 수 있는 것이 접이식 침대를 60° 정도 세운 자세이다. 그러나 이것은 연하장애가 있는 경우에만 취하는 자세로, 식사하는 데 이처럼 부적합하고 부자연스런 자세가 없다. 시선이 위를 향하게 되므로 무엇을 먹고 있는지 잘 보이지 않아 국물 등을 흘리게 된다. 또한 뒤쪽의 침대가 어깨와 어깨뼈를 압박해서 팔을 움직이기 힘들다. 무엇보다도 음식물이나 음료수가 제멋대로 목으로 넘어가서 사레들리기 쉽고, 기도로 잘못 넘어가 오연이 되어 폐렴이나 기관지염까지 일으킬 수 있다.

△ 리클라이닝 휠체어

똑바로 일어나 있을 수 없는 경우에만 이용한다

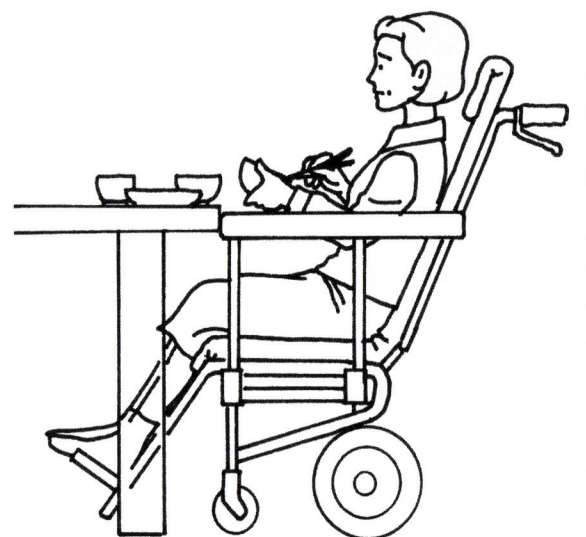

아프거나 힘들어서 의자나 일반 휠체어에는 앉아 있을 수 없는 경우, 또는 마비 등으로 도저히 똑바로 일어나 있을 수 없는 경우에는 차선책으로 뒤로 젖혀지는 리클라이닝 휠체어에서 식사를 해야 한다. 발을 늘어뜨릴 수 있다는 점에서는 침대에 누워서 먹는 것보다 낫다고 할 수 있지만, 가능하면 상체를 일으켜서 식사하도록 신경 쓴다. 테이블 위의 좋아하는 음식을 보고 무의식중에 몸을 일으킨 사례도 있으므로, 이 휠체어에 앉아서 식사하다보면 일반 휠체어에 앉을 수 있다.

앞으로 어느 정도 자세를 숙이고 있는지 살핀다

휠체어

테이블이 너무 높지 않도록 주의한다

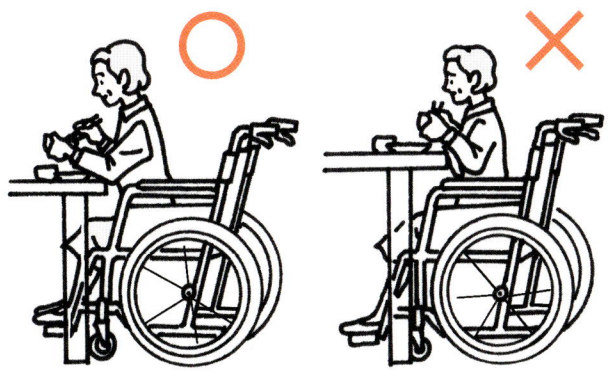

일반 휠체어라면 합격이다. 단, 휠체어는 이동할 때의 안정감을 위해 등받이나 시트에 약간 경사가 있어서 몸을 앞으로 숙이기 힘들 수 있다. 또한, 시설에 따라서는 휠체어의 팔받침에 부딪치지 않도록 테이블을 높게 한 곳도 있는데, 너무 높으면 음식물을 먹기가 매우 힘들다. 팔받침이 걸려도 앞으로 숙이면 충분히 식사할 수 있으므로, 테이블 높이를 앉은 키에 맞게 선택하는 것이 중요하다.

○ 침대에 앉는다

발뒤꿈치가 바닥에 닿게 침대 높이를 조절한다

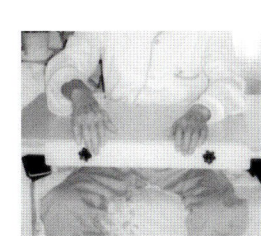

테이블로 받치면 자세가 안정된다

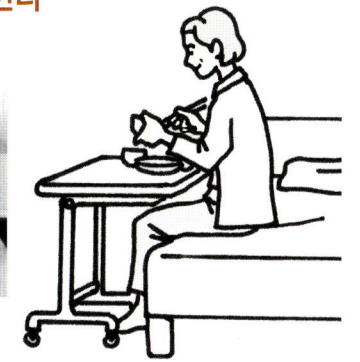

침대에서 발을 내리고 앉은 자세도 합격이다. 침대 옆에 너무 높지 않은 테이블(앉았을 때 배꼽 근처가 되는 정도)을 준비한다. 또한, 안정된 자세가 되려면 두 발의 발뒤꿈치를 바닥에 확실히 붙여야 한다. 발뒤꿈치가 들리지 않도록 침대 높이를 조절한다.

◎ 이상적인 자세

발뒤꿈치를 바닥에 붙이고, 몸을 앞으로 숙인 자세가 이상적

너무 높지 않은 테이블에서 등받이가 있는 의자에 깊숙이 앉아, 앞으로 숙이면서 두 발의 발뒤꿈치를 바닥에 붙이고 식사하는 것이 가장 이상적이다. 이렇게 하면 안정된 자세를 유지할 수 있고, 음식물이 기도로 잘못 넘어갈 염려도 거의 없다. 또한, 반신불수로 좌우 균형을 잡기 어려운 사람이라면 팔받침이 있는 의자를 이용하는 것이 좋다.

사례: 바나나를 순식간에 모두 먹어치운 A씨

코 튜브를 낀 채 병원에서 노인시설로 거처를 옮긴 A씨(76세 여성)는 평소에 누워서만 지내고 표정도 없는 사람이었다. 이 시설에서는 여름에 수분 보충을 겸하여 3시가 되면 간식을 제공했다. 튜브를 끼고 있는 사람에게는 간식을 주지 않지만, 몸을 일으키기만 해도 좋을 것 같아 누워 있던 접이식 침대를 세워주자 다른 사람들이 바나나를 먹는 모습을 가만히 바라보았다. 그래서 바나나를 1개 주자 코에 튜브를 한 상태로 순식간에 먹어치웠다.

튜브를 빼면 훨씬 잘 먹을 수 있을 것 같아 간호사와 상담해 코의 튜브를 빼자 A씨는 그날부터 일반 식사를 하였다.

4-6 먹지 않는 이유 (1)

식욕부진

먹고 싶을 때,
먹고 싶은 것을
찾는다

배가 고프지 않다

하루 일정 (시설의 예)

6:00　7:00　8:00　9:00　10:00　11:00　12:00　13:00

침대에서 텔레비전을 본다　꾸벅꾸벅 존다　낮잠

아침식사　　　　　　　　　점심식사

"아침은 조금 먹을 수 있었지만…"

"가벼운 음식은 조금 먹을 수 있지만…"

대응 방법

꼬르륵~

배가 고플 때까지 기다린다

특별히 병도 아닌데 때때로 식사 시간이 돼도 배가 고프지 않은 경험이 누구나 있다. 이럴 때는 어떻게 할까? 대답은 간단하다. 배가 고플 때까지 기다린다.

먹고 싶지 않다

습관화되어 있다

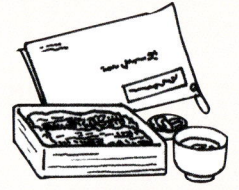
음식을 배달시킨다
가족이 배달시킨 도시락을 보고 식욕이 생겼다는 사람도 있다. 평소에 못 보던 음식을 보자 식욕이 생긴 것이다.

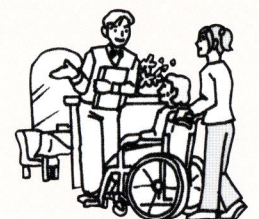
외식을 한다
근처에 있는 분식집에만 가도 분위기가 달라져서 식욕이 날 때가 있다. 휠체어를 탄 채로 이용할 수 있는 식당도 있다.

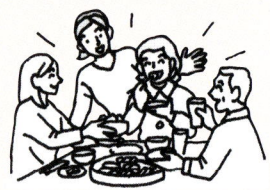
회식을 한다
데이센터의 행사나 생일 파티, 망년회에서 여러 사람이 모여 함께 먹으면 놀랄 만큼 많이 먹는 경우가 있다.

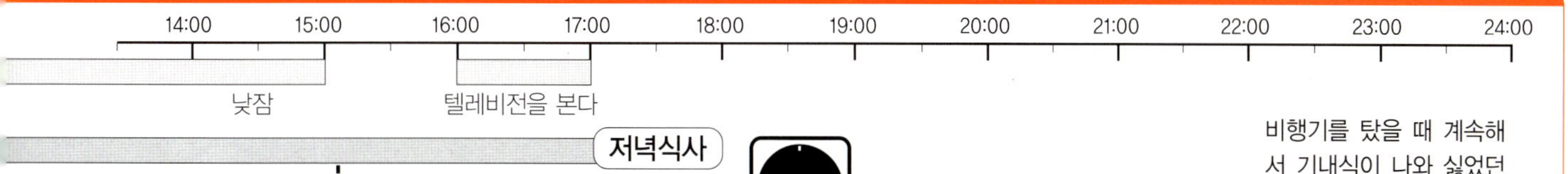

생활 만들기 케어 ②

4 식사 케어

| 14:00 | 15:00 | 16:00 | 17:00 | 18:00 | 19:00 | 20:00 | 21:00 | 22:00 | 23:00 | 24:00 |

낮잠 텔레비전을 본다 저녁식사

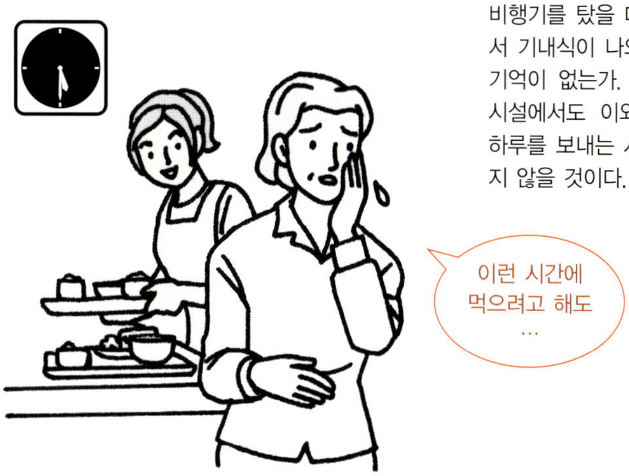

이런 시간에 먹으려고 해도 …

비행기를 탔을 때 계속해서 기내식이 나와 싫었던 기억이 없는가. 병원이나 시설에서도 이와 비슷한 하루를 보내는 사람이 적지 않을 것이다.

식욕이 생길 만큼 활동적인 하루를 보낸다

몸을 움직이면 배가 고파서 자연히 식욕이 생긴다. 데이서비스나 '놀이 리테이션' 등을 이용해 하루를 활동적으로 보낸다.

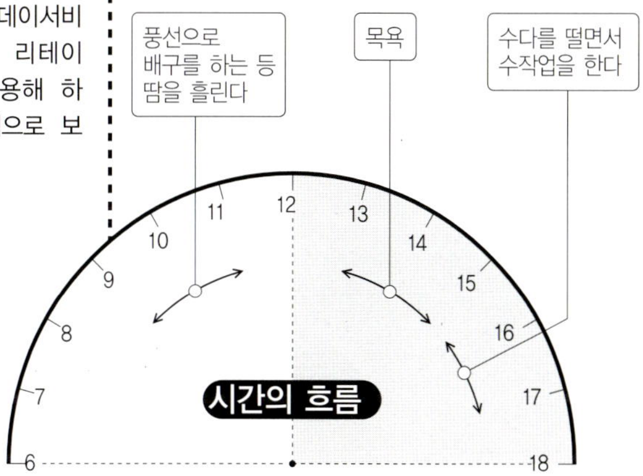

풍선으로 배구를 하는 등 땀을 흘린다

목욕

수다를 떨면서 수작업을 한다

시간의 흐름

좋아하는 음식을 먹는다

항상 영양이 균형 잡힌 식사, 모든 사람과 똑같은 식사를 해야 하는 것은 아니다. 우동을 좋아하는 사람이면 그 사람에게만 우동을 주는 등 때로는 특별한 배려도 필요하다.

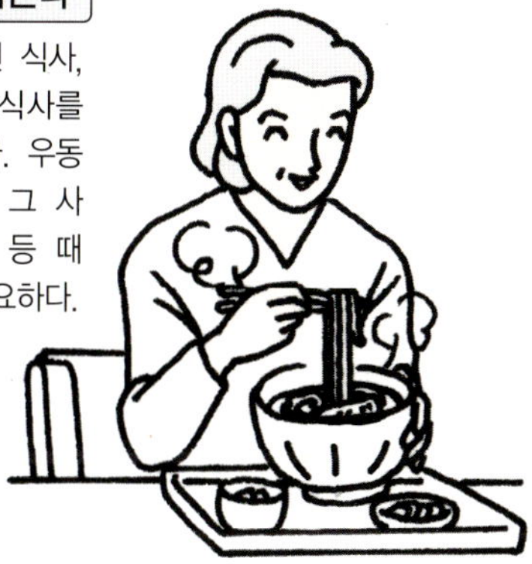

질병과 스트레스

식욕부진은 질병의 징후일 수도 있다. 여러 가지로 연구해서 음식을 만들어도 먹지 않는다면 의사와 상담하는 것이 좋다. 특히 치매 노인이라면 주의가 필요하다. 또한, 스트레스로 식욕이 없을 수도 있다. 레크리에이션으로 스트레스를 해소할 수 있는 시간을 만들고, 가족과의 면회 유무도 확인한다.

삶에 대한 의욕이 적다

특별한 이유 없이 삶에 대한 의욕을 완전히 잃어갈 때가 있으며, 처음에 먹지 않겠다는 행위로 나타난다. 이것은 '소극적인 자살'이라고 할 수 있다. 이럴 때는 가보고 싶은 곳이나 만나고 싶은 사람을 물어봐서 원하는 것을 들어준다. 온천 여행도 하나의 좋은 예이다.

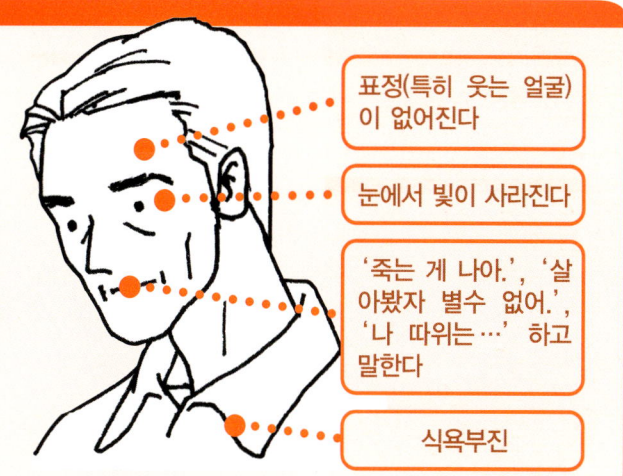

- 표정(특히 웃는 얼굴)이 없어진다
- 눈에서 빛이 사라진다
- '죽는 게 나아.', '살아봤자 별수 없어.', '나 따위는…' 하고 말한다
- 식욕부진

4-7 먹지 않는 이유 (2)

손을 능숙하게 움직이지 못한다

편리한 도구를 이용하면 쉽게 먹을 수 있다

사용하기 편리한 식사 도구

잡기 쉬운 젓가락

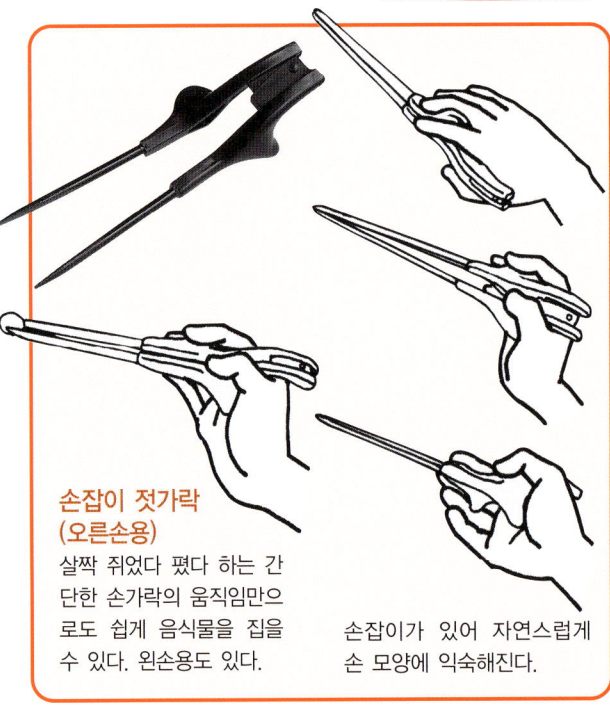

손잡이 젓가락 (오른손용)
살짝 쥐었다 폈다 하는 간단한 손가락의 움직임만으로도 쉽게 음식물을 집을 수 있다. 왼손용도 있다.

손잡이가 있어 자연스럽게 손 모양에 익숙해진다.

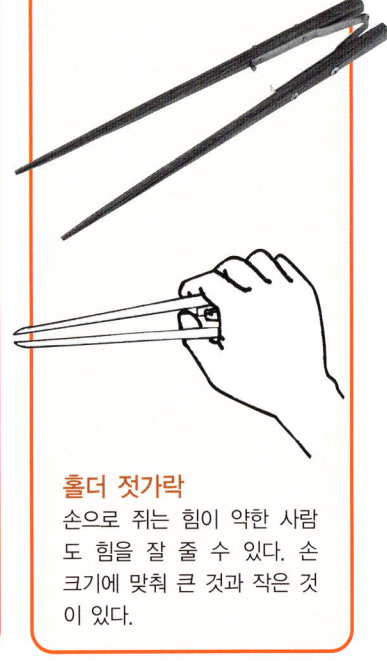

홀더 젓가락
손으로 쥐는 힘이 약한 사람도 힘을 잘 줄 수 있다. 손 크기에 맞춰 큰 것과 작은 것이 있다.

구부러진 숟가락과 포크

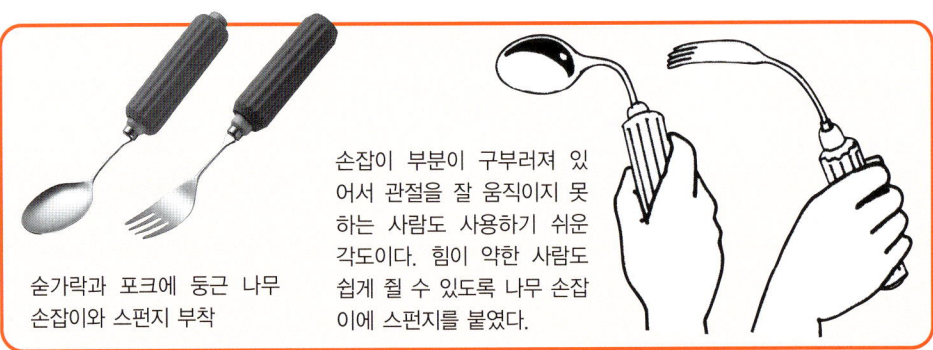

숟가락과 포크에 둥근 나무 손잡이와 스펀지 부착

손잡이 부분이 구부러져 있어서 관절을 잘 움직이지 못하는 사람도 사용하기 쉬운 각도이다. 힘이 약한 사람도 쉽게 쥘 수 있도록 나무 손잡이에 스펀지를 붙였다.

스트레스 없이 먹기 위해서

식사를 잘 하지 않으려고 할 경우, 손을 잘 움직이지 못하기 때문에 그럴 수도 있다. 오른손잡이인 경우 오른손에 마비가 오면 '사용하는 손을 바꾸는 훈련'을 하여 왼손으로 글씨를 쓰거나 식사할 수 있도록 한다. 그러나 젓가락을 사용할 때 손가락 끝의 섬세한 움직임이 필요하기 때문에, 특히 노인은 젓가락질을 할 때 스트레스를 받는다.

즐거워야 할 식사가 마치 훈련장처럼 되어버리면 아무리 진수성찬이라도 맛있지 않다. 시판되는 식사 도구 중에는 손을 잘 움직이지 못하는 사람이 사용하기 편리한 젓가락이나 숟가락, 포크 등이 있다. 이런 것을 잘 이용하여 스트레스를 줄여나간다.

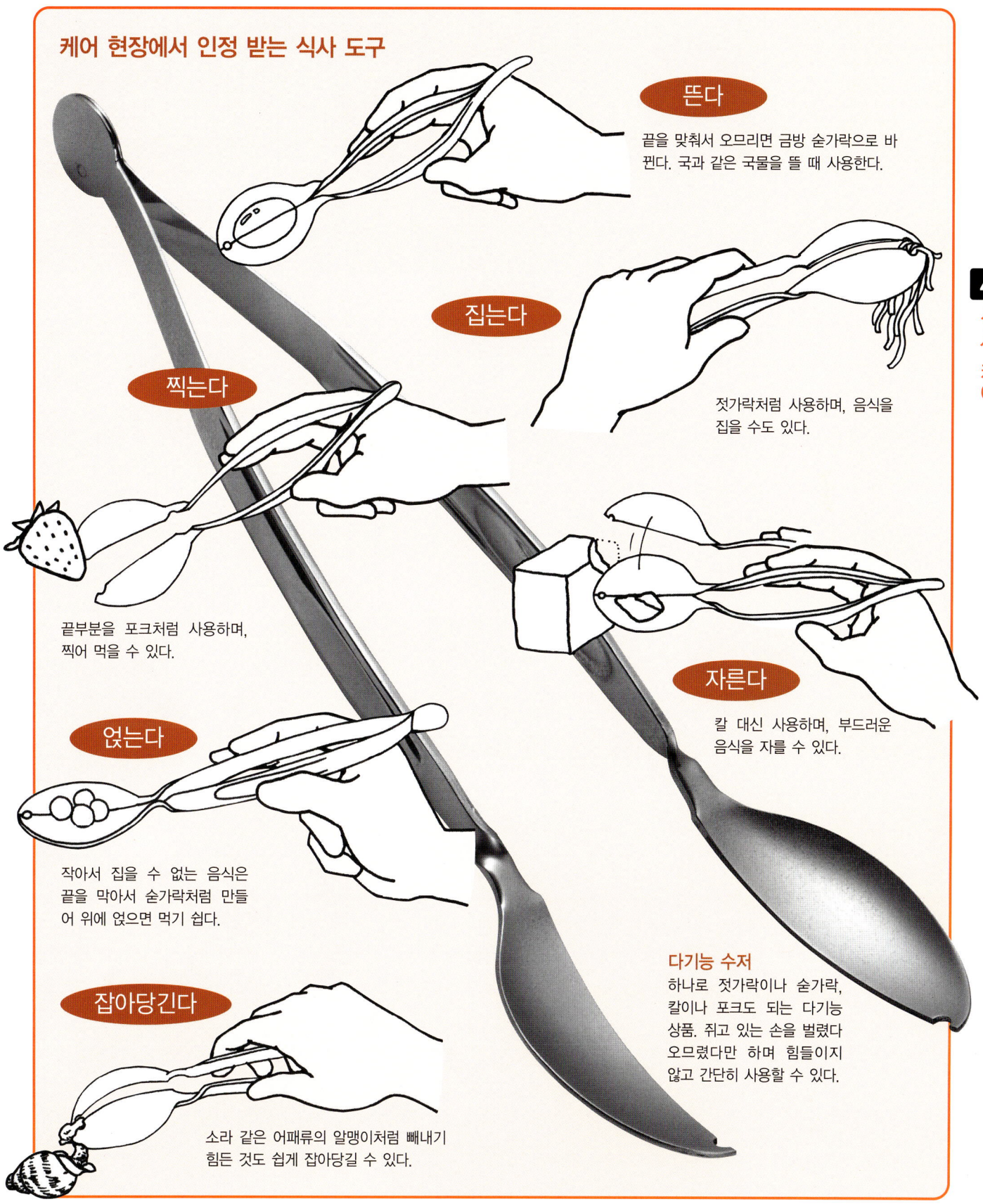

4-8 먹지 않는 이유 (3)

잘 삼키지 못한다

무엇이나 잘게 잘라 먹는 것이 좋지는 않다

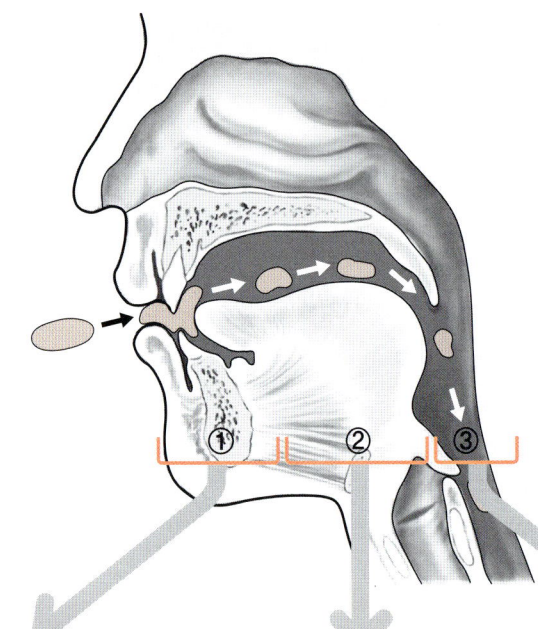

사레들리지 않기 위한 대처 방법

음식을 먹을 때는 ① 음식물을 이로 씹어서 잘게 부수기(저작), ② 입 안에서 음식물과 침을 섞어서 작은 덩어리로 만들어(식괴 형성) 목으로 넘기기, ③ 꿀꺽 삼키기(연하반사) 등의 과정을 거친다. 따라서 이 과정 중 어느 부분에 문제가 생기느냐에 따라 대처 방법이 달라진다.

저작에 문제가 있다	식괴 형성에 문제가 있다	연하반사에 문제가 있다
이나 잇몸이 나빠서 음식물을 씹어 잘게 부술 수 없는 사람은 미리 잘라주거나(그렇다고 너무 잘게 자르면 안 된다) 부드러운 음식을 준다.	이(틀니)와 혀의 기능이 안 좋은 사람은 씹어서 부순 음식물을 입 안에서 뭉치는 작업을 못하기 때문에 잘게 부순 음식물에 사레들릴 수 있다.	연하반사 기능이 떨어진 사람 ☞ p.88, 102 참조 에게는 잘게 자른 음식물이나 갈아서 걸쭉한 음식물이 사레들리는 원인이 된다.

사레들리지 않기 위한 방법

● 부드러운 음식물	● 한입 크기의 음식물	① 고형물에 사레가 들린다 끈기가 있는 음식물
● 으깬 음식물	● 걸쭉한 음식물	② 물에 사레가 들린다 걸쭉한 물이나 녹차 젤리
● 잘게 썬다 (단단한 것은 피한다)	● 부드러운 음식물	

잘게 썬 음식이 좋다고 단정짓지 않는다

노인에게 알맞은 식사라면 잘게 썰거나 믹서로 간 음식물이 먹기 좋다고 생각하는 경향이 있다. 그러나 직접 먹어보면 알겠지만 잘게 썰거나 믹서로 간 음식은 이에 끼거나 혀에 남아서 아주 먹기 힘들고, 무엇보다도 맛이 없다. 우리가 음식을 먹을 때에는 '씹기 → 작은 덩어리로 뭉치기 → 삼키기' 등의 과정을 거친다. 이 과정 중 문제가 어디에 있는가에 따라 대처 방법도 달라진다. 또한 음식물을 잘 삼키기 위해서는 자세도 중요하다 ☞ p.76 참조 . 몸을 앞으로 숙이고, 그 사람에게 맞는 크기의 부드러운 음식물을 제공하면 문제가 해결되는 경우도 있다.

'부드럽게'가 포인트

음식물을 삼키기 쉽게 만드는 가장 좋은 방법은 '부드럽게 조리'하는 것이다. 걸쭉하게 만드는 것도 좋지만, 어떤 음식이나 걸쭉하면 노인은 오히려 먹지 않는다. 따라서 우선 부드럽게 조리하는 것에 주의를 기울인다. 그러기 위해서는 재료별로 조리에 알맞은 온도를 알아두면 편리하다. 어떤 재료나 맛있고 부드럽게 조리되는 온도가 있다. 예를 들어, 온천에서 판매하는 계란은 68℃에서 30분, 계란찜은 80℃(물을 끓이는 그릇의 온도)에서 25분 가열하면 먹기 좋게 부드러운 상태가 된다. 그 밖에 생선이나 육류는 75℃(전기밥통의 보온이나 저온 온도), 감자나 호박·시금치·무 등의 채소는 92~100℃(끓는 물의 온도)로 조리하면 고령자도 맛있게 먹을 수 있다. 적정 온도를 유지하고 넘치지 않게 끓이는 것이야말로 즙이 많고 먹기 좋은 음식을 만드는 비결이다. 또한, 세균이 증식하는 온도는 16~52℃(실온 정도)이다. 음식물이 기도로 잘못 넘어가는 것과 식중독을 예방하기 위해서도 따뜻한 것은 따뜻하게(65℃ 이상), 찬 것은 차게(10℃ 이하) 준다.

음식 재료별 가장 알맞은 조리 온도

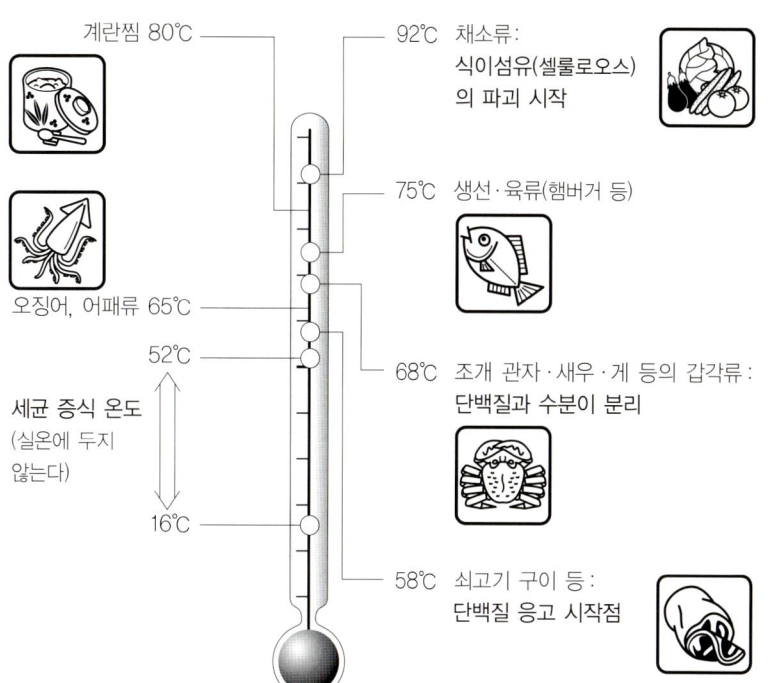

음식을 걸쭉하게 만드는 방법

식품을 조정하는 물질은 크게 나누어 겔화제(겔 형성제)로 ①젤라틴, ②한천이 있고, 걸쭉하게 만드는 물질로 ③전분, ④증점제(增粘劑, 연하식용) 등이 있다.
너무 어렵게 생각하지 말고, 어디까지나 걸쭉하게 만드는 것이 목적이므로 너무 많이 사용해서 끈적거리지만 않도록 주의한다. '먹어서 맛있다'고 느낄 수 있는 것이 비결이다. 이 밖에 기름을 잘 사용하는 것도 음식물을 삼키기 좋게 하는 방법이다. 예를 들어, 생선을 다진 음식은 연하장애가 있는 사람이 매우 좋아하는 메뉴이다. 맛뿐 아니라, 생선을 다진 음식에 들어 있는 적당한 기름기가 삼키기 좋게 만들어주기 때문이다. 노인은 생선초밥이나 경단도 좋아하는데, 보통 만들듯이 하면 목에 걸리기 쉽다. 일본의 경우, 죽에 젤라틴을 넣은 젤라틴 죽 | p.89 참조 |에 생선의 기름기가 많은 부분을 다져서 계란말이를 칼로 두드린 것(잘게 썬 것은 기도로 넘어가기 쉽다)과 함께 얹거나, 팥소에 기름을 섞어 젤라틴 죽을 싸서 먹는 방법이 있는데, 먹기 좋고 배설을 촉진하는 효과도 있다.

연하에 알맞은 식품 조정제

온도	종류	식품	비고
차다	단백질	젤라틴	끓이지 않는다
	해조류	한천	
따뜻하다	전분	전분, 옥수수 녹말, 갈분	30℃ 이하에서는 물과 분리되므로 따뜻하게 해서 먹는다
찬 것과 뜨거운 것 모두	연하식용 증점제	겔용(고형)	끈적끈적하면 오히려 위험하다. 부드럽게 똑똑 떨어지는 정도로 한다
		액체용	

걸쭉하게 만드는 방법·전분

기본 농도 : 국물 100㎖에 전분 3g과 물 6㎖를 섞은 전분물을 첨가
국 등의 국물을 불에 올리고 저어주면서 물에 섞은 전분을 조금씩 넣는다. 전분 가루를 그냥 넣으면 덩어리가 생겨서 잘못하면 기도로 넘어갈 위험이 크다.

4-9 식사 케어 (1)

조리방법을 연구하여 연하장애를 극복한다

연하식(嚥下食)으로 오연(誤嚥)과 인두 잔류를 막는다

연하장애의 정도를 비교한다

테스트 음식으로 간단히 평가한다

- **물을 마시는 테스트**: 3㎖의 물을 숟가락으로 먹여본다
- **연하 개시식(開始食)**: 녹차 젤리 / 적포도 젤리(1.6% 농도)
- **연하식 I**: 푸딩(시판)
- **연하식 II**: 요구르트(시판)
- **연하식 III**: 죽(시판) / 걸쭉한 차
- **이행식(移行食)**: 부드럽게 삶은 감자 (한입 크기)

얇게 썬 크기: 20mm / 15mm / 3mm (녹차 젤리)

연하 장애인에 대한 평가는 연하 내시경 테스트나 연하 조영 테스트가 일반적이지만, 집이나 시설 등에서는 간단하게 식품으로 테스트할 수도 있다. 먼저 3㎖의 물을 숟가락으로 먹여보고, 사레들리지 않으면 얇게 자른 녹차 젤리부터 시작한다. 먹을 수 있는 것을 확인한 다음에는 푸딩으로 한 단계씩 높여 나간다.

젤라틴 젤리를 만드는 방법(기본형)

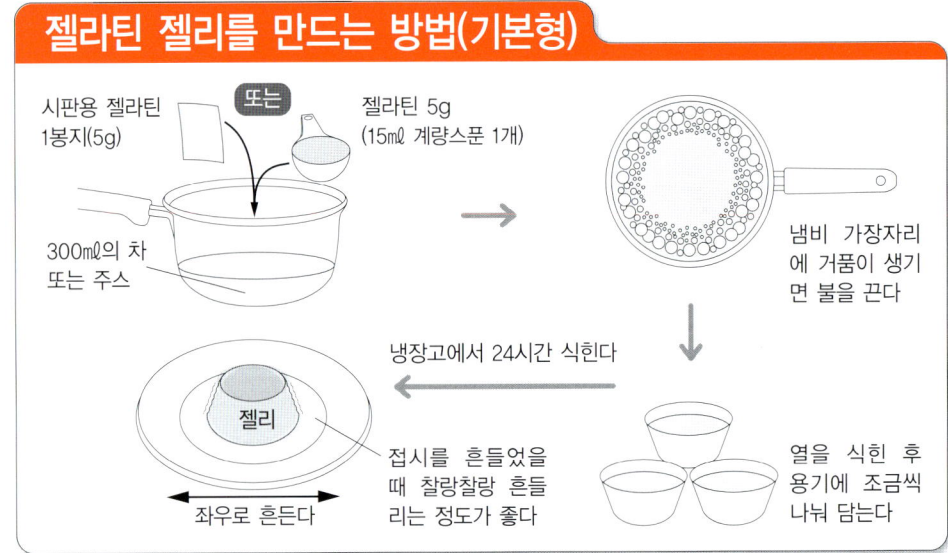

- 시판용 젤라틴 1봉지(5g) 또는 젤라틴 5g(15㎖ 계량스푼 1개)
- 300㎖의 차 또는 주스
- 냄비 가장자리에 거품이 생기면 불을 끈다
- 열을 식힌 후 용기에 조금씩 나눠 담는다
- 냉장고에서 24시간 식힌다
- 접시를 흔들었을 때 찰랑찰랑 흔들리는 정도가 좋다
- 좌우로 흔든다

단계적인 연하식으로 대처

연하장애가 있는 사람은 잘 삼켰다고 생각해도 목(인두)에 음식물이 남아 있다가 자고 있는 동안에 역류해서 오연성 폐렴을 일으킬 수 있다. 그 때문에 음식물이 목에서 식도, 위에 이르는 좁은 소화관을 잘 통과할 수 있도록 연하식으로 먹어야 한다. 우선 차로 만든 젤리(녹차 젤리)를 이용한 간단한 평가 방법으로 연하장애의 정도를 알아본다. 연하장애가 심한 사람이 가장 먹기 쉬운 1.6% 농도의 젤라틴 젤리부터 시작해서 서서히 입자가 고르지 않은 식사로 단계를 밟아 올라간다.

이 때 음식 재료에 따라 조리법이 달라진다는 점에도 주의한다. 죽(전분)은 따뜻할 때는 좋은데 차면 목에 잘 들러붙는다. 차가워도 맛있고 넘기기 쉬운, 젤라틴 죽을 만드는 방법을 알아두면 편리하다.

음식물을 잘 넘길 수 있는 방법을 연구

젤라틴 죽을 만드는 방법(기본형)

비닐주머니로 만든다(진공 조리)

① 두꺼운 내열 비닐주머니에 물, 쌀, 젤라틴을 넣는다.

② 빨대로 비닐주머니 속의 공기를 뺀다.

③ 비닐주머니마다 약한 불에 30분간 끓이며(95℃), 불을 끄고 20분간 그대로 둔다. 여러 개 만들어서 냉동 보관한다.

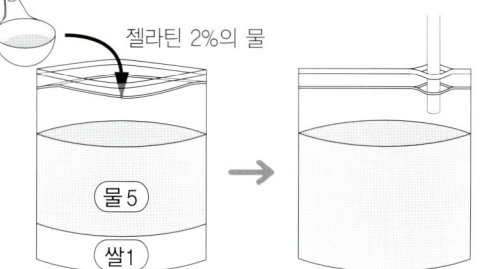
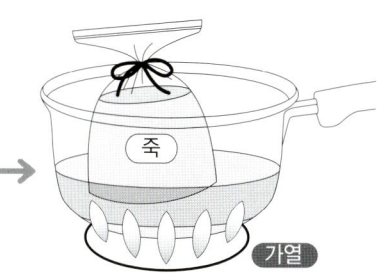

냄비에서 만든다

① 물과 쌀을 보글보글 끓인다.

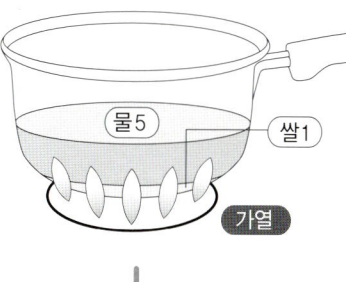

② 쌀이 익으면 젤라틴 2%의 물을 저으면서 넣고 끓인다.

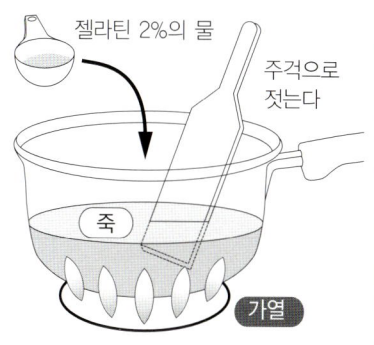

주걱으로 젓는다

경단(응용편)

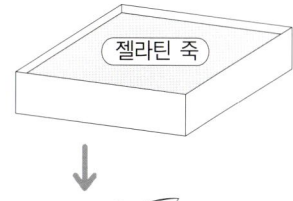

① 기본 젤라틴 죽을 사각틀에 담아 냉장고에서 차게 굳힌다.

② 한입 크기로 자른다.

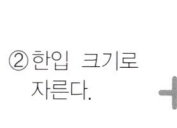

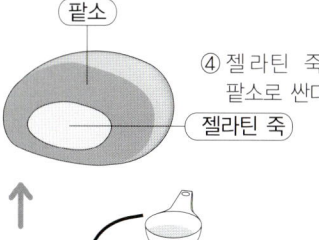

③ 고운 팥소에 10%의 샐러드유를 넣는다.

④ 젤라틴 죽을 팥소로 싼다.

음식 재료별 조리 연구 사례

	삼키기 힘들다	우물우물하다 꿀꺽 삼키기 쉽다	가장 삼키기 쉽다
물·차	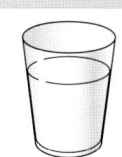 연하장애가 있는 사람에게 가장 삼키기 힘들고 위험하다.	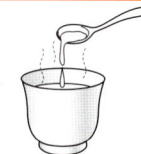 흘러 떨어지는 정도로 걸쭉하게 만들면 삼키기 쉽다.	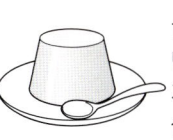 1.6% 농도의 젤라틴 젤리는 잘 삼키지 못하는 사람도 삼키기 쉽다.
채소	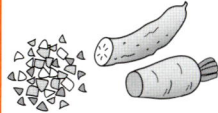 단단한 채소를 잘게 썬 것은 오히려 기도로 넘어가기 쉽다.	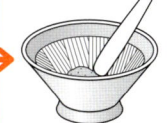 부드럽게 한 입 크기로 익힌 것을 뜨거울 때 으깬다.	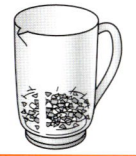 육수와 젤라틴을 넣어서 믹서에 갈면 삼키기 쉽다.
달걀	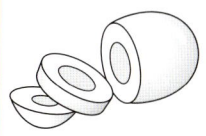 완숙달걀은 목에 잘 걸리고, 사레들리기 쉽다.	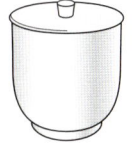 용기에 담아서 찌면 잘 삼키지 못하는 사람도 먹기 쉽다.	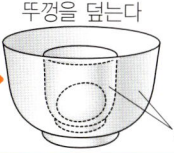 뚜껑을 덮는다. 흰자와 노른자를 반숙 상태로 만들면 삼키기 쉽다. 80℃의 물

89

4-10 식사 케어 (2)

저영양 상태인지 확인

영양 평가와 욕창 예방에 대해서

저영양 상태를 막는다

저영양 상태 평가법

		가볍다	중간	심하다
혈액	혈청 알부민(g/dℓ)	3.4~2.8	2.7~2.1	2.1 미만
체중	이상 체중(신장^2×22)	90~80%	79~70%	70% 미만
	예: 신장 150cm인 경우 1.5m×1.5m×22 = 49.5kg	44.6~39.6kg	39.5~34.7kg	34.7kg 미만
	체중 감소의 기준		• 1~2% 이상/주 • 5% 이상/월 • 7.5% 이상/3개월 • 10% 이상/6개월	

병원에는 휠체어나 침대에 누운 상태로 체중을 측정할 수 있는 체중계가 있다. 진찰할 때 체중을 측정해둔다. 또한 혈청 알부민의 수치도 물어서 기록해두면 좋다.

욕창을 막는 영양소

단백질이 많은 식품 (kcal)	달걀(1개, 60g) 7.4g, 91kcal	우유(200mℓ) 6.6mℓ, 134kcal	돼지의 간(35g) 7.1g, 45kcal	감(큰 것 1개, 100g) 6.6g, 60kcal	
비타민C가 많은 식품 (mg/100g)	아세로라 1,700mg	토마피 ※1 200mg	단감 70mg	딸기 62mg	오렌지 40mg
	※1 토마피는 토마토 모양의 신종 파프리카				
비타민E가 많은 식품 (mg/100g)	녹차 68.1mg	해바라기유 39.2mg	밀 배아 32.6mg	아몬드가루 31.2mg	옥수수기름 24.3mg
아연※2 이 많은 식품 (mg/100g)	훈제 감 통조림 25.4mg	밀 배아 15.9mg	익힌 감 통조림 14.5mg	고등어 8.4mg	치즈 가루 7.3mg
	※2 아연은 황산화효소의 원료				
아르기닌※3 이 많은 식품 (mg/100g)	젤라틴 6,900mg	콩단백(가루) 6,600mg	냉동 두부 4,200mg	땅콩가루 3,200mg	참깨 2,700mg
	※3 아르기닌은 아미노산의 하나				

욕창에는 단백질과 함께 비타민C를 섭취하여 조직을 형성하고, 비타민E도 섭취하여 혈류를 개선한다.

영양 상태를 알아본다

노인의 영양 상태를 평가하는 것은 건강의 악화를 예방하는 중요한 수단이다. 특히, 체중과 혈청 알부민은 저영양 상태를 판별하는 가장 좋은 지표인데, 신장(m로 환산)에서 이상 체중을 산출하여 체중이 어느 정도 부족한지를 따져 평가한다.

혈청 알부민은 혈액 속 단백질의 하나로 3.5g/dℓ 이하이면 계란, 생선, 육류, 요구르트 등으로 단백질을 보충한다. 일본의 경우는 개선 방법의 하나로, 채소와 된장을 넣어서 끓인 된장국 등에 달걀을 1개 넣어 반숙으로 만들어서 식사 때마다 먹는다. 또한, 피부나 머리카락도 영양 상태를 알 수 있는 기준이 된다.

시판되는 상품을 잘 이용한다

단백질

● **프로맥스**
국내 제품. 물에 잘 풀리므로 1봉지를 물이나 우유·주스 등의 음료 200㎖에 잘 풀어서 섭취하거나, 죽·미음·국 등의 일반 음식에 바로 첨가하여 사용한다.

● **그린비아 하이프로틴**
국내 제품. 고단백 액상 영양식품으로 이용하기 편리하며, 200㎖ 1캔이 200㎉이다. 단백질 : 지방 : 탄수화물의 비율은 25 : 20 : 55이며, 미량영양소인 타우린·요드·망간·구리 등도 함유되어 있다.

● **프록커**
일본 제품. 1개(70㎖)로 200㎖ 우유 1개분의 단백질과 칼슘, 그리고 5 ㎎의 아연을 섭취할 수 있는 과일 젤리이다. 소화 흡수가 잘 되는 폴리펩티드 형 단백질로 우유를 못 마시거나 마시기 힘든 사람에게 좋다.

비타민·미네랄

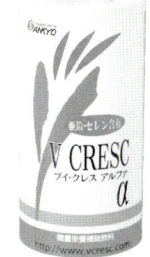

● **브이 크레스α**
일본 제품. 125㎖ 1개에 27종의 미량영양소(비타민C 500㎎, 비타민B₁ 3㎎, 비타민B₂ 3㎎, 엽산 800㎍, 철분 5㎎, 아연 10㎎, 구리 0.012㎎, 타우린 1,000㎎ 등)가 포함된 음료수 형태의 영양 보조제이다.

수분

● **수분 보급제**
아이소토닉 젤리(Isotonic Jelly, 연하기능 장애가 있는 사람과 노인을 위한 새로운 수분 보급식품) 등 다양한 제품이 있는데, 오연을 막으려면 이수(離水, 오래된 요구르트 등에 물이 생기는 것)되지 않는 것이 좋다.

식사 사례 (시설·병원의 경우)

연하장애가 있는 노인도 브이 크레스α 등의 영양보급 식품을 이용하면 영양이 균형 잡힌 식사를 할 수 있으며, 동시에 욕창도 예방할 수 있다. 녹차 젤리를 식사하기 전, 식사할 때, 식사 후 등 모두 3개를 먹으면 수분 보급뿐 아니라 입과 목의 오염 물질을 제거하고, 카테킨(catechin)에 의한 장내 세균 개선이나 악취 나는 변의 개선 효과도 있다. 요구르트에 녹차가루를 섞어 먹어도 좋다.

※ 편집자 주 : 일본의 경우를 참고로 하여 일부 국내 식품과 차이가 있다.

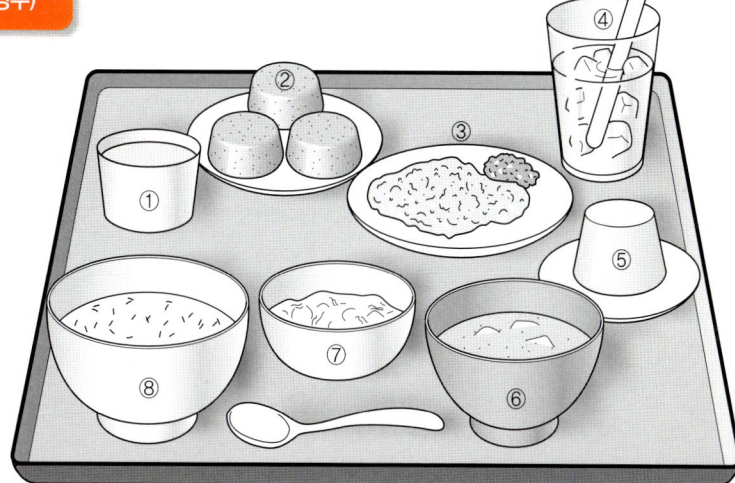

① 브이 크레스 젤리
② 녹차 젤리
③ 반숙 오믈렛, 시금치와 으깬 감자를 버무린 것
④ 얼음막대기
⑤ 프록커
⑥ 두부 된장국(걸쭉하게 끓인 것)
⑦ 콩, 당근, 유부, 곤약을 넣고 간 것
⑧ 달걀과 가다랑어포를 넣어서 끓인 죽

몸에 나타나는 영양 부족 증상

부위	피부		머리카락	눈	잇몸	입술	혀
증상	주름·건조 점상 출혈 색소 저하 윤기 부족	부족 영양소의 번호로 → ① → ② → ③ → ④	윤기 부족 건조	결막·안구 건조 검열반(눈의 흰자 위에 흰 점 또는 노란 점이 생기는 것)	출혈 염증	구각염 (입의 양끝이 갈라짐)	설염 (붉은 종기)
부족 영양소	① 수분·비타민C ② 비타민C ③ 단백질·칼로리 ④ 비타민A(녹황색채소)·비타민E		단백질	비타민A	비타민C	비타민B₂ (간·달걀 등)	니코틴산 (참치·정어리 등)

4-11 식사 케어 (3)

탈수와 변비인지 확인

고령자와 연하 장애인의 탈수 증세에 주의

탈수와 변비를 막는다

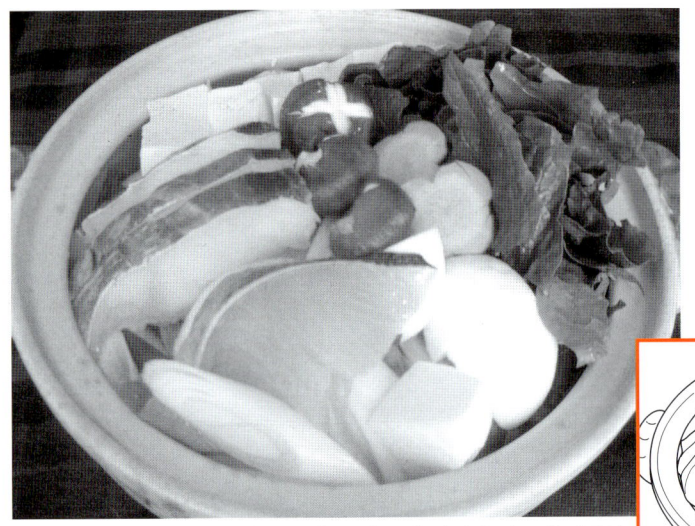

전골요리를 먹는다

가을부터 겨울에는 전골요리를 5일에 한번 이상 먹는다. 수분이나 식이섬유, 단백질이 풍부하고 따뜻한 요리라서 먹은 다음날 아침에 변도 많이 볼 수 있다. 푹 끓이지 않는 것이 맛의 비결이다.

재료의 예: ①두부 ②대구 ③연어 ④파 ⑤무 ⑥버섯 ⑦당근 ⑧시금치.
어류는 다져서 강판에 간 마와 섞어 찌거나 튀기면 먹기 좋다.

녹차로 변의 악취를 막는다

녹차에 들어 있는 카테킨은 변의 악취나 장내 세균을 개선하는 효과가 있다.

차
녹차 1잔(140cc)에 카테킨이 약 80mg

카테킨 효과
항산화·항균 작용을 비롯해서 다양한 생리활성 효과가 있다. 비타민E의 함유량도 높다.

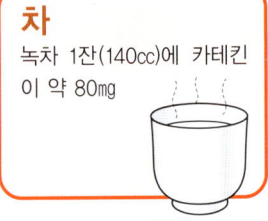
가루 녹차

요구르트에 뿌린다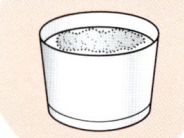

녹차 젤리로 만든다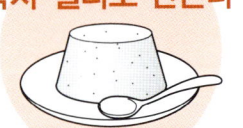

걸쭉한 차로 만든다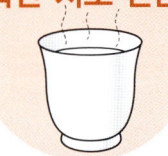

수분을 적극적으로 보급한다

물은 우리 몸의 구성 성분 중 60% 이상을 차지하고 있다. 그리고 우리 몸은 입으로 들어오는 음식물을 원료로 하여 화학반응을 한다. 화학반응은 물을 매개로 하며 단백질, 비타민, 미네랄이 필수 조건이다. 따라서 탈수 상태가 되면 화학반응이 정상적으로 이루어지지 않고, 좋은 영양 상태를 유지할 수 없다. 일반적으로 물의 필요량은 음식물에서 1, 마시는 물에서 1.1, 신체 대사로 생기는 수분에서 0.3으로 총 2.4 내외가 된다. 또한 체온이 올라가면 그만큼 땀 등으로 수분이 빠져나가므로, 열이 날 때나 기온이 높은 계절에는 더 많은 수분이 필요하다.

노인은 특히 수분 보급에 각별히 주의해야 한다. 또

탈수란

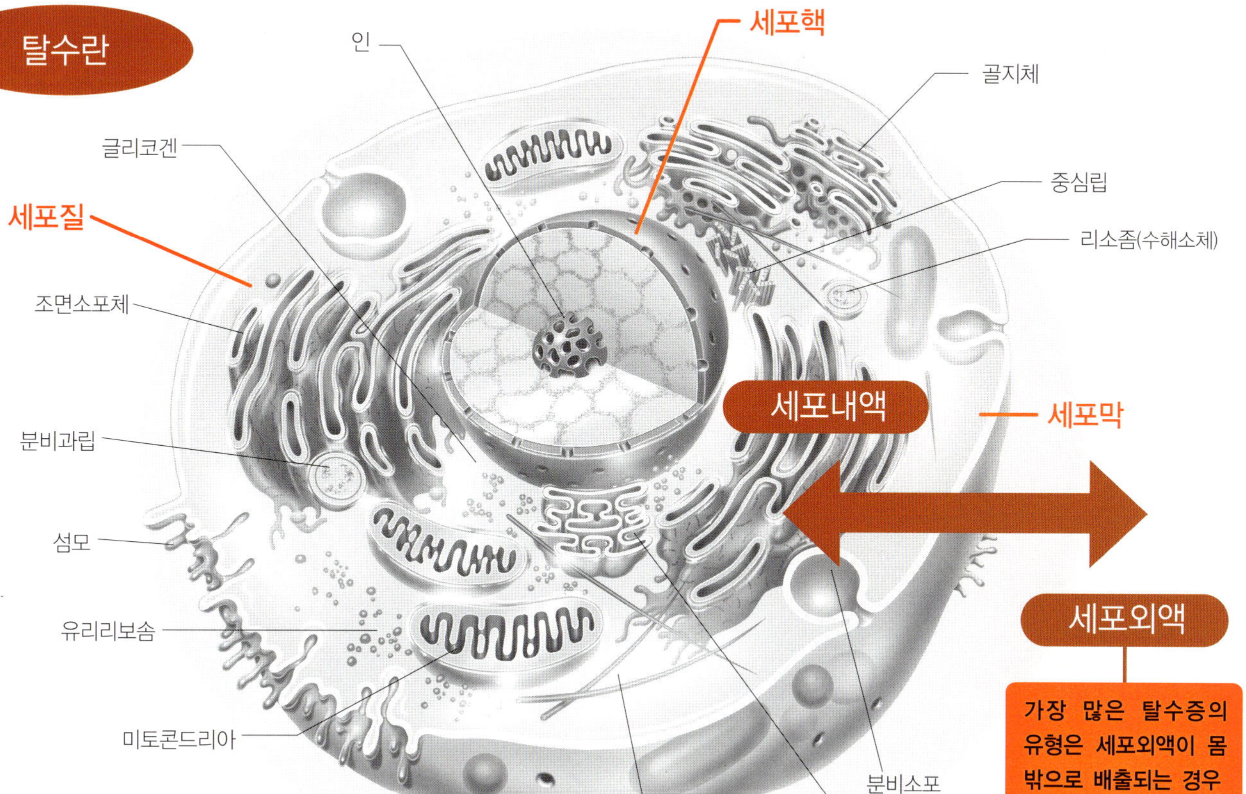

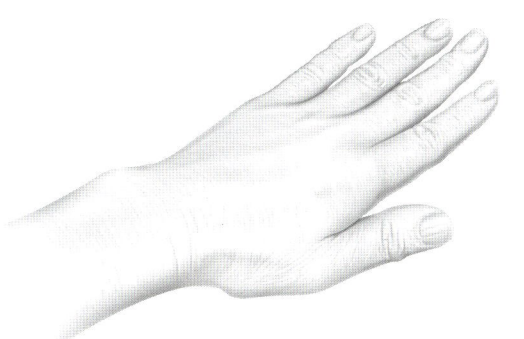

- 인
- 세포핵
- 골지체
- 글리코겐
- 중심립
- 세포질
- 리소좀(수해소체)
- 조면소포체
- 세포내액
- 세포막
- 분비과립
- 섬모
- 유리리보솜
- 미토콘드리아
- 분비소포
- 활면소포체
- 미세소관

세포외액
가장 많은 탈수증의 유형은 세포외액이 몸 밖으로 배출되는 경우 (예:발한 등)

체내의 물은 세포내액과 세포외액으로 나뉜다. 탈수 증상은, 특히 세포내액의 감소일 경우는 두통·환각·경련·의식 장애 등이, 세포외액의 감소는 피부 탄력의 저하, 피부 점막의 건조, 체중과 혈압 저하 등이 나타난다.

피부 건조를 막는다
노인의 피부는 건조한 경향이 있다. 수분 유지에 중요한 역할을 하는 비타민C나, 혈류를 개선하는 비타민E를 많이 섭취한다.

한, 연하 장애인에게 물은 가장 마시기 힘든 음식물이다. 탈수를 막기 위해서는 수분보급 식품이나 녹차 젤리, 걸쭉한 차 등으로 수분을 보급한다.

노인 중에는 변비가 매우 많이 나타난다. 물을 충분히 섭취하는 것 이외에 전골요리도 좋다. 또한 건강에 좋지 않다고 잘못 알아서 기름을 섭취하지 않는 것도 변비의 원인이다. 수면 부족도 변비를 부르므로 잠자기 전에 가볍게 밤참을 먹고 푹 자도록 한다. 낮에는 몸을 일으켜서 장에 자극을 줌으로써 변비를 막는다.

밤참 쾌면법
'잠자기 전에 밤참'을 먹으면 부교감신경을 자극해서 편하게 잠을 이룰 수 있다.

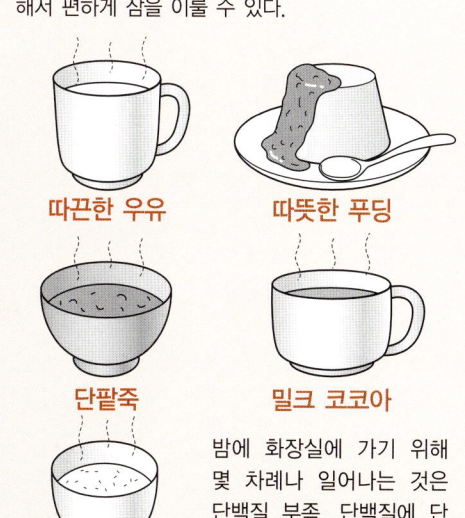

- 따끈한 우유
- 따뜻한 푸딩
- 단팥죽
- 밀크 코코아
- 단술

밤에 화장실에 가기 위해 몇 차례나 일어나는 것은 단백질 부족. 단백질에 단맛을 첨가한 밤참이나 달걀 등을 먹는다.

4-12 구강 케어 (1)

구강 케어란 무엇인가

칫솔질만으로는 부족하다

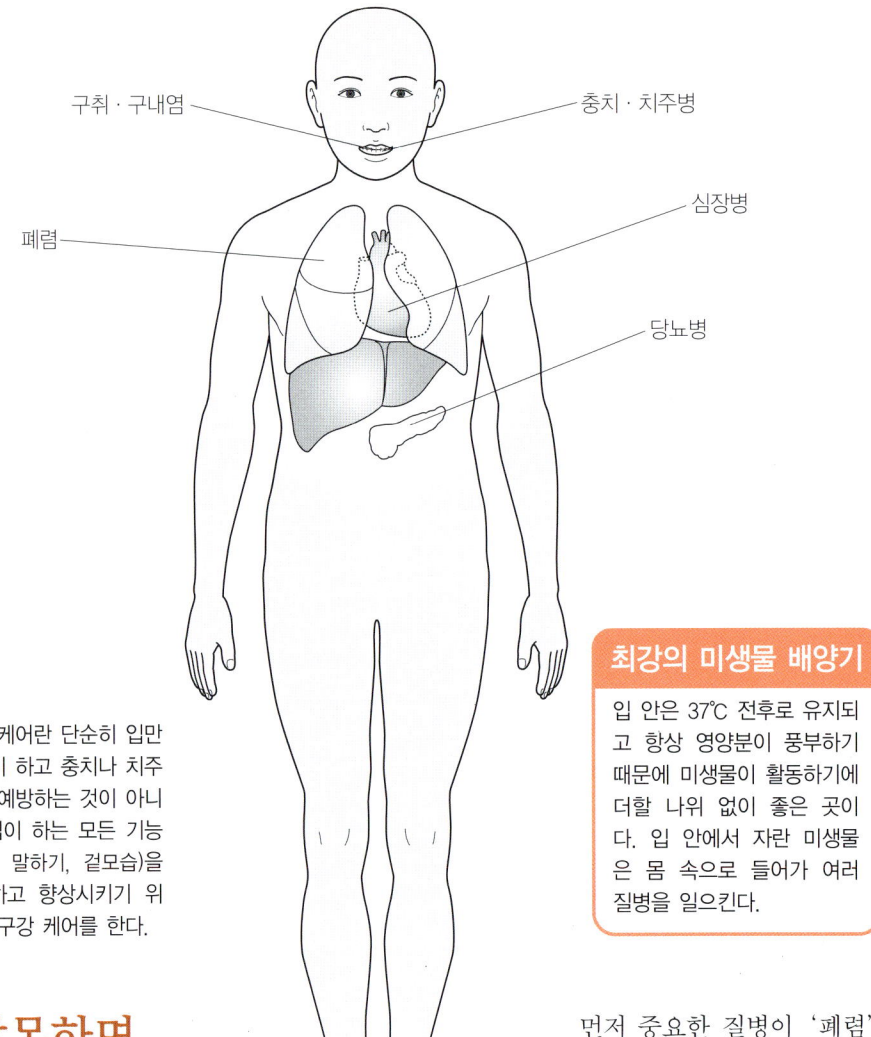

구강 케어를 제대로 안 했을 때 나타나는 전신질환

- 구취·구내염
- 충치·치주병
- 심장병
- 폐렴
- 당뇨병

구강 케어란 단순히 입만 깨끗이 하고 충치나 치주병을 예방하는 것이 아니다. 입이 하는 모든 기능(먹기, 말하기, 겉모습)을 유지하고 향상시키기 위해서 구강 케어를 한다.

최강의 미생물 배양기

입 안은 37℃ 전후로 유지되고 항상 영양분이 풍부하기 때문에 미생물이 활동하기에 더할 나위 없이 좋은 곳이다. 입 안에서 자란 미생물은 몸 속으로 들어가 여러 질병을 일으킨다.

구강 케어를 잘못하면 전신질환이 생긴다

구강(입)은 호흡기와 소화기의 입구이다. 호흡은 비강(코)과 구강에서 인두, 후두를 거쳐 기관(氣管)과 폐에 도달한다. 그리고 소화와 관련된 먹는 길은 입에서 인두, 식도를 거쳐 위와 장으로 이어진다. 이렇듯 모든 기점이 입이며, 사람이 살아가는 데 중요한 기능을 한다. 한편, 입은 미생물이 가장 살기 좋은 곳이다. 항상 온도가 37℃ 전후로 유지되고, 영양분이 되는 음식물이 하루에 몇 차례나 들어오기 때문이다.

그래서 구강 케어를 게을리 하면 충치나 치주병 같은 입 안의 질병뿐 아니라 여러 가지 질병을 일으킨다.

먼저 중요한 질병이 '폐렴'이다. 폐렴은 입 안의 미생물이 기관지나 폐로 들어가서 발생한다. 노인이나 연하장애(삼키는 기능에 장애가 있는 것)가 있는 사람은 미생물이 들어 있는 침이나 음식물이 기도로 잘못 넘어가서 발생하는 오연성 폐렴에 잘 걸린다. '노인의 친구'라고도 불리는 폐렴은 구강 케어로 어느 정도 예방할 수 있다.

입 안의 미생물은 심장에도 나쁜 영향을 준다. 치주병을 일으키는 원인균 중 하나가 혈액을 타고 심장에 들어가 심장의 혈관에 염증을 일으킨다. 이로 인해 심장을 움직이는 혈관이 막혀서 심각한 심장병이 된다.

오염되기 쉬운 부분 – 순서와 도구

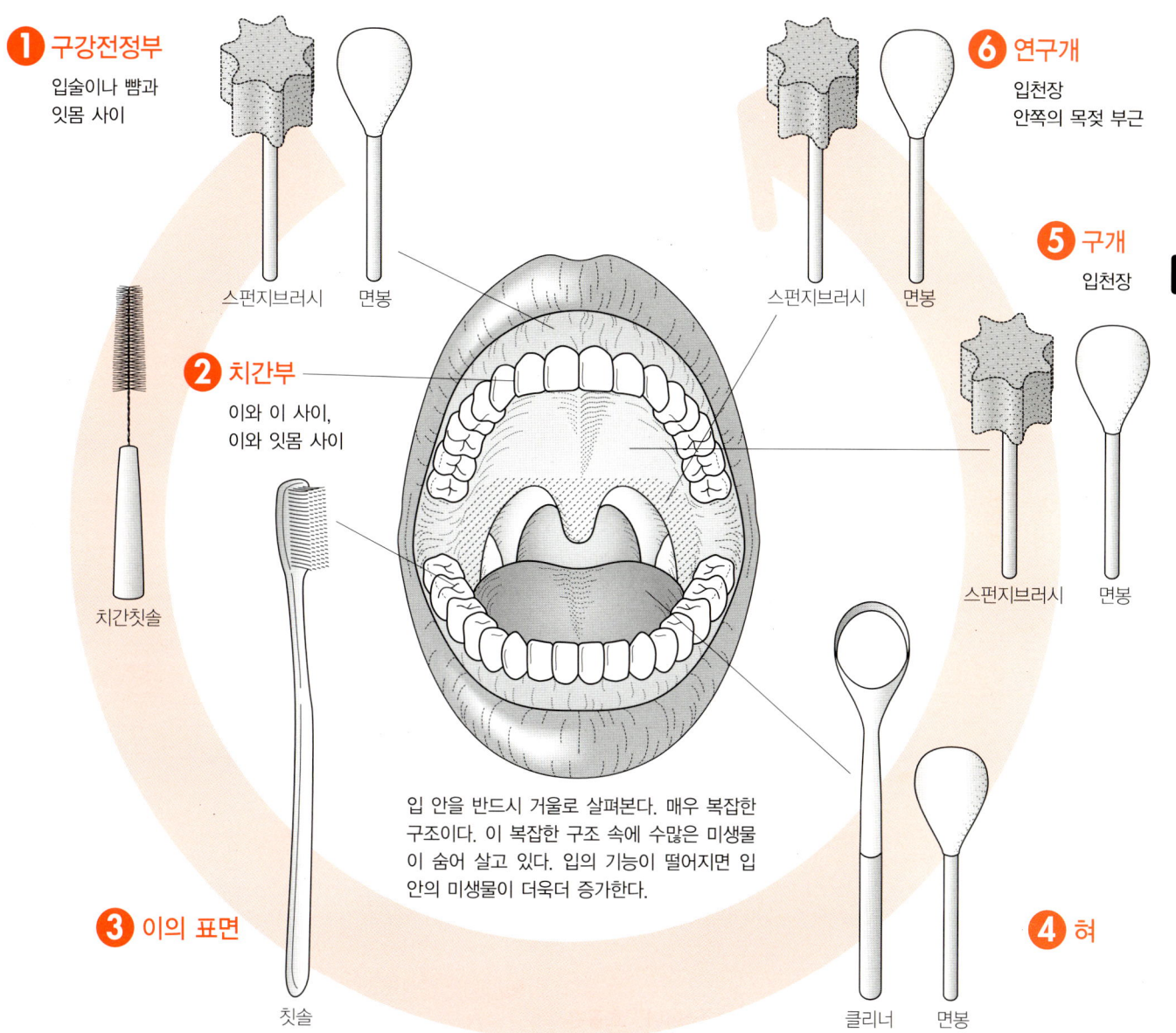

1 구강전정부
입술이나 뺨과 잇몸 사이
— 스펀지브러시, 면봉

2 치간부
이와 이 사이, 이와 잇몸 사이
— 치간칫솔

3 이의 표면
— 칫솔

4 혀
— 클리너, 면봉

5 구개
입천장
— 스펀지브러시, 면봉

6 연구개
입천장 안쪽의 목젖 부근
— 스펀지브러시, 면봉

입 안을 반드시 거울로 살펴본다. 매우 복잡한 구조이다. 이 복잡한 구조 속에 수많은 미생물이 숨어 살고 있다. 입의 기능이 떨어지면 입 안의 미생물이 더욱더 증가한다.

미생물은 어디에 사나

입 안은 복잡한 구조로 되어 있다. 위아래 턱에 나란히 있는 치아, 씹는 면의 복잡한 굴곡, 치아와 치아 사이, 치아와 잇몸 사이, 입술이나 뺨과 잇몸 사이, 그리고 혀와 구개라고도 하는 입천장. 이 밖에도 치아처럼 단단한 조직과 입술처럼 부드러운 조직, 그리고 만지면 때때로 구토를 일으키는 연구개라고 하는 부분들이 있어, 케어를 할 때 다양한 연구가 필요하며 각각에 맞는 케어용품이 필요하다.

그래서 어디가 잘 오염되고 미생물이 살기 쉬운지 알아본다. 특히 청소를 잘 빠트리는 곳은 구강전정부(口腔前庭部, 입술과 잇몸 사이)이다. 이곳은 입을 너무 크게 벌리면 오히려 좁아져서 청소하기 힘들다. 입을 조금 다물 듯이 하면서 스펀지브러시 등으로 안쪽에서 앞쪽으로 닦아낸다.

또한 나이를 먹으면 이와 이 사이, 이와 잇몸 사이(치간부)에 틈이 많이 생긴다. 틈새 청소에는 치간칫솔이 적합하다.

4-13 구강 케어 (2)

구강 케어 방법

보다 안전한 구강 케어를 위해

자세의 차이

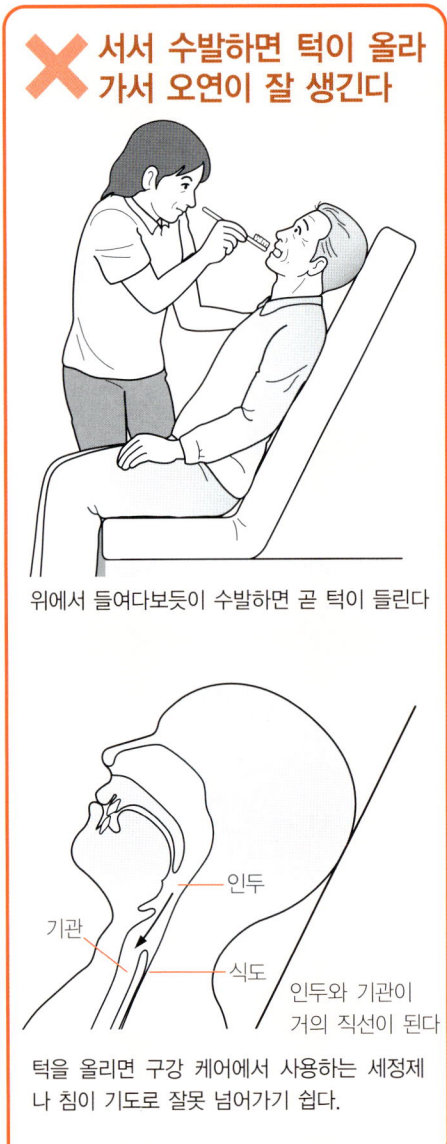

✗ 서서 수발하면 턱이 올라가서 오연이 잘 생긴다

위에서 들여다보듯이 수발하면 곧 턱이 들린다

턱을 올리면 구강 케어에서 사용하는 세정제나 침이 기도로 잘못 넘어가기 쉽다.

인두와 기관이 거의 직선이 된다

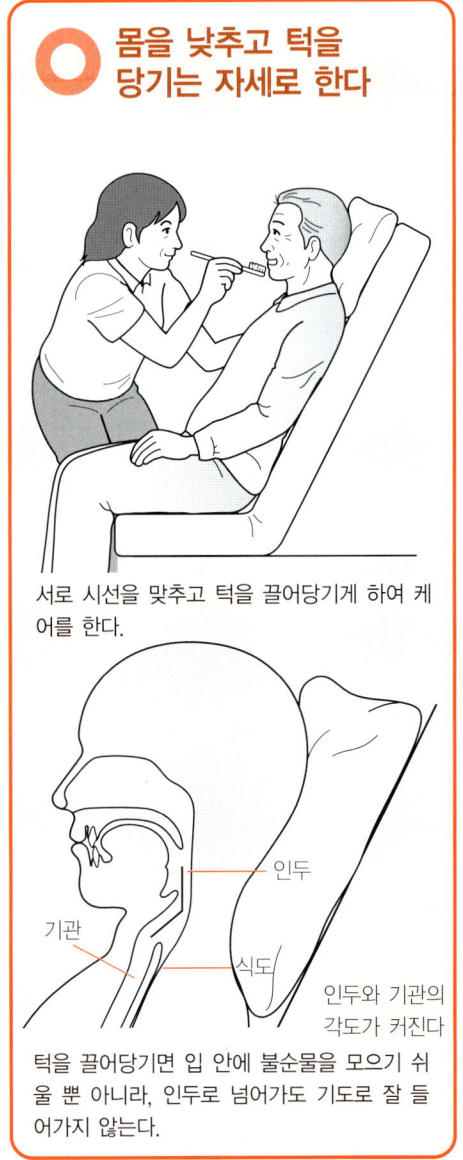

○ 몸을 낮추고 턱을 당기는 자세로 한다

서로 시선을 맞추고 턱을 끌어당기게 하여 케어를 한다.

턱을 끌어당기면 입 안에 불순물을 모으기 쉬울 뿐 아니라, 인두로 넘어가도 기도로 잘 들어가지 않는다.

인두와 기관의 각도가 커진다

오연성 폐렴을 막는 구강 케어

구강 케어를 할 때는 자세도 주의해야 한다. 뇌졸중(뇌혈관 장애) 후유증이나 파킨슨병 등 침상생활의 원인이 되는 대부분의 질환은 입 안에도 마비를 일으켜서, 입 안에 물을 담아두지 못하거나 입을 깨끗이 잘 헹구지 못하는 경우가 있다. 이런 사람은 구강 케어를 할 때 자극을 받아 분비된 침이나 케어에 사용한 세정제가 기도로 잘못 넘어갈 우려가 있다. 오연성 폐렴을 예방하기 위해서 실시한 구강 케어가 오히려 오연성 폐렴을 일으키면 곤란하다.

입 안에 물을 담아두지 못하는 사람이나 연하장애가 있는 사람은 턱을 조금 안으로 당기듯이 구강 케어를 하면 비교적 안전하게 마칠 수 있다. 머리가 뒤로 젖혀지고 목이 당기는 자세는 오연이 될 염려가 있다.

입 안의 마비를 판단하는 방법과 문제점

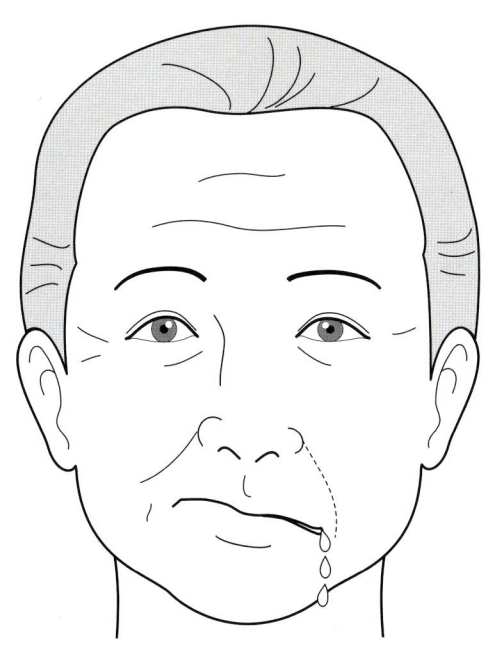

마비된 쪽에 침이 나온다

머리를 약간 숙이면 입 한쪽 끝에서 침이 새어나오는 경우가 있다. 또한 입 끝에 항상 빨갛게 염증이 있을 때도 침으로 입 끝이 젖어 있다는 증거이다.

위루(胃瘻)나 튜브를 한 경우

위루나 코에 튜브를 한 경우에 입으로 식사를 하지 않기 때문에 구강 케어가 별로 필요 없다고 생각하는 경향이 있다. 그러나 입 안은 침이나, 입 안의 점막이 벗겨진 것, 가래 등으로 매우 지저분하다. 또한 입 안에 있는 오염물질이 폐로 들어가서 폐렴이 되는 경우도 있다. 즉, 입을 사용하지 않는 사람일수록 구강 케어가 더욱 중요하다.

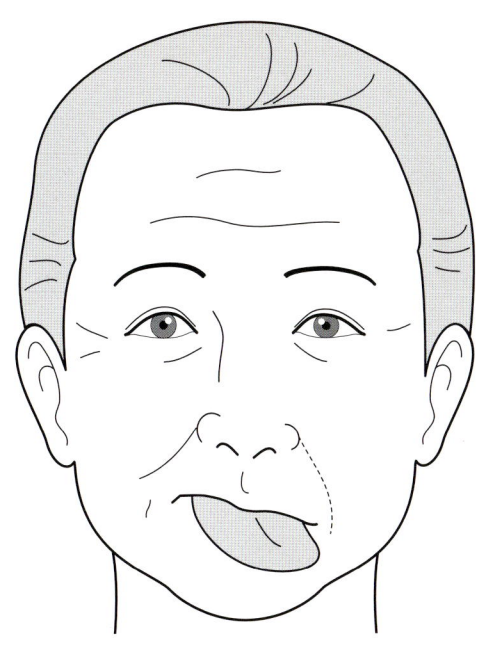

혀를 내밀면 마비된 쪽으로 돌아간다

혀를 똑바로 내밀려고 해도 한쪽으로 돌아가는 경우가 있다. 혀가 마비되면 혀 끝이 마비된 쪽으로 치우친다.

이를 직접 닦는 사람을 주의

일상생활에서 어느 정도 자립한 사람 중에 입 안이 더러운 경우가 많다. '매일 스스로 이를 닦고 있다'는 사람도 입 안을 검사해본다. 구강 케어는 매우 섬세한 손놀림이 필요하므로 입 안 마비가 있는 경우에는 좀처럼 구강 케어를 혼자 할 수 없다. 치아를 '자신이 직접 닦는 경우'와 '닦아주는 경우'에는 큰 차이가 있다.

입의 마비를 판단하는 방법과 문제점

뇌졸중의 후유증으로 손이나 다리가 마비되듯이 입 안도 마비되는 경우가 있다. 조금 방심하면 입 한쪽에서 음식물이 새어나오거나 항상 침으로 젖어 있는 경우는 마비되어 있다는 증거이다. 더욱이 입술 양끝을 좌우로 당겨서 '이'를 발음했을 때 마비된 쪽의 움직임이 좋지 않은 것을 알 수 있다. 입 안이 마비되었으면 혀를 똑바로 내밀려고 해도 마비된 쪽으로 치우쳐 나온다.

입 안이 마비되면 마비된 쪽에 음식물이 남아 있어도 잘 모르거나 움직임이 둔해져서 오염물질이 쌓이므로 마비된 쪽이 매우 지저분해지기 쉽다. 또한, 스스로 구강 케어를 해도 마비된 쪽은 칫솔이 닿는 느낌이 없기 때문에 케어가 잘 이루어지지 않는다. 마비 유무를 확인하고 구강 케어를 실시한다.

4-14 구강 케어 (3)

의치 케어

의치도 문질러서 닦는 것이 기본

의치 손질 방법

✗ 의치 세정제를 과신하면 안 된다

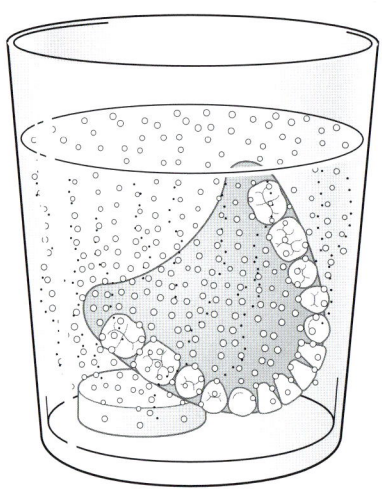

의치 세정제의 효과를 부정하지는 않지만, 문질러 닦지 않고 의치 세정제에만 의존하는 것은 안 된다.

○ 의치를 칫솔로 잘 닦는다

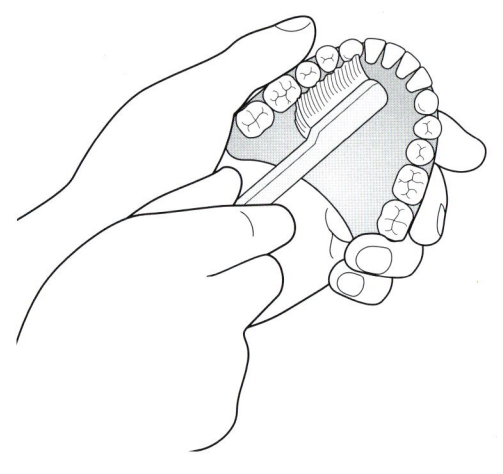

의치를 빼서 칫솔로 구석구석 깨끗이 잘 문질러 닦는다. 특별히 치약 등을 묻혀서 닦을 필요는 없다.

부분의치와 완전의치

부분의치 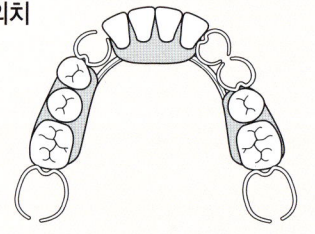 완전의치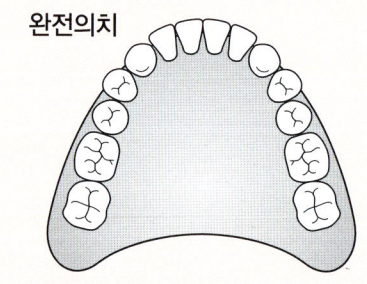

의치는 잇몸 색과 같은 아래쪽 부분과 인공 치아로 불리는 치아로 되어 있다. 치아가 몇 개만 손상된 사람이 사용하는 의치는 부분의치라고 하며, 인공 치아와 건강한 치아를 잇는 클라스프(clasp)라는 금속선이 붙어 있다.

의치 세정제를 너무 믿지 않는다

부엌 한쪽이 미끈거리거나 강바닥의 돌이 미끈거리는 것을 상상해보자. 이 때 미끈거리는 것과 의치나 이에 붙어 있는 오염물질은 모두 '바이오필름'이라는 미생물 덩어리이다. 이것은 이름 그대로 끈끈한 필름처럼 의치나 이에 딱 달라붙어 물로 씻거나 약품을 뿌려서는 좀처럼 없앨 수 없다. 바이오필름을 효과적으로 없애려면 칫솔 등으로 잘 문질러 닦아야 한다.

부분의치를 끼우는 방법

✗ 억지로 눌러 끼우면 안 된다

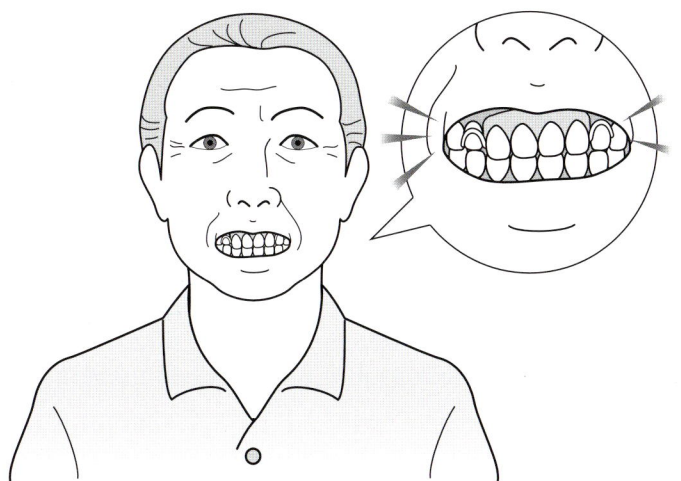

입 안에 넣고 억지로 이를 악물듯이 눌러 넣는 사람도 있는데, 본래의 건강한 치아뿐만 아니라 의치도 상한다.

〇 두 손으로 좌우 평행이 되게 넣는다

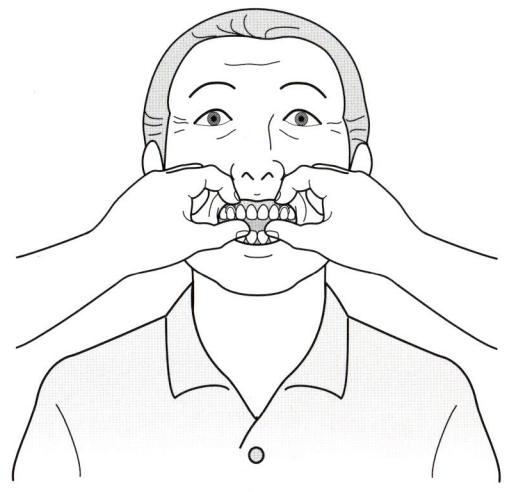

의치를 끼울 때는 클라스프와 클라스프가 걸리는 이를 정확히 측정해서, 두 손으로 입 안에 좌우 평행이 되게 넣는 것이 기본이다.

부분의치를 끼우는 방법과 빼는 방법

완전의치에 비하면 클라스프가 있는 부분의치가 더 안정감이 있지만, 끼고 빼는 것이나 청소는 오히려 힘들다. 입 안을 잘 보지 않고 억지로 끼우면 클라스프를 거는 치아가 손상되거나 뺨의 점막이 상한다. 부분의치는 두 손을 사용해서 평행으로 넣는 것이 기본이지만, 남아 있는 기존의 치아의 방향에 따라서 한쪽씩 넣어야 하는 경우도 있다. 이 경우에 뺄 때는 반대쪽 클라스프부터 뺀다.

의치는 밤에 잘 때는 빼는 것이 기본이다. 자기 전에 의치를 뺌으로써 의치를 닦는 습관을 들이고, 밤에 의치와 접하는 점막을 쉬게 하려는 게 목적이다. 그러나 남아 있는 이의 위치에 따라서는 끼고 자는 것이 좋을 수도 있으므로 주치의와 상담한다.

이가 흉기가 된다

이는 위아래가 잘 맞아야 음식물을 씹을 때 도움이 된다. 의치를 빼내거나 이가 부러져서 씹을 때 잘 맞지 않으면, 음식물을 씹을 때 남아 있는 이가 반대쪽 잇몸을 찔러서 흉기가 될 수 있다. 특히 실어증이나 치매 등으로 통증을 호소하지 못하는 사람 중에 식사 양이 적어지거나 식사 거부를 하는 경우에 이럴 가능성이 있다. 입을 벌린 상태뿐만 아니라 맞물린 상태도 관찰한다.

입이 마른다

나이를 먹으면 입이 말라서 불편하다며 고충을 털어놓는 사람이 많다. 나이를 먹으면서 침의 분비량이 적어지는 것이 하나의 원인이지만, 그 밖에 약의 부작용이 원인인 경우도 있다. 유감스럽지만 대부분의 약에 침이 잘 안 나오게 만드는 부작용이 있다. 침은 입 안의 중요한 세정제 역할을 하며, 의치를 안정시키는 데도 도움이 된다. 입이 잘 마르는 사람은 특히 구강 케어와 의치 조정이 필요하다.

4-15 식사 수발 방법

식사 수발에서 주의할 점 3가지

옆에 앉고,
같은 음식을 먹으며,
음식을 아래쪽에서
입에 넣어준다

케어하는 사람의 위치

✗ 서서 수발하면 안 된다

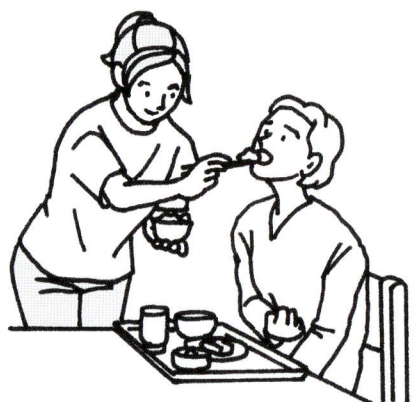

음식이 높은 곳에서 오기 때문에 몸을 앞으로 숙인 자세가 안 되고 잘 삼킬 수 없다. 또한 위압적인 느낌을 준다.

△ 마주보고 수발하는 것은 좋지 않다

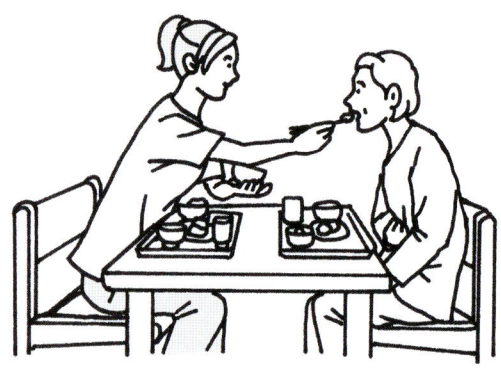

잘못이라고 할 수는 없지만, 케어 이용자에게 감시 받는 느낌을 준다.

○ 옆에 나란히 앉는 것이 가장 좋다

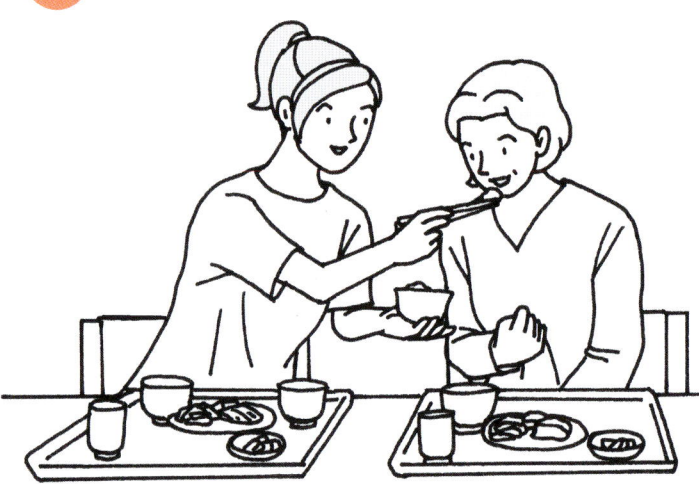

테이블의 높이나 위치를 살필 수 있고, 같은 방향에서 보기 때문에 케어 이용자의 기분을 잘 이해할 수 있다. 되도록 자신도 같은 것을 먹으면서 수발하면, 다음에 무엇을 먹고 싶어 하는지 알 수 있고 속도도 맞출 수 있다.

앞으로 숙인 자세를 유지한다

반신불수나 치매 등으로 혼자 밥을 먹기 힘든 사람은 옆에서 수발해야 한다. 이 경우에도 앞으로 숙인 자세가 매우 중요하다는 것은 말할 필요도 없다. 케어하는 사람이 선 채로 식사 수발을 하는 것을 자주 보는데, 위쪽에서 수발하면 케어 이용자도 올려다볼 수밖에 없어서 사레가 들리거나 기도로 잘못 넘어가기 쉽다. 가장 좋은 것은 옆에 앉아서 같은 눈높이로 수발하는 자세이다. 또한, 케어하는 사람도 같은 음식을 먹으면서 수발해야 음식을 잇달아 가득 넣어주는 일이 없고, 케어 이용자가 천천히 씹어 삼킬 수 있다. 더 나아가 젓가락이나 숟가락을 입으로 가져가는 방법도 자신이 식사할 때와 마찬가지로 아래쪽에서 가져가게 된다.

생활 만들기 케어 ②

4 식사 케어

젓가락과 숟가락 사용 방법

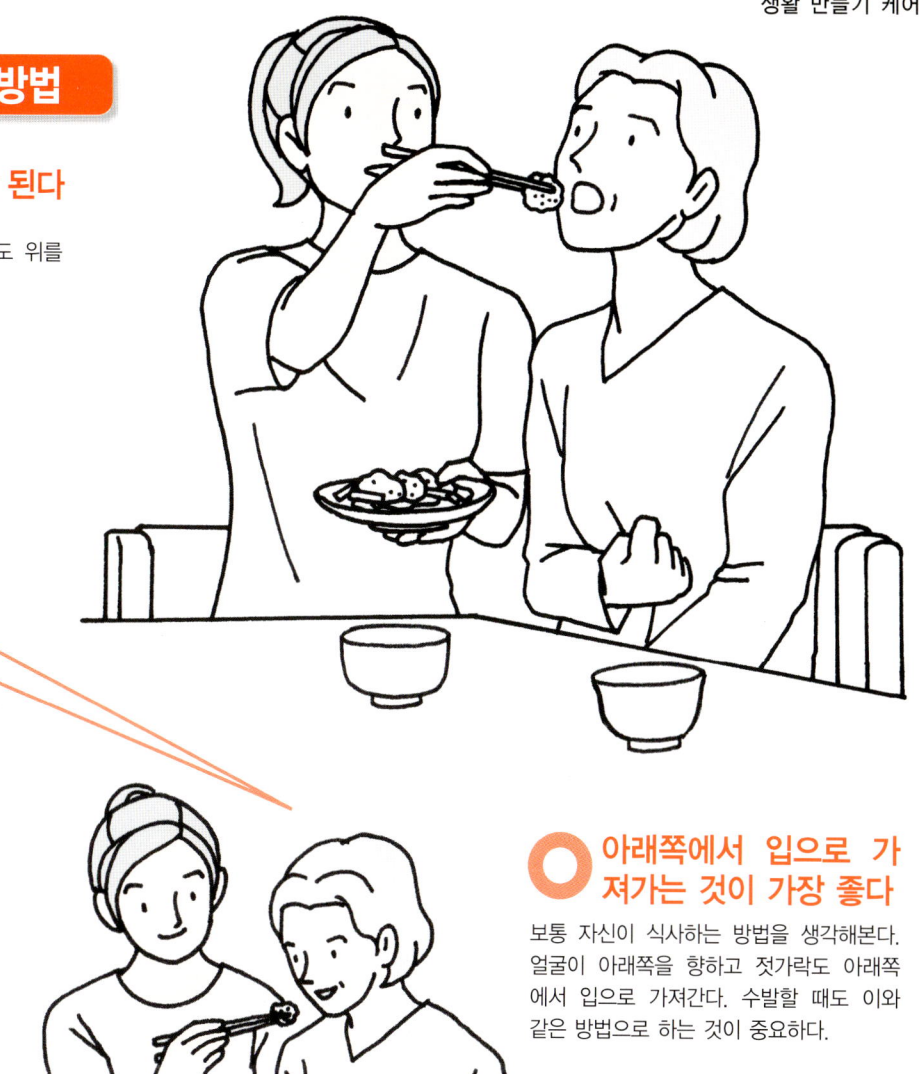

 음식을 위쪽에서 주면 안 된다

흘리지 않게 위쪽에서 수발하면 케어 이용자도 위를 볼 수밖에 없어서 사레들리는 원인이 된다.

반신불수인 경우

한쪽 손발이 마비된 사람 중의 일부는 마비된 쪽의 입이나 혀, 목의 근육이 생각처럼 잘 움직이지 않기 때문에 삼키는 것이 서툴고, 식사 후에 입 안을 보면 마비된 쪽에 음식물이 많이 남아 있는 경우가 있다. 이런 경우에는 음식물을 마비가 안 된 쪽에 넣어준다. 음료수는 마비가 안 된 쪽을 아래로 조금 숙이게 하면 잘 먹일 수 있다.

파킨슨병 환자인 경우

파킨슨병 환자는 혀나 목의 근육이 굳어 있기 때문에 삼키기 어렵다. 파킨슨병은 좌우 근육이 모두 굳지만 어느 한쪽은 증상이 가벼운 경우가 많으므로, 증상이 가벼운 쪽에 음식을 넣어주면 좋다. 음료수는 반신불수인 경우와 마찬가지로 증상이 가벼운 쪽을 조금 아래로 숙이게 하면 잘 먹일 수 있다.

○ **아래쪽에서 입으로 가져가는 것이 가장 좋다**

보통 자신이 식사하는 방법을 생각해본다. 얼굴이 아래쪽을 향하고 젓가락도 아래쪽에서 입으로 가져간다. 수발할 때도 이와 같은 방법으로 하는 것이 중요하다.

케어 이용자가 수발을 요구하는 진정한 이유

혼자서 먹을 수 있는데도 불구하고 수발을 원하는 노인이 적지 않다. 특히 아내가 케어하는 남성 중에 많다.

예를 들어, 오른쪽 손발이 마비되었지만 왼손으로는 먹을 수 있는 79세의 남성은 하루에 세 번 식사할 때마다 아내가 수발한다. 사실 그는 식사 수발을 받음으로써 자신이 아직 아내에게 버림받지 않았다는 것을 확인한다.

이런 경우에 주변에서 혼자 식사해야 한다며 아내가 수발하는 것을 그만두게 하면, 자신이 버림받았다고 생각하여 정신적으로 불안해질 수 있다. 얼핏 보면 수발을 원하지만, 실제로는 수발 이외의 다른 것을 원하는 경우도 있다는 것을 알아야 한다. 케어 이용자는 '자신이 정말로 곤란할 때 도와줄지' 케어하는 사람을 시험해보는 것이다.

4-16 먹을 수 없을 때

튜브와 위루에 대해

먼저 연하반사가 있는지 확인한다

연하반사를 확인하는 방법

침을 삼키게 한다

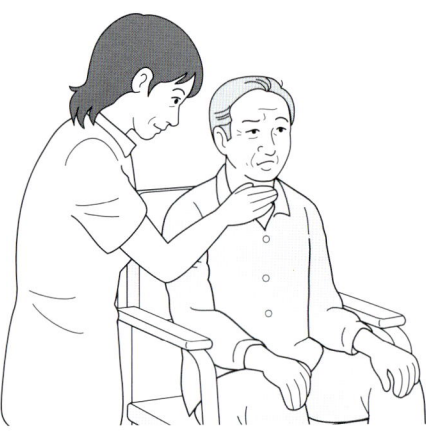

목에 손바닥을 살짝 대고 침을 꿀꺽 삼키게 한다. 결후(울대뼈)가 움직이면 연하반사가 있다고 판단해도 좋다.

기침을 하게 한다

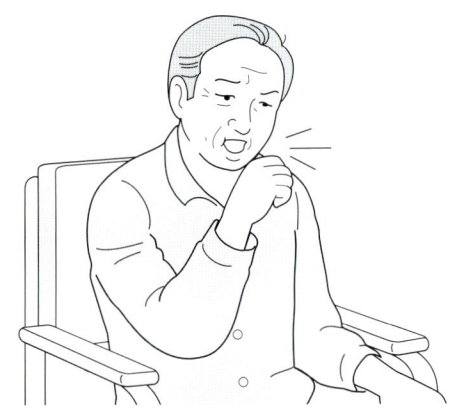

콜록콜록 기침을 하게 한다. 기침을 잘 하면 연하반사가 있다고 봐도 된다. 실어증이나 치매가 있어서 지시를 이해하지 못하고 기침을 안 하는 경우에는 자극적인 냄새를 맡게 해서 기침이 나오는지 본다.

입으로 먹도록 노력한다

만성 감기로 입원한 반신불수의 노인이 느닷없이 "코(튜브)에 하겠습니까, 위(위루)에 하겠습니까?"라는 질문을 받았다고 한다. 그리고 입으로 밥을 잘 먹고 있었는데도 불구하고, 그의 몸에는 '위가 편하다'는 이유로 위루가 장착되었다고 한다. 이와 같은 경우가 적지 않게 일어나고 있다. 그러나 그로 인해 케어 이용자는 ①먹는 즐거움을 빼앗기고, ②입이 제 기능을 못하기 때문에 혀나 목의 기능이 약화되며, ③침이 분비되지 않아 입 안의 저항력이 약해지고, ④튜브를 빼지 않도록 손을 묶기 때문에 살아갈 의욕을 잃게 된다.

실제로 튜브나 위루가 필요한 경우는 연하반사 기능을 잃은 지극히 일부의 사람이다. 즉, 구마비(球痲痺, 뇌졸중으로 연수의 연하중추에 장애가 있는 것)나 가성구마비(假性球痲痺, 뇌졸중으로 전두엽의 양쪽에 장애가 있으며 연하장애를 일으킬 수 있다)가 있는 사람, 그것도 중증인 경우로 국한된다. "침대를 약 30° 올렸을 때의 자세가 식사에 적합하다"는 말을 자주 듣는데, 이것은 연하반사가 없는 경우에만 해당된다.

구마비나 가성구마비가 아니라면 연하반사가 남아 있으므로 입으로 먹을 수 있다. 다시 말해, 코 튜브를 뺄 수 있고 위루도 필요 없다. 먼저 연하반사가 있는지 확인해본다. 연하반사 기능이 있으면 의사에게 '입으로 먹게 하고 싶다'는 뜻을 밝힌다. 의사는 자신의 입장 때문에 신중하므로 강력하게 요구해야 한다.

즉, 케어를 하는 사람은 ①튜브를 넣기 전에 가능하면 여러 가지 다른 방법을 찾아보아야 하며, ②어쩔 수 없이 튜브를 넣는 경우에도 케어 이용자가 다시 입으로 먹을 수 있도록 노력해야 한다.

튜브나 위루가 필요한 경우

튜브를 넣는다

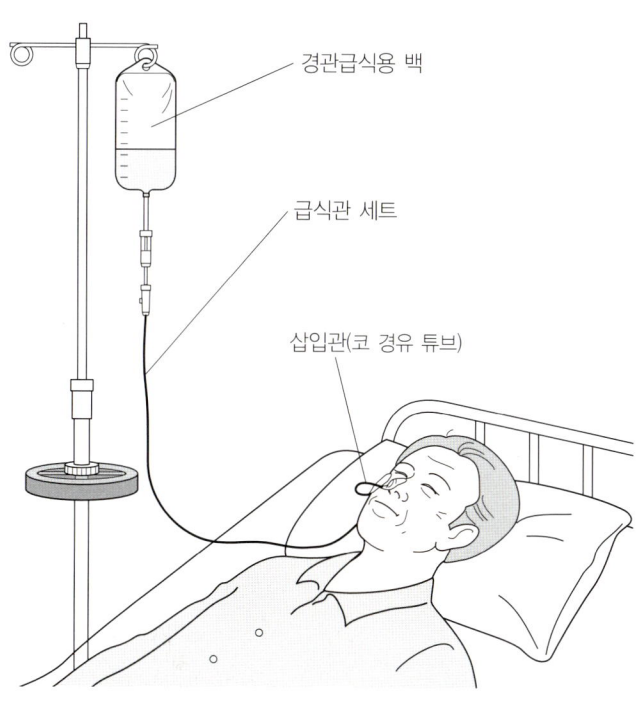

코로 끼운 튜브를 목을 통해 위까지 집어넣어 직접 유동식을 흘려 넣는 방법이다. 입으로 도저히 먹을 수 없는 경우에 영양 부족을 막기 위해 이용한다. 그러나 실제로는 입으로 먹이기 위한 방법을 충분히 생각하지 않고 별 생각 없이 튜브를 넣는 경우가 적지 않다.

위루를 만든다

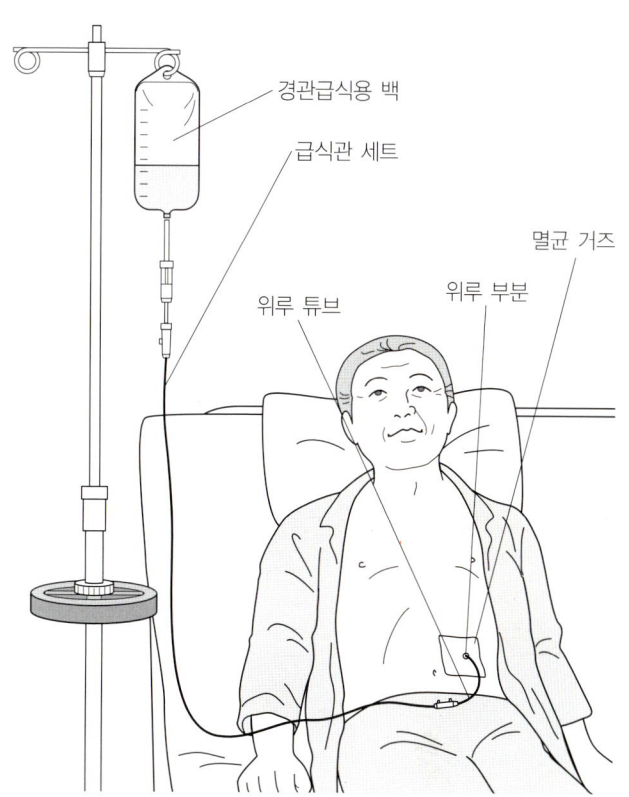

수술로 배에 구멍을 내서 위까지 연결되는 통로를 만들어 유동식을 흘려 넣는 새로운 영양 보급방식이다. 연하반사 기능을 잃은 사람이나, 큰 수술을 한 직후 입으로 영양 섭취를 할 수 없을 때에 한해서 이용한다. 튜브와 마찬가지로 케어하는 사람의 수고를 줄이기 위해 필요 이상으로 많이 이용하는 경향이 있어서 문제가 되고 있다.

사례: 먹을 수 없다고 단정짓지 않는다

뇌졸중으로 쓰러진 A씨(88세 여성)는 병원에서 "이제 평생 입으로 먹을 수 없습니다."라는 진단을 받은 뒤 튜브가 끼워졌고, 새로 옮긴 병원에서는 위루를 만들어 6개월간 유동식을 흘려 넣었다. 그러나 퇴원해서 가족과 같이 식탁에 앉자 A씨 스스로 손을 뻗어서 반찬을 집어 먹기 시작하여, 지금은 세 끼를 일반식으로 혼자서 먹고 있다.

또한, 튜브를 낀 채 노인시설에 입소한 W씨(78세 여성)는 자신의 손으로 직접 튜브를 빼냈다. 어쩔 수 없이 직원이 바나나를 한 입 먹이자 결후가 움직였고, 식당으로 데려가 일반식을 내놓자 모두 먹었다.

5장 — 배설 케어

5-1 배설의 기본 (1)

화장실에 간다

혼자서 가기 위한 몇 가지 방법

수발이 필요 없는 조건을 만든다

케어란 특별한 방법으로 하는 것이 아니라, '정상 생활'을 만들어내는 것이다. 그리고 정상 배설이란 화장실에 가서 볼일을 보는 것이다. 예를 들어, 노화나 장애가 있어도 수발을 받지 않고 케어 이용자가 혼자 힘으로 화장실에 갈 수 있도록 연구하는 것이 배설 케어의 기본이다.

①어떻게든 걸을 수 있으면, 손잡이를 설치하여 손잡이를 잡고 걷게 하는 것이 좋다. 만약 손잡이를 설치할 수 없으면 벽이나 가구를 잡고 걸어도 괜찮다.

②걷지 못해도 설 수만 있으면, 손잡이 등을 이용하여 휠체어로 옮겨 타고 [p.202 참조] 화장실에 가는 방법을 연구한다. 이 경우에 화장실을 개조해야 할 경우도 있다.

③걷거나 일어설 수 없어도 기거나 몸을 끌 수 있으면 혼자 힘으로 화장실에 다닐 수 있다. 단, 침대가 아니며, 옆으로 이동하기 쉽게 침구가 바닥 높이와 비슷해야 한다는 것이 전제조건이다.

혼자서 화장실에 가는 방법

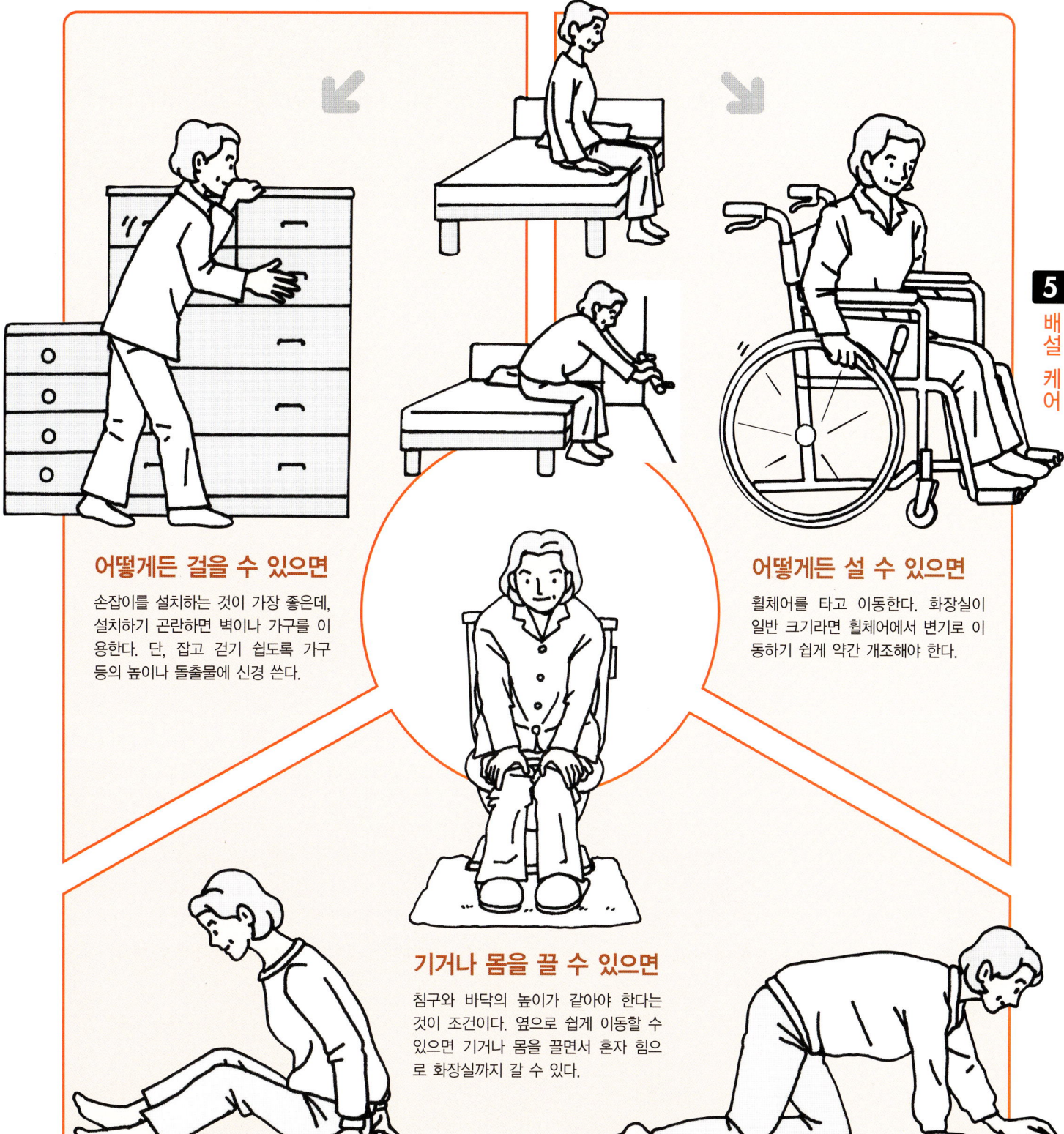

어떻게든 걸을 수 있으면
손잡이를 설치하는 것이 가장 좋은데, 설치하기 곤란하면 벽이나 가구를 이용한다. 단, 잡고 걷기 쉽도록 가구 등의 높이나 돌출물에 신경 쓴다.

어떻게든 설 수 있으면
휠체어를 타고 이동한다. 화장실이 일반 크기라면 휠체어에서 변기로 이동하기 쉽게 약간 개조해야 한다.

기거나 몸을 끌 수 있으면
침구와 바닥의 높이가 같아야 한다는 것이 조건이다. 옆으로 쉽게 이동할 수 있으면 기거나 몸을 끌면서 혼자 힘으로 화장실까지 갈 수 있다.

5-2 배설의 기본 (2)

기저귀를 떼기 위한 방법

침대에서 일어날 수 있으면 기저귀는 필요 없다

기저귀를 떼기 위한 3가지 세트

포인트 ❶ 안전 손잡이

손잡이를 벽에 다는 것은 번거롭지만, 침대에 고정시키는 안전 손잡이는 간단하다. 단, 나무침대인 경우에는 설치할 수 없는 것도 있으므로 주의한다. 안전 손잡이는 사용 방법도 간단해서, 일어나 침대에 앉아서 손잡이의 가장 먼 부분을 잡으면 쉽게 엉덩이를 들 수 있다.

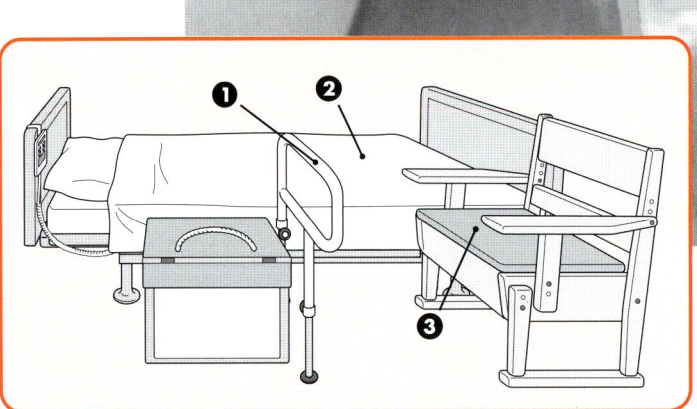

기저귀를 떼기 위한 ① 안전 손잡이, ② 높이를 조절한 침대, ③ 이동식 변기 등 3가지 세트는 매우 효과가 크다.

3가지 세트의 필요성

걸어서 화장실에 갈 수 없는 경우에 기저귀를 사용한다는 생각은 케어를 잘 모르는 고루한 사고방식이다. 걸을 수 없어도 일어설 수 있는 사람은 많다.

예를 들어, 한쪽이 마비되었어도 마비가 안 된 다리를 이용하여 일어설 수 있다. 단, 균형을 잡기 힘들므로 손잡이 등의 보조기구가 필요하다.

침대에서 일어날 수만 있으면 배설은 화장실에서 할 수 있다. 이 때 휠체어를 사용할 수 있으면 좋은데, 집 안에서는 휠체어를 사용하기 어려운 경우가 많다. 대신 침대 옆에 이동식 변기를 놓고 사용한다.

위의 그림은 '기저귀를 떼기 위한 3가지 세트'이며, 시설에서 활용하여 짧은 기간에 효과를 보고 인정한 기구이다.

생활 만들기 케어 ②

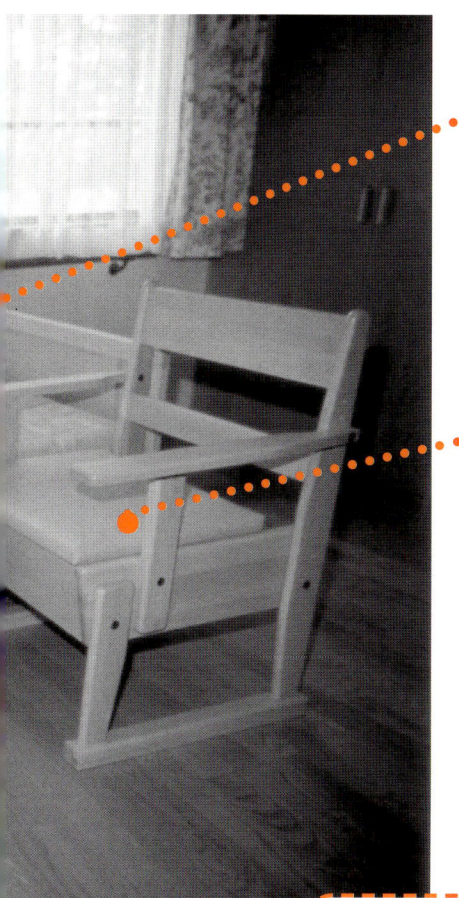

포인트 ❷ 높이를 조절한 침대

침대가 너무 높으면 무서워서 발을 내리지 못하고, 반대로 너무 낮으면 발에 힘을 주기가 힘들어서 일어나지 못한다. 먼저 케어 이용자의 하지 기능의 정도와 무릎 아래의 길이에 맞는 높이를 찾아서 | p.37 참조 | 가장 일어서기 좋은 높이로 조절한다.
또한, 침대의 폭도 중요하다. 적어도 폭 1m 정도이면 일어서기 전에 자리에서 일어날 때 편하다.

포인트 ❸ 이동식 변기

이동식 변기가 여러 종류 있는데 ①높이 조절, ②등받이와 팔받침 부착, ③나아가 팔받침의 착탈 가능, ④안정성 등을 고려해서 선택한다. 사용할 때 이동식 변기를 침대에 붙여서 설치하면 이동이 편리하다. 일어서지 못하는 사람은 이동식 변기의 침대 쪽 팔받침을 떼어내고 사용한다.

5 배설 케어

사례: 대변의 양이 많아진다

뇌졸중으로 2년간 기저귀를 사용해온 D씨(74세)는 3가지 세트로 바꾼 그 날부터 혼자서 이동식 변기로 옮겨 앉아 배변을 하였다. 수발하던 아내가 변기를 들여다보니 대변의 양이 많았다. 앉으니까 복압(腹壓)과 중력이 영향을 미쳐 체내에 남아 있던 변이 모두 나온 것이다. 그 후 D씨는 화장실에 다니면서 다리에 힘이 생겨 지팡이를 짚고 걸을 수 있게 되었으며, 2박 3일 여행까지 할 수 있었다.

일어서지 못하는 경우

일어서지 못해도 걱정할 필요 없다

예를 들어, 다리에 설 힘이 없어도 조금만 노력하면 이동식 변기로 이동할 수 있다.

먼저 ①이동식 변기의 시트와 침대 매트의 높이가 같게 조절하며, ②이동식 변기를 침대 옆에 붙이고, ③침대 쪽에 있는 이동식 변기의 팔받침을 떼어낸다(붙였다 뗐다 할 수 있는 것을 고른다).

준비가 다 되었으면 ④침대 위에 일어나 앉아 두 팔로 자신의 몸을 지탱하면서, 그대로 옆으로 이동해 이동식 변기에 옮겨 앉는다. 하반신 마비인 사람이 자주 사용하는 방법이다.

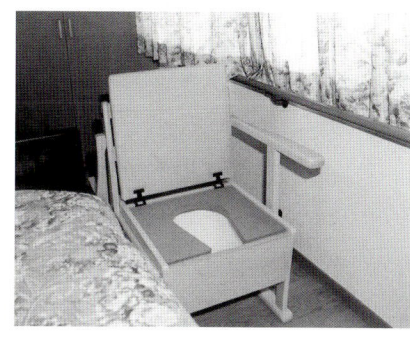

5-3 배설의 기본 (3)

기저귀를 차고 싶지 않은 경우

누워서 혼자 힘으로 사용할 수 있는 변기를 이용한다

혼자서 배설할 때의 주의점

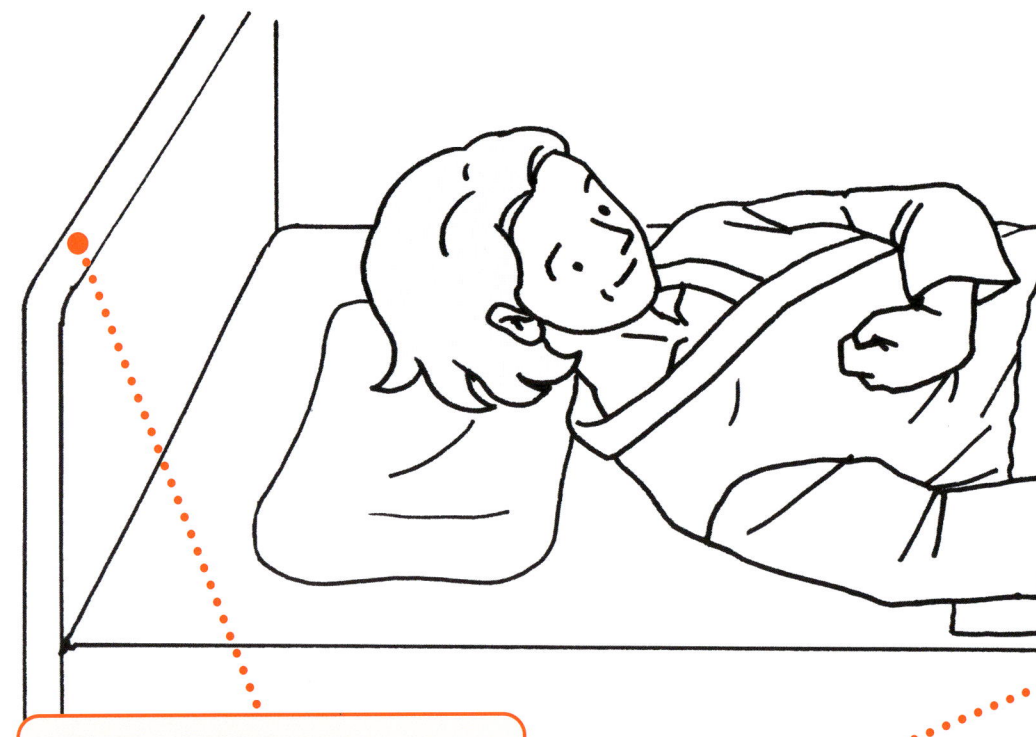

변기를 머리맡에 놓는다

변기를 세워둘 수 있는 홀더이다. 요의(尿意)가 왔을 때 곧바로 혼자서도 사용할 수 있도록 변기를 항상 머리맡에 두면 편리하다. 또한, 변기가 세워져 있기 때문에 흐를 염려도 없다. 침대에 거는 형태이므로 손이 잘 닿는 곳에 걸어두면 좋다.

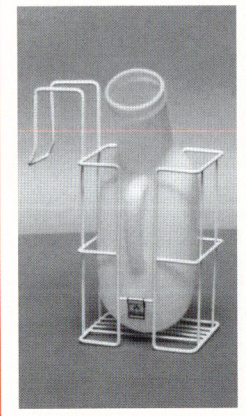

방수 시트와 타월을 깐다

약간은 실수해도 괜찮도록 침대에 방수 시트 등을 깐다. 이렇게 하면 본인도 안심할 수 있고 나중에 뒷처리하기도 편하다. 또한, 항상 시트를 깔아둘 경우 그 위에 타월 등을 깔면 좋다. 시트만 깔았을 때 잠자리의 불편함을 없애고, 실수한 경우에도 흐를 걱정이 없다.

기저귀를 사용하지 않기 위해서

배설 케어의 기본은 스스로 또는 유도해서 화장실이나 이동식 변기에서 용변을 보도록 하는 것이다.

그러나 걷지도 서지도 못하거나, 침대에서 옆으로 움직여 이동식 변기로 옮겨갈 수 없거나, 케어할 사람이 없을 때 침대 위에서 용변을 보아야 하는 경우도 있다. 그러나 그런 경우에도 가능하면 기저귀를 채우지 말고 집어 넣는 형태의 소변기나 변기를 사용해서 배설하도록 한다.

누운 자세로는 소변이나 대변이 잘 나오지 않을 뿐 아니라, 실수하지 않기 위해서도 매우 기술이 필요하다. 배뇨는 몰라도 배변은 가능하면 뒤처리까지 모두 수발하는 것이 좋다.

집어 넣는 변기

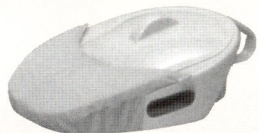

대소변 겸용이다. 손잡이가 달려 있고 변기 앞쪽이 낮아서 집어 넣기 편하다. 이 밖에 고무로 된 변기 등이 있으므로 용량, 안정감, 손의 감촉 등 이용자의 체격이나 배설 상태와 맞는 것을 선택한다.

여성용·남성용 소변기

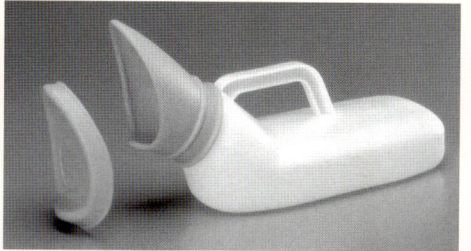

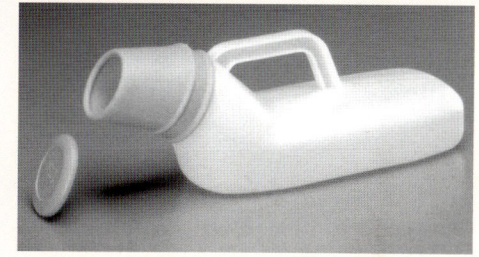

사진 위가 여성용, 아래가 남성용이다.
여성용은 소변이 엉덩이로 흐르지 않도록 밀착할 수 있게 되어 있다. 재질도 플라스틱이기 때문에 들기 쉽고, 자세에 맞게 수뇨구를 조절할 수 있으므로 매우 편리하다. 또한, 뚜껑이 있어서 배뇨 후에도 흘릴 염려가 없다.

혼자서 변기를 집어 넣는다

반신불수인 사람이 혼자서 배뇨를 하는 경우, 먼저 마비 안 된 다리를 세우고 엉덩이를 든다. 정확한 위치에 대는 것이 중요한데 익숙해지면 요령이 생긴다. 배뇨인 경우 대소변 겸용 변기보다 전용 소변기가 실수가 적다.

수발하는 경우

소음이나 오염 방지를 위해 미리 변기 속에 화장실 변기에 흘려보낼 수 있는 휴지 등을 깔아둔다. 더 나아가 여성이 배뇨하는 경우에는 휴지를 허벅지 사이에 두껍게 대주어 소변이 튀지 않게 한다.

배설할 때의 주의 사항

먼저 소변기와 변기 이외에 휴지, 방수 시트, 타월 등을 준비한다. 미리 몸 아래에 방수 시트나 타월을 깔아놓으면 혼자서 배설할 때 조금 실수하더라도 안심할 수 있다. 또한, 변기를 바로 사용하는 경우 몸에 직접 닿으면 차가우므로, 더운물에 담구거나 해서 따뜻하게 해두는 것도 좋다.

수발할 때는 먼저 양쪽 무릎을 세우고 잠옷 등을 허리까지 접어 올린다. 방수 시트나 타월 등을 몸 아래에 깔았으면 속옷을 벗기고 변기를 넣어준다. 여성이 배뇨하는 경우, 미리 허벅지 사이에 휴지를 2~3장 접어서 대주면 옆으로 샐 염려가 없다. 더 나아가 사생활 보호를 위해서 무릎을 세우고 위에 타월이나 헝겊을 씌운 뒤 천천히 배설할 수 있도록 자리를 비켜주는 배려도 필요하다.

배설 후에는 빨리 처리하고 환기에 신경 쓴다.

5-4 배설의 기본 (4)

기저귀를 떼기 위한 요의(尿意) 회복 단계

자연스런 요의와 변의(便意), 피부 감각을 되찾는다

요의가 있는 사람 O, 없는 사람 X

하반신 마비나 사지 마비 같은 장애를 제외하면 요의나 변의를 느끼지 못하는 경우는 없다. 더욱이 피부 감각까지 잃는 경우는 없다.

뇌졸중으로 인한 반신불수
감각이 마비되지만 대부분은 좌우 어느 한쪽 손발만 마비되며, 요의를 전달하는 방광이나 변의를 전달하는 직장의 감각까지 마비되는 일은 거의 없다.

심한 치매
치매가 되면 요의와 변의를 잃는다고 생각하는 사람이 많은 듯한데, 실제로는 그렇지 않다. 요의나 변의를 전달하는 감각은 정확하게 대뇌로 전달되는데, 그 감각을 소변이라고 식별하지 못할 뿐이다. 본인은 절박한 느낌으로 당황하는데 케어하는 사람이 알아차리지 못해서 실수하게 하는 것이다.

노화
노화와 함께 감각이 둔해지거나, 요도괄약근의 조이는 기능이 약해져서 '오줌을 싸는 것'은 자연스런 일이다. 그러나 아무리 나이를 먹어도 요의나 변의가 없어지는 일은 없다.

하반신 마비와 사지 마비
척수가 손상되거나 하반신 마비인 경우에는 요의나 변의를 잃는다. 그러나 '아랫배가 팽팽해지는 느낌'이나 '왠지 머리가 무겁다'는 대사(代謝) 요의, 대사 변의는 있기 때문에 그것으로 요의나 변의를 안다는 사람도 있다.

파킨슨병
파킨슨병으로 감각신경 기능이 떨어지는 경우는 없다. 요의는 느끼는데 바로 움직이지 못하기 때문에 화장실에 가는 시간을 맞추지 못하는 것이다.

아베롱의 야생아

약 200년 전 프랑스 아베롱의 숲에서 한 청년이 발견되어 보호를 받았다. 그는 인간이지만 감각은 거의 동물과 같고, 숲 생활에 필요한 감각만 예민해지고 그 밖의 감각은 잃어버렸다. 이것은 기저귀를 사용하는 노인들에게 나타나는 현상과 같다. 현재의 케어 상황에 적응하여 요의, 변의, 피부감각까지도 잃어버린다.

왜 요의가 없어지나

입원 중에 기저귀를 차고 있던 대부분의 노인들은 요의나 변의, 심지어 소변이나 대변이 나왔다는 피부 감각조차 못 느낄 때가 있다. 기본적으로 하반신 마비나 사지 마비 등을 제외하고, 질병 자체로 요의나 변의, 더구나 피부감각까지 못 느끼는 경우는 없다.

병원이나 시설 등에서는 한번 기저귀를 채우면 시간마다 '기저귀 갈기'만 할 뿐 노인의 요의, 변의, 피부감각에 대해서는 신경 쓰지 않는다. 모처럼 요의, 변의가 생겨도 화장실에 갈 시기를 놓치거나, 기저귀를 계속 사용하여 요의, 변의, 피부감각을 잃게 된다.

급성기나 종말기 이외에는 화장실에서 배뇨, 배변을 할 수 있다. 케어 이용자의 상태를 확인하여 그 사람에게 맞는 적절한 배설 케어를 한다. 잃어버린 요의, 변의, 피부감각 등을 되찾을 수 있다.

요의 회복 단계

단계	상태	피부 감각	배뇨 감각	요의	필요한 케어	
I	기저귀가 젖어 있는 것을 느끼지 못한다.	(−)	(−)	(−)	그때 그때 젖었는지 물어서 기저귀 속의 감각에 신경을 쓰게 한다. 감각을 알게 되면 젖었을 때 바로 알리도록 부탁한다.	
I'	물어보면 젖었는지 안 젖었는지 대강 알 수 있다.	(±)	(−)	(−)		
II	기저귀가 젖은 것을 느끼고 호소하지만, 소변이 이미 차갑다.	(±) 냉기만 (+)	(−)	(−)	젖은 것을 알리면 함께 기뻐하고, 젖으면 바로 알리도록 부탁한다.	일정 시간이 지났는데 기저귀가 젖어 있지 않을 때는 배뇨를 스스로 조절하게 할 기회이다. 소변기를 갖다 대거나, 화장실로 유도해서 배설하도록 돕는다.
III	기저귀가 젖은 것을 느끼고 호소하며, 소변이 따뜻하다. 배뇨 도중에 배뇨 사실을 아는 경우도 있다.	(+)	(±)	(−)	젖은 것을 알리면 함께 기뻐하고, 소변이 나오기 전에 알리도록 부탁한다.	
IV	때때로 배뇨 전에 알릴 수 있다.	(+)	(+)	(±)	배뇨 전에 알리면 함께 기뻐하며, 기저귀를 빼고 소변기 또는 화장실에서 배뇨하게 한다. 소리를 내며 배뇨하여 시원함을 기억하게 한다.	낮에는 기저귀를 빼고 방수 시트와 까는 기저귀를 이용하고, 서서 걸을 수 있는 사람은 방수성 요실금 팬티를 이용한다. 조금씩 시간을 늘린다.
V	대부분 배뇨 전에 알릴 수 있다.	(+)	(+)	(+)	배뇨 전에 알리지 못한 경우, 그 원인을 찾아서 하나하나 대처한다.	신체기능에 맞게 배설 형태를 선택한다. 수발 { 소변기 사용 / 이동식 변기 사용 / 화장실 사용 }
VI	항상 배뇨 전에 알릴 수 있다.	(+)	(+)	(+)	기저귀 떼기 성공	스스로 { 소변기 사용 ※1 / 이동식 변기 사용 ※2 / 화장실 사용 }

※1. 반신불수로 한쪽 손발은 사용할 수 없지만, 건강한 다리의 무릎을 세워서 엉덩이를 들고 건강한 손으로 소변기를 몸 아래로 넣는 것은 충분히 할 수 있다.
※2. 침대 높이를 알맞게 맞추고, 시판되는 안전 손잡이를 이용하며, 이동식 변기를 설치하면 대부분의 노인이 이동식 변기를 사용할 수 있다.

5-5 배설 케어의 포인트 (1)

배설 최우선의 원칙

때를 놓치지 않으면 '자연 배변'이 가능하다

변의를 호소할 때

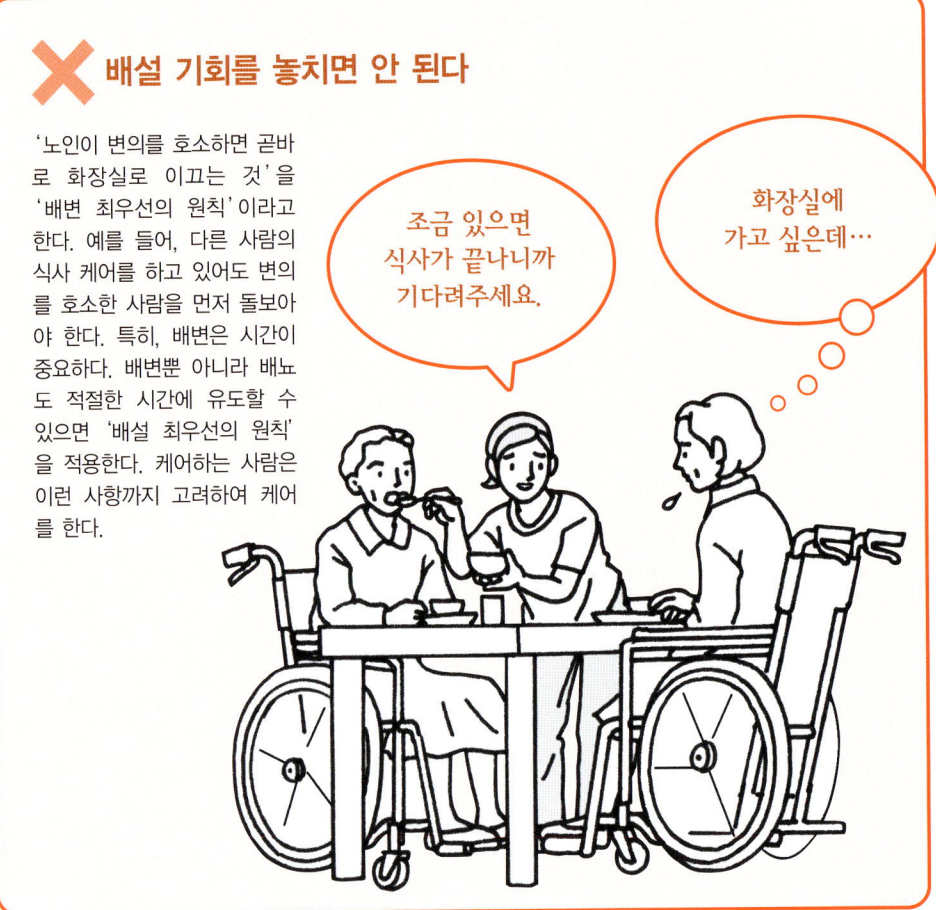

✗ **배설 기회를 놓치면 안 된다**

'노인이 변의를 호소하면 곧바로 화장실로 이끄는 것'을 '배변 최우선의 원칙'이라고 한다. 예를 들어, 다른 사람의 식사 케어를 하고 있어도 변의를 호소한 사람을 먼저 돌보아야 한다. 특히, 배변은 시간이 중요하다. 배변뿐 아니라 배뇨도 적절한 시간에 유도할 수 있으면 '배설 최우선의 원칙'을 적용한다. 케어하는 사람은 이런 사항까지 고려하여 케어를 한다.

(말풍선) 조금 있으면 식사가 끝나니까 기다려주세요.

(생각풍선) 화장실에 가고 싶은데…

자연 배변에 필요한 3가지의 힘

자연 배변을 위해서는 ①직장의 수축력, ②복압, ③중력 등 3가지 힘이 필요하다. 여기에서 ②와 ③은 앉은 상태에서 노력하면 최대한 이끌어낼 수 있다.

그러나 ①의 직장 수축은 혼자 힘으로는 안 된다. 직장은 자율신경의 지배를 받고 있어서, 옆 그림처럼 ①~⑥의 반사운동에 의해서만 움직이기 때문이다.

특히, 복압이 약한 노인이 자연 배변을 하려면 직장의 수축력, 다시 말해 반사운동이 반드시 필요하다.

그렇다면 반사운동은 언제 생길까? S상결장(구불결장)에서 직장으로 대변을 보내면 안쪽에서 직장을 눌러 신호를 보낸다. 그리고 이 신호는 척수를 지나 대뇌로 전달된다. 변의를 느낀다는 것은 이런 신호의 전달에 의해 일어난다.

변의를 느꼈을 때, 즉 배변하고 싶다고 생각했을 때가 직장이 반사에 의해 수축하려고 할 때이다. 이 배변의 기회를 놓치면 반사가 억제되어, 대변이 가득 차 있는데도 불구하고 반사도 변의도 일어나지 않고 악성 변비가 되므로 설사나 관장에 의존해야 한다.

반사운동을 활용하기 위해서도 노인이 변의와 요의를 호소하면 어떤 상황이든 곧바로 화장실이나 이동식 변기로 데려간다. 배설을 '정상 생활'에 가깝게 만들기 위해서도 이 시간을 놓치지 않는 것이 가장 중요하다고 할 수 있다.

생활 만들기 케어 ②

배변 반사의 구조

변비의 3종류

변비는 크게 나누어 장의 반사기능이 떨어져서 생기는 '습관성 변비', 장의 수축이 약해져서 생기는 '이완성 변비', 스트레스 등으로 장이 경련을 일으켜 변통이 방해를 받아 생기는 '경련성 변비' 등 3종류가 있다. 이 중에서 가장 많은 것이 습관성 변비인데, 개선하려면 변의를 참지 말고 변의가 없어도 화장실에 앉아 있는 습관을 들이고, 동시에 물을 많이 마신다. 가벼운 운동도 효과가 있다.

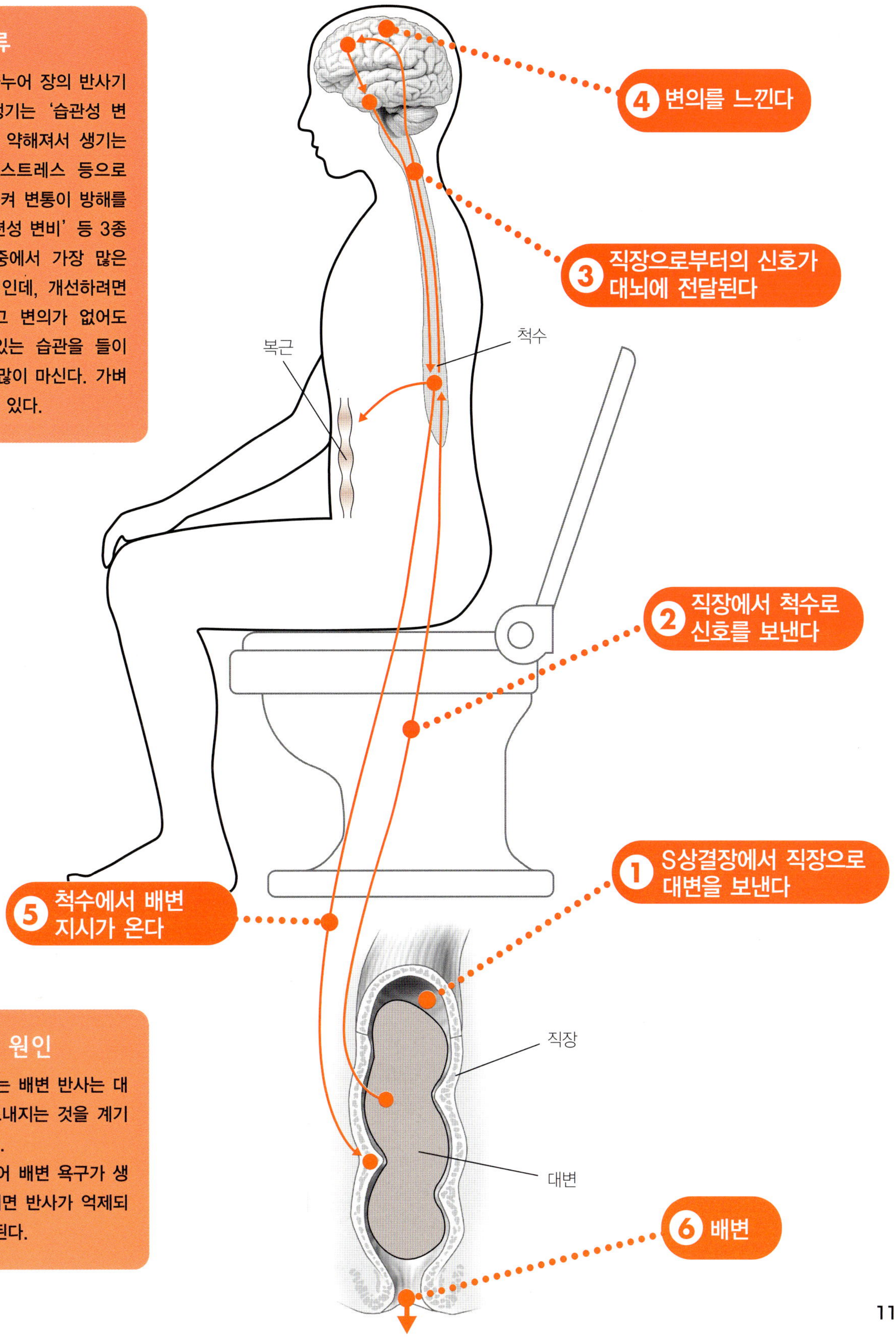

악성 변비의 원인

직장이 수축되는 배변 반사는 대변이 직장으로 보내지는 것을 계기로 해서 일어난다.

직장이 수축되어 배변 욕구가 생기는 시간을 놓치면 반사가 억제되어 악성 변비가 된다.

④ 변의를 느낀다

③ 직장으로부터의 신호가 대뇌에 전달된다

복근

척수

② 직장에서 척수로 신호를 보낸다

⑤ 척수에서 배변 지시가 온다

① S상결장에서 직장으로 대변을 보낸다

직장

대변

⑥ 배변

5 배설 케어

5-6 배설 케어의 포인트 (2)

변의는 언제 느끼나

아침식사 후 화장실에 가는 것을 일과로 한다

변의를 느끼지 않는 경우

아침식사 후 화장실에 가는 습관을 갖는다

변의를 호소하지 않는 경우에는 '아침식사 후 화장실이나 이동식 변기로 유도해서 앉아 있는 것'을 일과로 한다. 초초해 하지 말고 시간을 충분히 갖고 배변할 수 있도록 돕는다.

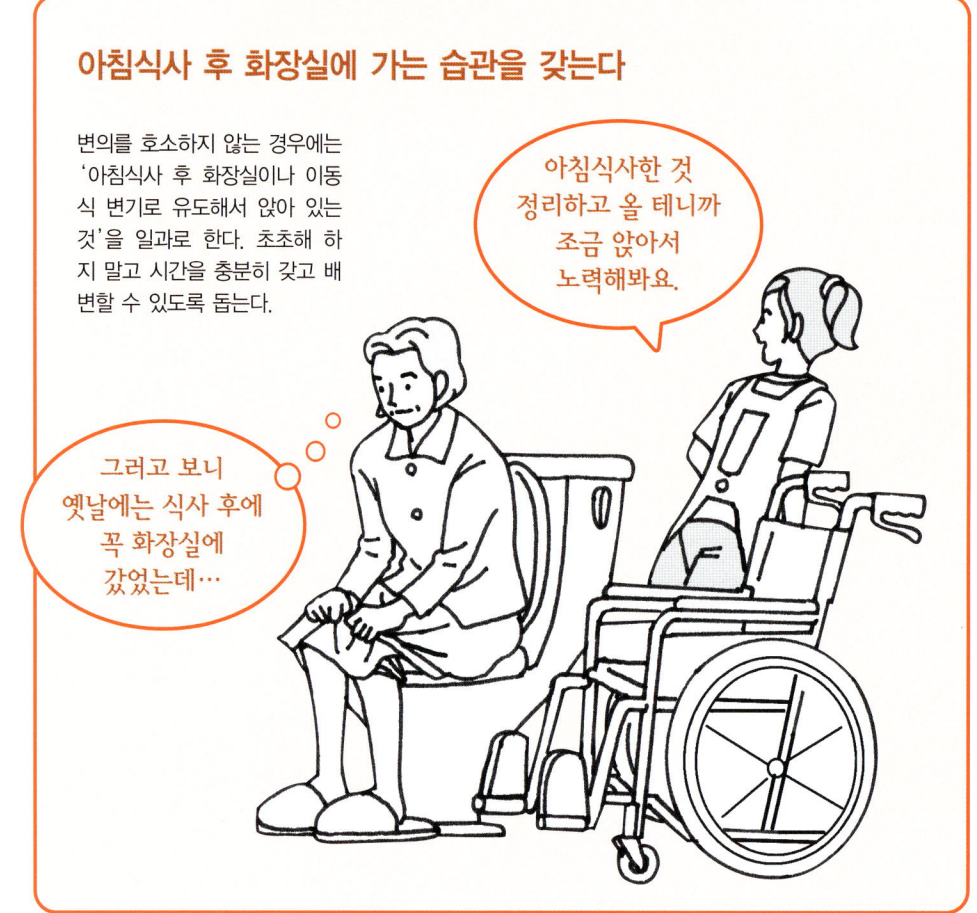

배변의 원리를 안다

환자가 변의를 호소할 때 무엇보다 최우선적으로 화장실이나 이동식 변기로 유도하는 것이 '배변 최우선의 원칙'이며, 배설 케어의 기본이라는 것을 앞에서 설명하였다. 그러나 변의를 느끼지 않는 사람, 알리지 않는 사람의 경우에는 어떻게 대처해야 할까?

생리학적으로 변의를 느끼는 것은 대변이 직장에 들어왔을 때이다. 위에서 음식물이나 수분이 들어오면 '위와 대장 반사'가 일어나 대장이 총 연동운동을 시작한다. 그 결과, 대변이 직장으로 보내진다.

반사를 조절하는 자율신경은 교감신경과 부교감신경으로 되어 있다. 교감신경은 주로 긴장이나 흥분 상태일 때 작용하고, 부교감신경은 보통 때나 심신이 모두 이완되었을 때 작용한다.

'위와 대장 반사', '배변 반사'는 부교감신경에 의해 일어나는데, 낮에는 교감신경이 활발하게 활동하기 때문에 부교감신경의 활동이 억제된다. 따라서 배변 시간은 심신이 이완된 상태이며 식사를 한 뒤, 즉 아침식사 후가 가장 적합하다.

이 원리를 배설 케어에 응용한다. 비록 변의가 없더라도 '아침식사 후에는 화장실이나 이동식 변기에 앉아서 배변'하는 것을 매일 습관을 들인다. 인내심을 갖고 계속하면 점점 변의가 느껴지고, 화장실에 매일 가지 않더라도 2~3일에 한 번 배변을 하게 된다.

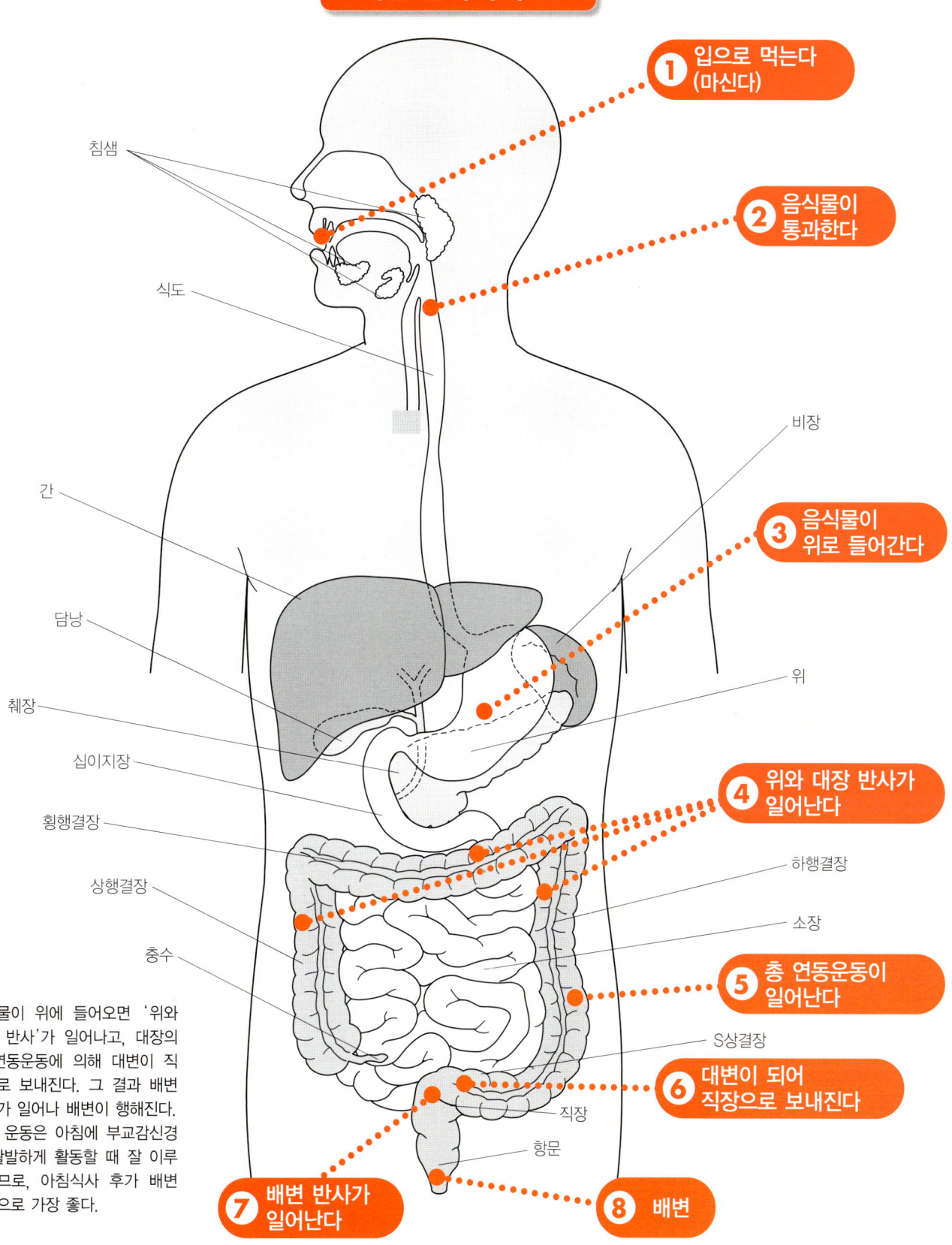

5-7
배설 케어의 포인트 (3)

배변 자세

배설은 우선
편한 마음으로
앉아 있어야 한다

압력·중력을 이용한다

자연 배변을 위한 3가지 기능

사람의 자연 배변에는 직장의 수축력, 복압, 중력이 작용한다. 이 3가지는 앉아 있을 때 가장 강하게 작용한다. 누워 있는 상태에서는 중력이 전혀 쓸모가 없고, 복압도 반밖에 작용하지 않는다. 그 결과 장에 변이 남게 된다.

특히, 나이를 먹으면 근력이 약해지기 때문에 배변이 더 어려워진다. 배설 케어는 앉은 자세로 한다는 것을 절대 잊지 말고 화장실이나 이동식 변기에서 배설하는 습관을 들인다.

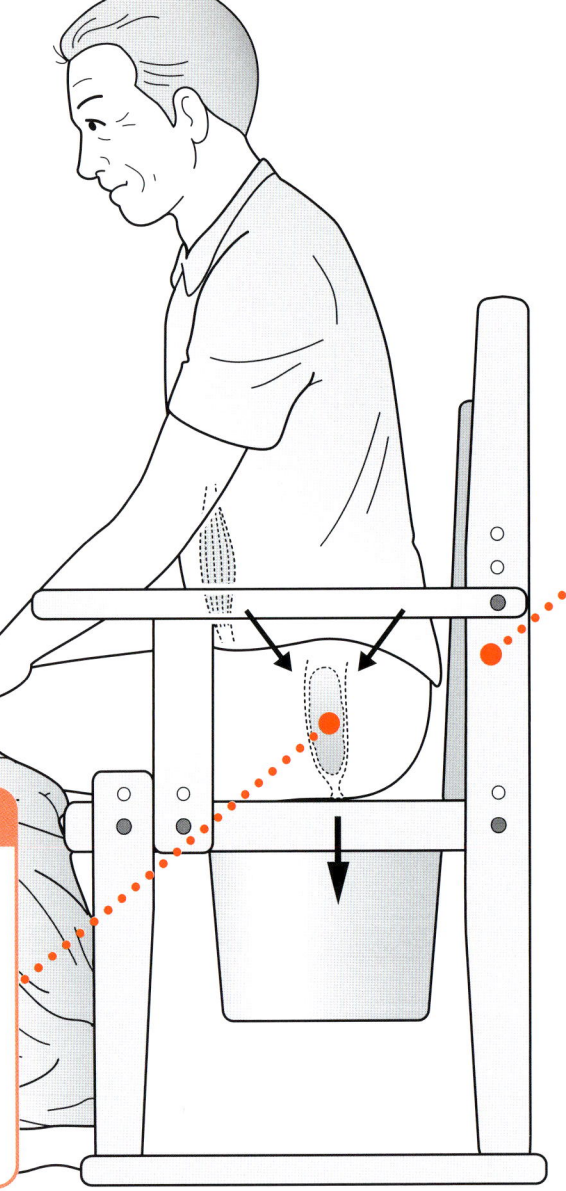

배변시의 복압과 중력(자세별)

a가 앉은 상태, b가 누운 상태에서 복압과 중력이 작용하는 방향이다. 누워 있으면 복압이 떨어진다.

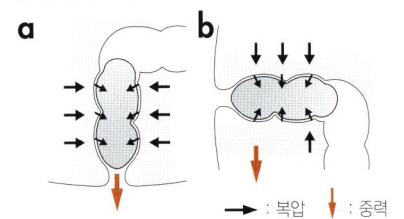

→ : 복압   ↓ : 중력

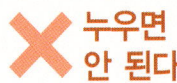 **누우면 안 된다**

배변에 필요한 3가지 기능 중 직장의 수축력은 같지만 복압은 반으로 떨어지고, 중력도 영향을 주지 않는다. 대장에 변이 남아 있어 상쾌한 기분이 안 든다.

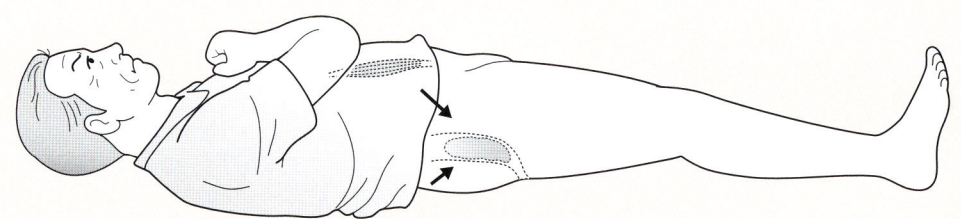

이동식 변기의 선택 방법

이상적인 이동식 변기

케어용 변기에는 구조, 재질, 안정성 등 꼭 필요한 조건이 있다. 꼼꼼하게 따져보고 선택한다.

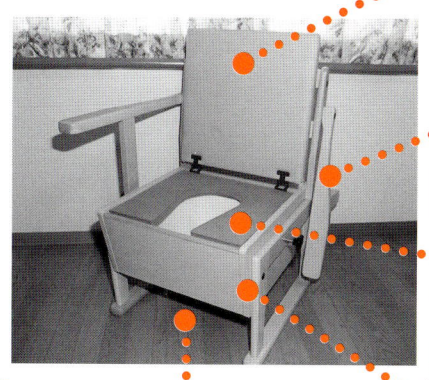

등받이
등받이가 있으면 안심하고 앉아 있을 수 있다. 등받이의 재질은 변기 시트와 같이 탄력성이 좋은 것으로 한다.

팔받침
팔받침은 붙였다 뗐다 할 수 있고, 높이를 조절할 수 있는 형태를 선택한다. 다리 힘이 약한 사람도 앉은 상태로 침대에서 옆으로 이동할 수 있다.

변기 시트의 재질
오래 앉아 있어도 엉덩이에 부담이 가지 않는 재질이어야 한다. 우레탄 등이 들어 있으면 탄력성이 좋고 앉은 느낌이 쾌적하다.

시트 아래에 공간이 있는 것
안정감을 주기 위해 의자 다리에 받침대를 만들어 넣은 형태는 피한다. 발을 끌어당길 수 없기 때문에 일어설 때 방해가 된다.

다리 높이
사용하는 사람에게 맞춰 다리 높이를 조절할 수 있어야 한다. 나아가 '자연스런 일어서기 방법' | p.195 참조 | 으로 하려면 발을 몸쪽으로 끌어당길 수 있어야 하는 것도 하나의 조건이다.

이런 형태는 안 된다

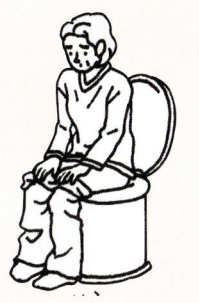

오른쪽과 같은 이동식 변기는 발을 당길 공간이 없기 때문에 케어용으로는 맞지 않다. 힘이 없는 노인이 엉덩이를 내리는 것도, 일어서는 것도 많이 힘들다. 또한, 가벼워서 안정성도 적고 쓰러질 위험이 있다.

접이식 변기

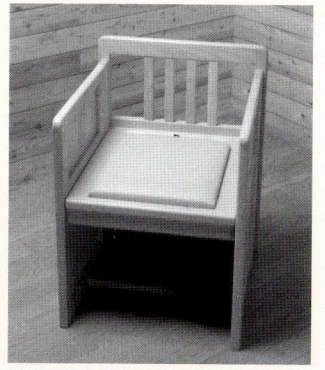

'접이식 이동 변기'이다. 밑에 양동이를 넣어 사용한다. 작게 접어서 차에 싣고 다닐 수 있기 때문에 매우 편리하다. 케어 이용자가 외출할 때도 편리하다.

바퀴가 달려 있어 운반도 편리하다.

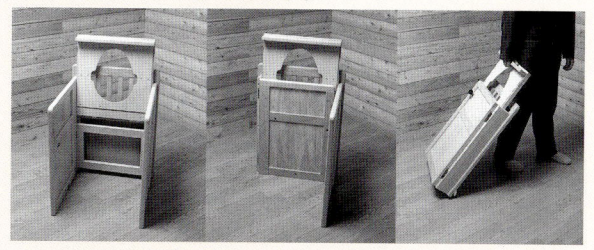

안정성 높은 것이 조건

케어에 사용하는 이동식 변기는 화장실까지 갈 수 없는 사람만 사용하는 것이 아니다. 의자에 앉았을 때 몸의 균형을 잘 잡지 못하는 사람에게 일반 양변기는 불안하다. 그런 점에서 팔받침이나 등받이가 있는, 의자 형태의 이동식 변기가 안심할 수 있어서 좋다.

더욱이 배설 시간이 긴 경우에도 변기 시트가 탄력성만 좋으면 오래 앉아 있을 수 있다.

5-8 배설 케어의 포인트 (4)

배설 스케줄을 짠다

케어 서비스 직원과 협조하여 배설 리듬을 만든다

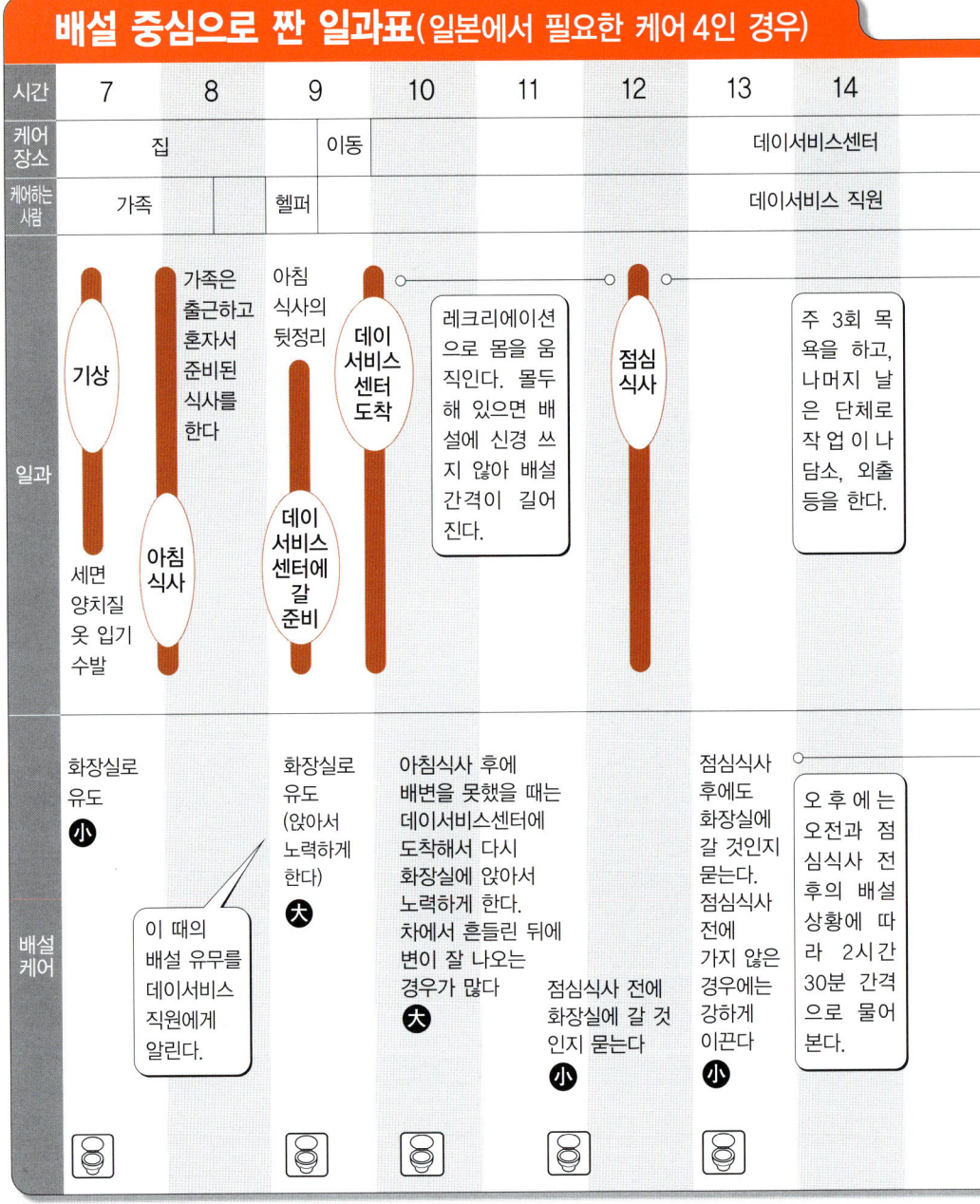

배설 중심으로 짠 일과표 (일본에서 필요한 케어 4인 경우)

小 소변　大 대변

케어에 필요한 적절한 배설 리듬

사람은 제각기 일정한 배설 리듬을 갖고 있다. 배설 리듬은 일상생활 속에서 만들어지는데, 이 리듬이 배설 케어의 핵심이 된다.

우선, 화장실로 유도하는 배설 케어 중심으로 일과표를 짜고, 변의가 있든 없든 일과표대로 케어한다.

일본의 경우, 케어매니저가 케어 필요도에 따라 케어 이용자에게 알맞은 케어 계획을 세워서 관리하므로 참고로 하면 좋다. 여기서는 뇌졸중으로 반신불수이며 개호보험에서 필요한 케어4로 인정 받은 A씨(84세 여성)를 모델로 하여, 개호보험(일본에서는 케어를 개호 또는 케어라고 한다) 범위 안에서 이용할 수 있는 케어 서비스 계획을 세워보았다.

A씨는 월요일부터 금요일까지 아침과 저녁 두 차례

생활 만들기 케어 2

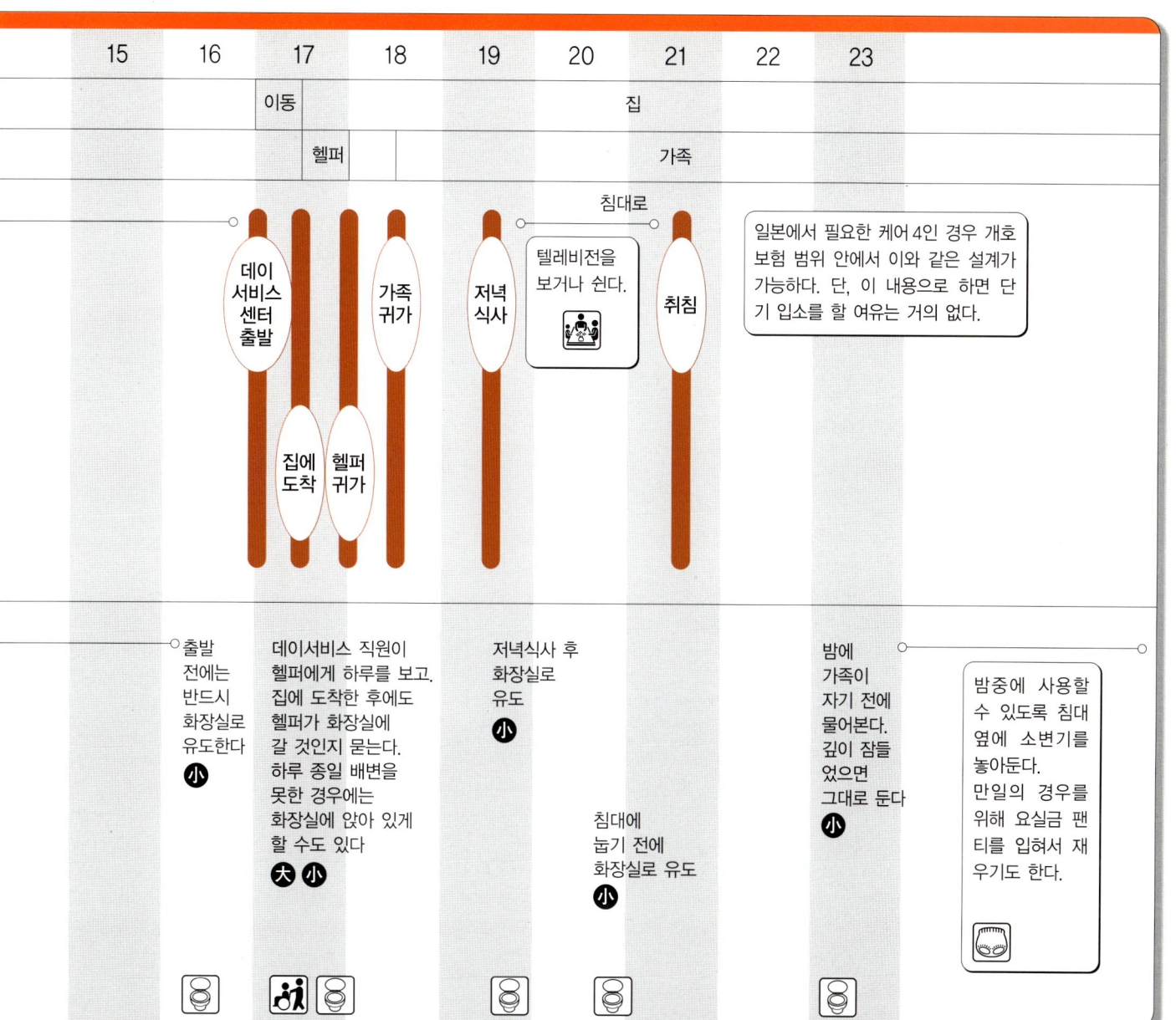

5 배설 케어

에 걸쳐 한 번에 30분씩 방문 헬퍼의 신체 케어를 받는다. 헬퍼의 일 중에서 가장 중요한 것은 아침식사 후 화장실로 유도하는 것이다. 이것이 하루 배설 케어의 시작이므로 반드시 변기에 앉는 습관을 들인다.

낮에는 데이서비스센터를 이용하므로 헬퍼는 서비스센터 직원이 오면 아침의 배설 상황을 설명한다. 그 상황에 따라 센터에서 화장실로 유도하는 방법이 달라지므로 잊지 말아야 한다.

위의 표에 없는 시간대는 가족이 이 형식대로 케어를 한다. 서로 보고하면서 협조하는 것이 중요하다. 한동안 반복하면 배설 리듬이 생긴다.

시설의 직원 여러분에게

시설에서도 아침식사 후를 기점으로 한 개개인의 배설 형태를 조사하여, 각자에게 맞는 화장실 유도 방법과 배설 케어를 만든다. 이렇게 하면 개개인을 화장실로 유도할 시간을 알 수 있다.

비록 중증 치매라도 기저귀를 사용하지 말고 화장실에서 배설하도록 한다.

5-9 화장실 개조

화장실 설계와 연구

휠체어로 편리하게 사용할 수 있는 화장실 개조 포인트

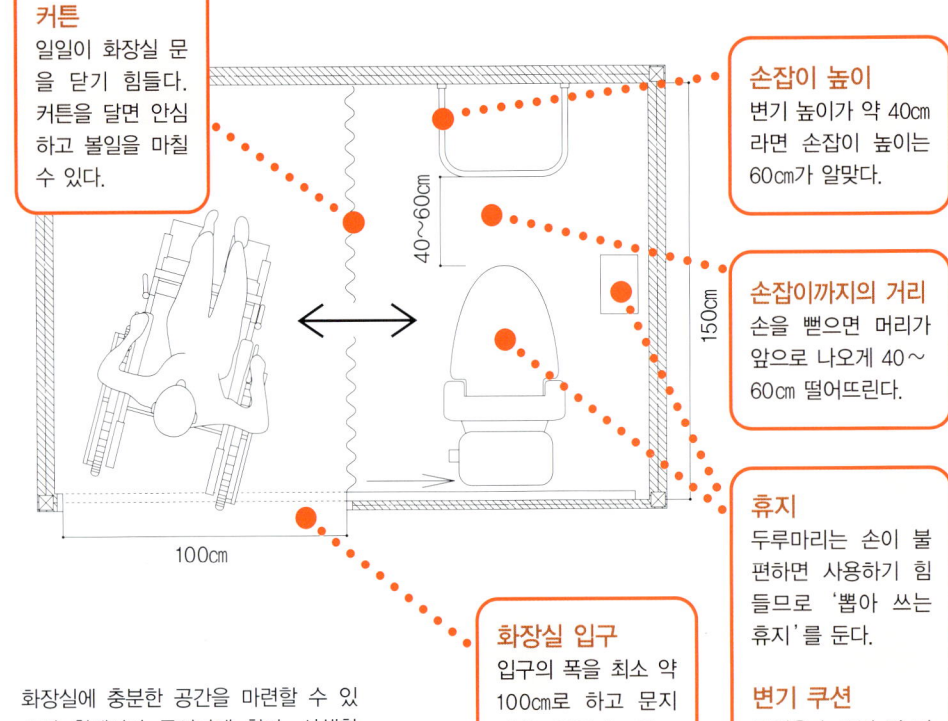

휠체어로 이용하는 화장실

- **커튼**: 일일이 화장실 문을 닫기 힘들다. 커튼을 달면 안심하고 볼일을 마칠 수 있다.
- **손잡이 높이**: 변기 높이가 약 40cm라면 손잡이 높이는 60cm가 알맞다.
- **손잡이까지의 거리**: 손을 뻗으면 머리가 앞으로 나오게 40~60cm 떨어뜨린다.
- **휴지**: 두루마리는 손이 불편하면 사용하기 힘들므로 '뽑아 쓰는 휴지'를 둔다.
- **화장실 입구**: 입구의 폭을 최소 약 100cm로 하고 문지방을 없앤다. 문도 '미닫이문'이 열고 닫기 편하다.
- **변기 쿠션**: 쿠션을 놓으면 잘 미끄러지지 않고 앉아도 아프지 않다.

화장실에 충분한 공간을 마련할 수 있으면 휠체어가 들어가게 한다. 사생활이 보호되도록 커튼을 달고, 다른 사람의 도움 없이 변기에 옮겨 앉을 수 있도록 손잡이를 설치한다.

옮겨 앉기 편리한 화장실

비록 걸을 수 없더라도 침대나 손잡이, 휠체어 등을 이용해서 화장실에 다닐 수 있도록 배려한다. 배설은 화장실에서 하는 것이 기본이다.

집 구조에 따라서도 달라지는데, 공간에 여유가 있다면 자유자재로 사용하기 위해 필요한 점을 파악해서 개조한다.

공간이 충분하다면 시설의 화장실처럼 휠체어가 들어갈 수 있도록 한다.

특히 반신불수인 경우에, 마비된 쪽은 옆으로 이동하기가 힘들므로 휠체어에서 변기, 변기에서 휠체어로 이동하는 것을 모두 건강한 쪽에서 할 수 있도록 한다. 그러기 위해서는 좌우에 '미닫이문'을 달아 어느 쪽으로나 출입할 수 있도록 하는 것이 좋다.

공간이 충분하지 않은 경우에는 변기의 배치가 문제이다. 변기가 옆쪽이 보이게 설치되어 있으면 '미닫이문'으로 하고 손잡이만 달면 큰 공사가 필요 없다. 손잡이를 잡을 수 있으면 몸을 90°로 돌려주기만 해도 휠체어에서 변기로 옮겨 앉을 수 있다.

그런데 변기가 앞쪽이 보이게 배치되어 있으면, 몸을 180° 돌려야 변기로 옮겨 앉을 수 있다. 따라서 변기의 배치도 바꿔야 한다.

또한, 혼자서 옮겨 앉기 어려워 수발을 해야 하는 경우에는 손잡이가 눈앞에 있으면 오히려 방해가 된다. 손잡이를 달더라도 내렸다 올렸다 할 수 있게 하면 움직이기 쉽고 편리하다.

한편 좌변기를 개조하기 어려운 경우에는, 위에 얹기만 하면 양변기가 되는 '간이식 양변기'가 있으므로 이것을 이용하는 것도 하나의 방법이다.

반신불수인 경우에 편리한 화장실

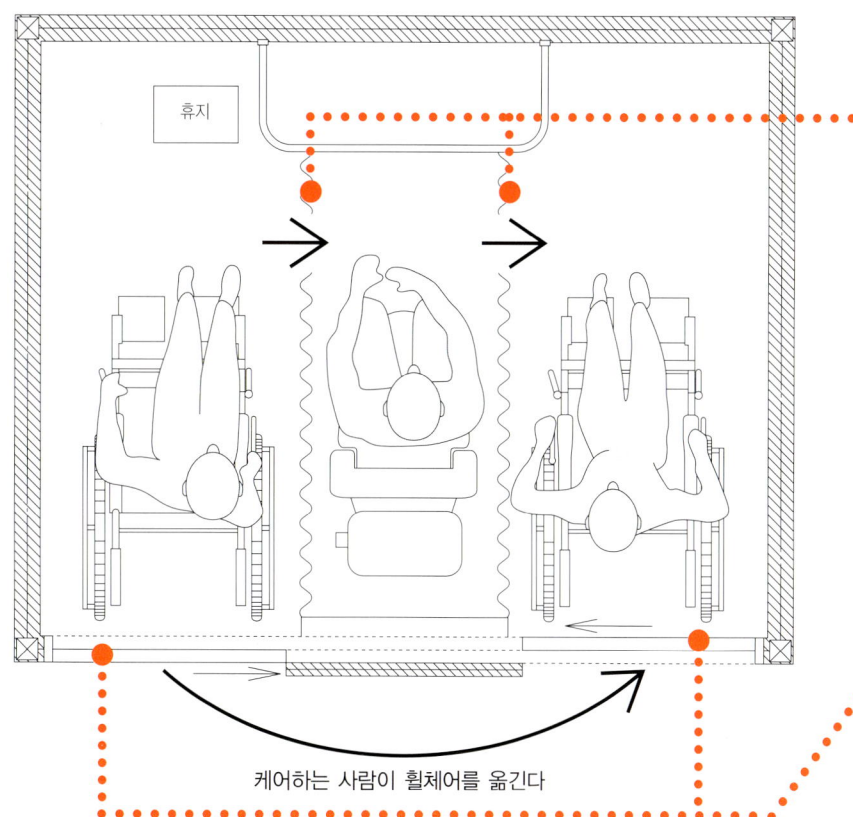

커튼
화장실 문을 '미닫이문'으로 해도 일일이 닫기는 힘들다. 변기 좌우에 커튼을 치면 어느 정도 사생활이 보호된다. 신경 쓰지 않고 볼일을 볼 수 있다.

출입문을 좌우 양쪽에 만든다
반신불수인 사람은 건강한 쪽으로는 이동할 수 있어도 마비된 쪽으로는 옆으로 이동하기가 힘들다. 변기에 옮겨 앉은 뒤 케어하는 사람이 휠체어를 반대쪽에 옮겨놓으면 배설 뒤 건강한 쪽으로 이동할 수 있다. 그 때문에도 문은 미닫이로 하고, 좌우에 단다.

케어하는 사람이 휠체어를 옮긴다

좌변기를 양변기로 바꾼다

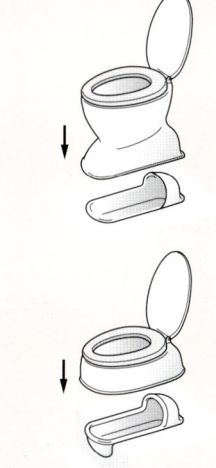

일부러 화장실을 개조하지 않아도 시판되는 '간이식 양변기'를 좌변기 위에 얹으면 좌변기가 금세 양변기로 바뀐다.
바닥에 층이 없는 평평한 화장실용과 바닥에 층이 있는 화장실용 등 여러 가지가 있으므로 화장실 형태에 맞춰 선택한다.
또한 화장실을 양변기로 개조하려면 비용이 많이 들지만 '간이식 양변기'는 적은 비용으로 설치할 수 있어 경제적이다.

공간이 적은 경우

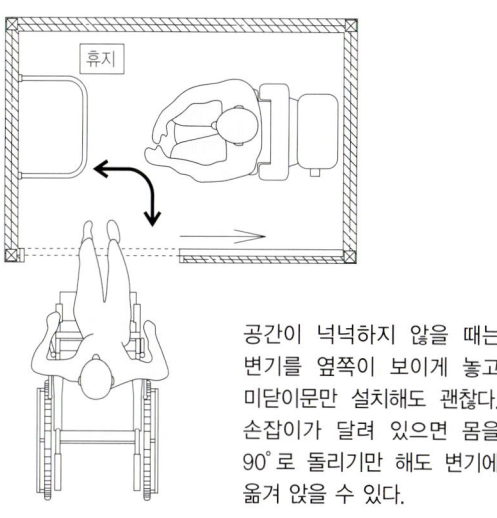

공간이 넉넉하지 않을 때는 변기를 옆쪽이 보이게 놓고 미닫이문만 설치해도 괜찮다. 손잡이가 달려 있으면 몸을 90°로 돌리기만 해도 변기에 옮겨 앉을 수 있다.

5-10 배설 관련 용품

팬티와 기저귀의 선택 방법

안심하고 하루를 보낼 수 있는 쾌적한 속옷

소변량에 맞는 팬티와 기저귀 선택

소변량

적다 ~ 중간 정도

지리는 양이 적은 경우

지리는 소변의 양이 아주 조금인 경우에는 '요실금 팬티'가 좋다. 트렁크, 무릎 길이 등 여러 가지가 있으므로 상태에 맞춰 선택한다. 그러나 요실금 팬티만으로는 불안할 경우에는 소변용 패드와 함께 사용한다. 패드의 종류도 다양하므로 사용자의 상태에 맞춰 알맞게 사용할 수 있다.

더 나아가 흡수성을 중시할 경우에는 방수 팬티가 좋다. 충분히 흡수하기 때문에 소변량이 많아도 안심할 수 있다. 또한, 요실금 팬티를 사용하고 싶지 않다면 가지고 있는 속옷에 패드를 착용할 수도 있다.

요실금 팬티

가랑이부분의 흡수성이 강화되어 적은 양의 소변을 흡수할 수 있다. 여러 번 세탁할 수 있어 경제적이다.

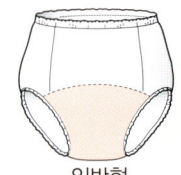

일반형

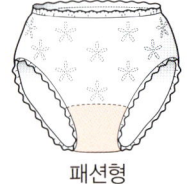

패션형

■ 방수부분 □ 흡수부분

약간 많다

방수성을 좀더 높이려는 경우

지리는 소변의 양이 조금 많은 경우에는 흡수량이 많은 입는 '팬티형 기저귀'가 좋다. 주름이 있어 몸에 딱 맞아 소변이 새는 것을 막아준다. 일반 속옷처럼 입는다.

많다

자는 시간이 긴 경우

소변량이 많은 경우에는 흡수 부분에 소변을 굳히는 폴리머(고분자 화합물)가 내장된 '팬티형 기저귀'나 '개폐식 기저귀'가 좋다. 개폐식 기저귀는 기저귀 커버와 종이기저귀가 합쳐진 형태로 몸에 맞춰 양쪽 끝을 테이프로 고정시키는 형태 등이 있다. 용도에 맞게 선택한다.

몸 상태나 목적에 맞게 선택한다

기침이나 재채기를 하면 조금씩 소변을 지리는 사람, 의지와는 상관없이 방광이 수축되어 배뇨를 해버리는 사람 등 '소변을 지리는 것 = 요실금'의 정도는 사람마다 다르다.

이런 상태를 도와 매일 쾌적하게 생활할 수 있도록 해주는 것이 '요실금 팬티', '방수 팬티'와 같은 배설 관련 용품이다.

생활 만들기 케어 ②

5 배설 케어

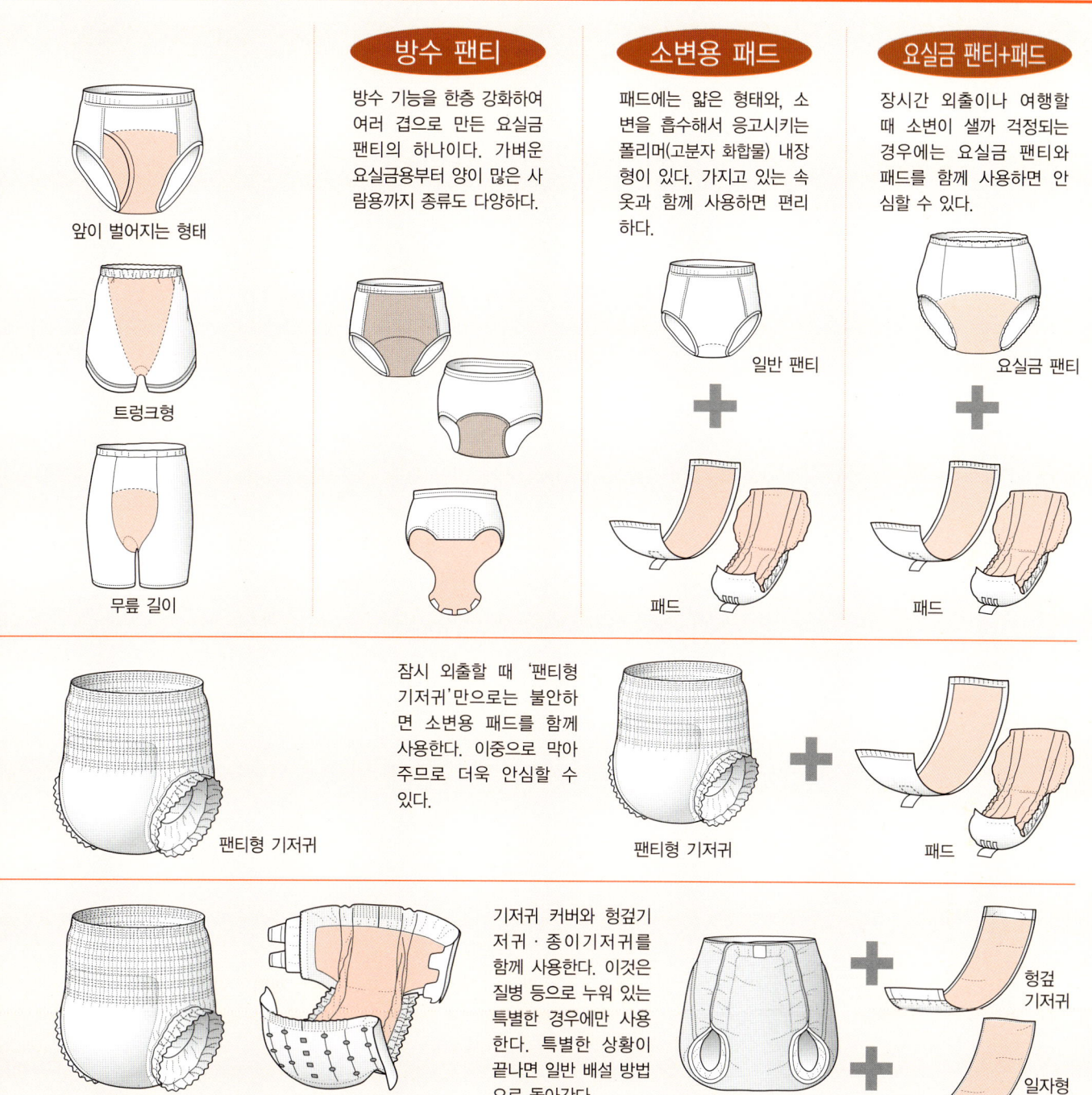

방수 팬티
방수 기능을 한층 강화하여 여러 겹으로 만든 요실금 팬티의 하나이다. 가벼운 요실금용부터 양이 많은 사람용까지 종류도 다양하다.

소변용 패드
패드에는 얇은 형태와, 소변을 흡수해서 응고시키는 폴리머(고분자 화합물) 내장형이 있다. 가지고 있는 속옷과 함께 사용하면 편리하다.

요실금 팬티+패드
장시간 외출이나 여행할 때 소변이 샐까 걱정되는 경우에는 요실금 팬티와 패드를 함께 사용하면 안심할 수 있다.

앞이 벌어지는 형태 / 트렁크형 / 무릎 길이

일반 팬티 + 패드

요실금 팬티 + 패드

잠시 외출할 때 '팬티형 기저귀'만으로는 불안하면 소변용 패드를 함께 사용한다. 이중으로 막아주므로 더욱 안심할 수 있다.

팬티형 기저귀 + 패드

기저귀 커버와 헝겊기저귀·종이기저귀를 함께 사용한다. 이것은 질병 등으로 누워 있는 특별한 경우에만 사용한다. 특별한 상황이 끝나면 일반 배설 방법으로 돌아간다.

팬티형 기저귀 / 개폐식 기저귀

기저귀 커버 + 헝겊 기저귀 + 일자형 기저귀

속옷처럼 사용하며, 흡수성과 방수성이 강화되어 안심하고 장시간 외출할 수 있다.

종류도 팬티형, 일자형(납작한 모양), 패드형 등으로 다양하므로 하나만 사용하거나 또는 같이 사용하는 등 각자의 상태, 용도, 목적에 맞게 구분하여 사용한다. 그 중에서도 '입는 팬티형 기저귀'는 기저귀를 떼는 연습용으로도 사용한다. 몸에 밀착되게 주름이 있어서 일어서도 흘러내리지 않는다. 또한, 한 손으로 올리고 내리기 쉬워 화장실이나 이동식 변기에서 혼자 볼일을 볼 수도 있다.

6장

목욕 케어

6-1
목욕 환경 만들기 (1)

목욕 케어란

목욕은 단순히 몸을 씻는 것이 아니다

조금만 연구하면 목욕할 수 있다

 장애나 노화로 걷기 힘들어지면 대부분의 경우는 '이제 더 이상 집의 목욕탕에서 목욕할 수 없다'고 생각하기 쉽다. 때문에 누워서 들어가는 고무로 된 간이 욕조를 사용하거나, 기계식 목욕을 하는 등 특별한 방법에 의존한다.
 그러나 본래 케어란 '가능하면 일상생활을 하도록 돕는 것'이다. 목욕은 하루를 마감하는 중요한 생활습관이다. 지금까지 하던 방식대로 계속 목욕할 수 있게 수발하는 것은 그 사람의 문화를 지키는 것이기도 하다.
 조금만 연구하면 그 사람에게 맞는 방법으로 목욕을 도와줄 수 있다. 특별한 방법은 필요 없다. 침상에서만 생활하는 사람이나 혼자 일어서지 못하는 사람도 앉기만 하면 목욕할 수 있다. 휠체어에 앉을 수 있는 사람을 일부러 누운 상태로 목욕시킬 필요는 없다.

생활 만들기 케어 ②

목욕의 의미

목욕은 중요한 생활습관 중 하나

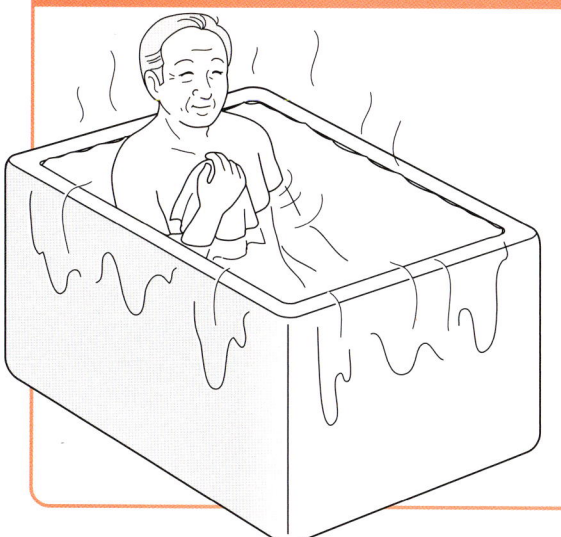

목욕은 생활의 일부
건강할 때는 거의 의식하지 못하지만, 목욕은 중요한 생활습관 중 하나이다. 피곤해서 집에 돌아왔을 때도 낯익은 집 안 욕조에 느긋하게 들어가 있으면 몸과 마음의 피로가 모두 풀리고 편안해진다.

집의 욕조는 저마다 그 의미가 다르다

뇌졸중인 어느 남성은 자신의 낡고 오래된 욕조에서 목욕을 즐긴다. 수발하는 그의 아내에게 욕조를 바꾸도록 권유하자, "남편이 좋아하고 아직은 그런 대로 쓸만하다"는 대답이었다. 각자에게 욕조가 소중하다는 것을 보여주는 사례이다.

6 목욕 케어

뇌졸중으로 휠체어 생활

지금까지의 방법

연구해보면 가능한 방법

단순히 몸을 씻는 방식

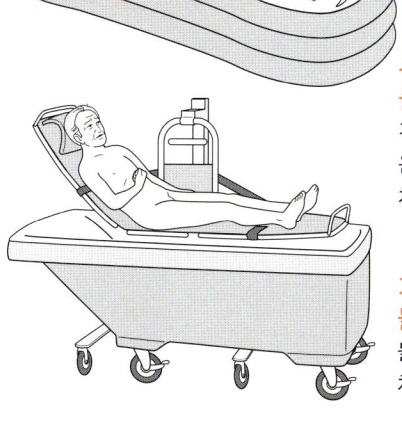

누운 상태로 들어간다
간이 고무욕조에 더운 물을 받아 누운 채로 목욕한다.

기계를 이용해서 들어간다
들것에 실려 누운 채로 목욕한다.

만족스런 목욕

받침대에 앉아서 들어간다
욕조와 같은 높이의 받침대를 옆에 놓아두고, 여기에 앉아서 욕조로 들어가는 방법. 예전처럼 집의 욕조에서 목욕할 수 있다.

125

6-2 목욕 환경 만들기 (2)

대중탕의 큰 욕조와 기계식 욕조는 문제가 많다

'높이 차이가 없는 것이 배리어 프리'라는 오해

기계식 욕조의 4가지 문제점

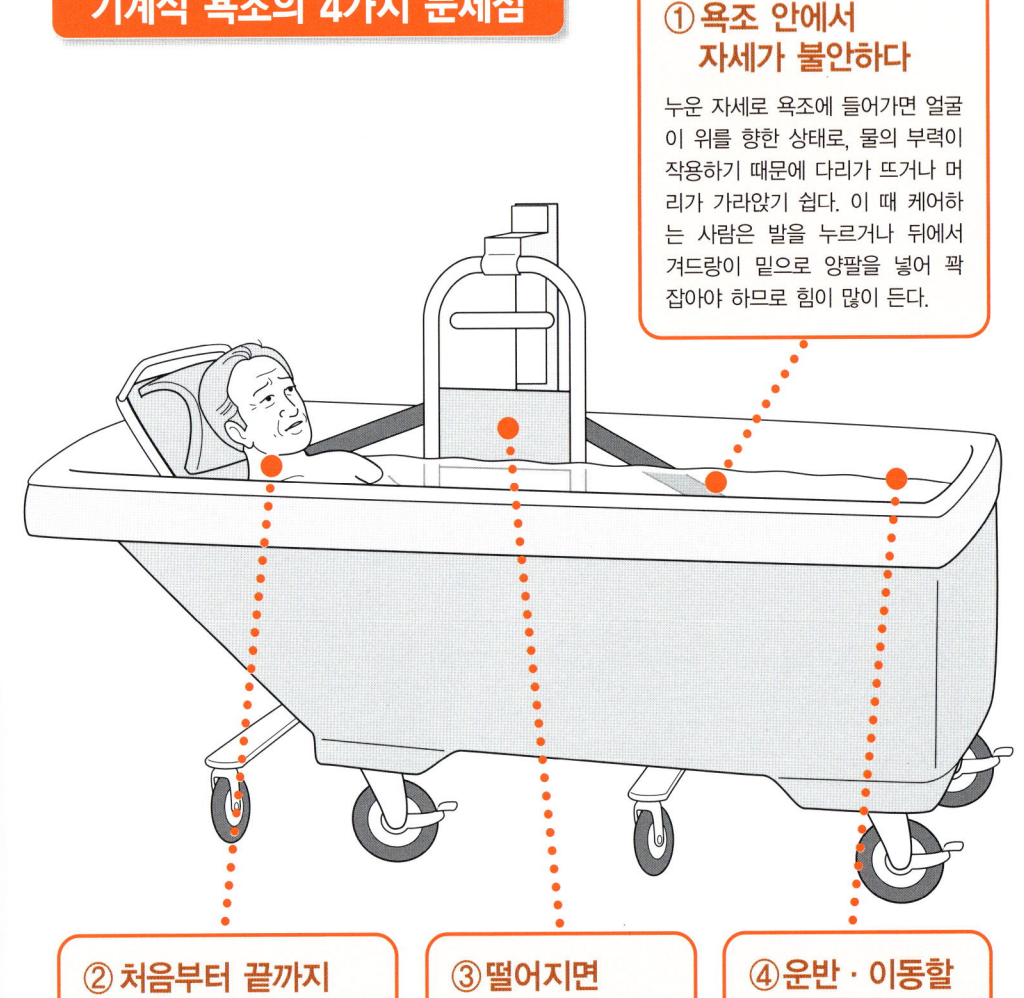

① 욕조 안에서 자세가 불안하다
누운 자세로 욕조에 들어가면 얼굴이 위를 향한 상태로, 물의 부력이 작용하기 때문에 다리가 뜨거나 머리가 가라앉기 쉽다. 이 때 케어하는 사람은 발을 누르거나 뒤에서 겨드랑이 밑으로 양팔을 넣어 꽉 잡아야 하므로 힘이 많이 든다.

② 처음부터 끝까지 수동적이다
케어 이용자는 처음부터 끝까지 들것 위에 똑바로 누워 있는 상태이다. 자신이 직접 머리를 감거나 몸을 씻을 수 없다. 목욕했다는 만족감을 거의 느끼지 못한다.

③ 떨어지면 위험하다
들것에 누워 있는 자세는 불안하며, 항상 떨어질 위험이 있다. 실제로 과거에 노인이 떨어져서 사망한 사고가 있었다.

④ 운반·이동할 때 무섭다
들것에 누워서 이동하면 건강한 사람도 무섭다. 하물며 몸이 자유롭지 못한 사람은 두렵다는 생각 밖에 없을 것이다.

목욕에 대한 잘못된 상식을 바로잡는다

노인시설에서는 기계를 사용하는 목욕이 아직 당연한 것처럼 행해진다. 그러나 기계 목욕은 원래 두 다리가 마비되어 전혀 힘을 쓸 수 없는 사람, 의식 장애가 있는 사람, 움직이려는 의지가 없는 사람 등 특별한 경우에만 이용하는 방법이다. 가능하면 기계에 의존하지 않고 목욕할 수 있는 방법을 연구하고, 만약 기계를 이용해서 목욕하는 경우에는 사고에 대비해 충분한 주의를 기울여야 한다.

또한 '높이 차이가 없는 것이 배리어 프리(장애인이나 노인들이 느끼는 사회적·물리적 장벽을 없애는 것)'라고 오해하여 대중탕의 큰 욕조를 설치한 시설도 적지 않다. 욕조 가장자리와 욕조 밖의 씻는 곳과의 높이 차이를 없애려는 것인데, 이 방식에도 문제가 많다.

대중탕 큰 욕조의 6가지 문제점

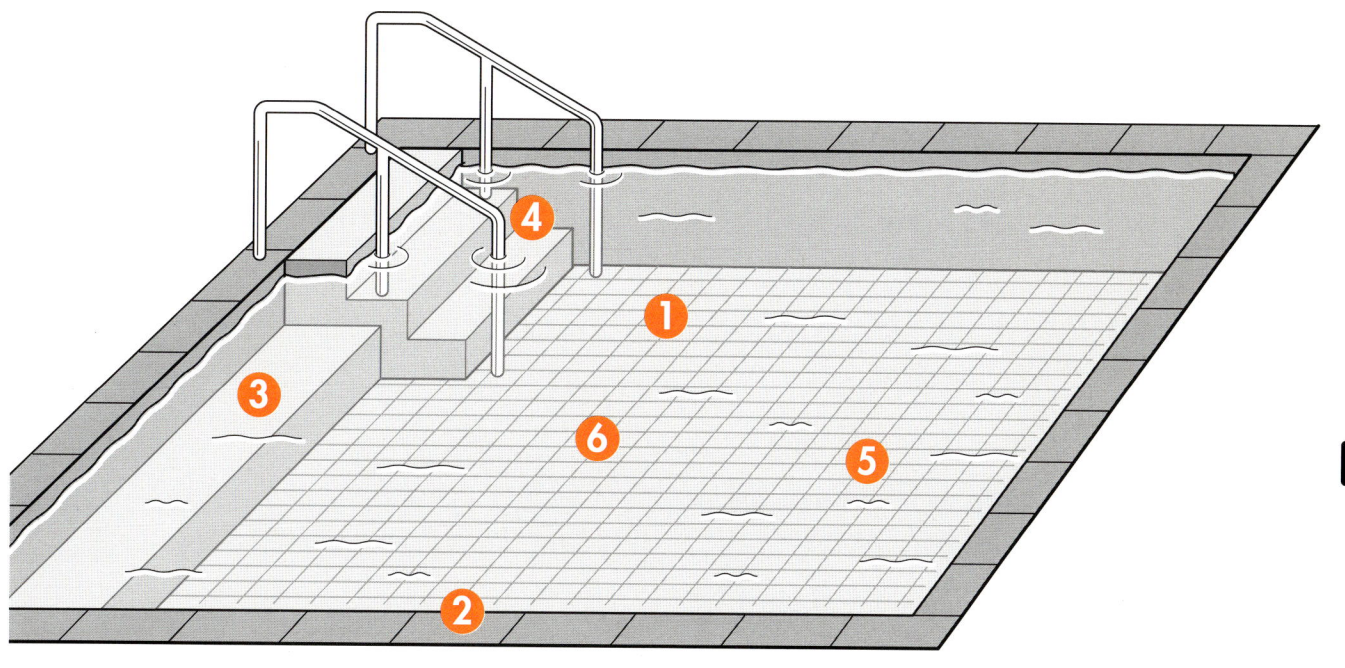

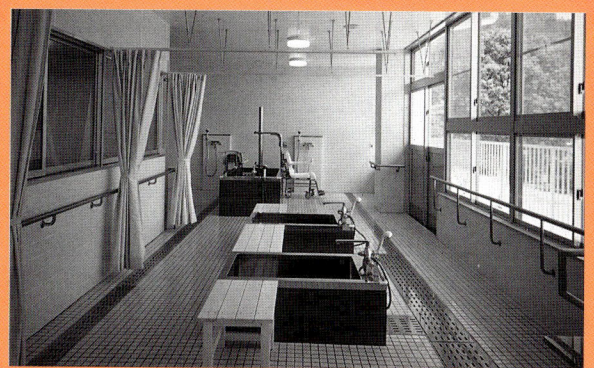

기계식 목욕을 중단하는 시설이 늘고 있다

일본 히로시마의 한 특별요양 노인홈의 경우, 과거에는 입소자 대부분이 기계식 목욕을 했지만, 현재는 누워서 하는 기계 목욕은 전혀 하지 않고 앉은 자세로 기계 목욕하는 사람이 5~6명이며, 나머지는 모두 일반 가정용 욕조에서 목욕하고 있다. 욕조에 앉아 있으면 안정적이고 몸이 뜨는 일도 없으며, 무엇보다 발바닥이나 음부까지 자기 손으로 직접 씻을 수 있다. 그 결과 노인의 자립도가 40%나 늘고, 직원이 수발하는 양은 40%나 줄었다고 한다. 기계에 의지하는 것보다 남아 있는 힘을 이용한 자연스런 목욕이 훨씬 좋다는 것을 보여주는 사례이다.

❶ 바닥을 파서 만든 욕조는 드나들기 힘들다

바닥을 파서 만든 욕조를 드나들려면 '바닥에 웅크리고 앉는다', '바닥에서 일어나야 한다' 등 어려운 동작을 해야 한다.

❷ 수발하는 사람도 힘들다

넓은 욕조의 바깥쪽에서 욕실 바닥보다 낮은 위치에 있는 사람을 수발해야 하므로 케어하는 사람의 허리가 아프다.

❸ 턱진 곳이 방해가 된다

욕조 가장자리에 턱을 만든 욕조도 있는데, 욕조에서 나올 때 물의 부력을 이용하지 못하므로 오히려 방해가 된다.

❹ 계단이나 슬로프는 사용할 수 없다

장애가 있는 사람이 과연 계단을 오르내릴 수 있을까? 슬로프도 미끄러지기 쉬워서 위험하다.

❺ 넓은 욕조는 위험하다

욕조가 넓으면 발을 벽에 대지 못하고 등이나 좌우 양쪽에 의지할 만한 것이 없기 때문에, 물의 부력으로 몸이 떠서 욕조 물에 잠기지 않는다.

❻ 물을 갈기 힘들다

때나 배설물로 물이 더러워졌을 때 물을 교체하기 어렵다. 더러운 물은 개선충 감염의 원인도 된다.

6-3 목욕 환경 만들기 (3)

욕조 선택 방법과 설치 방법

'배리어 프리'에 대한 절대적 믿음이 함정

올바른 욕조 형태와 설치 방법

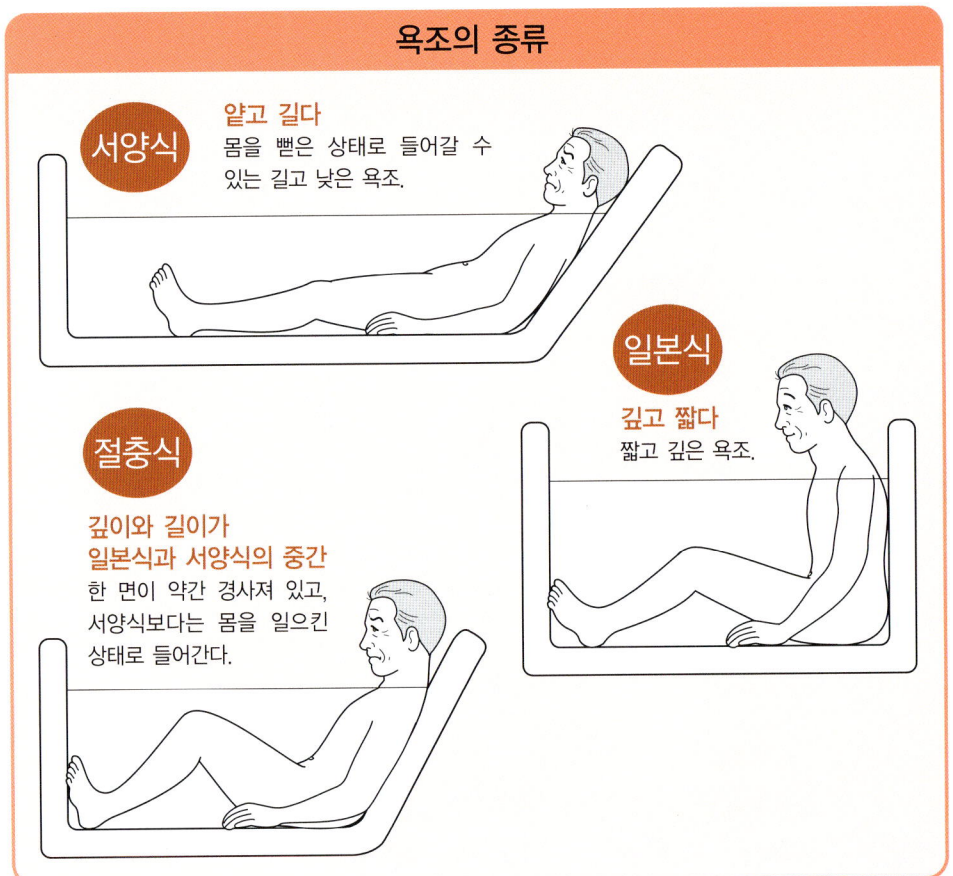

욕조의 종류

- **서양식**: 얕고 길다 — 몸을 뻗은 상태로 들어갈 수 있는 길고 낮은 욕조.
- **일본식**: 깊고 짧다 — 짧고 깊은 욕조.
- **절충식**: 깊이와 길이가 일본식과 서양식의 중간 — 한 면이 약간 경사져 있고, 서양식보다는 몸을 일으킨 상태로 들어간다.

높낮이 차이가 없으면 출입이 힘들다

뇌졸중으로 반신불수가 된 나이든 부모를 모시기로 결정하고, 앞일을 생각하여 욕실 출입이 쉽고 케어하기도 편하게 개조한다면 어떤 욕실을 만들까?

가장 많이 희망하는 욕조 형태와 설치 방법이 '서양식 + 완전히 묻는 형태'이다. 얕고 긴 서양식 욕조를 욕실 바닥과 같은 높이로 완전히 파묻는 것이다.

실제로 일본에서 장애인용, 노인용으로 판매하는 욕조는 '서양식' 또는 '일본식과 서양식의 절충식'으로 안쪽에 손잡이를 부착한 것이 많다. 또한 최근에는 배리어 프리(장애인이나 노인들이 느끼는 사회적·물리적 장벽을 없애는 것)가 좋은 평을 얻고 있으며, 욕실 바닥의 높낮이를 없애면 좋다고 생각하는 부분이 있다.

그러나 '서양식 + 완전히 묻는 형태'의 욕조만큼 장애인이나 노인에게 부적합한 것도 없다. 얕고 긴 욕조는 목욕할 때 자세가 매우 불안정하여 수발하는 사람이 눌러주지 않으면 물에 잠기지 않는다. 또한, 욕조 가장자리와 욕실 바닥의 높이가 같아서 드나들 때 바닥에 웅크리고 앉아야 한다. 이것은 장애인이나 노인에게 매우 힘든 동작이며, 수발하는 사람도 허리가 아프다.

한편 욕조를 욕실 바닥에 완전히 묻으면 더러운 물이 흘러든다는 이유로 바닥보다 조금 높게 설치하는 사람도 있다. 그러나 이것 역시 너무 낮아서 드나들 때 바닥에 웅크리고 앉아야 한다. 케어하는 사람과 케어 이용자 모두에게 부담이 큰 설치 방법이다.

욕조 설치 방법

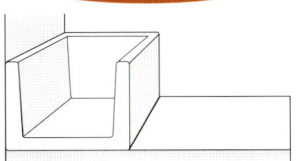
바닥에 그대로 놓인 형태
욕조를 욕실 바닥에 그대로 놓는 방법. 욕조 깊이와 바닥에서의 높이가 같다.

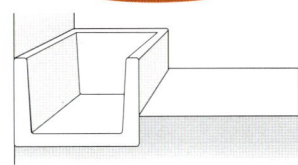
반만 묻은 형태
욕조를 욕실 바닥에 약 20cm 묻는 방법.

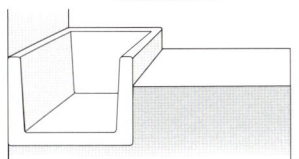
약간 올라오게 묻은 형태
더러운 물이 흘러들지 않도록 욕실 바닥보다 약간 높게 설치하는 방법.

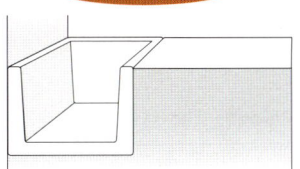
완전히 묻은 형태
욕실 바닥과 높이가 같게 욕조를 바닥에 완전히 묻는 방법.

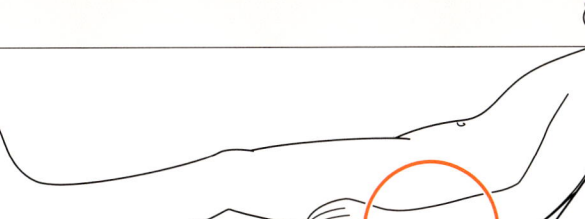

서양식

✖ **가장 나쁜 조합**

서양식 + 완전히 묻는 형태
가장 흔한 조합인데, 케어하는 사람이나 받는 사람 모두에게 부담이 크다.

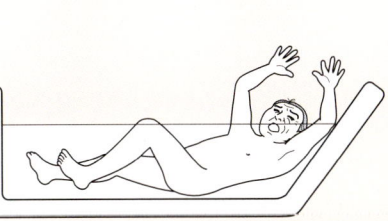

발로 지탱할 수 없으므로 자세가 불안하다
누운 자세와 비슷하고 몸을 지탱할 만한 곳이 없어서 목욕 자세가 불안하다.

완전히 묻는 형태

수발할 때 허리 통증이 생기기 쉽다
바닥보다 낮은 위치에 있는 사람을 수발해야 하므로 허리에 통증이 생긴다.

드나들기 어렵다
욕조에 드나들기 위해 '바닥에 쪼그리고 앉는다', '바닥에서 일어선다'와 같은 힘든 동작을 해야 한다.

기타 욕조 형태의 문제점

- **절충식** : 욕조가 너무 길어서 몸이 잘 뜨고, 벽이 경사져 있어서 몸을 앞으로 숙이기 힘들다.
- **바닥에 그대로 놓인 형태** : 너무 높아서 드나들기 어렵다.
- **바닥보다 약간 올라오게 묻는 형태** : 너무 낮아서 드나들기 어렵고, 신체 기능이 떨어진 사람은 물에 빠질 수도 있다.

6-4 목욕 환경 만들기 (4)

이상적인 욕조와 연구 사례

좁고 깊은 일본식 가정용 욕조가 가장 좋다

이상적인 욕조

일본식 가정용 욕조(1.5인용)를 반만 묻은 형태(깊이 60cm, 욕조 바깥높이 40cm)로 설치하고, 여기에 바깥 욕조 높이와 같은 받침대를 만들어서 드나들 때 이용한다.

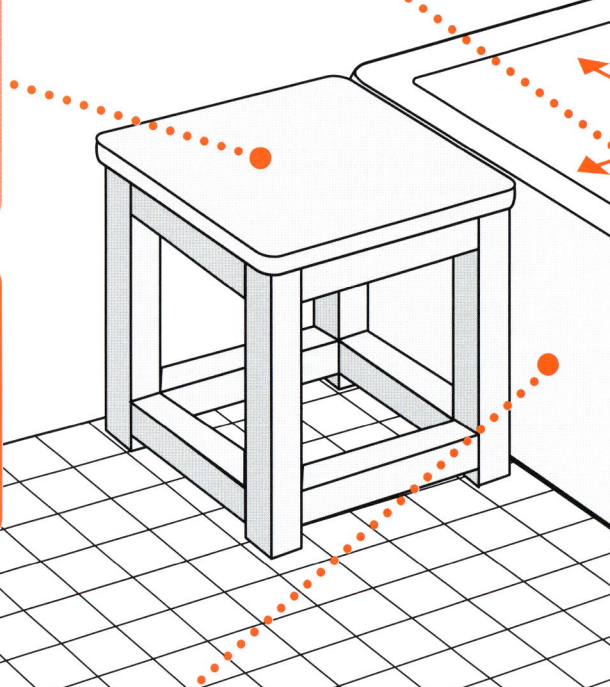

너무 넓지 않다
마비 등으로 좌우 균형을 못 잡고 자세가 불안한 사람도 옆이 지탱해준다.

벽과 수직이다
욕조가 벽과 수직을 이루면 욕조에서 나올 때 몸을 앞으로 숙이기 편하다.

받침대를 준비한다
받침대에 앉아서 욕조에 드나든다. 발이 바닥에 닿기 때문에 안심이 되고, 일어서기도 쉽다. 몸을 씻고 물기를 닦는 것도 앉아서 한다.

욕조 바깥높이와 같은 높이(40cm)의 받침대를 만든다
받침대는 드나들기 쉽게 욕조 바깥높이와 같은 높이로 만든다. 맥주병을 담는 상자로 대신할 수도 있다. 바닥이 미끄러운 경우에는 미끄럼 방지 테이프 등을 붙인다.

일본식 가정용 욕조
1.5인용 정도 되는 일본식 가정용 욕조가 가장 알맞다. 너무 넓지도 길지도 않아야 자세가 안정된다.

좁은 것이 안전하다

케어용 욕조라고 하면 얕고 긴 서양식 욕조가 좋다고 생각하는 경향이 있다. 그러나 실제로는 신체 기능이 좋지 않은 사람일수록 깊고 짧은 일본식 욕조가 알맞다. 왜냐하면 짧아서 욕조 벽에 다리가 딱 맞게 닿아 몸이 뜨지 않으며, 마비 등으로 좌우 균형을 잡지 못하는 사람도 폭이 좁으면 옆으로 쓰러지지 않고 안정감 있게 들어갈 수 있기 때문이다. 또한, 깊은 욕조에 물을 가득 넣는 것이 물의 부력을 이용할 수 있기 때문에 수발하는 데 힘도 덜 든다.

욕조의 역할은 욕조 안에서 안정된 자세를 취하게 하는 것이다. 드나들기 쉽고 수발하기 편리한 욕조는 깊고 좁은 일본식 욕조이다.

생활 만들기 케어 ②

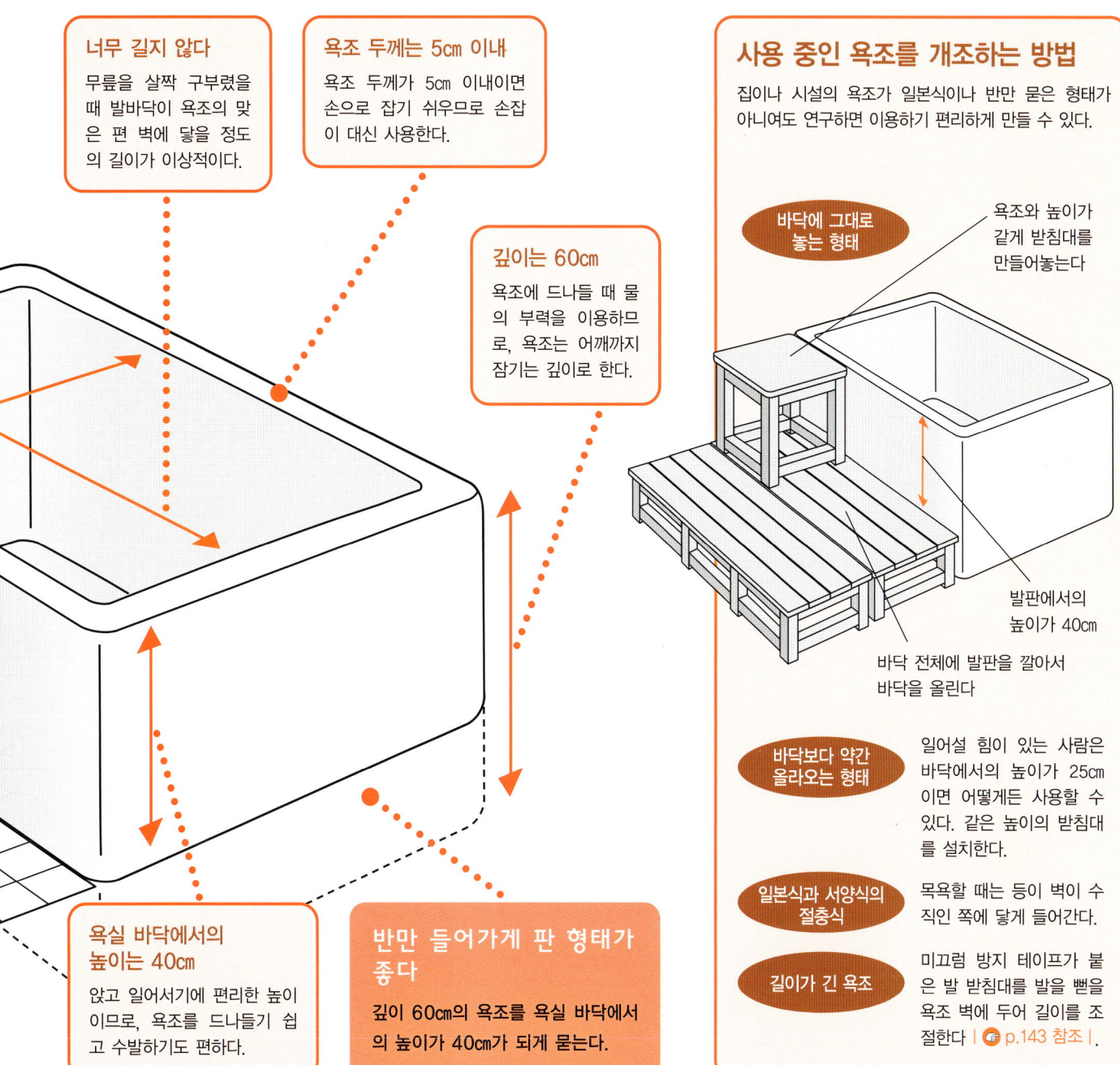

너무 길지 않다
무릎을 살짝 구부렸을 때 발바닥이 욕조의 맞은 편 벽에 닿을 정도의 길이가 이상적이다.

욕조 두께는 5cm 이내
욕조 두께가 5cm 이내이면 손으로 잡기 쉬우므로 손잡이 대신 사용한다.

깊이는 60cm
욕조에 드나들 때 물의 부력을 이용하므로, 욕조는 어깨까지 잠기는 깊이로 한다.

욕실 바닥에서의 높이는 40cm
앉고 일어서기에 편리한 높이이므로, 욕조를 드나들기 쉽고 수발하기도 편하다.

반만 들어가게 판 형태가 좋다
깊이 60cm의 욕조를 욕실 바닥에서의 높이가 40cm가 되게 묻는다.

사용 중인 욕조를 개조하는 방법

집이나 시설의 욕조가 일본식이나 반만 묻은 형태가 아니여도 연구하면 이용하기 편리하게 만들 수 있다.

바닥에 그대로 놓는 형태
욕조와 높이가 같게 받침대를 만들어놓는다
발판에서의 높이가 40cm
바닥 전체에 발판을 깔아서 바닥을 올린다

바닥보다 약간 올라오는 형태
일어설 힘이 있는 사람은 바닥에서의 높이가 25cm이면 어떻게든 사용할 수 있다. 같은 높이의 받침대를 설치한다.

일본식과 서양식의 절충식
목욕할 때는 등이 벽이 수직인 쪽에 닿게 들어간다.

길이가 긴 욕조
미끄럼 방지 테이프가 붙은 발 받침대를 발을 뻗을 욕조 벽에 두어 길이를 조절한다 | p.143 참조 |.

그 밖에 생각해봐야 할 사항

- **권장 재질** : 욕조를 새로 설치하는 경우에 재질은 스테인리스가 좋다. 수압에 강하기 때문에 직선적이고 두께가 얇은 욕조를 만들 수 있으며, 내구성도 좋다.
- **욕실 문은 욕실 바깥쪽으로 열리게 한다** : 받침대를 두면 문이 열리지 않을 수도 있다. 문을 아코디언처럼 접이식으로 하는 등의 방법을 생각한다.
- **손잡이는 특별히 필요 없다** : 욕조 안에 손잡이가 있는 제품도 있지만, 드나들 때뿐 아니라 수발할 때도 거리가 있어서 불편하다. 만약 손잡이를 단다면 욕조 밖에, 케어 이용자의 키나 손길이와 맞는 높이에 붙인다.
- **시설인 경우** : 큰 욕조 1개보다 가정용 욕조를 여러 개 만드는 것이 수발하기에 훨씬 편리하다. 욕조마다 원하는 온도로 조절할 수 있고, 물이 금방 더워져서 경제적이다.

6 목욕 케어

6-5 목욕 케어의 방법 (1)

옷벗기

'착환탈건(着患脫健)' 이란 수발 방법

'착환탈건'이 기본

케어의 세계에 '착환탈건'이라는 말이 있다. '옷을 벗을 때는 마비가 안 된 쪽(건강한 쪽)부터, 반대로 입을 때는 마비된 쪽(아픈 쪽)부터 한다'는 의미이다. 옷을 벗고 입을 때 이 '착환탈건'의 원칙을 따르면 잘 할 수 있다.

먼저, 목욕탕의 탈의실에 발이 바닥에 닿는 높이의 안정적인 의자를 준비한다. 옷을 입고 벗는 것을 모두 이 의자에 앉아서 한다.

또한, 옷은 신축성이 있는 소재가 입고 벗기에 편하다.

앞이 막힌 라운드 티셔츠를 벗는다

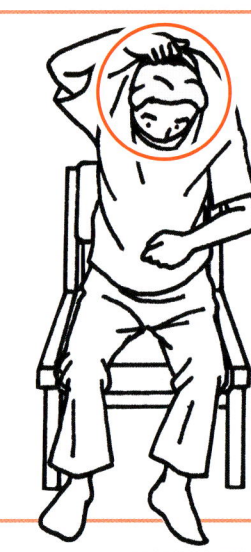

❶ 티셔츠의 깃 부분을 잡는다
건강한 손으로 티셔츠의 깃 부분을 잡고, 고개를 숙인 자세로 티셔츠의 목 부분을 잡아당긴다.

앞여밈의 버튼셔츠를 벗는다

❶ 단추를 푼다
건강한 손으로 셔츠의 단추를 푼다. 힘들면 도와준다.

바지와 팬티를 벗는다

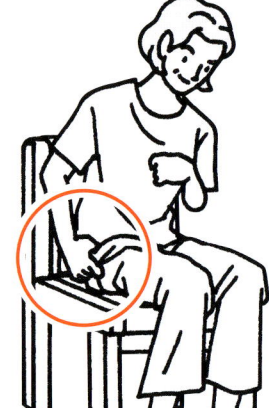

❶ 바지를 내린다
벨트와 지퍼를 내리고 가능하면 엉덩이가 나오게 바지를 잡아 내린다.

일어설 수 없는 경우
바지와 팬티 벗기

❶ 좌우로 움직인다
앉은 상태에서 몸을 좌우로 바꿔가며 움직인다.

❷ 옷을 당긴다
옷을 조금씩 앞으로 잡아당긴다. 필요하면 도와준다.

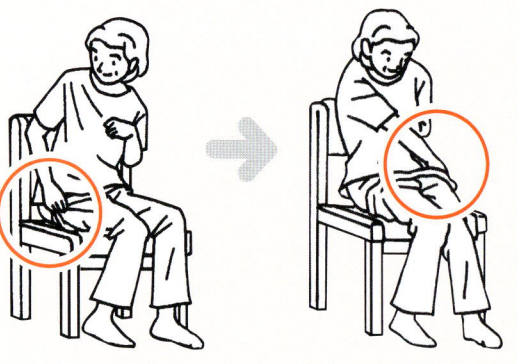

건강한 쪽부터 벗는다 (왼쪽 마비인 경우)

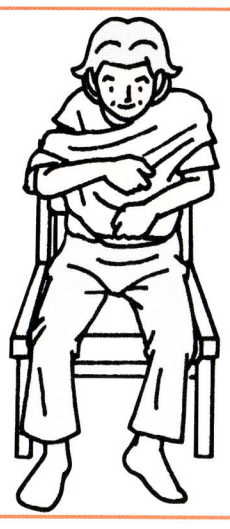

❷ 티셔츠에서 머리를 뺀다
그대로 건강한 손으로 티셔츠를 잡아당겨서 머리부터 뺀다.

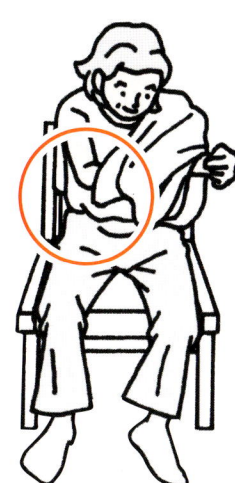

❸ 건강한 쪽의 손을 빼낸다
티셔츠를 팔 앞쪽으로 보내면서 건강한 손을 빼낸다.

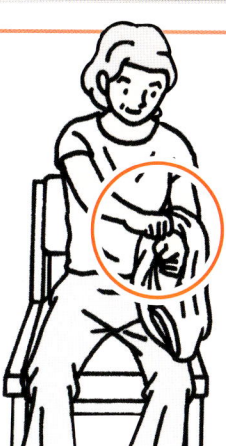

❹ 마비된 손을 빼낸다
건강한 손으로 티셔츠의 소매를 잡고, 마비된 손에서 티셔츠를 빼낸다.

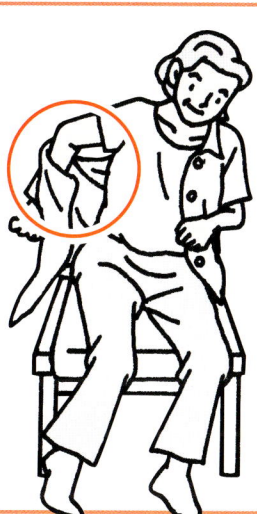

❷ 어깨부터 빼낸다
몸을 마비된 쪽으로 기울이면서 건강한 쪽의 어깨를 셔츠에서 빼낸다.

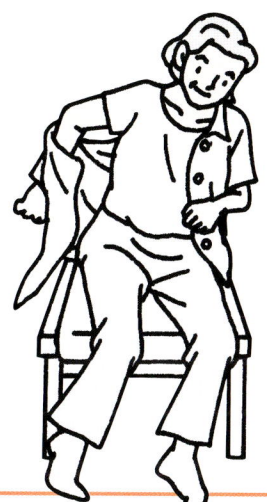

❸ 건강한 쪽의 손을 빼낸다
건강한 손을 셔츠에서 그대로 잡아 빼고, 셔츠를 등쪽에 늘어뜨린다.

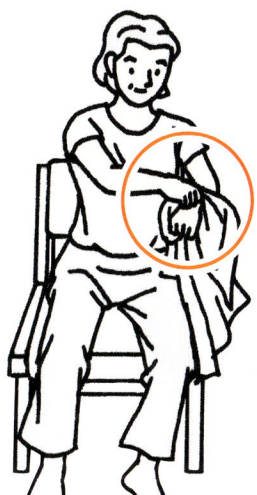

❹ 마비된 손을 빼낸다
건강한 손으로 셔츠를 잡고 마비된 팔에서 셔츠를 빼낸다. 단추를 위에서 2개 정도만 풀고 라운드 티셔츠와 같은 방법으로 벗을 수도 있다.

❷ 바지를 내려뜨린다
앞쪽의 받침대(또는 손잡이)에 손을 대고 일어서서 바지를 발목에 떨어뜨린다.

❸ 건강한 쪽의 다리를 뺀다
의자에 앉아서 건강한 쪽의 다리를 바지에서 당겨 빼낸다.

❹ 마비된 쪽의 다리를 뺀다
건강한 손으로 마비된 다리를 끌어당긴 후 바지에서 발을 잡아뺀다.

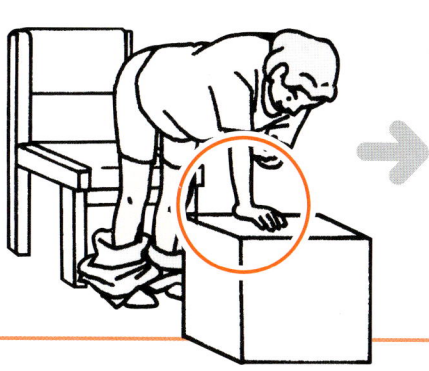
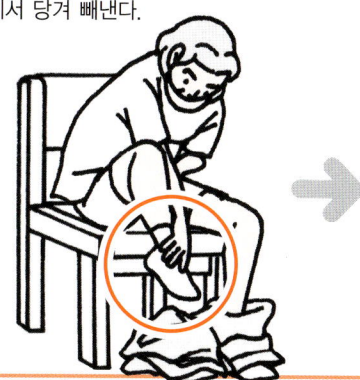
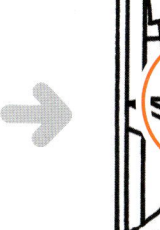

6-6 목욕 케어의 방법 (2)

옷입기

입는 것도 앉아서 하면 편하다

앉은 자세로 옷을 입고 벗는다

옷을 입고 벗는 것은 침대에 누워서 하는 것이 좋다고 소개되어 있다. 그러나 이것은 원래 일어나면 안 되는 환자나 중증 장애가 있는 사람이 하는 방법이다.

일어날 수 있는 사람은 의자에 앉아서 옷을 입고 벗는 것이 본인은 물론 수발하는 사람도 훨씬 편하다. 안정적인 의자를 준비한 뒤 의자에 앉아서 옷을 입고 벗도록 한다.

옷을 입을 때도 '착환탈건(着患脫健)'이 원칙이다. 즉, 벗을 때와는 반대로 마비된 쪽부터 먼저 입는다.

일어설 수 없는 경우
바지와 팬티 입기

1 다리를 끼운다
마비된 쪽에 이어서 건강한 쪽의 순서로 다리를 끼운다.

2 엉덩이를 든다
머리를 앞으로 내밀고 엉덩이를 들면서 조금씩 입는다.

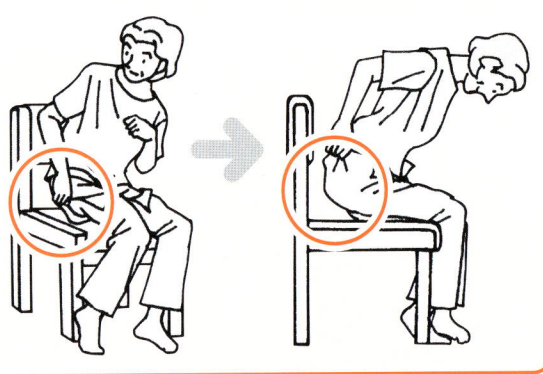

앞이 막힌 라운드 티셔츠를 입는다

① 마비된 손을 끼운다
건강한 손으로 티셔츠를 잡고, 마비된 손을 티셔츠 소매에 끼운다.

앞여밈의 버튼셔츠를 입는다

① 마비된 손을 끼운다
건강한 손으로 셔츠의 소매를 잡고, 마비된 손에 셔츠의 소매를 끼운다.

바지와 팬티를 입는다

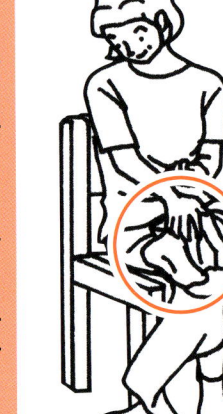

① 마비된 다리를 끼운다
건강한 손으로 마비된 다리를 끌어당겨 올려서 다리에 바지를 조금씩 끼운다.

생활 만들기 케어 ②

마비된 쪽부터 입는다 (왼쪽 마비인 경우)

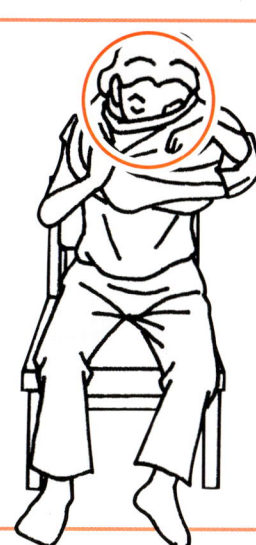
 티셔츠를 머리에 씌운다
건강한 손으로 티셔츠를 끌어올려서 머리에 씌운다.

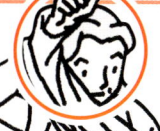
❸ **건강한 손을 끼운다**
머리가 티셔츠에서 나오면 건강한 손을 티셔츠의 소매에 끼운다.

❹ **티셔츠를 내린다**
건강한 손으로 티셔츠를 잡아내리고 정리한다.

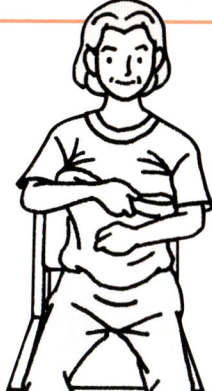

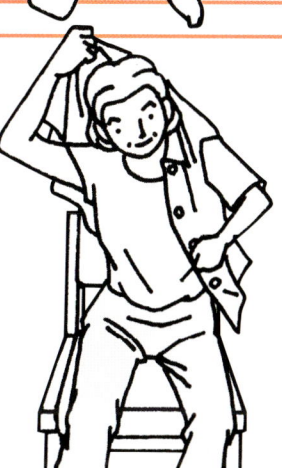
 셔츠를 등에 걸친다
건강한 손으로 셔츠를 잡고 등 쪽에 셔츠를 걸친다.

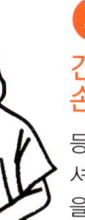
❸ **건강한 손을 끼운다**
등 쪽에 걸쳐놓은 셔츠에 건강한 손을 넣어서 소매를 끼운다.

❹ **단추를 끼운다**
건강한 손으로 셔츠의 단추를 끼운다. 힘들어 보이면 도와준다. 한편, 단추를 위의 두 개 정도만 열고, 라운드 티셔츠와 같은 방법으로 입을 수도 있다.

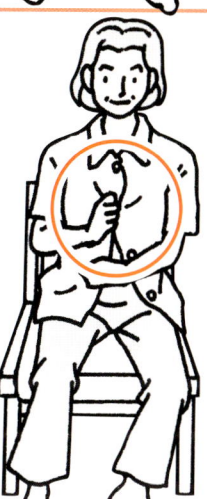

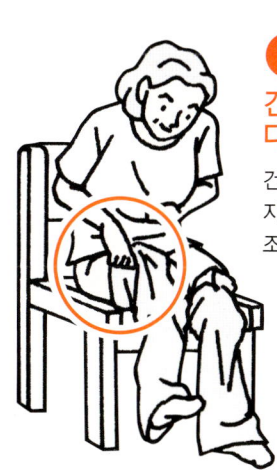
❷ **건강한 다리를 끼운다**
건강한 다리를 바지에 넣고 다리를 조금씩 끼운다.

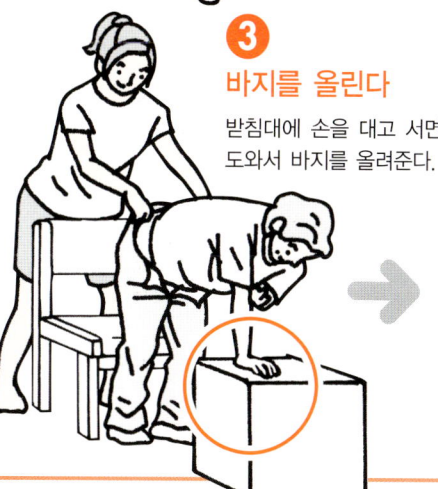
❸ **바지를 올린다**
받침대에 손을 대고 서면 도와서 바지를 올려준다.

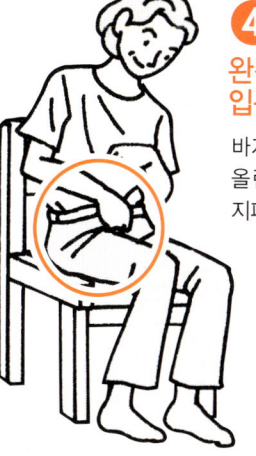
❹ **완전히 입는다**
바지를 허리까지 올린 뒤 벨트나 지퍼를 채운다.

6 목욕 케어

6-7 목욕 케어의 방법 (3)

욕조에 들어가기 전에

앉아 있을 수만 있으면 목욕할 수 있다

휠체어에서 받침대로 옮겨 앉는다

혼자서 옮겨 앉는 경우(왼쪽 마비)

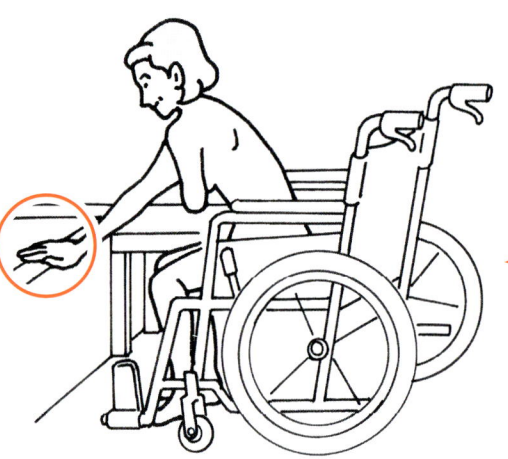

❶ 욕조 가장자리를 잡는다
바닥에 발을 내리고 발의 위치를 정하면 휠체어를 고정시킨다. 움직이는 손으로 욕조의 가장자리를 잡는다.

❷ 엉덩이를 들어 올린다
앞으로 숙이면서 엉덩이를 들어 올린다.

수발이 필요한 경우

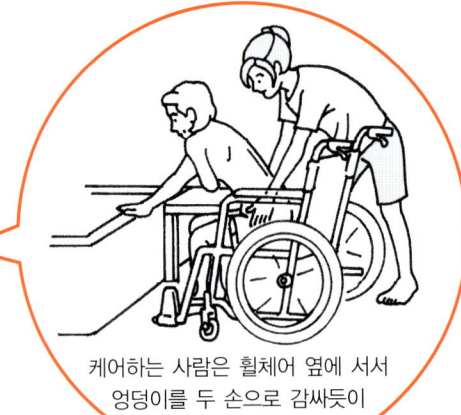

케어하는 사람은 휠체어 옆에 서서 엉덩이를 두 손으로 감싸듯이 들어준다.

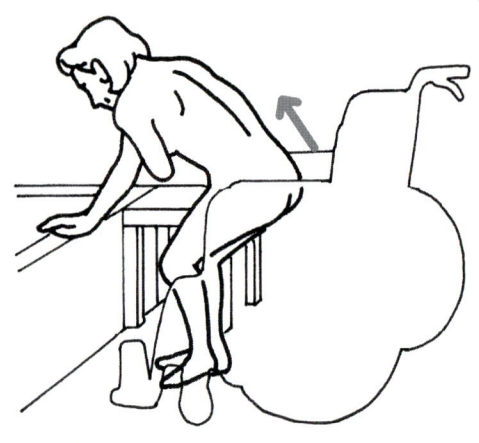

케어 이용자를 앞으로 숙이게 하고 엉덩이를 앞으로 밀어내듯이 들어 올린다.

일어서지 못하는 사람도 이동할 수 있다

시설처럼 욕실의 공간이 넓으면 욕실 가운데까지 휠체어를 타고 들어가서 받침대로 옮겨 앉히면 수발하기가 편하다.

비록 일어설 수 없더라도 조금이나마 다리에 체중을 실을 수 있으면 대부분은 혼자서 옮겨 앉을 수 있다. 움직이는 손과 발을 축으로 하여 받침대 쪽으로 몸을 돌리면 된다.

다리 힘이 약해서 일어설 수 없는 사람은 수발하는 사람이 뒤에서 엉덩이를 감싸듯이 잡아 받침대로 유도한다. 팔받침이나 발판을 떼기 쉬운 휠체어라면 엉덩이를 조금만 들어 올려도 옮겨 앉을 수 있다.

생활 만들기 케어 ②

❸ 몸을 돌린다

손으로 욕조를 짚고 체중의 일부를 실으면서 움직이는 발을 축으로 하여 받침대 쪽으로 몸을 돌린다.

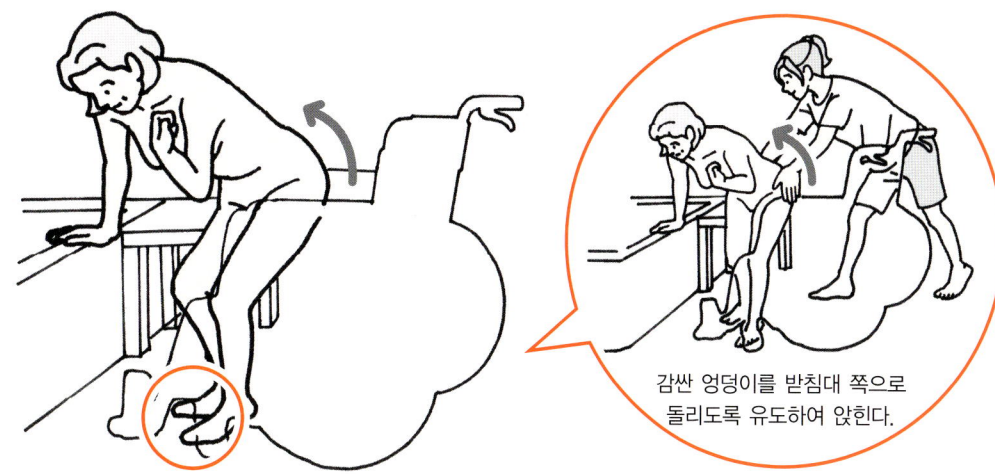

감싼 엉덩이를 받침대 쪽으로 돌리도록 유도하여 앉힌다.

point
체중이 있는 사람은 수발하는 사람이 받침대에 무릎을 붙이고 수발한다.

❹ 받침대에 앉는다

받침대까지 몸을 돌렸으면 손발의 위치는 그대로 두고 엉덩이를 천천히 내린다.

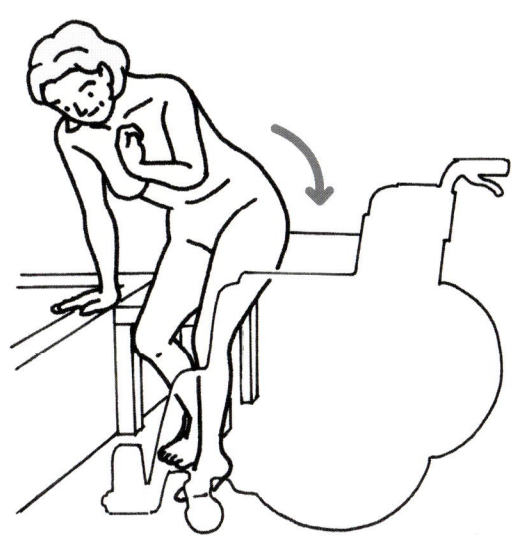

point
바닥이 젖어서 미끄러우면 미끄럼 방지 매트를 깐다.

옮겨 앉기 편리한 휠체어

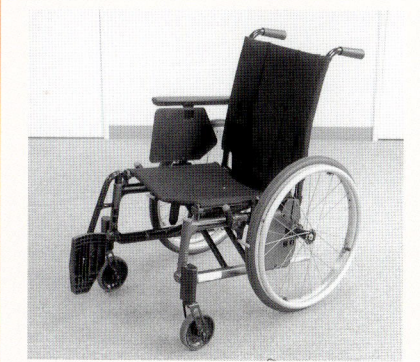

p.36에서 소개한, 팔받침이나 발판을 붙였다 떼기 쉬운 휠체어는 옮겨 앉기 훨씬 편하다.

6 목욕 케어

사례　마지못해 목욕하는 E씨

시설에서 생활하는 E씨(74세)는 큰 목욕탕을 싫어해서 아무리 권해도 절대 들어가려고 하지 않는다.

그래서 "목욕하시는 것은 포기했으니 옷만이라도 갈아입으세요. 그렇지 않으면 제가 윗분들에게 꾸중을 들으니 부탁 좀 드릴게요." 하면 E씨는 "할 수 없군." 한다. 이 때 곧바로 목욕탕으로 데리고 가서 담당자에게 들리게 "그럼, 옷만 갈아입어요." 하면 직원 중에 한 명이 재빨리 옷을 벗는 것을 돕고, 다른 한 명은 더운물이 담긴 세숫대야를 들고 뒤에서 다가간다. 그리고 "앗! 미안합니다. 물이 튀었어요.", "E선생님, 이렇게 옷이 젖었으니 이 기회에 목욕을 하시지요." 하고 목욕을 권한다.

이렇게 해서 목욕이 끝나면 E씨는 "앗, 또 속았군." 하고 투덜거리면서도 그다지 싫지 않은 듯이 방으로 돌아간다.

다음 페이지에 계속

엉덩이를 씻는다

혼자 일어설 수 있는 경우

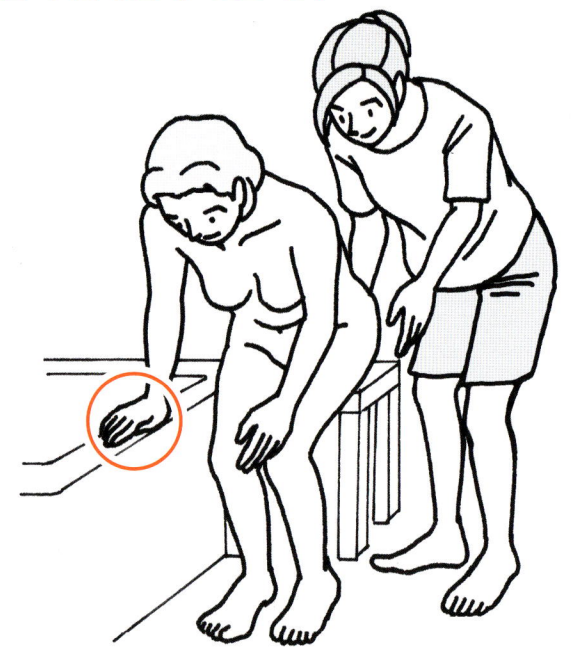

움직일 수 있는 손으로 욕조의 앞쪽을 짚고 앞으로 숙이면서 엉덩이를 들게 한다. 케어하는 사람이 엉덩이를 씻겨준다.

받침대를 이용하는 경우

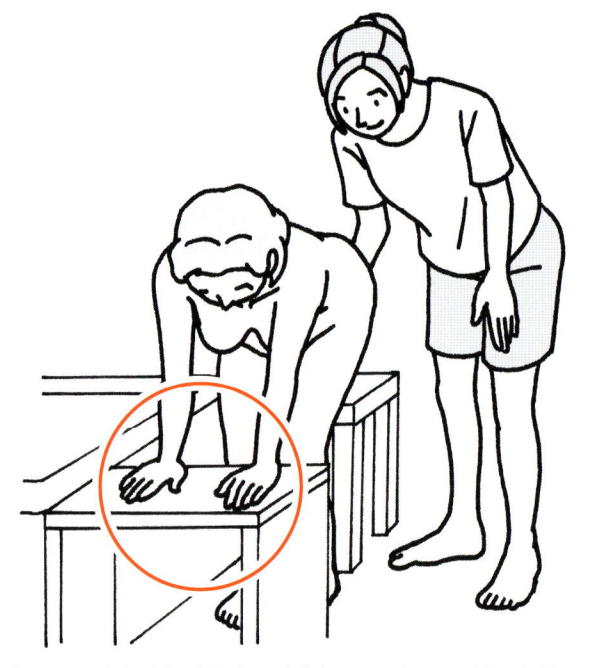

욕조와 높이가 같은 받침대를 앞에 놓고 두 손으로 짚은 뒤 앞으로 숙이면서 엉덩이를 들게 한다. 케어하는 사람이 엉덩이를 씻긴다.

다리 마비가 심한 경우

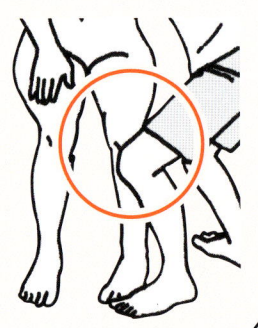

케어하는 사람의 왼쪽 발을 마비된 발 앞에 놓아 발끝을 막고, 무릎과 무릎을 붙여서 무릎이 꺾이지 않게 한다.

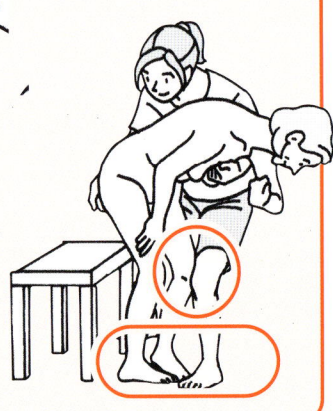

왼쪽 팔을 케어 이용자의 겨드랑이 밑으로 찔러 넣어서 팔에 기대게 하고 엉덩이를 들어 올려 씻는다. 모두 끝나면 무릎을 밀면서 받침대로 돌려보낸다.

가능하면 직접 하게 한다

욕조에 들어가기 전에 몸을 씻게 한다. 받침대에 앉으면 대야로 물을 끼얹고 비누타월로 몸 전체를 닦는다.

가능하면 직접 씻게 하는데, 엉덩이만은 케어 이용자가 혼자서 또는 도움을 받아서 엉덩이를 들었을 때 케어하는 사람이 씻어준다. 목욕을 모두 마치면 미끄러지지 않도록 발바닥까지 비누를 깨끗이 씻어낸다.

욕조에 들어갈 때는 받침대에서 욕조와 가장 가까운 부분에 앉아야 다음 동작을 하기 쉽다. 폭이 넓은 받침대를 사용하는 경우에는 먼저 받침대에서 좀더 옆으로 옮겨 앉아 욕조와 가장 가까운 곳에 앉게 한다.

손과 발의 위치를 확인한 뒤 앞으로 숙인 자세로 엉덩이를 들고 옆으로 몸을 옮긴다. 수발하는 경우에는 엉덩이를 감싸듯이 잡고 케어하는 사람의 몸을 밀착시킨 후 함께 옆으로 옮기듯이 하면 쉽다.

받침대에서 옆으로 이동한다

혼자서 이동하는 경우(왼쪽 마비)

❶ 욕조의 가장자리를 짚는다

발의 위치를 확인했으면 움직일 수 있는 손으로 욕조의 앞쪽을 잡는다.

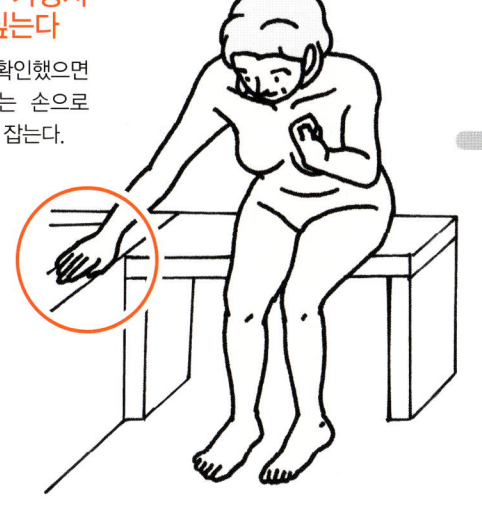

❷ 엉덩이를 든다

앞으로 숙이면서 엉덩이의 중심을 손발로 옮기듯이 엉덩이를 든다.

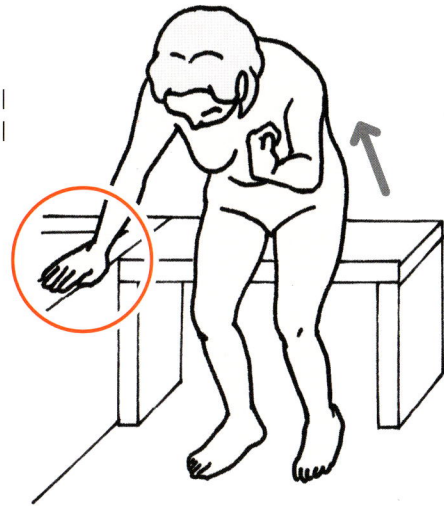

❸ 몸을 옮긴다

손발은 그대로 두고 몸을 옆으로 옮겨서 받침대의 가장 끝부분에 엉덩이를 대고 앉는다.

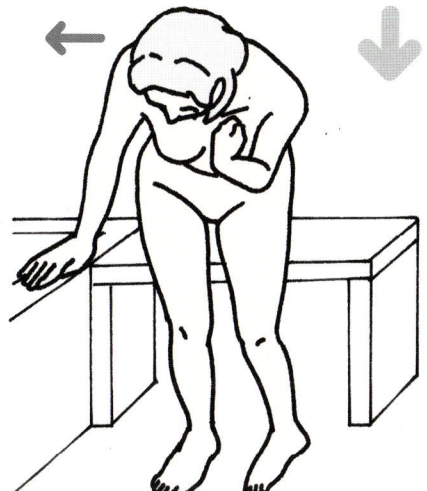

❹ 발을 옮긴다

손과 엉덩이의 위치를 확인한 뒤 움직일 수 있는 발부터 차례로 옆으로 옮긴다.

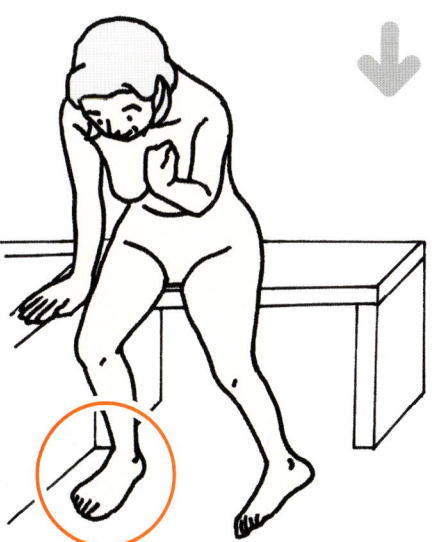

수발이 필요한 경우

수발을 쉽게 하려면 케어하는 사람이 몸을 밀착시켜서 함께 움직이는 것이 포인트이다.

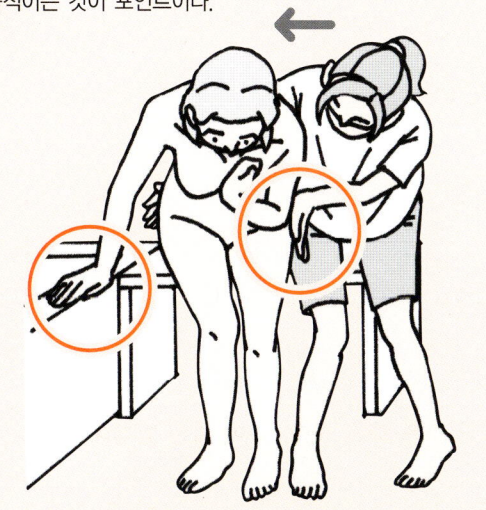

가로로 긴 받침대를 준비하여 케어하는 사람이 옆에 같이 앉는다. 케어 이용자의 발이 바닥에 닿아 있는 것을 확인한 뒤 움직이는 손으로 욕조의 앞쪽을 잡게 한다. 엉덩이를 두 손으로 감싸듯이 잡고 몸을 앞으로 숙이게 하여 엉덩이를 들어 올리고, 케어하는 사람의 몸을 이용해 밀듯이 옆으로 옮긴다.

6-8 목욕 케어의 방법 (4)

욕조에 들어가기

불안감 없이 욕조에 들어가는 방법

욕조에 들어가는 케어 방법(왼쪽 마비인 경우)

❶ 움직이는 쪽의 다리를 넣는다

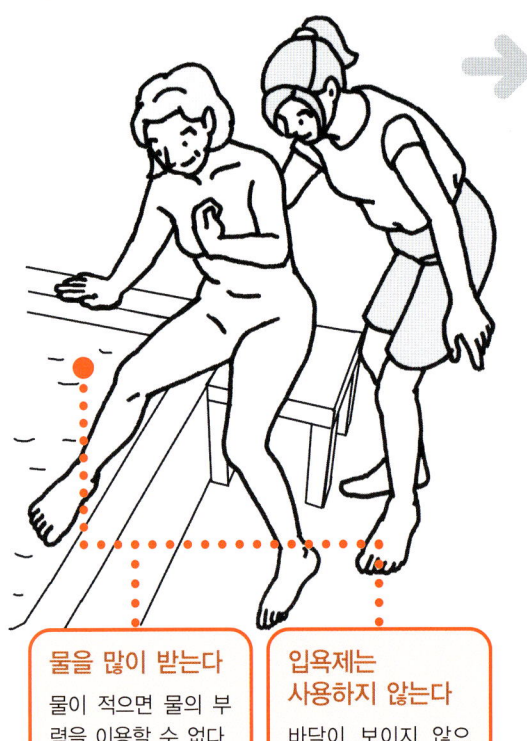

물을 많이 받는다
물이 적으면 물의 부력을 이용할 수 없다.

입욕제는 사용하지 않는다
바닥이 보이지 않으면 두려울 수 있다.

엉덩이는 받침대에, 두 발은 바닥에 닿아 있는 것을 확인한 뒤 욕조를 손으로 잡고 움직이는 다리를 스스로 욕조에 넣게 한다. 케어하는 사람은 케어 이용자가 쓰러지지 않도록 뒤에서 등을 손으로 받쳐준다.

❷ 마비된 다리를 넣는다

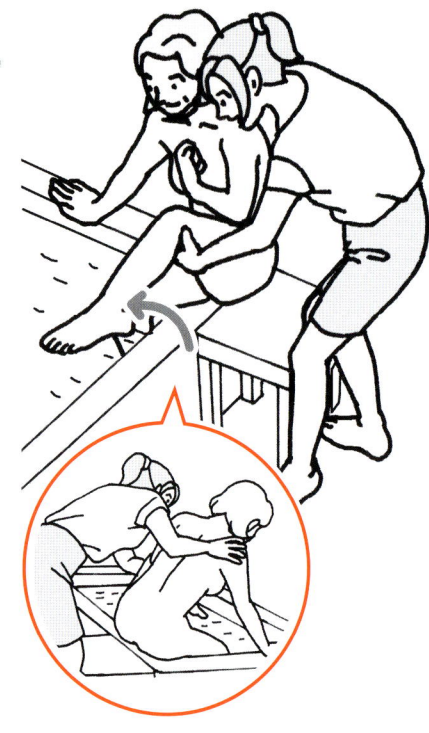

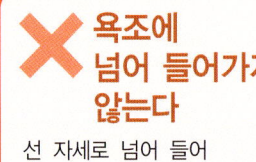

등을 받친 손을 그대로 두고 마비된 다리를 욕조에 넣도록 돕는다.

✗ 욕조에 넘어 들어가지 않는다
선 자세로 넘어 들어가지 말고 반드시 앉아서 들어간다.

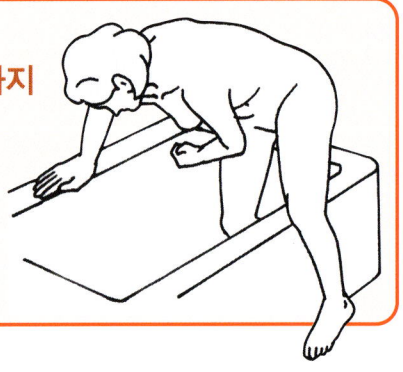

물의 부력을 이용한다

목욕 케어 중 욕조에 들어가는 수발은 그다지 어렵지 않다. 깊고 좁은 일본식 욕조라면 그냥 첨벙 들어가도 괜찮다. 욕조가 작아서 욕조의 벽이 발이 미끄러지지 않게 막아주고 몸도 지탱해준다.

또한, 물의 양이 많으면 물의 부력으로 몸이 살짝 뜬다. 물의 부력과 케어 이용자의 남은 힘을 이용하기 때문에 케어하는 사람이 따로 힘쓸 필요가 없다.

욕조에 들어갈 때는 받침대에 앉아서 들어가는 것이 기본이다. 힘이 약한 노인이나 장애인인 경우, 일어선 자세로 들어가려고 하면 아무래도 균형을 잃기 쉽다. 그러나 앉은 자세로 들어가면 균형을 잃을 걱정이 없다. 걷거나 서지 못하는 사람도 앉을 수만 있으

❸ 엉덩이를 감싸듯이 잡는다

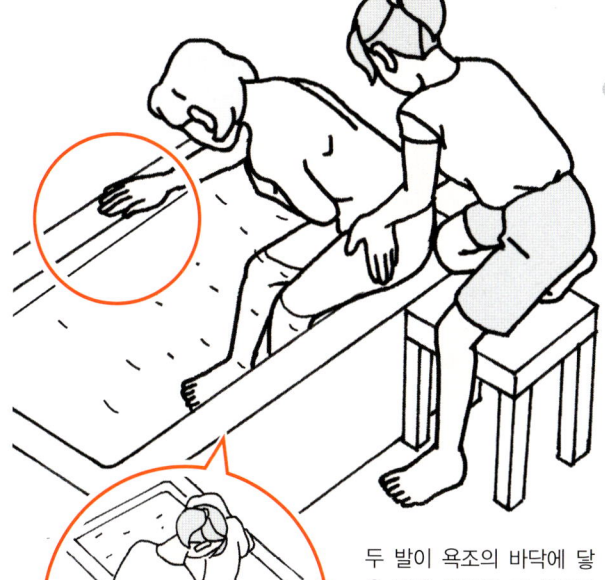

두 발이 욕조의 바닥에 닿은 것을 확인한 뒤 욕조를 잡은 손의 위치를 바꾸게 한다. 케어하는 사람은 받침대에 한쪽 무릎을 대고 엉덩이를 두 손으로 감싸듯이 잡는다.

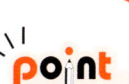

위로 들어 올리지 말고 앞으로 밀듯이 한다.

❹ 욕조에 들어간다

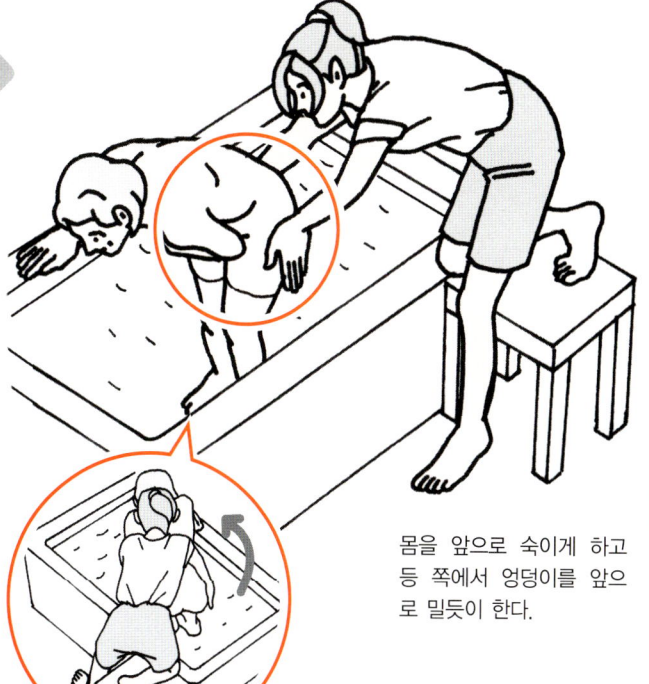

몸을 앞으로 숙이게 하고 등 쪽에서 엉덩이를 앞으로 밀듯이 한다.

어깨까지 담근다
'심장에 부담이 가므로 물은 가슴 아래쪽까지'라고들 하지만, 지금처럼 물이 어깨까지 잠기게 한다. 물이 많아야 부력을 이용할 수 있으므로 수발하기 쉽다.

❺ 욕조에 엉덩이를 넣는다

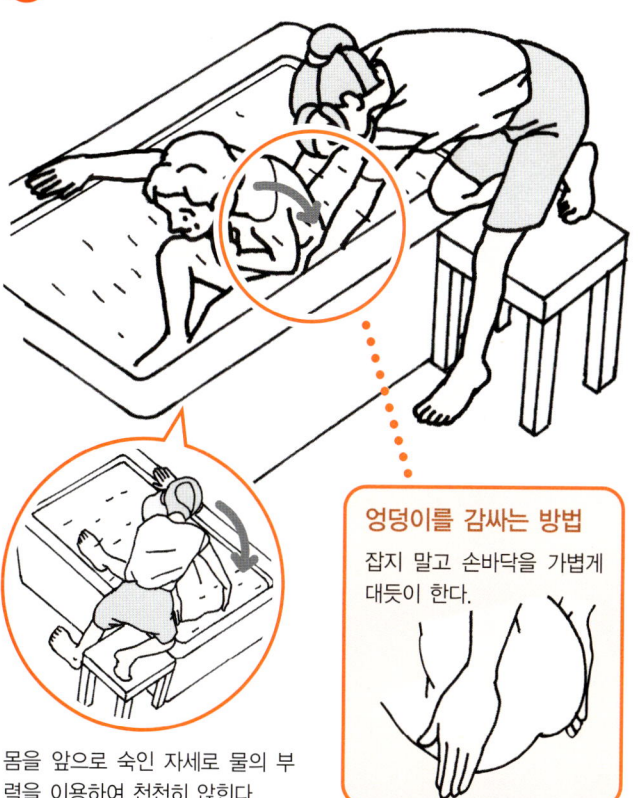

몸을 앞으로 숙인 자세로 물의 부력을 이용하여 천천히 앉힌다.

엉덩이를 감싸는 방법
잡지 말고 손바닥을 가볍게 대듯이 한다.

면 목욕할 수 있다.

받침대에서 욕조 가까이에 바짝 앉으면, 몸을 앞으로 숙이면서 엉덩이를 욕조로 옮겨 몸을 천천히 담그게 한다. 중요한 것은, 물의 부력을 충분히 이용하기 위해 물을 욕조 가득 받으며, 케어할 때는 엉덩이에 두 손바닥을 가볍게 대고 앞으로 밀듯이 한다.

6-9 목욕 케어의 방법 (5)

욕조에서 자세를 안정시키기

안정된 입욕 자세

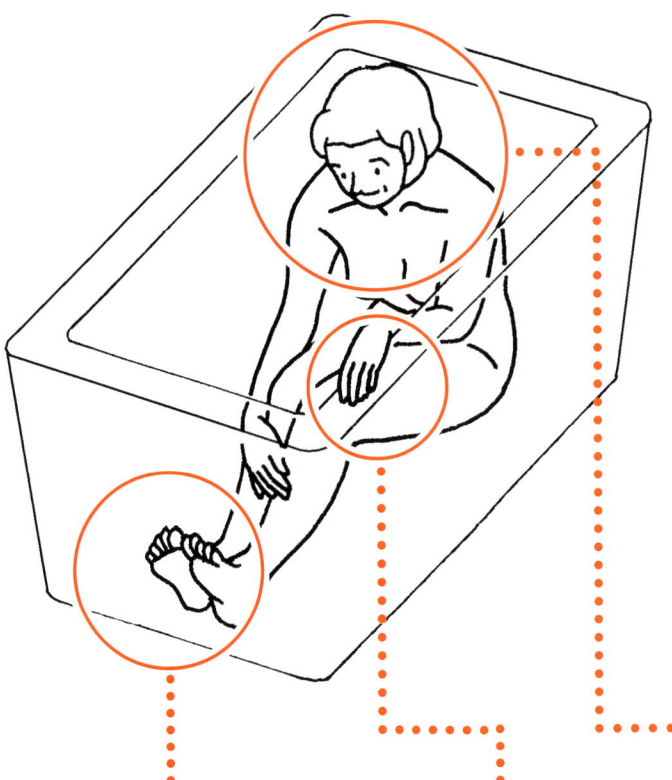

힘이 실리는 방향

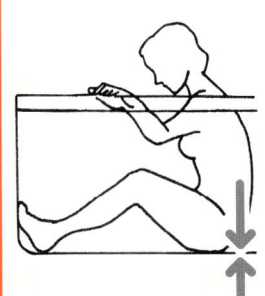

머리 무게는 물의 부력이 작용하지 않기 때문에 윗몸과 골반의 무게가 더해져서 골반뼈 마디 부분에 실린다. 이것이 바닥에서의 반력(反力), 즉 바닥에서 밀어 되돌아오는 힘과 서로 비슷하기 때문에 자세가 안정된다. 머리가 뒤쪽으로 가면 엉덩이가 앞으로 미끄러져서 불안정해진다.

발로 욕조의 벽을 민다
무릎을 살짝 구부리고, 발바닥이 욕조의 벽에 닿아 미는 상태로 한다.

욕조를 잡는다
손이 욕조의 앞쪽을 잡으면 더 안정된다.

앞으로 숙인 자세
머리가 뒤로 가지 않도록 윗몸은 앞으로 숙인 자세를 취한다.

뒤로 쓰러지려고 할 때

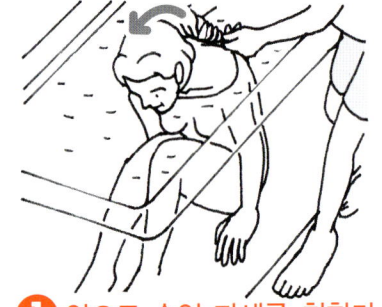

❶ 앞으로 숙인 자세를 취한다
등 쪽에서 상체를 일으켜 세워 앞으로 숙이게 한다.

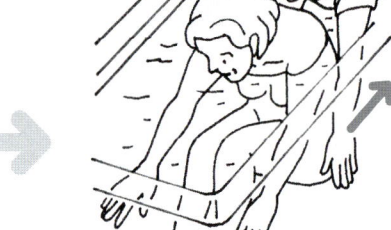

❷ 엉덩이를 끌어당긴다
엉덩이를 두 손으로 감싸듯이 잡고 케어하는 사람 쪽으로 당겨 자세를 안정시킨다.

자세를 안정시키려면 몸을 앞으로 숙이는 것이 포인트

안정된 입욕 자세를 위한 연구

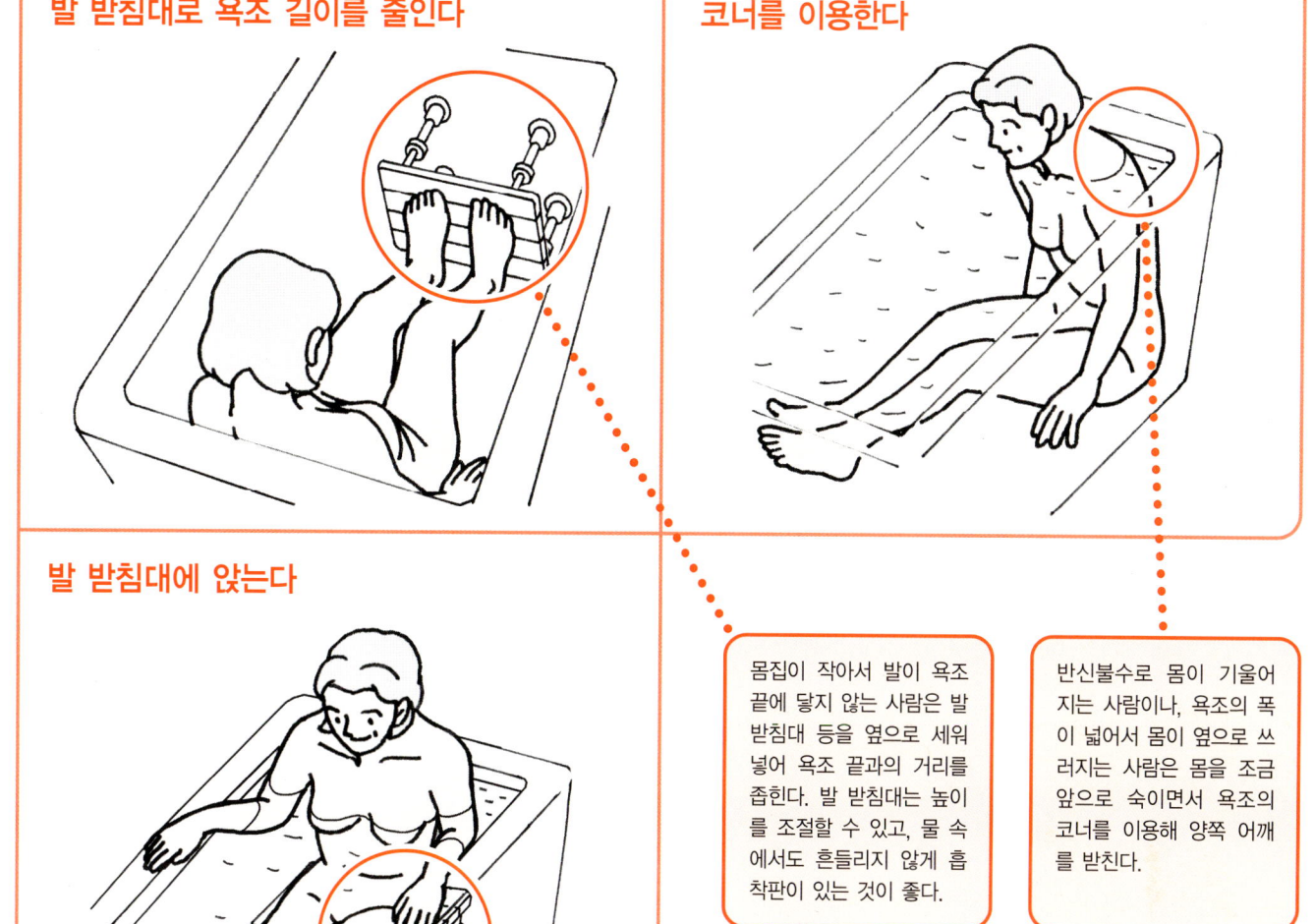

몸을 앞으로 숙이고 발로 민다

물의 부력을 이용할 수 있기 때문에 욕조에 들어가는 것은 그다지 어려운 일이 아니다. 오히려 욕조에 몸을 담그고 난 뒤에 자세가 불안정해지기 쉽다.

욕조 속에서 자세를 안정시키는 방법은, 상반신은 앞으로 숙이고 하반신은 발바닥으로 욕조의 벽을 밀듯이 한다. 그러면 몸이 뜨거나 뒤로 쓰러지는 것을 막을 수 있다.

한창 목욕 중에 몸이 가라앉거나 뒤로 쓰러질 듯해도 당황해서 끌어올리지 않는다. 침착하게 등 쪽에서 상체를 일으켜 세워 다시 앞으로 숙인 자세로 잡아준다.

몸집이 작은 사람, 또는 몸을 앞으로 잘 숙이지 못하는 사람은 욕조 속에 발 받침대를 넣어 욕조의 길이나 깊이를 조절하면 좋다. 또한 좌우 균형 감각이 나쁜 사람은 욕조의 코너를 이용하여 몸을 지탱한다.

6-10 목욕 케어의 방법 (6)

욕조에서 나오기

욕조에서 쉽게 나오는 방법

기본 동작

❶ 발을 끌어당기고, ❷ 몸을 앞으로 숙이면, ❸ 자연히 엉덩이가 뜨기 때문에 일어설 수 있다.

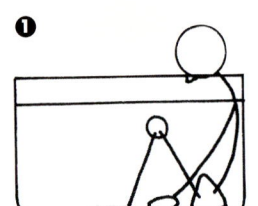 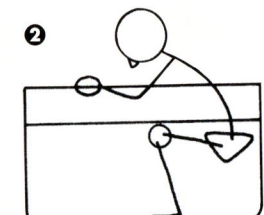 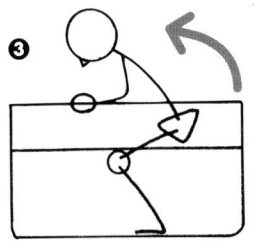

✗ **그대로 위로 나오려고 해도 일어서지 못한다**

❶ 발을 뻗고
❷ 손을 앞쪽에 둔 상태에서
❸ 위로 그대로 나오려고 해도 일어설 수 없다

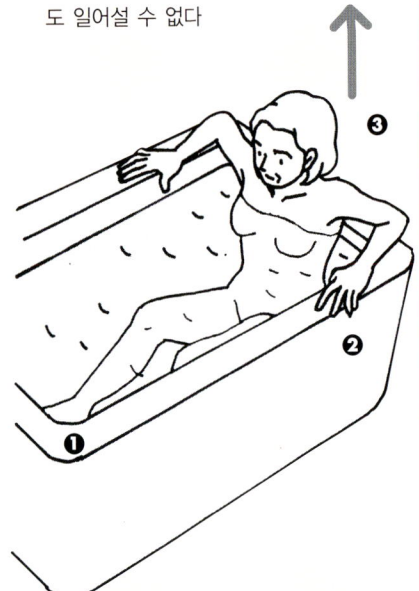

✗ **들어 올리거나 끌어당겨서 꺼내지 않는다**

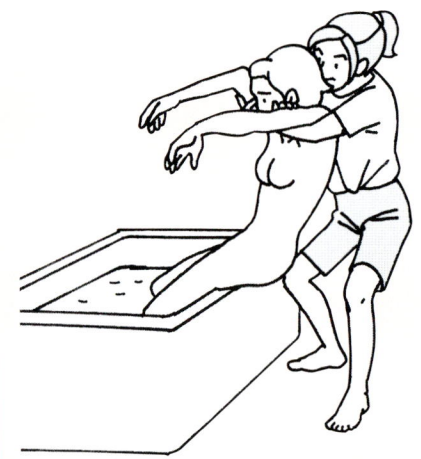

욕조에서 힘껏 들어 올리거나 끌어당기려고 해도 피곤해질 뿐이다. 케어 이용자의 남아 있는 힘과 물의 부력을 잘 이용한다. 걸을 수 없고 설 수 없는 사람도 앉을 수만 있으면 힘들이지 않고 욕조에서 나올 수 있다.

평소의 동작을 이용한다

목욕 케어 중에도 특히 욕조에서 나올 때의 수발로 고생하는 사람이 많다. 그래서 욕조에서 끌어당겨 꺼내기 쉬운데, 조금만 생각하면 힘들이지 않고 욕조에서 나오게 할 수 있다.

보통 목욕할 때 자신이 욕조에서 어떻게 나오는지 생각해본다. '① 발을 끌어당긴다 → ② 몸을 앞으로 숙인다 → ③ 일어난다'는 동작을 무의식적으로 하고 있다.

힘이 약한 노인이나 장애가 있는 사람을 케어하는 경우에도 이 방법을 그대로 응용하면 좋다. 물의 부력과 케어 이용자에게 남아 있는 손발의 힘을 잘 이용하면서 이 일련의 동작을 의식적으로 하면, 힘을 필요 이

생활 만들기 케어 ②

욕조 밖에서의 수발(왼쪽 마비인 경우)

❶ 발을 끌어당긴다
케어하는 사람은 받침대에 한쪽 무릎을 대고 서서 케어 이용자가 움직일 수 있는 발을 끌어당기게 한다.

❷ 앞쪽의 욕조 가장자리를 잡는다
가능하면 케어 이용자가 움직이는 손으로 앞쪽의 욕조 가장자리를 잡게 한다. 바로 앞을 잡으면 머리가 앞으로 나오지 않으므로 일어설 수 없다.

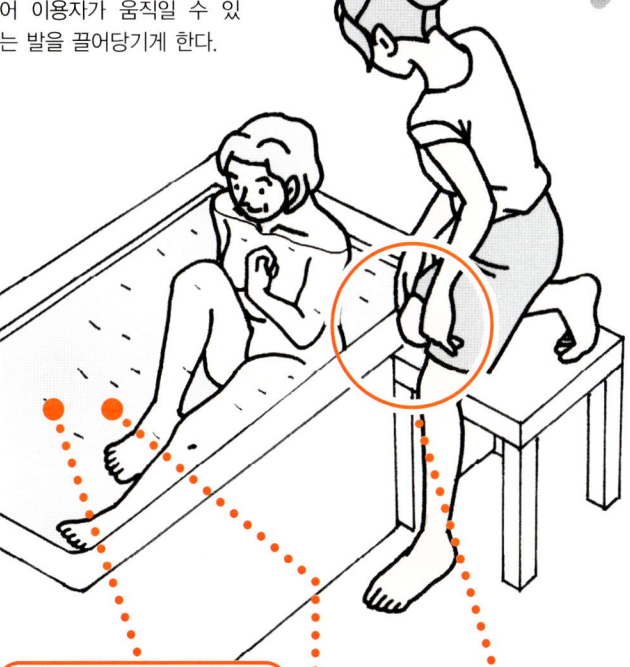

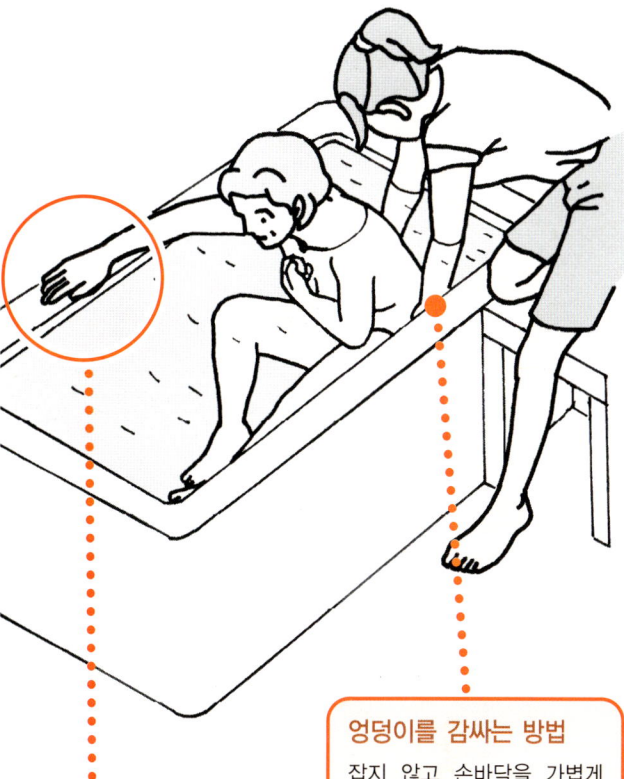

물을 많이 받는다
물이 적으면 물의 부력을 이용하기 힘들다. 욕조 위까지 넉넉히 받는다.

입욕제 사용에 주의한다
입욕제를 넣으면 물이 탁해져서 바닥이 보이지 않아 케어 이용자가 두려워할 수도 있으므로 주의한다.

받침대에 한쪽 무릎을 세운다
욕조와 같은 높이의 받침대를 준비하여, 케어하는 사람은 받침대에 한쪽 무릎을 대고 선다. 한쪽 무릎을 대면 허리가 아픈 것을 막을 수 있다.

손잡이는 없어도 된다
작은 욕조라면 욕조 가장자리의 두께가 얇아서 잡을 수 있으므로 손잡이가 없어도 상관없다.

엉덩이를 감싸는 방법
잡지 않고 손바닥을 가볍게 대듯이 한다.

6 목욕 케어

상 많이 사용하지 않고도 욕조에서 나올 수 있다. 이 때 중요한 점은 물의 부력을 이용하기 위해 물을 많이 받고, 케어 이용자의 엉덩이를 감싸듯이 잡아서 앞으로 밀면서 일어나도록 유도하는 것이다. 절대로 들어 올리려고 하면 안 된다.

습관의 힘은 위대하다. 믿기 어렵겠지만 앉을 수만 있으면 걷지 못하는 사람이나 서지 못하는 사람도 이 방법으로 욕조에서 쉽게 나올 수 있다.

알맞은 물의 온도
"물의 온도는 몇 도가 좋습니까?"라는 질문을 받곤 한다. 알맞은 온도란 '본인이 좋아하는 온도'이다. 미지근한 물을 좋아하는 사람이 있는가 하면, 뜨거운 물을 좋아하는 사람도 있다. 흔히 '노인에게 뜨거운 물은 좋지 않다'고 하는데, 노인에게 특별히 '몸에 나쁜' 것은 없다. 본인이 좋아하는 온도에 맞추는 것이 가장 좋다.

다음 페이지에 계속

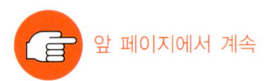 앞 페이지에서 계속

❸ 엉덩이를 민다

손과 발의 위치를 확인하고 몸을 앞으로 숙이게 하면서 등 쪽에서 엉덩이를 앞으로 밀듯이 한다.

❹ 엉덩이가 뜬다

물의 부력으로 엉덩이가 살짝 뜬다. 몸을 앞으로 숙인 자세와 욕조를 잡은 손의 위치는 그대로 유지한다.

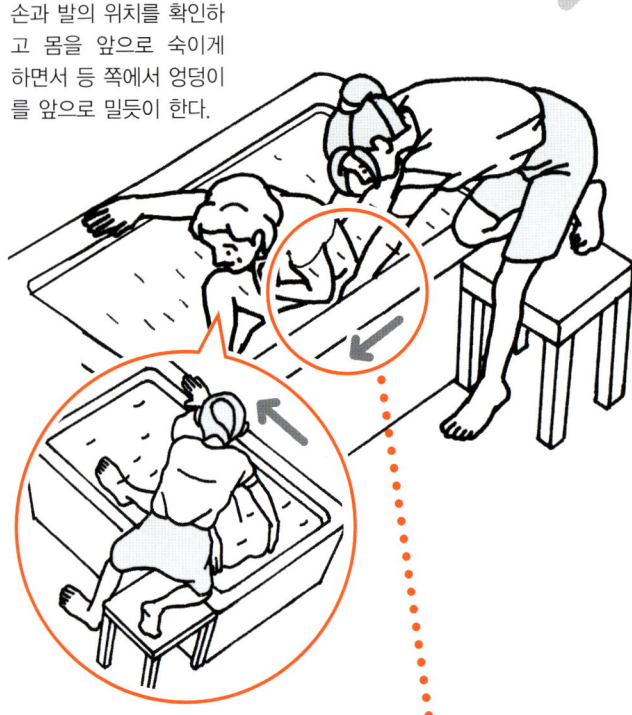

위로 끌어올리지 않고 앞으로 밀듯이 한다

엉덩이를 앞으로 미는 목적은 p.144의 욕조에서 나오는 기본 동작 중 '❷몸을 앞으로 숙인다'를 보다 잘 하기 위해서이지 엉덩이를 들어 올리기 위한 것은 아닙니다.

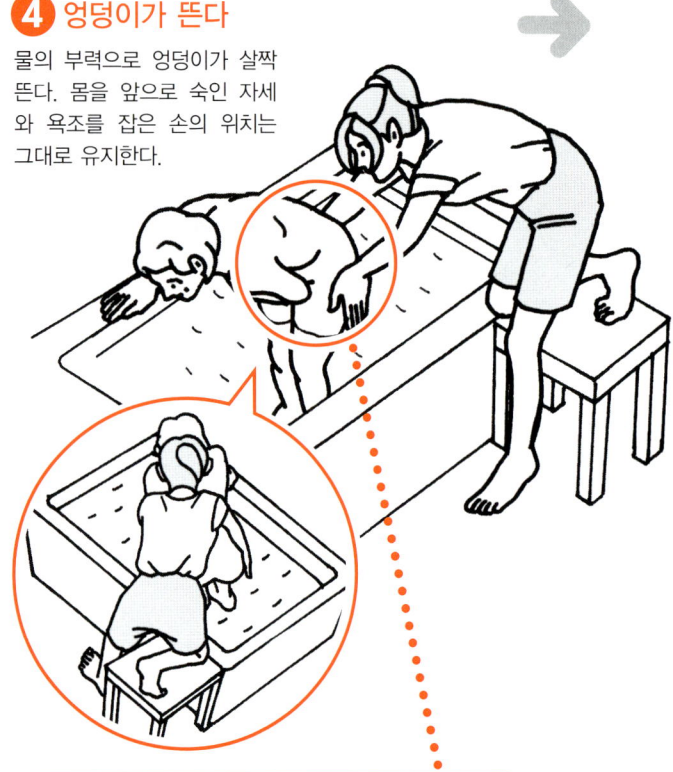

물의 부력을 최대한 이용한다

욕조에 물을 가득 받으면 그만큼 물의 부력이 커져서 힘을 그다지 많이 쓰지 않아도 엉덩이가 뜬다.

습관을 중요시한다

치매가 있는 노인도 평소에 하던 방법으로 목욕을 하면 저항감 없이 받아들인다. 지금까지 기계를 사용하여 누워서 목욕을 해온 어느 남자 노인은 약간의 도움을 받으며 집에서 목욕을 하였을 때 "오랜만에 목욕을 했군." 하고 중얼거렸다고 한다. 새롭게 특별한 방법으로 목욕하기보다 일상생활에서 습관이 된 방법을 그대로 유지하는 것이 케어 이용자의 만족도도 크고 오히려 수발하기도 편하다.

두 점으로 지탱하고 있는지 확인한다

인간의 자세는 두 발로 서는 두 점 지지(支持)가 기본이다. 그러나 반신불수인 사람은 한 점으로 지지하게 되므로 목욕할 때도 자세가 불안해진다.

그래서 손을 움직일 때는 '엉덩이와 발에 의한 두 점 지지', 엉덩이를 움직일 때는 '손과 발에 의한 두 점 지지', 발을 움직일 때는 '엉덩이와 손에 의한 두 점 지지' 상태인지 확인하고 움직이면 안심할 수 있다.

❺ 받침대로 유도한다

엉덩이가 뜨면 두 손으로 감싼 엉덩이를 받침대로 이끈다.

❻ 받침대에 앉힌다

받침대에 앉힌다. 발은 욕조 바닥에, 엉덩이는 받침대에 정확하게 자리 잡은 것을 확인한 다음 손의 위치를 바꾼다.

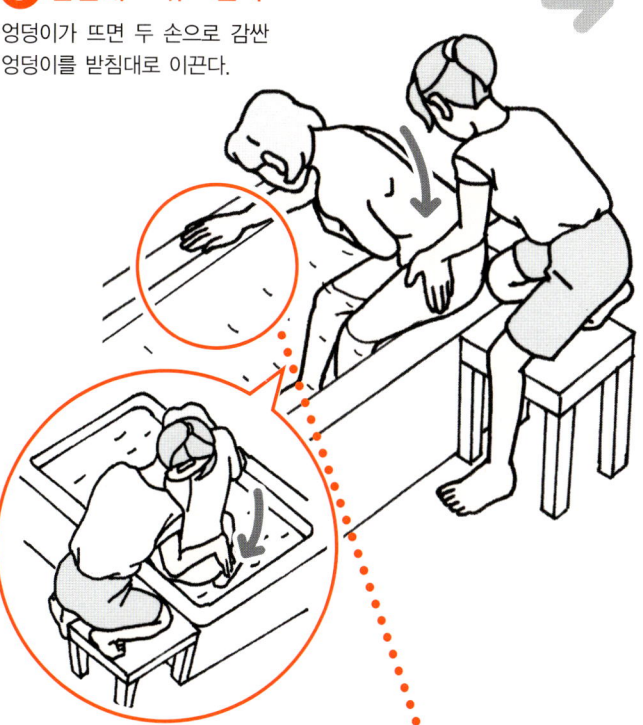

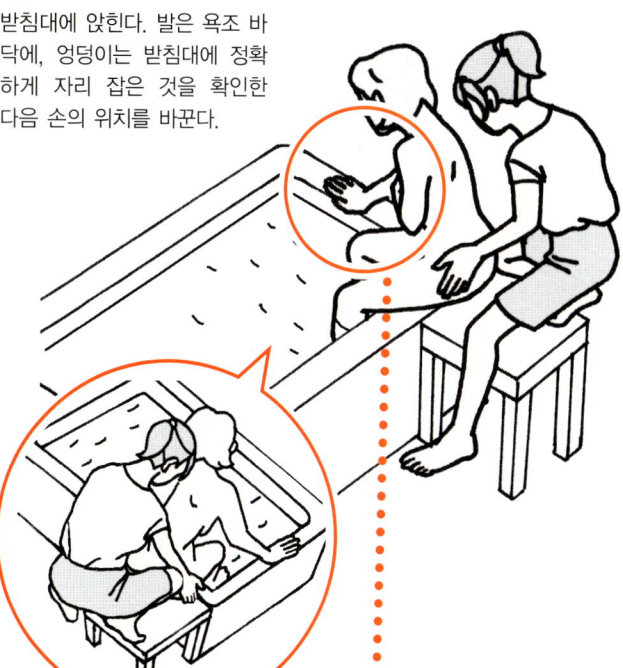

손의 위치는 그대로 둔다

받침대에 앉을 때까지 손의 위치는 그대로 둔다. 손을 떼면 움직이는 다리로만 몸을 지탱해야 하므로 자세가 불안해진다.

손의 위치를 바꾼다

받침대에 정확히 앉고 발이 바닥에 닿아서 케어 이용자의 자세가 안정된 것을 확인한 뒤에 손의 위치를 바꾼다.

❼ 마비된 다리를 꺼낸다

손으로 욕조를 잡은 채 다리를 케어하는 사람 앞으로 끌어당긴다. 마비된 다리부터 도와서 천천히 밖으로 꺼낸다.

❽ 움직이는 다리를 꺼낸다

움직이는 다리를 케어 이용자 스스로 꺼내게 한다. 욕조를 잡은 손과 등을 받친 손은 그대로 둔다.

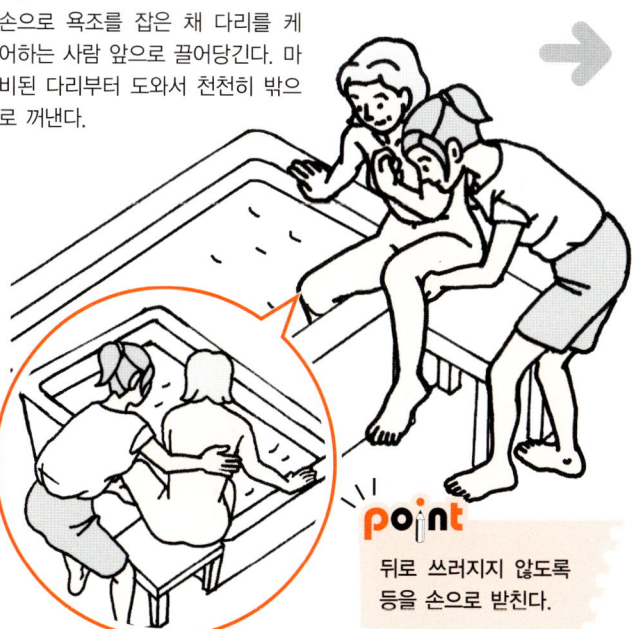

point
뒤로 쓰러지지 않도록 등을 손으로 받친다.

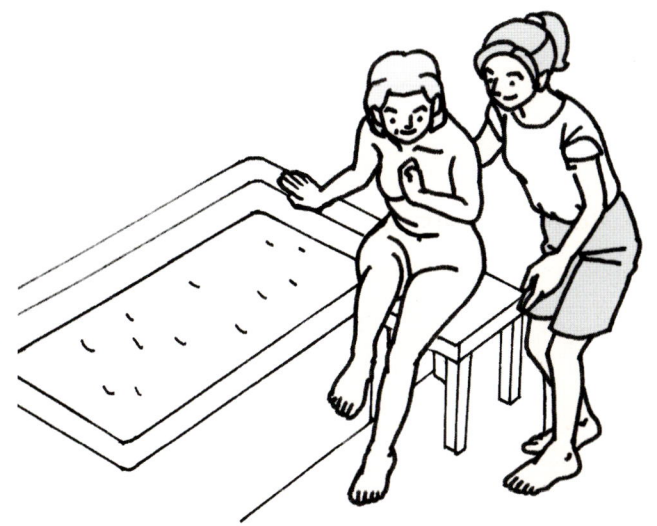

욕조 안에서의 수발 (왼쪽 마비인 경우)

① 다리를 끌어당기게 한다

욕조의 앞쪽을 손으로 잡고 움직이는 다리를 끌어당기게 한다(가능하면 마비된 다리도).

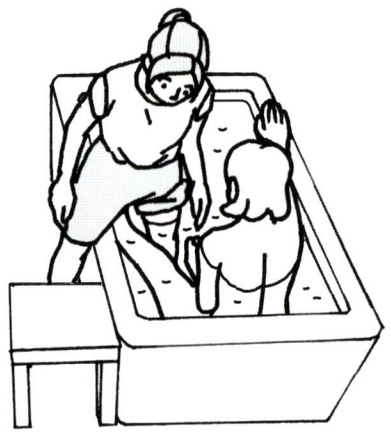

② 몸을 앞으로 숙이게 한다

몸을 앞으로 숙이게 하면서 등 쪽에서 두 손으로 엉덩이를 감싸듯이 잡는다.

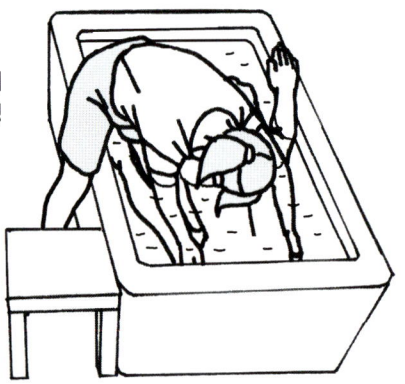

③ 엉덩이를 당긴다

엉덩이를 케어하는 사람 쪽으로 끌어당기듯이 하면 물의 부력으로 엉덩이가 살짝 뜬다.

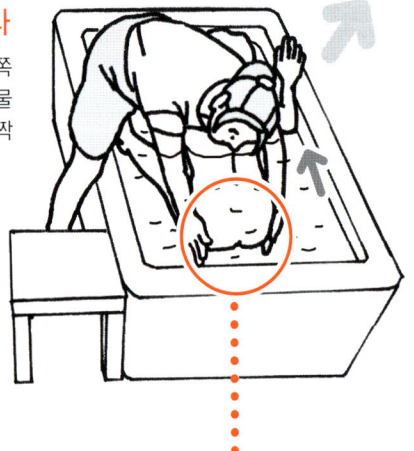

> **엉덩이는 당기듯이**
> 엉덩이는 들어 올리지 말고 수평으로 당기듯이 한다.

④ 받침대로 유도한다

엉덩이가 올라오면 손의 위치와 앞으로 숙인 자세를 그대로 유지하면서 손으로 감싼 엉덩이를 받침대로 유도한다.

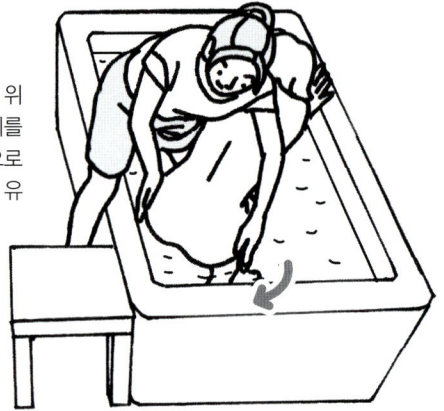

⑤ 받침대에 앉힌다

받침대에 앉게 한다. 발은 욕조 바닥에, 엉덩이는 받침대에 자리 잡은 것을 확인한 뒤 손의 위치를 바꾼다.

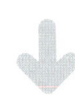
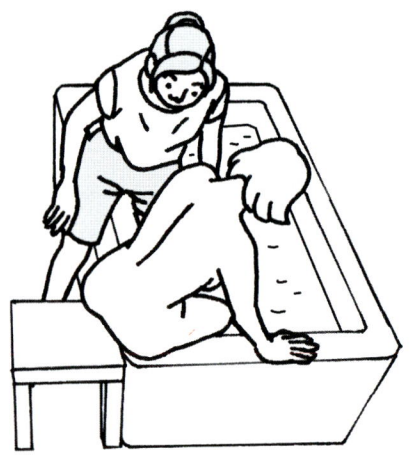

⑥ 다리를 꺼낸다

욕조를 손으로 잡은 상태에서 다리를 케어하는 사람 쪽으로 끌어당겨서 마비된 다리부터 밖으로 내놓도록 돕는다. 움직이는 다리는 케어 이용자 스스로 내놓게 한다.

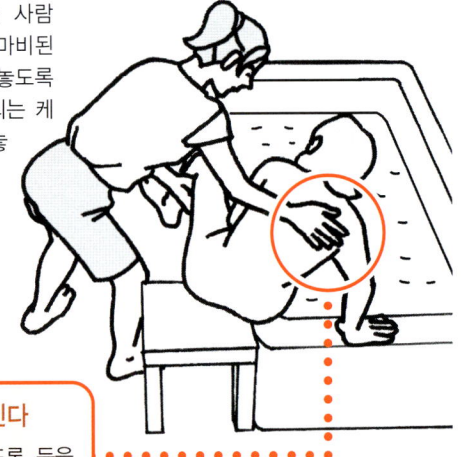

> **등을 손으로 받친다**
> 뒤로 쓰러지지 않도록 등을 손으로 받친다.

안심하고 목욕할 수 있는 시설을 점검하는 방법

● **시설 체크 리스트**

이런 목욕탕은 사용하기 불편하다!

1. 온천같이 넓은 욕조 ☐
2. 바닥에 완전히 파묻힌 형태의 욕조 ☐
3. 슬로프나 계단으로 출입 ☐

이런 목욕탕이라면 기계욕 하는 사람이 늘어난다

노인시설이나 데이서비스센터 등을 이용할 때, 그 시설이 정말로 장애가 있는 사람을 위해 만들어졌는지는 욕실을 보면 잘 알 수 있다. 옛날부터 사용하던 대중탕 식 욕조나 바닥에 완전히 묻는 형태의 욕조만 있다면 만족스런 목욕 케어를 기대할 수 없을 것이다. 중요한 것은 욕조의 크기, 설치 방법, 그리고 받침대의 설치 유무이다. 1인용의 좁고 깊은 일본식 욕조가 반쯤 파묻힌 형태로 설치되어 있고, 욕조 바깥높이와 같은 받침대가 있다면 이상적이다. | p.128 참조 |

펜션의 예

노인이나 휠체어를 타는 사람도 편리하게 이용할 수 있도록 만들어진 천연 온천이 있는 펜션. 주인(케어매니저)은 장년으로 노인시설과 데이케어센터에서 케어를 하던 사람이다.

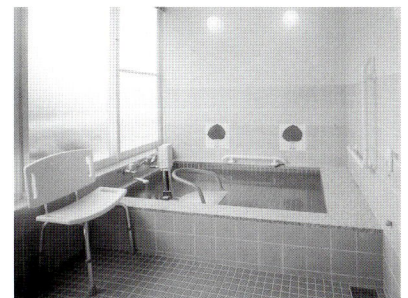
드나들기 편하게 만들어진 욕실
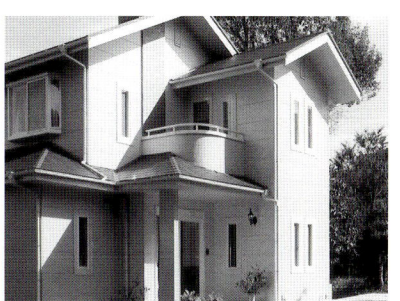

데이센터의 예

시설의 원장이 자택에 개설한 노인보호시설로 2001년에 개장했다. 노인들이 좋아하는 목욕탕에 중점을 두어, 노송나무로 된 1인용 욕조가 2개, 돌로 만든 3인용 욕조가 1개 있다.

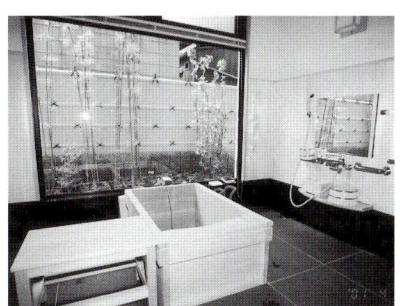
노송나무로 된 1인용 욕조
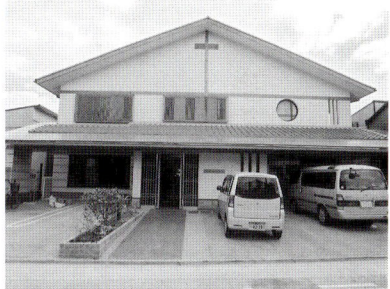

너싱홈의 예

바다가 보이는 언덕에 있다. 원래는 바닥에 완전히 묻는 형태의 대중탕 식 욕조였으나 과감하게 노송나무로 된 1인용 욕조와 둥근 욕조로 개조했다. 일상생활에서 한 사람 한 사람 여유 있게 목욕을 즐길 수 있다.

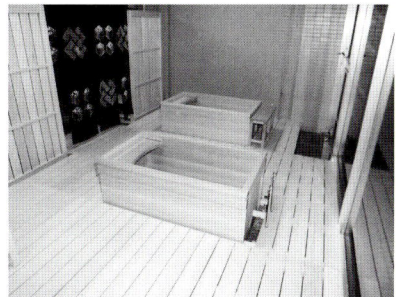
개조 후의 1인용 욕조
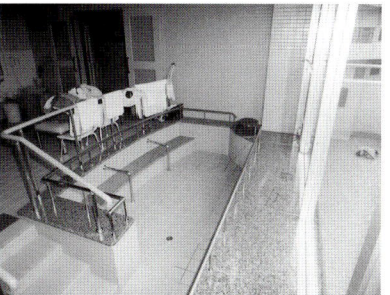
개조 전의 대형 목욕탕

6-11
목욕 케어의 방법 (7)

다리에 힘이 없고, 두려워하는 경우

손을 옮겨 짚지 않고 욕조에 들어가는 방법

욕조에 들어가는 수발 방법

❶ 움직이는 다리를 넣는다
등을 손으로 받치면서 움직이는 다리를 욕조에 넣게 한다.

❷ 마비된 다리를 넣는다
손으로 계속 등을 받치면서 마비된 다리를 부축하여 천천히 욕조에 넣는다.

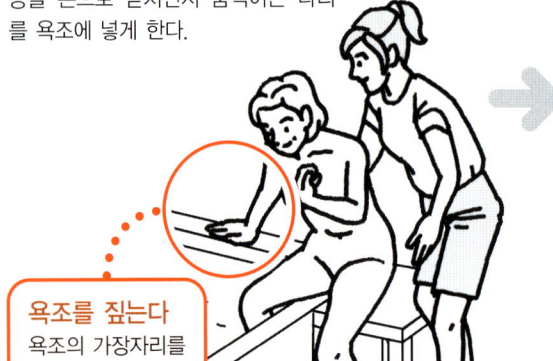

욕조를 짚는다
욕조의 가장자리를 살짝 짚는다.

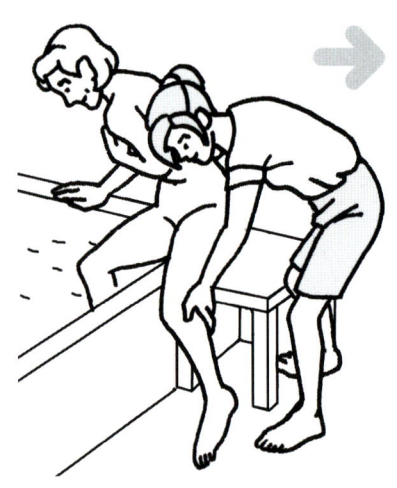

손을 옮겨 짚지 않고 욕조를 출입한다

다리에 힘이 거의 없어서 잘 일어서지 못하는 사람이나, 두려워서 일단 욕조를 잡으면 손을 놓지 않으려는 사람은 받침대에 앉아 그 자리에서 반만 돌아서 들어가게 한다. 욕조에서 손을 떼지 않고 욕조에 들어갈 수 있고, 처음부터 끝까지 발이 욕실 바닥이나 욕조의 벽 등에 닿아 있기 때문에 자세가 안정되고 케어 이용자도 안심할 수 있다는 장점이 있다.

욕조에서 나오는 수발 방법

❶ 엉덩이를 감싸듯이 잡는다
욕조를 손으로 잡고 앞으로 숙이게 한 뒤 엉덩이를 두 손으로 감싸듯이 잡는다.

❷ 엉덩이를 민다
몸을 앞으로 숙인 자세 그대로 등 쪽에서 엉덩이를 앞으로 밀듯이 한다.

❸ 받침대로 유도한다
엉덩이가 뜨면 손의 위치와 앞으로 숙인 자세를 그대로 유지하면서 엉덩이를 받침대로 유도한다.

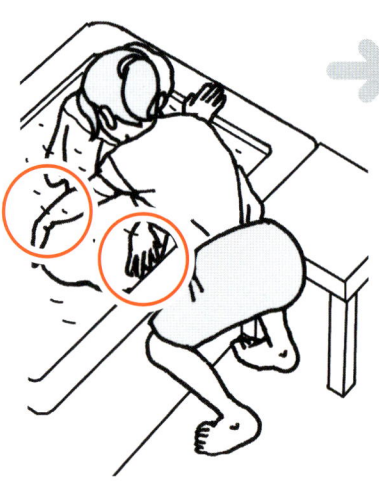 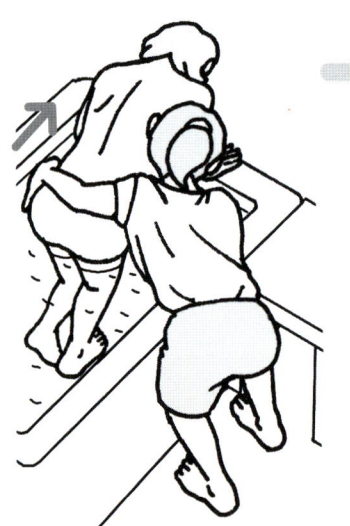 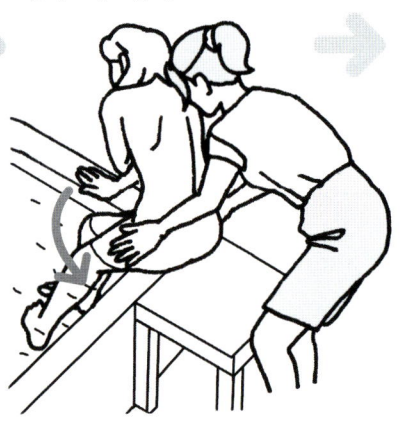

생활 만들기 케어 ②

❸ 엉덩이를 감싸듯이 잡는다
두 발이 욕조 바닥에 닿은 것을 확인한 뒤 엉덩이를 두 손으로 감싸듯이 잡는다.

❹ 욕조로 유도한다
몸을 앞으로 숙이게 하면서 엉덩이를 앞으로 밀어 넣듯이 받침대에서 욕조로 유도한다.

❺ 욕조에 넣는다
몸을 앞으로 숙인 자세로 물의 부력을 이용해 천천히 잠기게 한다.

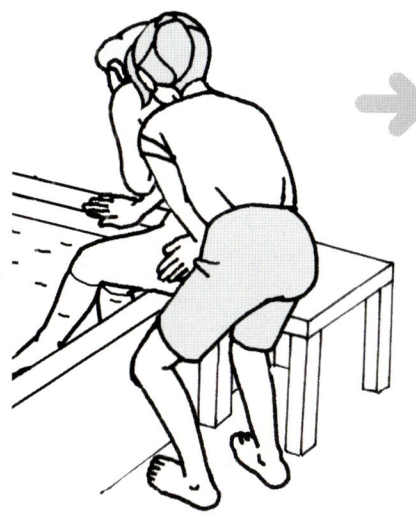 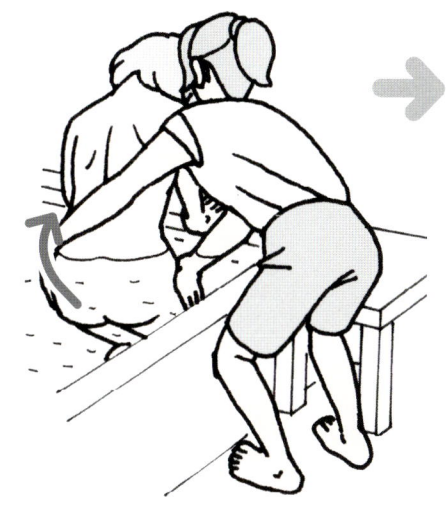 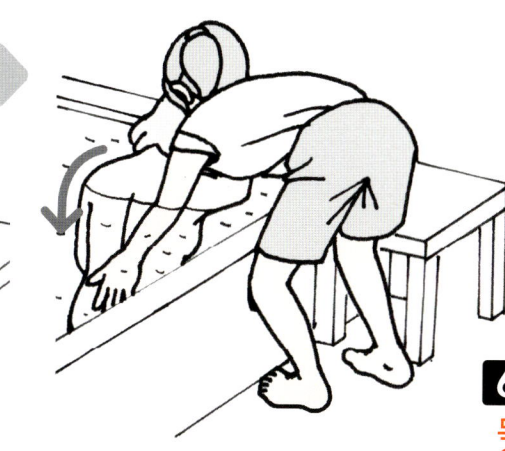

발이 욕조의 벽에 닿으면 왜 좋을까

욕조에 들어가서 나올 때까지 발이 욕조의 벽에 닿아 있으므로 물 속에서도 안정된 자세를 유지할 수 있다.

손을 떼지 않고 들어간다
케어 이용자가 안정감을 느낀다.

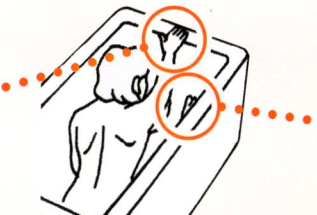

욕조에서 나오기 쉽다
욕조의 벽에 대고 있던 발을 축으로 해서 나올 수 있다.

❹ 받침대에 앉힌다
앞으로 숙인 자세 그대로 엉덩이를 끌어당겨서 받침대에 앉힌다.

❺ 마비된 다리를 빼낸다
손과 엉덩이의 위치를 확인하고 마비된 다리부터 부축하여 천천히 밖으로 꺼낸다.

❻ 움직이는 다리를 빼낸다
등을 손으로 받치면서 케어 이용자 스스로 움직이는 다리를 꺼내게 한다.

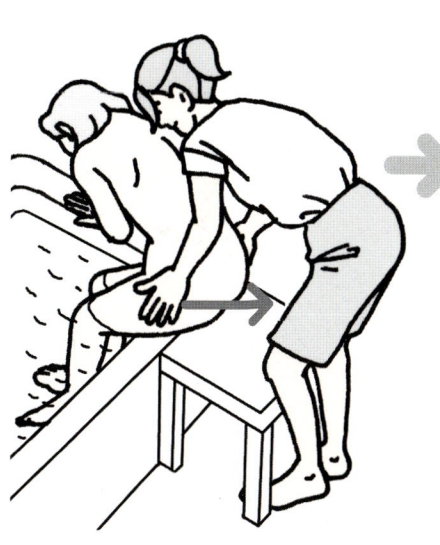 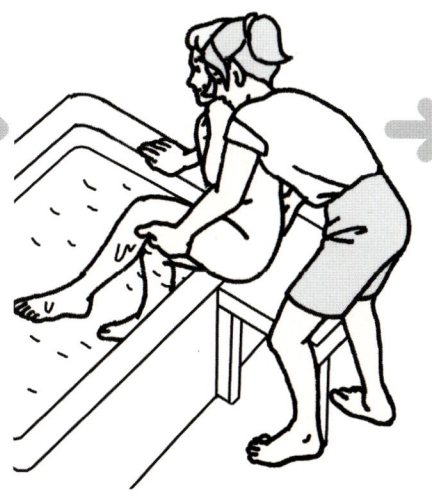 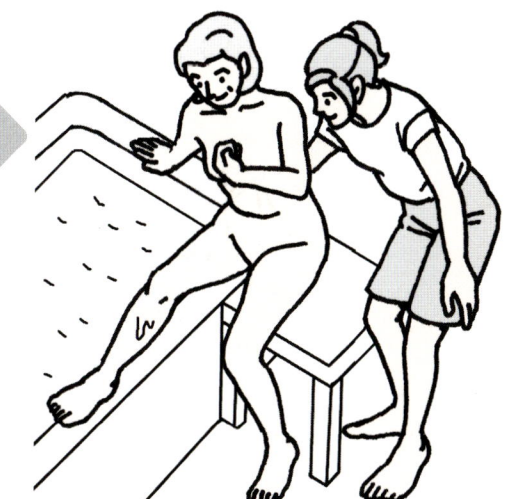

6 목욕 케어

6-12 목욕 케어의 방법 (8)

부부가 함께 욕조에 들어가기

무릎에 앉혀서 들어가는 방법

함께 들어간다

① 다리를 넣는다
쓰러지지 않도록 등을 손으로 받치면서 한쪽 다리부터 차례로 욕조에 넣는다.

② 남편도 욕조에 들어간다
아내의 두 발이 욕조 바닥에 닿은 것을 확인하면 남편도 욕조에 들어간다.

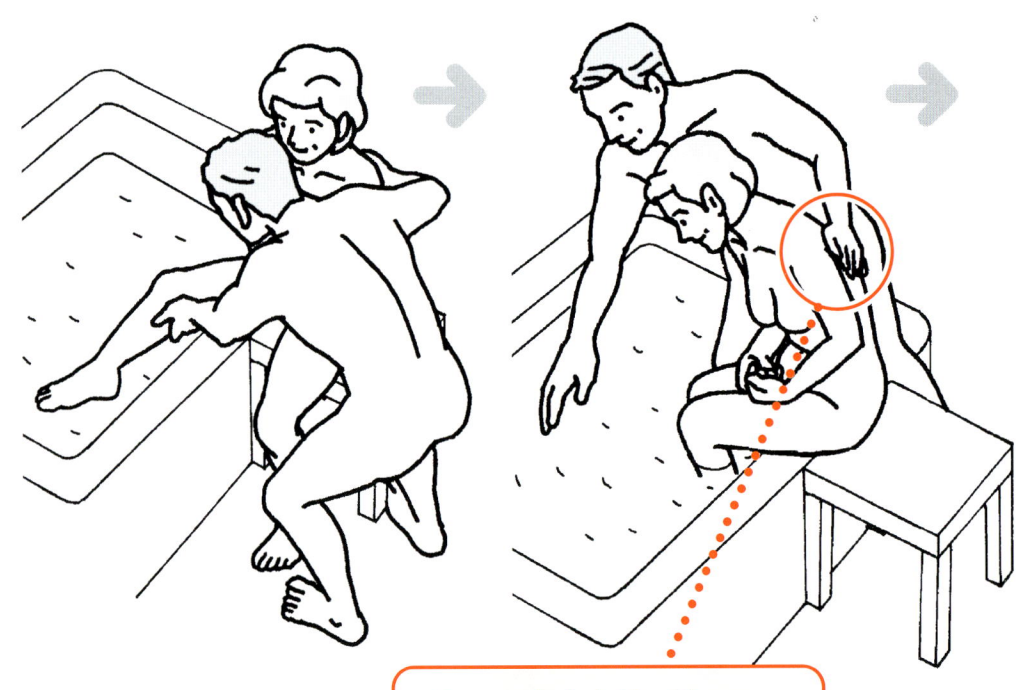

뒤로 쓰러지지 않도록 등을 손으로 받친다
남편이 욕조로 들어가는 동안 아내가 뒤로 쓰러지지 않도록 등을 손으로 받친다. 아내에게는 앞으로 숙이게 하면 안정적이다.

무릎째 들어갔다 나오는 방법

가정에서 목욕 케어를 할 때 먼저 케어 이용자를 목욕시키고, 케어하는 사람는 나중에 따로 목욕하는 경우가 많다. 그러나 케어하는 사람이 노인이거나 매일 반복되는 일이라면 시간적, 육체적으로 힘들다. 그래서 '부부가 함께 목욕할 것'을 제안한다.

이것은 두 사람만 사는 부부가 실제로 매일 하고 있는 방법이다. 아내는 뇌종양 수술의 후유증으로 사지마비와 지적 장애가 있어서 앉을 수는 있으나 서거나 걸을 수 없는 상태로, 남편이 아내를 케어하고 있다.

처음에는 목욕을 따로따로 했는데, 부담이 커서 남편이 궁리한 끝에 생각한 것이 '함께 목욕'하는 것이었다.

남편은 아내를 자신의 무릎에 올려놓고 무릎째 들어갔다 나왔다 하며 욕조를 드나들고 있다. 이렇게 하면 물의 부력을 이용할 수 있기 때문에, 욕조에 들어가거나 나올 때 거의 힘이 들지 않고 목욕할 수 있다.

부부는 이 방법으로 목욕하게 된 다음부터 매일 함께 목욕을 즐기고 있다고 한다.

생활 만들기 케어 ②

❸ 욕조로 유도한다
앞으로 숙이게 한 뒤 아내의 엉덩이를 감싸듯이 잡고 받침대에서 욕조로 유도한다.

❹ 엉덩이를 무릎에 올린다
앞으로 숙인 자세로 있는 아내의 엉덩이를 남편의 무릎 위에 올린다.

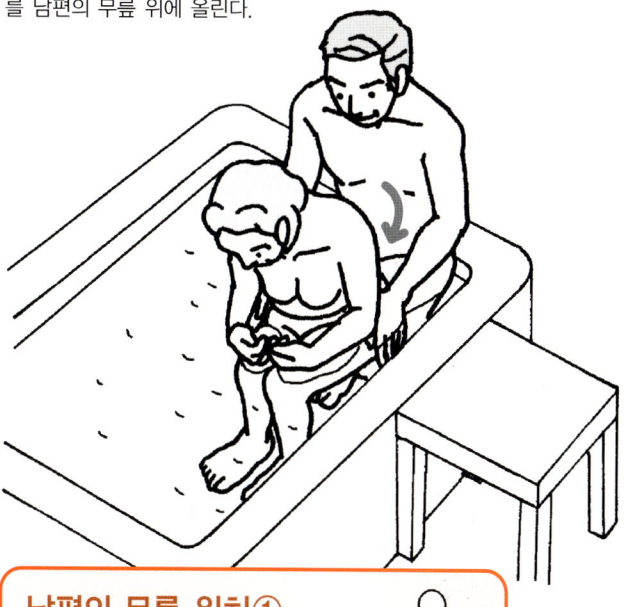

엉덩이를 감싸는 방법
잡는 것이 아니라 손바닥을 가볍게 대고 감싸듯이 한다.

남편의 무릎 위치①
윗몸이 욕조에서 나오고 허리를 반쯤 구부리며 무릎은 올리고 있다.
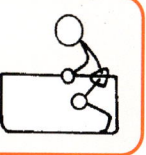

❺ 무릎째 담근다
욕조의 양끝에 손을 붙이고 아내를 무릎에 앉힌 상태로 물의 부력을 이용하여 무릎째 물 속에 담근다.

❻ 함께 목욕한다
몸을 담그는 도중에 무릎을 빼거나, 무릎에 앉힌 상태로 무릎을 꿇고 앉듯이 욕조에 담근다.

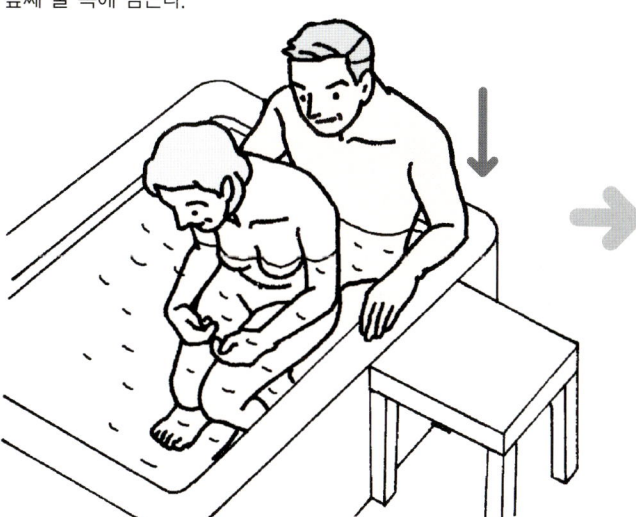

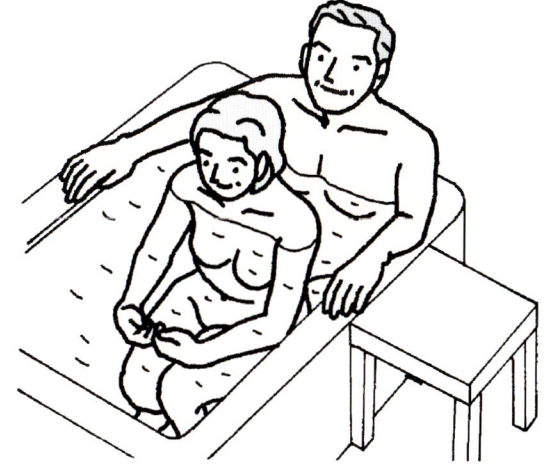

남편의 무릎 위치②
욕조에 몸을 담금에 따라 무릎의 위치도 내려간다.
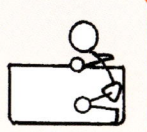

남편의 무릎 위치③
완전히 잠긴 상태. 무릎이 욕조 바닥에 붙어 있다.
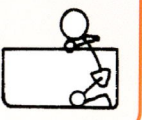

6 목욕 케어

다음 페이지에 계속

함께 나온다

❶ 엉덩이를 무릎 위에 올린다

앞으로 숙이고 있는 아내의 엉덩이를 남편의 무릎 위에 올려놓는다.

❷ 무릎째 올린다

손을 욕조의 양쪽에 대고, 아내를 무릎에 올려놓은 상태로 물의 부력을 이용하여 무릎째 올린다.

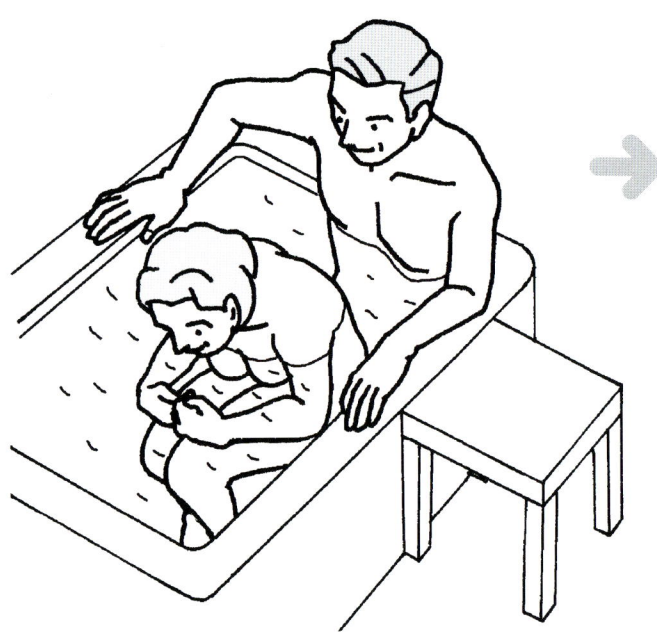

남편의 무릎 위치①
완전히 잠긴 상태. 무릎이 욕조 바닥에 붙어 있다.

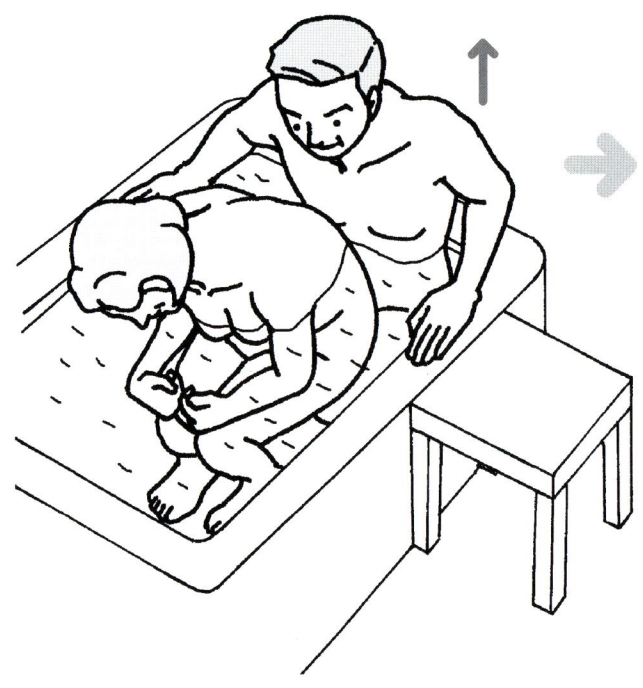

남편의 무릎 위치②
욕조에서 올라감에 따라 무릎의 위치도 올라간다.

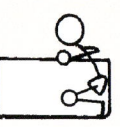

욕조 안에서 스킨십을

앞에서 이야기한 남편이 아내를 케어하는 부부 ㅣ p.152 참조ㅣ의 경우, 남편이 욕조 안에서 그 날 하루 있었던 일을 이것저것 말해주고 아내의 어깨를 주무르며 잠시 스킨십을 한다. 아내에게 지적 장애가 있기 때문에 대화를 나눌 수는 없지만, 함께 목욕을 하면서 부부의 커뮤니케이션 시간이 한층 늘었다고 한다.

가정에서 케어를 하는 경우에 오래 함께 살아온 사람들이기 때문에 오히려 대화가 적어지는 경향이 있다. 그런데 함께 목욕을 하면 커뮤니케이션 할 수 있는 시간을 가질 수 있다. 그냥 기계적으로 목욕만 하지 말고, 여유 있게 욕조에 몸을 담그고 이런저런 이야기를 하거나 스킨십을 해본다. 비록 대답은 없지만 그 기분만은 상대방에게 충분히 전해질 것이다.

생활 만들기 케어 ②

❸ 받침대로 유도한다
앞으로 숙인 아내의 엉덩이를 감싸듯이 잡고 욕조에서 받침대로 유도한다.

❹ 다리를 빼낸다
쓰러지지 않도록 등을 손으로 받치면서 한쪽 다리부터 빼낸다.

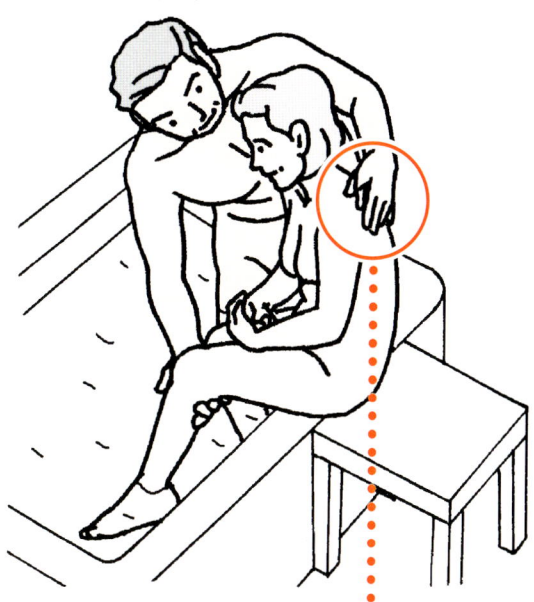

엉덩이를 감싸는 방법
들어갈 때와 마찬가지로 엉덩이를 잡지 않고 손바닥을 살짝 대듯이 한다.

등을 손으로 받친다
다리를 빼는 동안 아내가 뒤로 쓰러지지 않도록 등을 손으로 받친다.

❺ 다른 한쪽 다리도 빼낸다
등을 받치는 손은 그대로 둔 채 다른 쪽 다리도 빼낸다.

❻ 남편도 욕조에서 나온다
아내의 두 발이 욕실 바닥에 닿아 있는 것을 확인한 뒤 남편도 욕조에서 나온다.

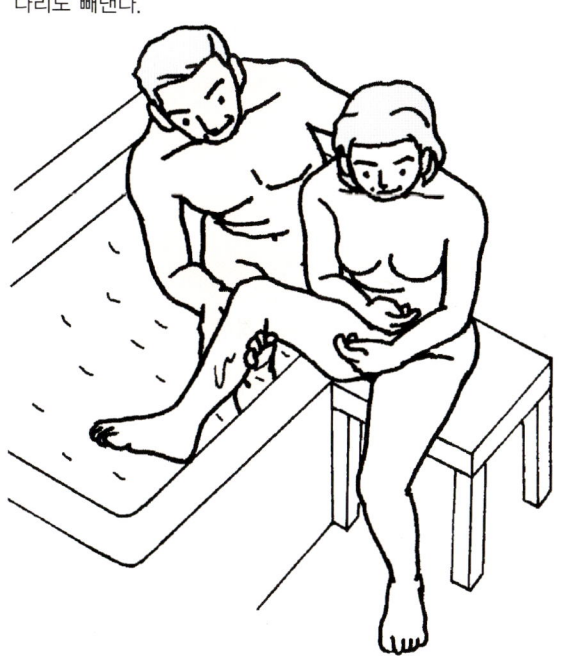
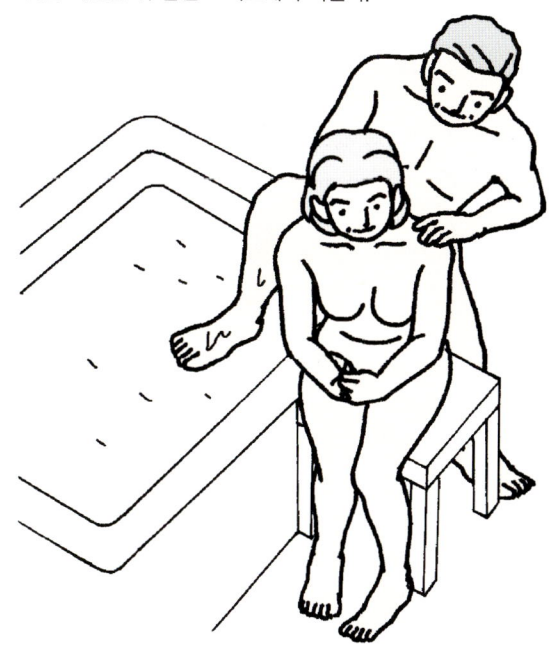

6 목욕 케어

케어 관련 용어 ❶

ADL(Activities of Daily Living)
일상생활동작으로 번역되는 경우가 많으며, 식사나 배설 등 생활에 필요한 행동을 말한다.

NPO, NPO 법인
원래 비영리 목적의 자원봉사 단체인데, 개호보험으로 서비스를 행하는 업자로 지정을 받기 위해 법인 자격을 취득한 곳.

QOL(Quality of Life)
'생활의 질'이라고도 한다. 치료보다 케어 이용자의 쾌적함이나 인생의 기쁨 등을 중시하는 것을 종합적으로 파악한 개념이다.

가이드 헬퍼
집으로 방문해서 가사 등을 돕는 홈 헬퍼에 대해, 신체 장애인이 외출할 때 함께 다니면서 전문적으로 수발하는 헬퍼를 말한다.

객혈
토혈과 마찬가지로 입으로 피를 토하는데, 원인이나 상태는 전혀 다르다. 호흡기계의 출혈로 인해 선명한 빨간 피가 나온다.

건측(健側)·환측(患側)
뇌혈관 장애 등으로 마비가 온 경우, 몸의 마비된 쪽을 환측, 마비가 안 된 쪽을 건측이라고 한다.

경관영양(經管榮養)
입으로 음식물을 넘길 수 없는 사람에게 영양을 보급하는 방법. 코로 가느다란 튜브를 넣어 직접 소화기관에 영양을 주입한다.

골다공증
뼈의 밀도가 떨어지기 때문에 뼈가 약해지고 골절이 잘 된다. 폐경기 이후의 여성에게 많이 나타난다.

관계장애
원래 상호적이고 다양하던 인간관계가 장애나 노화를 계기로 관계가 일방적이고 좁아진 상태. 침상생활이나 치매의 원인으로 알려져 있으며, 케어에서 관계 만들기의 필요성이 제기되고 있다.

관리영양사
일본에서 후생노동성 장관의 면허를 받고 병원이나 시설 등에서 급식 관리나 영양 지도를 하는 전문가. 상당 수준의 전문지식이나 기술을 구사하고 이용자의 신체 상황이나 영양 상태에 맞춰 필요한 식사 메뉴를 고안하거나 먹기 쉽게 연구한다.

구축(拘縮)
오랜 침상생활 등으로 몸을 움직이지 않아서 근육이나 관절이 굳고 움직이지 않는 것.

기회 감염(opportunistic infection)
감염력이 약한 균에 의한 감염으로, 2차감염이라고도 한다. 저항력이 있으면 문제가 안 되지만 면역력 등이 약하면 감염되기 쉽다.

노노(老老) 케어
케어 이용자와 케어하는 사람이 모두 노인인 경우를 가리킨다. 노인이 노인을 케어하는 것이므로 이렇게 표현한다.

노멀라이제이션(normalization, 정상화)
장애가 있어도 구별 또는 차별 받는 일 없이 인간으로서 일상생활을 즐기고, 권리와 의무를 다하며 살아가는 사회를 추구해야 한다는 인간의 권리.

놀이 리테이션
'놀이'와 '리허빌리테이션(재활)'을 조합한 합성어. 게임이나 놀이를 통해 즐겁게 몸을 움직임으로써 재활 효과를 얻도록 한 방법론이다.

뇌졸중
뇌혈관이 막히는 '뇌경색'과 뇌혈관이 파괴되는 '뇌출혈', 그리고 '지주막하출혈'의 3가지로 나뉜다. 한쪽 손발의 운동 마비와 감각 마비(반신불수) 등이 있으며, 오른쪽 마비 또는 왼쪽 마비에 따라 여러 가지 장애가 따른다.

뇌혈관성 치매
의료계의 치매의 병리학적 분류 중 하나로, 알츠하이머형 치매와 구별된다. 이 책의 분류에서 갈등형이 주로 이렇게 불린다.

대퇴골경부골절
대퇴골 위쪽의 골절을 말한다. 고령자에게 많이 일어나고, 몸무게가 실리기만 해도 골절이 되는 경우도 있다.

모니터링
일본의 개호보험에서 케어 설계에 따른 케어 서비스 이용이 순조롭게 진행되고 있는지, 그 여부를 이용자에게 듣는 것.

물리치료사(PT, Physical Therapist)
질병이나 부상 등으로 신체 장애가 있는 사람의 기능을 최대한 끌어내기 위해 근육 증강 등의 운동요법, 전기나 온열 등을 이용한 물리요법을 중심으로 동작기능 회복을 지원하는 재활 전문가.

p.222에 계속

케어에 필요한 기술

3

7장

사람의 동작을 이해한다

7-1
사람의 동작 기본편(1)

케어는 생리학적인 동작부터 이해해야

이치에 맞는 사람의 자연스러운 움직임이란 무엇인가

'사물'과 '사람'의 차이

지금까지 '일어서기'나 '일어나기' 같은 케어 기술의 기본은 물리학에 바탕을 둔다고 생각해왔다. 그 때문에 케어 이용자를 역학(力學)의 대상, 즉 '사물'로 파악해왔다.

휠체어 이동을 케어할 경우, 지금까지는 반드시 '몸을 밀착시켜라. 그렇지 않으면 허리를 다친다'라고 지도해왔다. 물리학적 발상의 케어 방법에서는 케어하는 사람이 부담을 모두 떠안았기 때문이다. 확실히 '사물'을 옮길 때는 몸에 밀착시키는 것이 편하다. 또한, 상태가 불안정한 갓난아이를 가슴에 안을 경우에도 몸에 밀착시키는 것이 편하고 안심이 된다.

그러나 케어 이용자는 갓난아이가 아니다. 더욱이 '사물'도 아니다. 의식이 없거나 중증 마비인 경우를 제외하면, 대부분은 근력이 조금 약할 뿐 아직 움직일 힘이 남아 있다. 남은 힘을 활용하면 수발하는 부담이 줄어든다.

자연스런 동작에 대해 다시 생각한다

케어 본래의 역할은 케어 이용자의 주체성을 이끌어내서 자립할 수 있도록 유도하는 것이다. 그러나 해본 적이 없는

158

케어에 필요한 기술 ③

물리학적인 방법

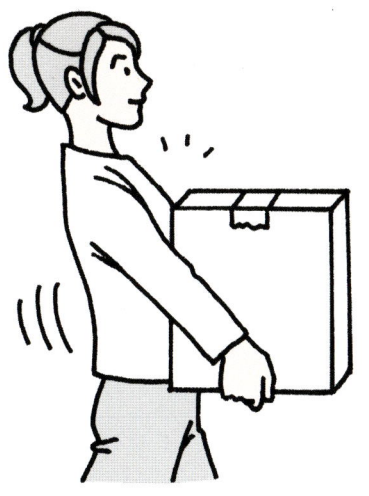

물건을 옮길 때는 모양과 무게를 고려하여 몸으로 받쳐 든다.

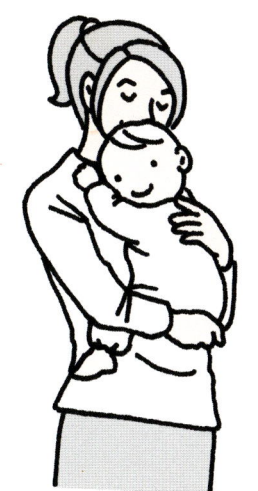

상태가 불안정한 아기는 몸을 밀착시키지 않으면 안기 힘들다.

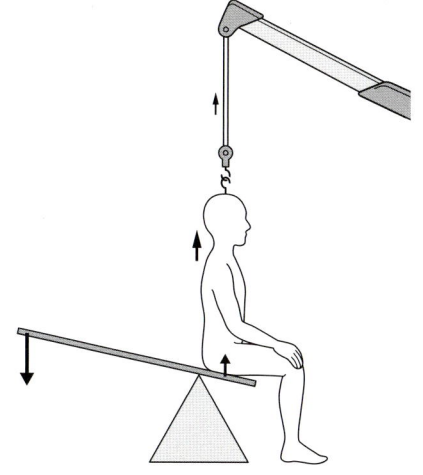

지레로 밀어 올리거나 크레인으로 끌어올리는 직선적인 움직임을 이용한다.

생리학적인 방법

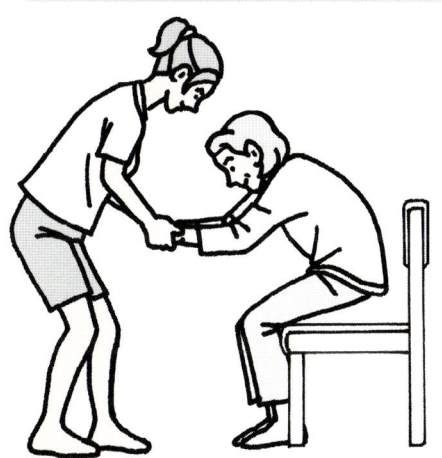

의자에서 일어설 때, 발을 조금 끌어당기고 앞으로 숙이면 자연스럽게 엉덩이가 올라간다.

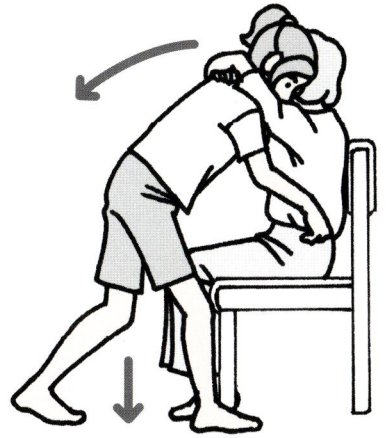

몸을 밀착시키지 않고 앞으로 숙여 생리적인 자세를 이끌어낸다.

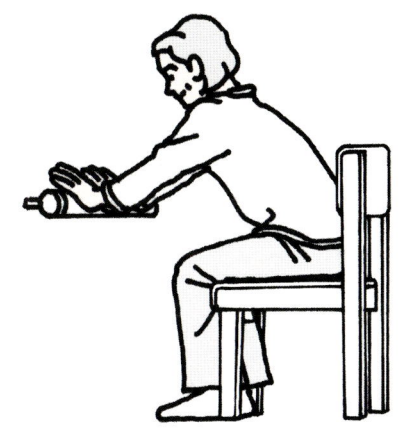

혼자인 경우에는 앞쪽 아래에 손잡이가 있으면 생리적인 자세를 이끌어낼 수 있다.

7 사람의 동작을 이해한다

동작이나 복잡한 동작은 몸에 익숙해질 때까지 시간이 많이 걸리므로 오히려 자립의 기회를 빼앗는다.

그래서 요구되는 것이 인간의 생리학적 동작, 즉 자연스런 동작이다. 생리학이라고 하면 어려운 말 같지만, 쉽게 '자연스런 방법'이라고 생각하면 된다.

우리가 평소에 별 생각 없이 하고 있는 동작들, 이를테면 돌아눕기, 일어서기, 일어나기 등 자연스런 일련의 동작들이 생리학에 해당된다. 케어 이용자도 케어를 받기 전에는 자연스럽게 돌아눕고, 이불 속에서 일어나고, 의자에서 일어섰었다. 먼저 우리 자신의 동작을 아는 것부터 시작한 다음, 케어 방법을 세워 나간다.

7-2 사람의 동작 기본편(2)

사람의 동작은 힘보다 균형이다

케어할 때 힘이 필요하다는 생각은 잘못이다

다리를 벌리는 동작

옆으로 누우면 가능하다
옆으로 누운 자세에서 다리를 벌리는 것은, 근력이 다리의 무게를 이겨낼 수 있느냐 하는 힘의 문제이다.

옆으로 누워서
엉덩이의 바깥쪽 근육인 중둔근(中臀筋)을 수축시키면 무거운 다리도 들어올릴 수 있다. 만약 이 움직임이 안 된다면 근력이 떨어진 것이므로 근력 증강훈련이 필요하다.

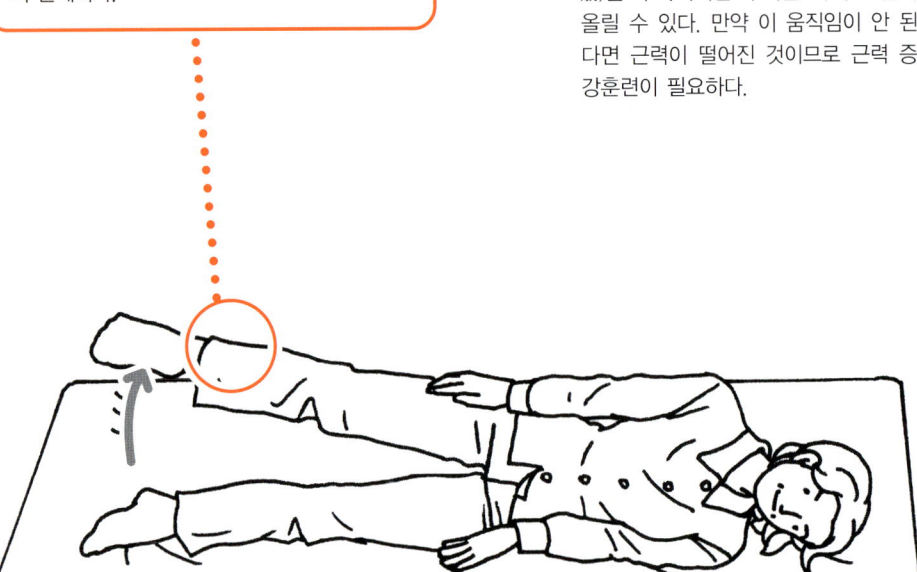

몸의 균형 테스트

인간의 동작은 균형이다. 균형을 잘 잡아야 비로소 안정된 자세를 취할 수 있다.

먼저 위의 그림과 같이 왼쪽을 바닥에 대고 옆으로 눕는다. 그리고 위쪽에 있는 오른쪽 다리를 올려본다. 쉽게 올릴 수 있을까?

마비되었거나 근력이 그다지 약해진 상태가 아니면 누구나 다리를 올릴 수 있을 것이다.

다음에는 일어선 자세에서 같은 동작을 해본다. 선 자세로 p.161의 왼쪽 그림처럼 왼쪽 다리를 벽에 딱 붙이고 오른쪽 다리를 들어본다. 이상하게 다리가 올라가지 않을 것이다. 왜 그럴까? 이것은 일본에서 '노구치 체조[野口體操]'로 알려져 있는 노구치 미치조[野口三千三]가 인간의 동작을 설명할 때 주로 사용한 방법이다.

누워 있을 때와 서 있을 때 '오른쪽 다리를 벌리는 동작'은 언뜻 보기에는 같아 보인다. 둘 다 관절을 벌리는 근육의 수축에 의한 것처럼 생각할 수 있다. 확실히 누워 있을 때의 움직임은 근육의 수축으로 이루어진다. 그러나 서 있는 자세에서는 아무리 노력해도 다리가 벌어지지 않는다.

오른쪽 그림처럼 선 자세에서 오른쪽 다리를 벌리려면 좌우 균형을 잡고 머리를 왼쪽으로 옮겨야 한다. 머리를 왼쪽으로 옮기면 자연스럽게 오른쪽 다리가 벌어진다. 즉, 힘이 아니라 좌우 균형만 잡으면 최소한의 힘으로도 다리를 충분히 벌릴 수 있다.

이와 같이 사람은 균형만 잘 잡으면 힘이 거의 필요 없다. 반대로, 균형 감각이 나쁘면 아무리 힘을 써도 자신의 다리 하나 들어올리지 못한다.

케어에 필요한 기술 ③

선 자세에서

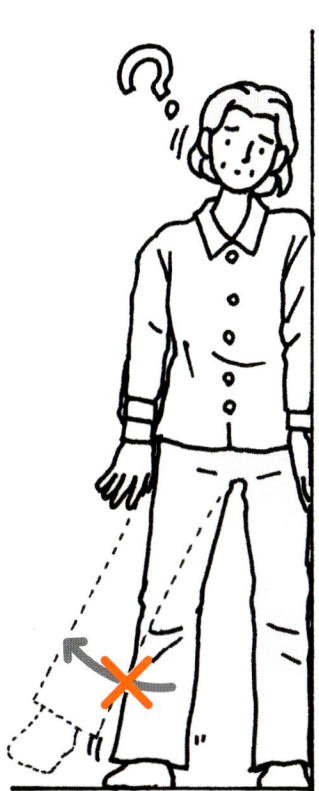

벽이 있으면 벌리지 못한다
같은 동작도 선 자세에서는 그 의미가 완전히 달라진다. 왼쪽 다리의 바깥쪽을 벽에 붙이고 서면, 이 상태로는 오른쪽 다리를 벌리려고 해도 혼자서는 아무도 할 수 없을 것이다. 왜 이런 결과가 생길까? 근력이 떨어졌기 때문일까?

균형을 잡으면 벌릴 수 있다
벽이 없어지면 오른쪽 다리가 쭉 벌어진다. 머리나 윗몸이 벽에 막히지 않아 왼쪽으로 이동할 수 있기 때문에, 몸의 좌우 균형을 잡을 수 있고 오른쪽 다리가 쉽게 벌어진다. 이 때 중둔근은 거의 수축되지 않는다. 즉, 사람의 움직임, 특히 앉았다 일어섰다 하는 움직임의 본질은 힘이 아니라 균형이다.

케어는 힘보다 균형이다

지금까지 인간의 동작에 필요한 것은 힘이라고 생각해왔다. 마찬가지로 케어도 힘이 필요하다고 생각하였으며, 이러한 생각이 인간의 생리적 동작을 무시한 잘못된 케어 방법을 낳았다. 그 결과 케어하는 많은 사람들이 요통으로 고생해왔다.

자신의 몸이 생각처럼 움직이지 않으면 상대를 돌아 눕히는 것조차 귀찮아진다. 어쩌면 이런 상황이 수많은 사람을 '침상생활'을 하게 만들었을 수도 있다.

앞의 테스트 결과에서도 알 수 있듯이, 인간 동작의 본질이 균형이므로 케어의 본질 또한 균형이다. 따라서 케어 방법도 힘이 아니라 균형이 중시되어야 한다. 옮겨 타기의 기초가 되는 의자에서 일어서는 동작은 앞뒤 균형이 중요하다. 그리고 한쪽이 마비된 사람이 계속 안정되게 앉아 있으려면 앞뒤 균형 이외에 좌우 균형도 필요하다.

이런 균형을 무시한 케어 방법은 케어하는 사람에게 요통을 일으킬 뿐만 아니라 케어 이용자의 자립도 어려워진다. 반대로 동작의 균형을 잘 활용하여 케어하면 케어 이용자가 자립하도록 도울 수 있다.

노구치 체조

이미 고인이 된 일본의 노구치 미치조가 고안한 것으로, 체조라고는 해도 다른 체조처럼 실제로 몸을 움직이는 것이 아니라 '몸을 다룬다'는 넓은 의미가 있다.

노구치 씨는 인간의 몸을 '물이 든 가죽주머니'로 보고, 중력에 상대되는 바닥의 반력(反力)을 물을 통하여 몸의 각 부위에 전달함으로써 몸이 움직인다고 했다. 나아가 중력은 사람의 동작을 방해하는 것이 아니라 도움을 주므로 저항하지 말고 이용해야 한다고 했다.

⑦ 사람의 동작을 이해한다

7-3
사람의 동작 기본편(3)

동작의 케어에서 행위의 케어로

케어 이용자의 의욕을 불러일으키는 것이 기본이다

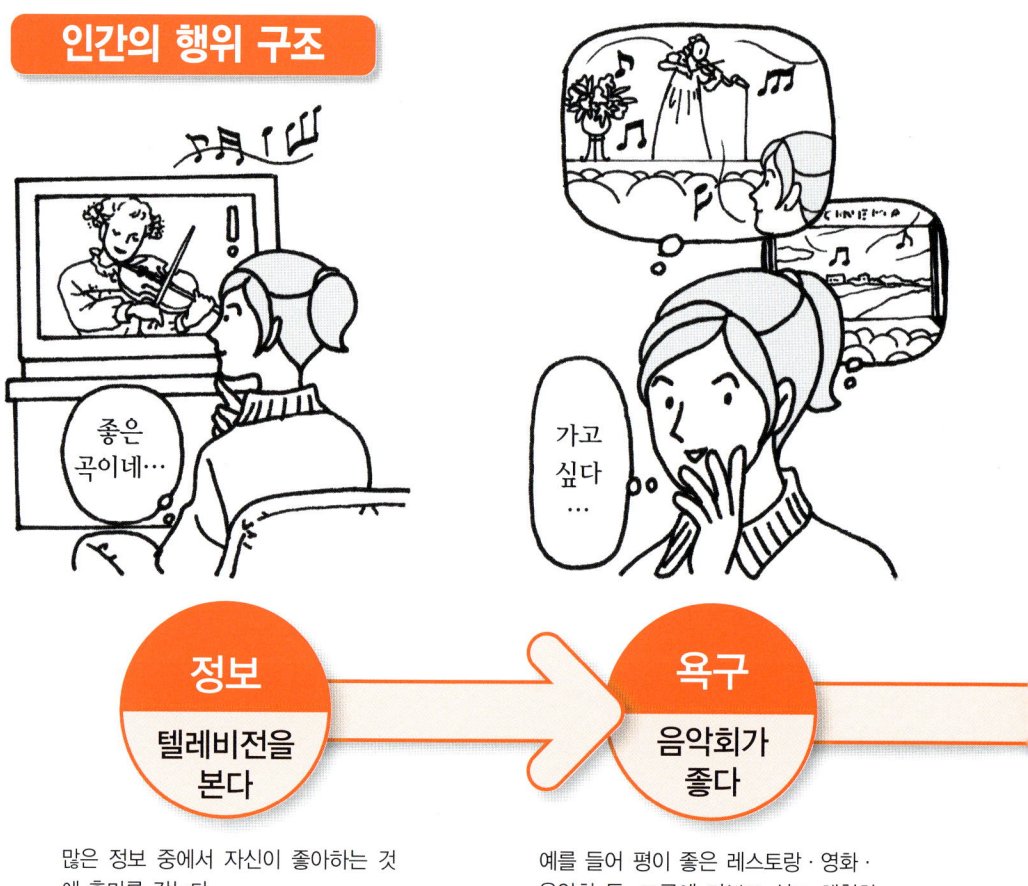

인간의 행위 구조

정보 — 텔레비전을 본다
많은 정보 중에서 자신이 좋아하는 것에 흥미를 갖는다.

욕구 — 음악회가 좋다
예를 들어 평이 좋은 레스토랑·영화·음악회 등, 그곳에 가보고 싶고 체험하고 싶다는 욕구가 생긴다.

무엇을 케어할 것인가

때때로 케어란 대체 '무엇을 하는 것일까?' 생각할 때가 있다. 당연히 장애가 있는 사람이나 몸이 약한 노인을 수발하는 것인데, 과연 그것을 케어라고 할 수 있을까? 여기에서 케어란 무엇인지를 새삼 깨우쳐준 사례가 있다.

어느 노인홈에 S씨라는 여성이 있었다. 이 시설에서는 아침마다 사람들이 모두 모여서 체조를 하거나 노래를 부르는 아침모임이 있었는데, S씨는 절대로 이 모임에 참석하지 않았다. 어느 날 댄스 모임에서 그녀를 방문하였는데, 댄스 모임에는 흥미가 있는 듯해 시설 담당자가 권하자 참석하겠다고 하였다. 담당자는 기뻐하며 그녀를 휠체어에 태워 모임 장소로 데리고 갔다. 담당자는 매우 만족하였지만, 나중에 그녀는 '그렇게 많은 사람들이 모일 줄 알았으면 옷을 잘 차려 입고 갔으면 좋았을 텐데, 그냥 평상복에 머리도 빗지 않고 가게 했다'고 불평하였다.

그녀의 입장에서 모임에 참석한다는 것은 담당자가 생각하는 이상으로 정신적으로 중요한 일이었던 것 같다. 지금까지 피해왔던 인간관계 속에 처음 나타나는 것이므로 옷이나 머리도 의미 있는 장소에 어울리게 단장하고 싶었던 것이다.

나름대로 마음의 준비가 필요하고 그것이 겉모습을 치장하는 것이었는데, 마음의 준비가 안 된 상태로 여러 사람 앞에 나서게 되자 그런 불평불만이 말로 표현된 것이다. 담당자는 그녀를 단지 A에서 B지점까지 옮겨놓았을 뿐, 그녀의 심정까지는 다 헤아리지 못한 듯하다.

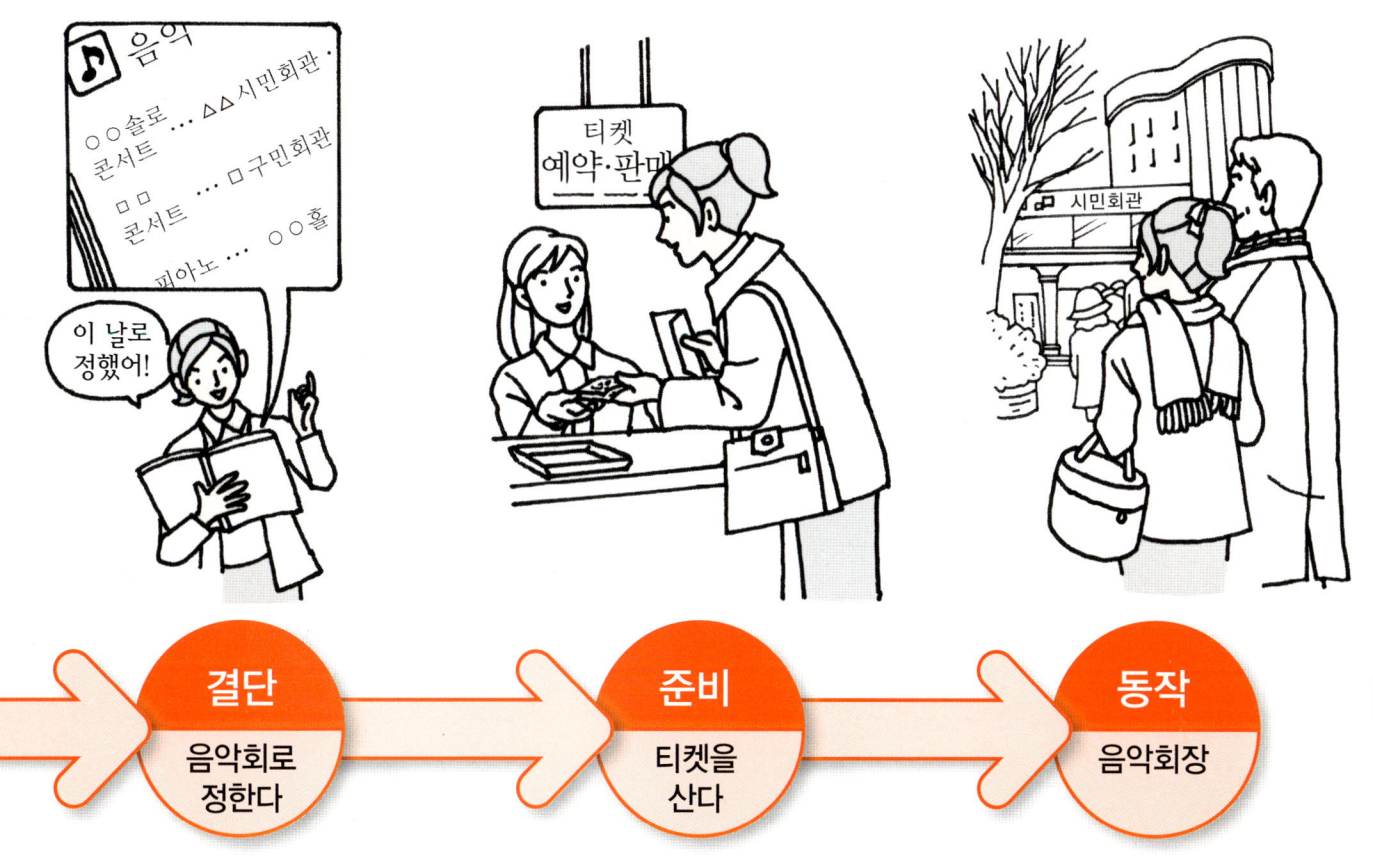

행위 구조에 바탕을 둔다

담당자가 S씨를 수발한 것을 보면, 그는 모임 장소에 가는 '동작'만 생각한 경향이 있다. 그러나 이 동작이 일어나기까지 심리적 또는 구체적인 배경이 있었을 것이다.

먼저 S씨에게 댄스 모임에서 찾아왔다는 '정보'가 들어온다. 이어서 춤을 보고 싶다는 '욕구'가 일어나고, 적절한 시기에 담당자의 '권유'가 있어서 '결단'을 내린다. 그리고 휠체어를 타고 가서 춤을 본다는 '동작'에 이르렀다. 이런 '행위의 구조'를 생각하면 지금까지 해온 케어는 과연 이 구조를 따랐던 것일까? 케어 이용자의 욕구를 끌어내지 못하는 케어는 단지 '동작'일 뿐이다.

케어는 먼저 정보를 제공하는 것에서 시작한다. 단순히 정보를 제공한다고 하지만 제공하는 방법도 여러 가지이므로, 각자의 장애나 지적 수준에 맞는 방법으로 제공한다. 케어 이용자의 '욕구'를 잘 끌어낼 수 있는 '정보'를 제공하고, 더 나아가 '동작'으로 이어지는 케어를 한다.

예를 들어 목욕이라면, 목욕탕에 들어가면 기분이 좋아진다는 등 케어 이용자의 기분을 돋우는 '정보'를 제공한다. 그래서 케어 이용자에게 '목욕하고 싶다'는 '욕구'가 일어나게 하는 것이 중요하다.

물론 들어갈지 안 들어갈지는 케어 이용자가 '결단'한다. 케어 이용자가 주체성을 갖고 결정해야 한다. 가능하면 갈아입을 옷도 스스로 정하게 하는 것이 좋다. 그리고 장애가 있는 경우에는 혼자 갈 수 없으므로 케어하는 사람이 도와서 데려가는 형식으로, 전체의 행위 구조에서 케어하는 사람이 일부에만 관여하는 것이 진정한 케어다. 케어란 단순히 케어 이용자의 '동작'을 수발하는 것이 아니라, 더 넓게 '생활 행위'를 수발하는 것이란 사실을 잊지 말아야 한다.

7-4 사람의 동작 기본편(4)

케어를 시작하기 전에

자립을 위한 케어 방법은 완벽할까

단계적인 케어 방법

● 케어의 전제조건

생리학에 바탕을 둔 자립 방법에 대해서 알아둔다

돌아눕기에 필요한 3요소, 의자에서 일어서는 동작 등 평소에 무의식적으로 반복하는 생리적인 움직임을 분석한 자립 방법을 알아두는 것이 중요하다.

이 방법은 거의 힘이 필요 없다. 무리가 없는 움직임이기 때문에 자립을 위한 케어 방법으로 가장 적합하다.

항상 무의식적으로 하고 있기 때문에 느낌이 잘 안 올 수도 있다. 다른 사람에게 설명하기 전에 의식적으로 직접 해보고 그 움직임을 관찰하면 충분히 이해할 수 있다.

● 케어 단계 ①

자립 방법을 케어 이용자에게 가르친다

케어 이용자가 머리도 확실하게 가누고 의욕을 갖고 있다면 우선 생리학적 자립 방법에 대해 정확하게 설명한다.

안정간호는 자립 방법과는 거리가 멀고, 훈련을 해도 그것이 자립으로 이어진다고 할 수는 없다. 반신불수인 경우의 케어 원칙은 p.223부터 시작되는 4부를 참조한다.

자립 조건을 갖춘다

아무리 케어 이용자에게 의욕이 있고 생리적인 자립 방법을 가르쳐줘도, 주변 조건이 갖춰지지 않으면 자립할 수 없다. 케어 이용자의 상태에 맞게 침대의 폭과 높이, 손잡이 위치, 의자 시트의 높이 등을 조절한다. 케어하기 전에 반드시 확인한다.

①의욕, ②방법, ③조건 등 3가지 요소가 갖춰져야 비로소 자립할 수 있는 케어가 시작된다.

→ 자립할 수 있다

→ 자립할 수 없다

생리학적인 케어 방법

어떤 방법으로 수발하느냐는 매우 중요하다. 방법에 따라 침상생활을 하게 될지 자립할 수 있을지, 앞으로의 생활이 달라진다.

여기에서 말하는 '생리학적인 케어 방법'이란 인간의 자연스런 움직임, 즉 생리학에 바탕을 둔 케어 방법이다.

평소 사람들이 무의식적으로 하는 돌아눕기나 일어서기 등의 움직임을 분석해서 체계화한 것이다.

장애 정도에 따라 차이가 있지만, 요령만 알면 혼자서도 할 수 있다.

3부에서는 순서대로 ①돌아눕기, ②일어나기, ③일어서기, ④바닥에서 일어서기 등 4가지 움직임과 방법에 대해 설명한다.

케어에 필요한 기술 ③

케어가 필요 없다

여기까지 할 수 있으면 이제 혼자서 충분히 생활할 수 있다. 다음에 움직임의 요령을 확실히 몸에 익힐 때까지 반복한다. 조금씩 몸을 자유롭게 움직일 수 있게 되면, 자신감이 생기고 의욕도 생긴다. 수발하는 사람은 요점을 파악하고 지켜보는 것만으로 충분하다.

● 케어 단계 ②

자립하도록 유도한다

주변 조건이 갖춰져 있고, 움직이는 방법을 알고 있으며, 움직일 힘이 있는데도 불구하고 혼자서는 할 수 없는 경우가 가끔 있다.
원인은 손발의 사용 방법이나 동작 시점 등의 요령을 완전히 이해하지 못했기 때문이다. 이런 경우 바로 도와주지 말고 움직임의 요점만 가르쳐준다. 처음부터 도와주지 말고 몸의 일부를 받쳐주어 올바른 자세가 되도록 유도한다. 움직이는 요령을 몸으로 기억하게 하고, 2~3회 수발하면 혼자서도 할 수 있게 된다.

자립할 수 있다

자립할 수 없다

● 케어 단계 ③

자립 방법에 따라 부족한 힘을 빌려준다

이제 마침내 힘을 빌려주는 케어를 하는데, 어디까지나 부족한 부분만 도와준다. 이 경우에도 기본 자립 방법에 맞춰 케어한다. 그렇지 않으면 자립에서 멀어질 뿐 아니라, 방법에 따라서는 구축(拘縮, 근육과 힘줄의 수축으로 사지가 움직이지 않거나 운동이 제한된 상태)이 심해진다. 힘이 전혀 없어서 모두 도와줄 때도 가능하면 바른 자세가 되도록 신경 쓴다. 그럴 경우 자립에 필요한 관절가동역(관절이 움직이는 범위)도 확보할 수 있다.

7 사람의 동작을 이해한다

단계적으로 케어한다

케어를 시작하기 전에 먼저 그 사람의 상태와 주위 환경을 점검한다.

아무리 케어가 필요해도 노화나 장애가 있는 사람, 장애는 없지만 의욕이 없는 사람, 장애는 있지만 의욕이 있는 사람 등 상태가 다양하다.

가장 먼저 그 사람의 상태나 의욕 등 신체 기능부터 확인한다.

더 나아가 침대나 의자 등의 폭과 높이, 손잡이의 유무나 위치 등이 케어 이용자에게 맞는지 확인한다.

이런 전제조건이 갖추어 있지 않으면 자립하려는 의욕이 있어도 자립할 수 없다. 반드시 케어를 시작하기 전에 이런 점들을 점검한다.

점검이 모두 끝나면 케어를 시작한다. 케어 이용자의 상태에 맞춰 동작을 확인하면서 천천히 단계를 높여나간다.

8장

돌아눕기의 자립 방법과 케어 방법

8-1
자연스런 돌아눕기

'체위 변환'에서 '돌아눕기 케어'로

갓난아이의 돌아눕기 동작에서 배운다

발상을 전환한다

간호 분야에서는 오랫동안 돌아눕기 케어를 '체위 교환'이라고 불러왔다. 최근에는 '체위 변환'이라고 하지만, 어쨌든 사람을 '사물'로 취급하는 느낌이다.

한편, 케어에서는 '돌아눕기 케어'라고 한다. 말 그대로 케어 이용자가 주체인 돌아눕기 동작을 수발한다는 의미이다.

자신이 스스로 하는 '돌아눕기'의 생리적인 동작을 분석해보면 자연스런 동작을 기초로 한 자립 방법과 케어 방법이 나온다.

그럼 지금까지 모든 사람을 대상으로 했던 '체위 변환'이 실제로는 의식이 없는 사람에게만 행하는 특수한 방법이라는 것을 알 수 있다.

케어의 본질은 케어하는 사람이 주도적으로 하는 것이 아니라, 케어 이용자의 주체성을 이끌어내고 부족한 부분을 지원하는 것이다. 이런 발상의 전환이야말로 앞으로의 케어에서 중요한 부분이다.

돌아눕기의 구조

갓난아이의 돌아눕기

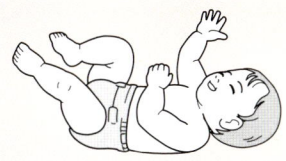

똑바로 누운 상태에서 몸을 꿈틀꿈틀하고, 두 발이 공중에 떠서 발버둥친다.

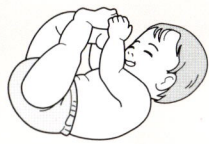

발버둥치는 두 발에 흥미를 보이며, 손으로 잡아서 입으로 가져가려고 한다.

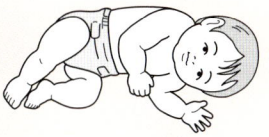

입으로 더 가까이 가져가려고 머리와 어깨를 들면 자세가 불안정해져서 옆으로 쓰러진다.

어른의 돌아눕기

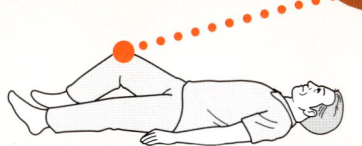

가장 많은 유형이다. 돌아누울 방향의 반대쪽 무릎을 조금 세우기 시작한다.

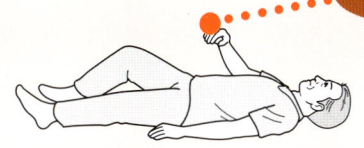

세운 무릎과 같은 쪽의 손을 조금 올리고, 중심을 등 전체에서 돌아눕는 쪽으로 이동하기 시작한다.

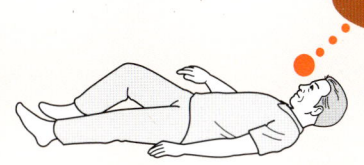

머리와 어깨를 조금 들고 돌아눕기 시작한다.

돌아눕기의 3요소

무릎을 세운다

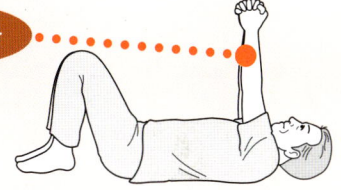

두 무릎을 세운다. 발뒤꿈치가 엉덩이에 닿을 정도로 발을 바짝 당긴다.

손을 올린다

두 손을 똑바로 위로 올린다. 손가락을 깍지 끼어서(또는 모아서) 위로 뻗는다.

머리와 어깨를 든다

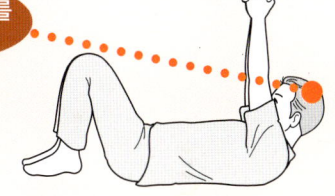

두 무릎과 두 손을 올린 뒤 배꼽을 노려보듯이 머리와 어깨를 들어 올린다.

돌아눕기 동작의 분석

돌아눕기의 생리학적인 동작을 알려면 갓난아이의 돌아눕기를 생각해본다. 이 시기의 아기는 심리학자인 프로이트가 구순기(口脣期)라고 하였듯이, 보이는 물건에 모두 흥미를 보여 손으로 잡아서 입으로 가져가려고 한다. 그 동작의 연장선상에 돌아눕기가 있다.

어른의 경우도 무의식적으로 하는 동작을 잘 분석해보면, 갓난아이와 공통되는 3가지 움직임이 주체가 된다는 사실을 알 수 있다. 이 공통되는 움직임을 '돌아눕기 동작의 3요소'라고 한다.

돌아눕기 동작의 3요소

① 두 무릎을 충분히 세운다
② 두 손을 힘껏 똑바로 위로 올린다
③ 머리와 어깨를 든다

8-2 돌아눕기의 케어 기본편(1)

돌아눕기의 3요소와 케어 방법

자연스런 돌아눕기를 기초로 한 재활 케어 방법

돌아눕기의 3요소

❶ 두 무릎을 세운다
두 무릎을 모으고 되도록 발뒤꿈치를 엉덩이 쪽으로 바짝 당긴다.

발뒤꿈치가 엉덩이에 닿을 정도로

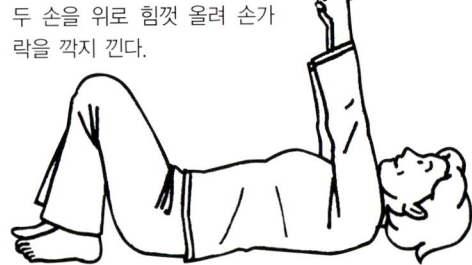

❷ 두 손을 올린다
두 손을 위로 힘껏 올려 손가락을 깍지 낀다.

❸ 머리와 어깨를 들어 올린다
머리와 함께 어깨도 올린다. 이것이 완성된 동작이다.

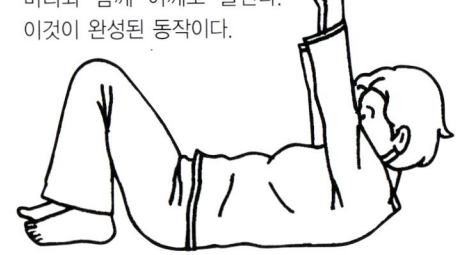

돌아눕기의 케어

✗ 3가지 요소를 사용하지 않는 케어

힘 지수 10

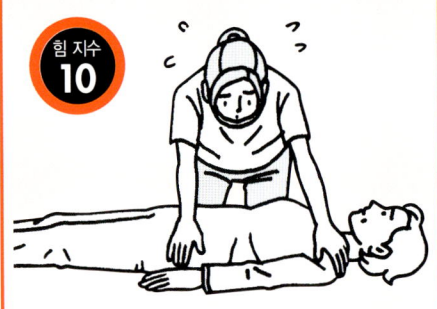

케어 이용자의 체중이 모두 실려서 허리에 큰 부담이 되므로, 요통 등의 원인이 될 수 있다.

✗ 몸 한가운데에 서면 안 된다

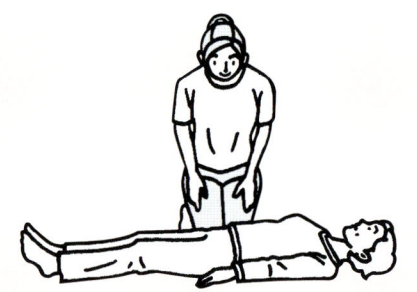

허리와 어깨의 중앙에 서는 것이 기본이다. 그림의 위치에 서면 힘이 많이 든다.

돌아눕기의 3요소

오늘부터 돌아눕기 수발을 해야 한다면 어떻게 하겠는가? 단순히 누워 있는 사람을 힘만으로 옆으로 눕히겠는가? 이 방법은 한두 번이라면 몰라도 오래 계속하면 케어하는 사람의 허리에 큰 부담을 주어 요통의 원인이 될 수도 있다.

예전부터 해오는 목욕이나 식사 케어 방법은 일상적인 움직임이 기본이다. 마찬가지로 돌아눕기 케어 방법도 자연스런 동작에서 찾는다.

우선 평소에 무의식적으로 하는 돌아눕기를 의식적으로 해본다. 큰 움직임이 아니라 '무릎이 선다, 손이 올라간다, 머리가 올라간다'는 3가지 동작(요소)으로 옆으로 눕게 되는 것을 알 수 있다.

케어할 때도 무의식적으로 하고 있는 이 일련의 동작을 최대한 활용한다. 케어 이용자가 할 수 있는 범

케어에 필요한 기술 **3**

힘 지수 1 — 돌아눕기의 3요소를 이용한 케어

손끝이나 무릎 중 어느 한 쪽, 또는 두 쪽 모두를 검지로 당겨서 케어한다.

❶ 검지를 무릎에 댄다
세운 무릎의 바깥쪽에 검지를 댄다.

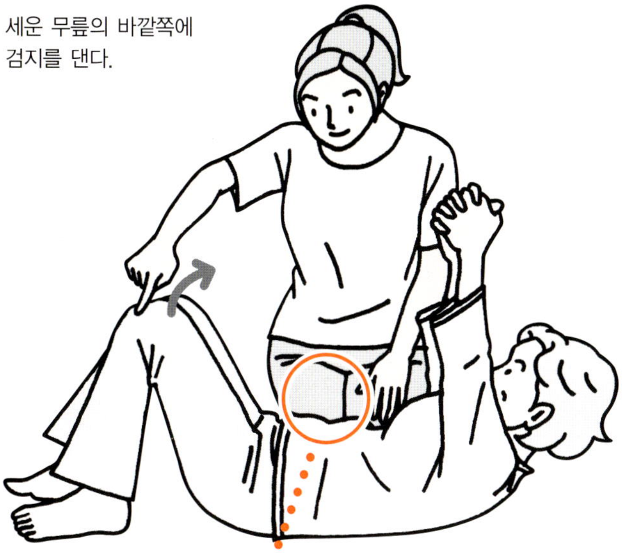

❷ 케어하는 사람 쪽으로 당긴다
검지로 무릎을 살짝 케어하는 사람 쪽으로 당긴다.

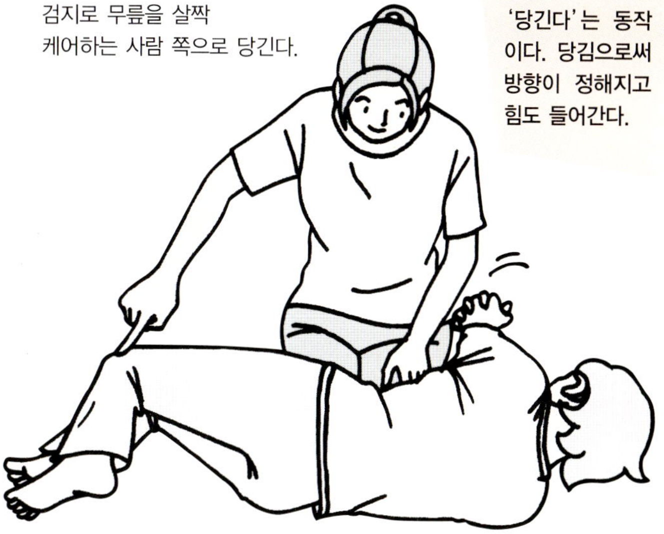

Point
수발의 기본은 '당긴다'는 동작이다. 당김으로써 방향이 정해지고 힘도 들어간다.

어깨와 허리의 중앙에 선다
이 위치이면 서로 편하게 움직일 수 있다.

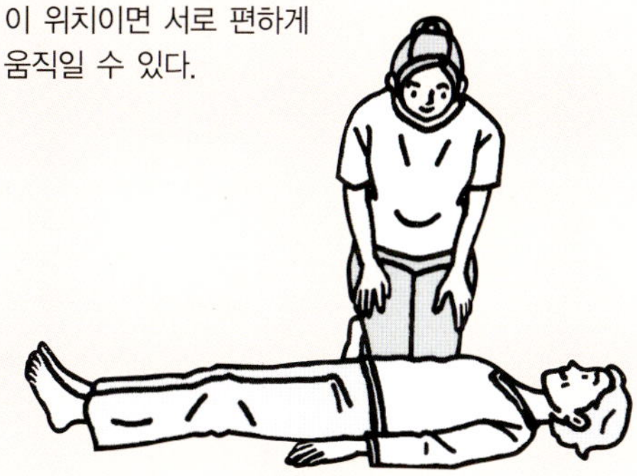

힘 지수 7 — 안정간호법에 의한 케어

케어 이용자의 힘은 조금 덜 들지만, 아직 케어의 힘이 꽤 필요하다.

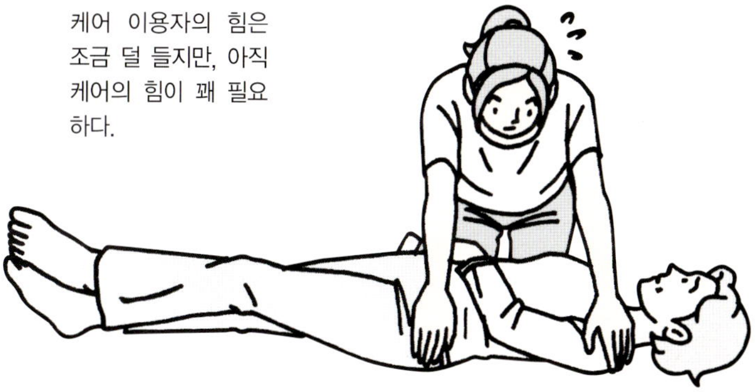

위 내에서,
① 두 무릎을 충분히 세운다.
② 두 팔을 위로 힘껏 올린다.
③ 머리와 어깨를 든다.
이 상태가 되게 한다.

이 기본자세가 되면 케어하는 사람은 필요 이상의 힘을 들이지 않고 케어 이용자를 돌아눕힐 수 있다. 케어 이용자를 있는 힘껏 일으키는 방법이나 이전의 안정간호법에 비해 훨씬 적은 힘(힘 지수 = 힘이 드는 상태를 가장 가벼운 것부터 무거운 것 순서로 1~10으로 표시)으로 케어할 수 있기 때문에 케어하는 사람의 부담이 많이 줄어든다.

요컨대 돌아눕는 데 힘은 필요하지 않다. 3가지 요소를 제대로 할 수 있고 요령만 알면, 케어 이용자 혼자서 돌아누울 수 있다.

안정간호법은 특수한 경우에만
의식이 없거나 모든 일을 수발 받아야 하는 사람 등 특수한 경우에만 사용하는 방법 | p.176 참조 | 이다.

8 돌아눕기의 자립 방법과 케어 방법

8-3 돌아눕기의 케어 기본편(2)

할 수 없는 것은 단념한다

'케어는 단념에서 출발한다'는 것이 원칙이다

의료와 케어의 입장 차이

왼쪽 마비인 경우

움직이는 부분

급성기 의료 **다루지 않는다**

당연한데 장애가 없는 부분은 치료할 필요가 없다. 따라서 이 부분은 치료 대상에서 제외한다. 단, 마비 등의 장애가 남아 있으면 장애 정도에 맞춰 걷기 훈련을 비롯해 운동요법, 일상생활과 직결되는 식사·배설·목욕 등의 기능회복 훈련은 한다.

케어 **활용한다**

케어는 사용할 수 있는 부분을 적극 활용한다. 움직일 수 없는 부분, 사용할 수 없는 기능은 완전히 단념한다. 그리고 움직일 수 있는 부분만 철저히 이용한다. 장애가 있는 부분을 사용하지 않아도 이전과 같은 생활을 할 수 있다. 조금 불편해도 그 나름의 방법이 얼마든지 있다. 조금이라도 원래의 생활에 가까워지도록 연구, 지도한다.

● 할 수 있는 것을 체크한다

	오른쪽 다리	왼쪽 다리
두 무릎을 충분히 세운다	☐	☐
	오른손	왼손
두 손을 힘껏 올린다	☐	☐
머리와 어깨를 든다		☐

핵심은 '단념한다'

어느 날 갑자기 뇌졸중이 일어나 생명에는 지장이 없지만 왼쪽이 마비되었다.

급성기인 경우, 병원에서는 치료와 함께 전신 상태를 살피면서 빠른 시일 내에 재활 치료를 시작한다. 그 후 장애가 있는 부분을 조금이라도 움직이고 일상 동작의 기능을 회복하면 원래의 생활로 돌아갈 수 있다고 판단한다.

그리고 퇴원한 날부터 가정에서의 케어가 시작된다. 재활 치료를 계속한다고 해도 마비된 부분은 병원에서 철저히 치료하고 훈련하였기 때문에 갑자기 크게 회복되는 것은 기대할 수 없다.

그러나 관절이나 근육은 사용하지 않으면 움직일 수 없게 된다. 그 결과, 장기의 기능 저하나 욕창 등이 잘 생긴다.

'침상생활'을 막기 위한 첫걸음은 돌아눕기이다.

그래서 왼쪽 마비인 경우 무엇을 할 수 있고, 할 수 없는지 알아본다. 마비된 부분은 왼쪽 손과 다리뿐이므로 오른쪽 손과 다리는 움직인다. 머리나 어깨도 마

케어에 필요한 기술 ③

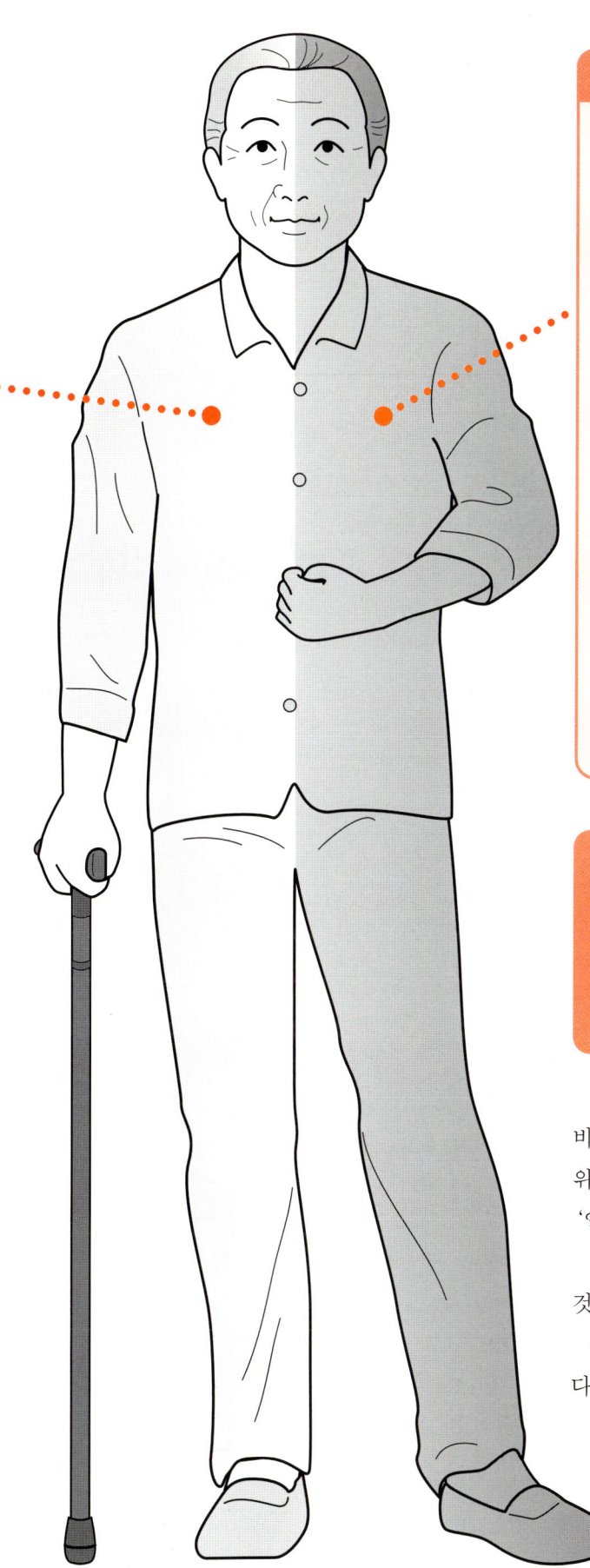

움직일 수 없는 부분

급성기 의료 — 치료·훈련한다

의료기관은 문제가 되는 부분이나 장애가 있는 부분에 주목한다. 물론 치료가 목적이므로 당연하다. 마비 등의 장애가 있으면 치료와 병행하여 가능하면 빠른 시일 내에 재활치료나 훈련을 시작한다. 비록 급성기라도 관절의 구축을 막기 위해 침대 위에서도 한다. 그래서 병원에 있는 동안에 일상동작의 기능을 되도록 회복시킨다.

케어 — 단념한다

병원에서 장애가 있는 부분을 철저하게 치료와 훈련을 받고 가정으로 돌아온다. 자주적으로 재활치료나 훈련을 계속해도 더 이상의 회복은 기대할 수 없다. 장애를 그대로 받아들이고 기능을 하지 않는 부분은 과감히 단념한다. 케어는 주목하는 부분이 의료와 완전히 다르다. 케어는 단념하는 것에서 시작한다. 불가능한 일을 억지로 강요해도 아무런 효과가 없다. 움직일 수 있는 기능을 모두 사용해서 원래의 생활로 돌아가게 하는 것이 목표이다.

'단념한다'는 것

'단념한다'고 하면 소극적으로 생각되겠지만 절대 그렇지 않다. 눈앞의 현실을 감추지 않고 있는 그대로 본다는 것이다. 그런 의미에서 보면 오히려 현실을 직시한다는 적극적인 의미를 가진 말이다. 다시 말해 '케어는 단념에서 출발한다'.

비되지 않았으므로 문제없이 움직인다. 따라서 사용할 수 있는 부위를 철저히 사용하여, 이전과 같은 생활은 물론 사회와도 연계되는 '일상생활'을 되찾는다.

케어에서 중요한 점은 사용할 수 없는 것은 과감하게 단념하는 것, 즉 '빠른 단념'이다.

사용할 수 없는 부분을 억지로 움직이려고 해도 아무 효과가 없다. 단지 '괴롭힘'으로밖에는 안 보인다.

8-4 돌아눕기의 케어 응용편(1)

반신불수인 경우

일어나기로 이어지는 돌아눕기 방법

반신불수인 사람이 할 수 있는 기본 자세

할 수 있는 것을 확인한다 (왼쪽 마비)

1. 두 무릎을 충분히 세운다 — 오른쪽 무릎 ○ 왼쪽 무릎 ✕
2. 두 손을 힘껏 올린다 (오른손으로 왼손을 끌어올린다) — 오른손 ○ 왼손 △
3. 머리와 어깨를 든다 — ○

마비가 안 된 쪽으로 돌아눕는다

돌아눕기에서 '한쪽 무릎 세우기', '일어나기' 동작으로 이어지기 위해서는 몸을 받치는 팔의 근력이 꼭 필요하다. 마비가 안 된 팔의 힘을 최대한 이용하면 일어날 수 있다. 다음 단계로 넘어가기 위해서는 마비가 안 된 쪽으로 돌아누워야 한다.

마비된 다리를 세울 수 있지만 쓰러질 때가 많다

그래도 무리해서 세우려고 반대쪽 다리로 들어올리는 사람이 있다. 마비된 다리는 납덩어리처럼 무겁기 때문에 허리 통증을 가져온다. 무리하지 않는다.

머리와 어깨는 들 수 있다

예외도 있지만 기본적으로 복근, 배근(背筋), 목 등은 마비가 안 된다. 일반적인 뇌졸중이라면 머리나 어깨는 들 수 있을 것이다.

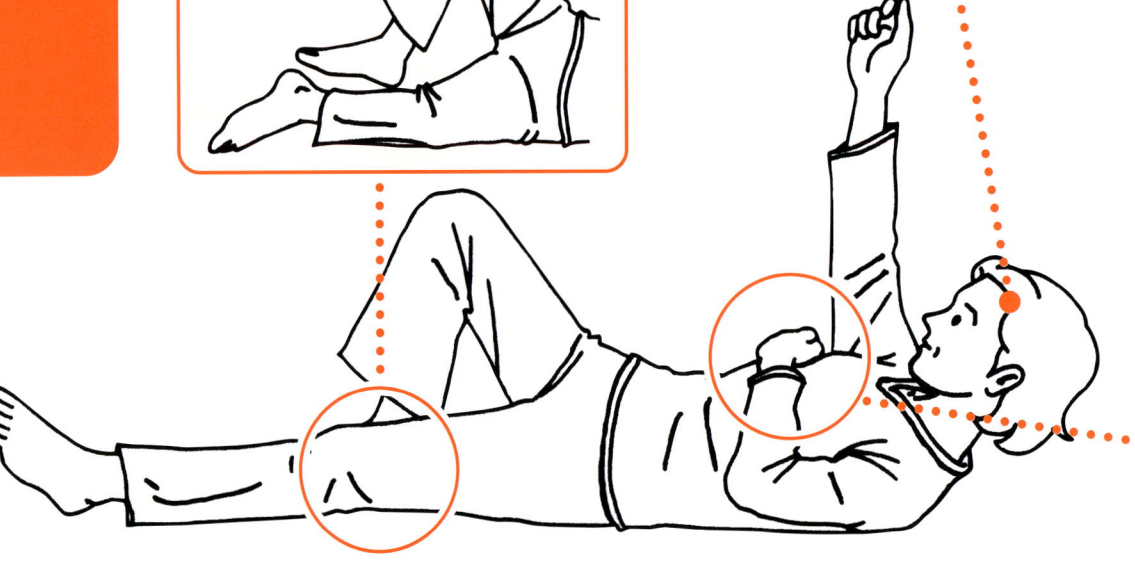

마비가 되면 침상생활을 하게 되나

반신불수이므로 침상에서만 생활할 수밖에 없다고 생각하는 사람이 많은 것 같다. 그러나 그렇지 않다. 의식이 없거나, 또는 의식이 있어도 뇌에 큰 장애가 있어서 자발성이 없는 경우를 제외하면, 손과 다리가 심하게 마비된 사람도 돌아눕지 못하는 일은 없다. 또한 돌아누울 수만 있으면 침상생활에서 벗어날 수 있다. 우선 '돌아눕기의 케어 기본편'에 나오는 3가지 요소 중 반신불수인 사람이 할 수 있는 것과 없는 것을 확인한다.

케어 방법

① 먼저 기본 자세를 취한다

먼저 케어 이용자가 기본 자세를 취하게 한다. 이어서 올린 손과 세운 무릎에 손을 살짝 댄다.

② 손과 무릎을 당긴다

자세가 갖춰지면 천천히 손과 무릎을 케어하는 사람 쪽으로 당긴다.

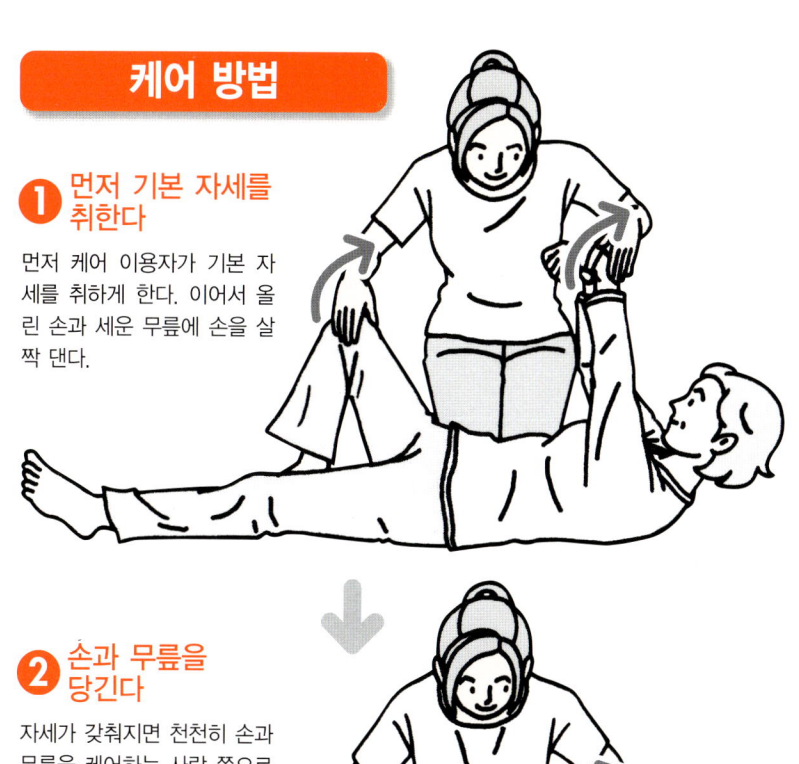

③ 마지막까지 유도한다

케어 이용자의 상태를 보면서 완전히 옆으로 누울 때까지 당긴다. 손은 끝까지 대고 있는다.

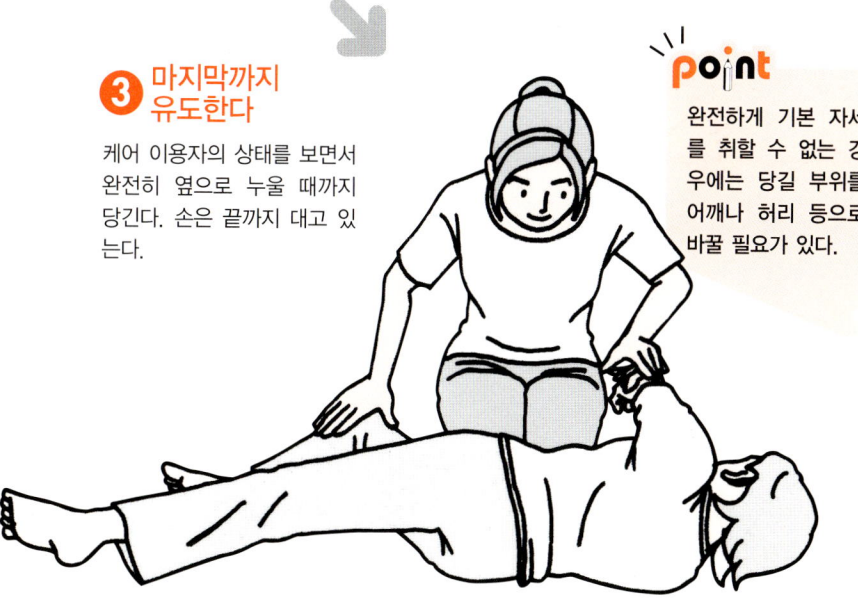

두 손은 올릴 수 있다

마비된 손은 올릴 수 있을까? 90° 올린다, 전혀 못 올린다, 올리기는 해도 팔꿈치가 구부러진다, 완전히 굽어서 전혀 움직이지 않는다 등 상태가 다양하다. 그러나 다른 한쪽 손으로 잡으면 무리 없이 두 손을 올릴 수 있다.

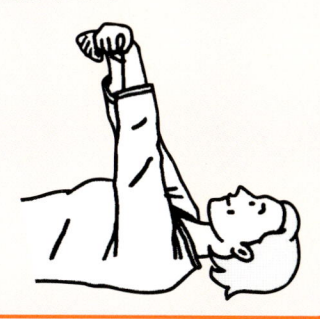

도저히 불가능한 경우

무릎이 서지 않는다

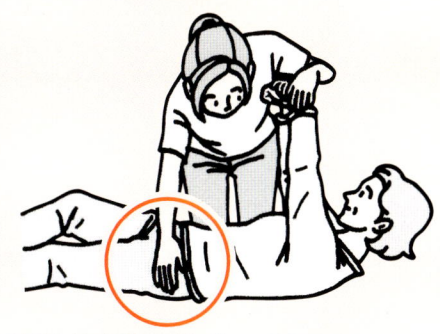

무릎이 서지 않는 경우에는 무릎을 아무리 끌어당겨도 허리는 들리지 않는다. 이 때는 무릎이 아니라 허리를 끌어당긴다.

어깨가 올라오지 않는다

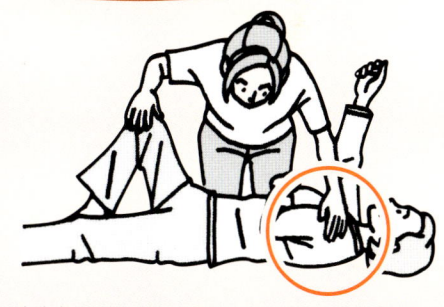

어깨가 생각만큼 올라오지 않으면, 손 대신 어깨와 세운 무릎을 당긴다.

point

완전하게 기본 자세를 취할 수 없는 경우에는 당길 부위를 어깨나 허리 등으로 바꿀 필요가 있다.

8-5 돌아눕기의 케어 응용편(2)

하반신 마비인 경우

상반신의 힘을 이용해 혼자 힘으로 돌아누울 수 있다

하반신 마비인 사람이 할 수 있는 것

할 수 있는 것을 확인한다

1. 두 무릎을 충분히 세운다 ✗
2. 두 손을 힘껏 올린다 ○
3. 머리와 어깨를 든다 ○

✗ 흔들고 있는 손을 잡아당기면 안 된다

흔들고 있는 두 손을 당기는 것은 모처럼 반동이 생긴 몸의 움직임을 멈추게 하는 것이다.

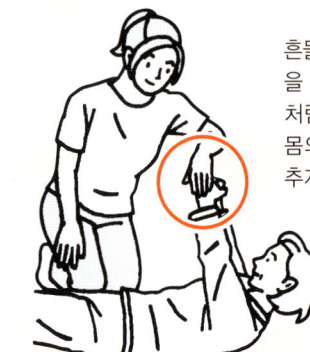

머리와 어깨를 든다

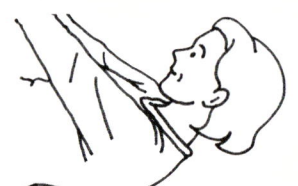

머리와 어깨를 들고 두 손을 바닥을 내려치듯이 움직인다. 몸의 회전이 좋아져서 반동이 생긴다.

혼자 힘으로 돌아눕는 방법

위에서 본 연속 그림

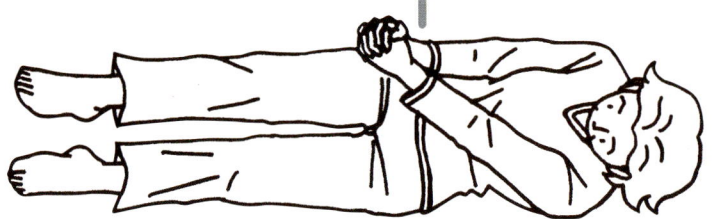

❶ 두 손을 비스듬히 올린다

먼저 두 손을 깍지 낀다. 이어서 깍지 낀 손을 돌아누울 반대쪽의 위쪽으로 비스듬히 올린다.

❷ 비스듬히 아래로 내려친다

비스듬히 위로 올린 두 손을 비스듬히 아래를 향해 과감하게 내려친다. 이 때 머리도 함께 올린다.

❸ 오른쪽 옆을 향하게 된다

상반신의 비틀림이 하반신으로 전달되어 허리와 마비된 두 다리가 오른쪽을 향한다.

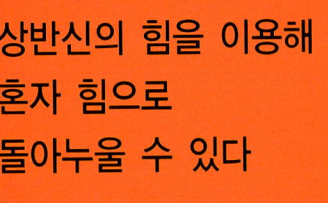
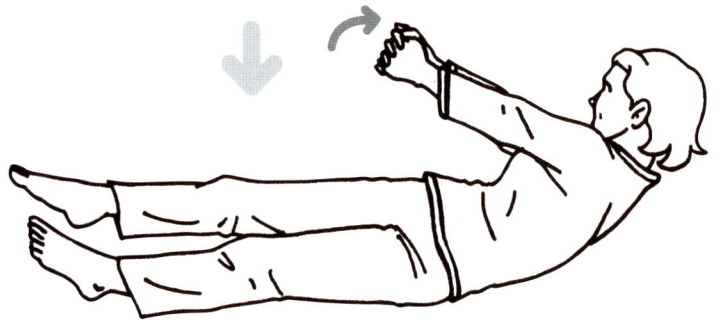

케어 방법

❶ 발목을 올린다
먼저 돌아누울 방향의 발 위에 다른 한쪽 발목을 올린다. 이어서 케어 이용자가 두 손을 깍지 끼어 돌아누울 반대쪽으로 비스듬히 올린다.

조건 만들기①
한 발을 다른 쪽 발 위에 올려서 몸을 돌리기 쉽게 한다.

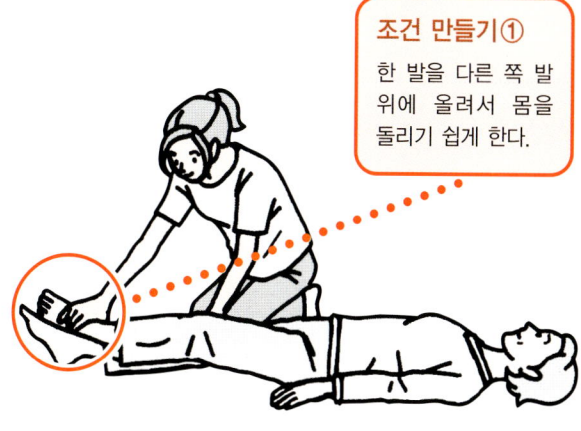

❷ 두 손을 흔들기 시작한다
깍지 낀 두 손을 비스듬히 왼쪽 위에서 오른쪽 아래를 향해 힘껏 흔들게 한다.

조건 만들기②
두 손을 깍지 끼어 비스듬히 위에서 아래로 내려친다

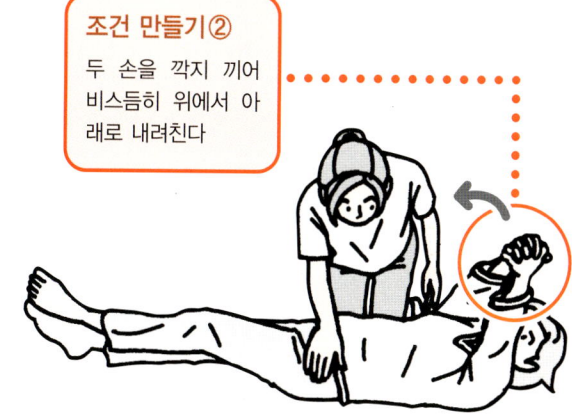

❸ 시간을 예측한다
상반신의 비틀림이 허리의 비틀림으로 이어지는 시간을 예측한다.

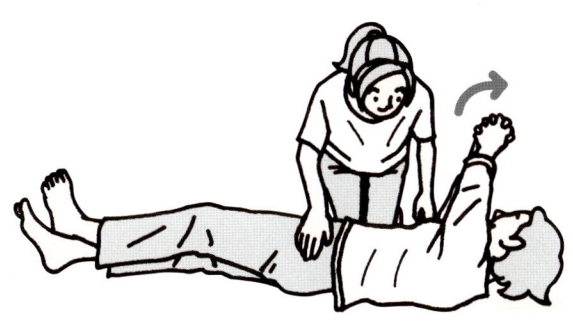

❹ 회전에 맞춰 끌어당긴다
케어 이용자의 힘이 부족한 만큼 허리를 끌어당긴다.

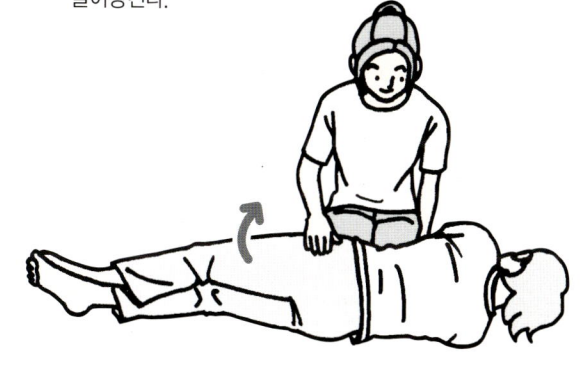

가능하면 돌아눕기 자세에 가깝게 만든다

계속 같은 자세로 누워 있으면 몸의 일부에 체중이 실려서 신경이나 혈관이 눌려 욕창이 생긴다. 특히 하반신 마비인 사람은 감각 장애가 있어서 통증을 느끼지 못하기 때문에 체위를 바꾸지 않으면 곧바로 욕창이 된다. 욕창 예방의 첫걸음이 돌아눕기이다.

하반신 마비이면 돌아눕기 동작에 필요한 3요소 중 '두 무릎을 세운다'와 같은 동작은 할 수 없다. 그렇다고 단념해서는 안 된다. 두 손을 위로 쭉 뻗을 수 있고, 머리와 어깨도 들 수 있다. 할 수 있는 것, 사용할 수 있는 부분을 모두 활용하여 가능한 돌아눕기 자세에 가깝게 만들어야 한다.

끝까지 케어 이용자가 주체가 되어 움직여야 한다. 하반신 마비라도 혼자서 돌아눕는 것을 목표로 한다. 케어하는 사람은 케어 이용자의 상태를 보고 부족한 부분만 도와주는 정도로 한다.

8-6 돌아눕기의 케어 응용편(3)

사지 마비인 경우

머리를 들기만 해도 케어가 편해진다

사지 마비인 사람을 케어한다

할 수 있는 것을 체크한다

1. 두 무릎을 충분히 세운다 ✗
2. 두 손을 힘껏 올린다 ✗
3. 머리와 어깨를 든다 ○

Point 할 수 없는 것을 도울 방법을 생각한다.

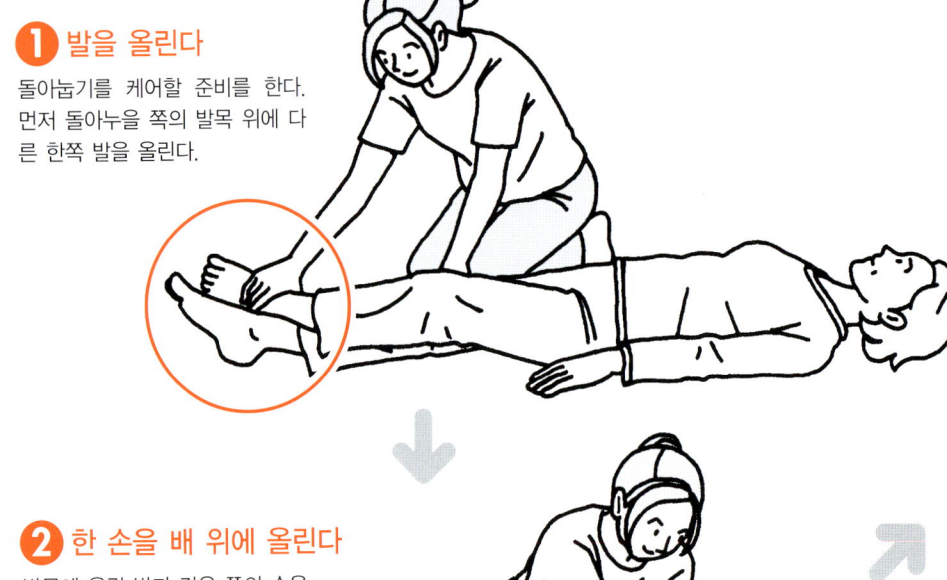

❶ 발을 올린다
돌아눕기를 케어할 준비를 한다. 먼저 돌아누울 쪽의 발목 위에 다른 한쪽 발을 올린다.

❷ 한 손을 배 위에 올린다
발목에 올린 발과 같은 쪽의 손을 배 위에 올린다.

사지 마비인 사람이 할 수 있는 것

반신불수나 하반신 마비 모두 자립을 목표로 한 케어 방법에 대해 설명하였다. 그러나 사지 마비인 경우에 자립을 목표로 하기는 매우 어렵다. 그렇다고 모든 일을 수발해주어서는 안 된다. 3가지 요소 중 '머리와 어깨를 든다'는 동작은 가능하므로 케어 이용자 본인이 하게 한다.

그리고 여기에 간호학교 등에서 가르치는 '한 손은 배 위에, 한쪽 발은 다른 발목 위에 올린다'는 '안정간호법'을 추가한다. 안정간호법은 사지 마비이거나 모든 동작을 케어해야 하는 사람에게 알맞은 방법 | p.169 참조 |으로, 이와 함께 사지 마비인 사람도 할 수 있는 '머리와 어깨를 든다'는 동작을 하게 하면 케어 부담이 많이 줄어든다.

케어에 필요한 기술 ③

❸ 머리와 어깨를 들게 한 뒤 앞쪽으로 끌어당긴다

머리와 어깨를 들게 한다. 자세가 모두 갖춰지면 케어하는 사람은 케어 이용자의 어깨와 허리의 중앙에서 어깨와 허리를 천천히 앞쪽으로 끌어당겨 옆으로 눕힌다.

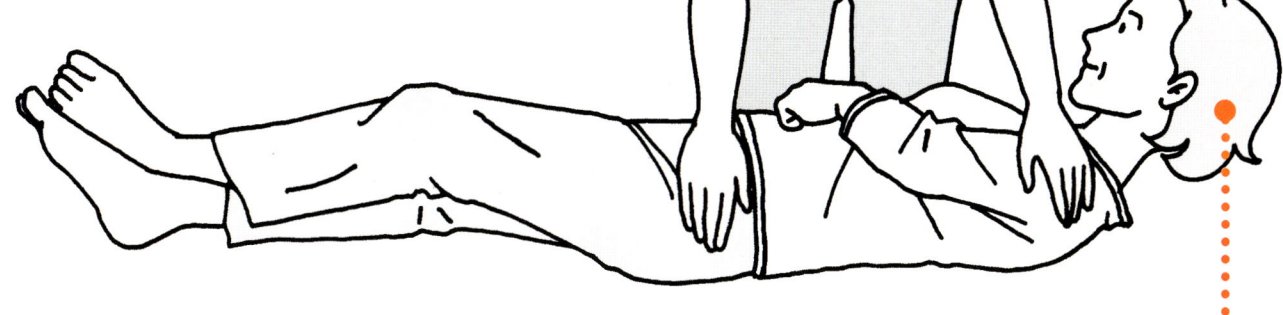

머리와 어깨는 들 수 있다
아무리 두 손과 두 다리가 마비되어도 머리와 어깨는 든다. 할 수 있는 것은 되도록 본인이 하게 한다.

케어에 드는 힘의 비율

힘 지수 3
할 수 있는 것 + 연구한 케어 방법
조금만 연구해도 케어에 필요한 힘에 차이가 많이 난다.

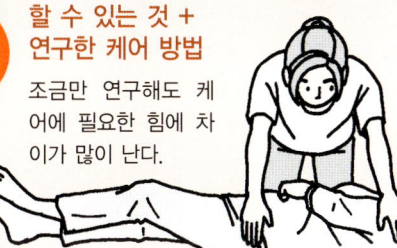

힘 지수 7
할 수 있는 것을 활용한 케어 방법
머리와 어깨만 들게 해도 케어하는 사람의 부담이 많이 줄어든다.

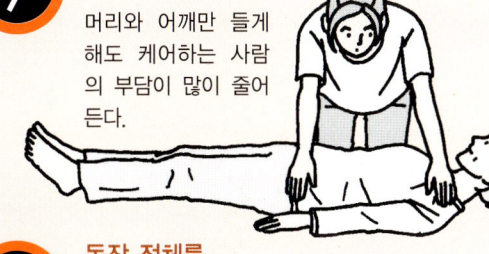

힘 지수 10
동작 전체를 케어하는 방법
케어하는 사람에게 가장 부담이 큰 방법으로 허리를 다칠 수 있다.

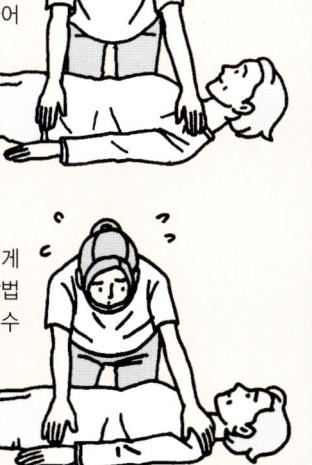

기본은 모두 일상적인 동작에 있다

어려운 경우일수록 원리 원칙에 맞춰 다시 생각한다. 그러면 '손을 움직이는 사람은 이렇게 한다'든가, '발을 움직이는 사람은 이렇게 한다'는 방법이 생각날 것이다. 사지 마비인 경우에도 3가지 요소 중 한 가지, 즉 '머리와 어깨를 든다'는 것을 잊지 않는다.

안정간호법이 필요한 경우

이 방법은 의식이 없는 중증 환자나 모든 일을 케어해야 하는 사람 등, 특별한 경우에만 사용하는 방법으로 기본이 아니다. 기본은 '돌아눕기의 3요소'이다.

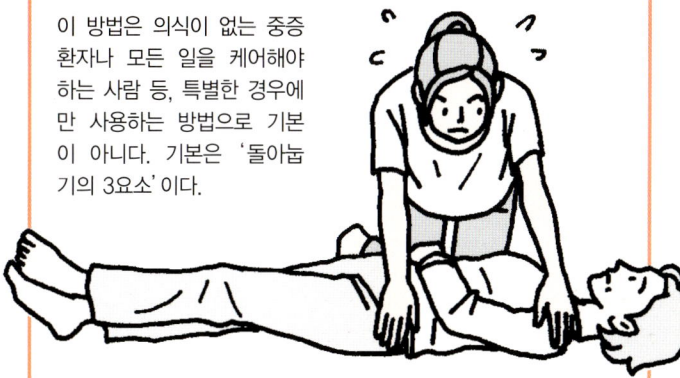

8 돌아눕기의 자립 방법과 케어 방법

9장

일어나기의 자립 방법과 케어 방법

9-1 일어나기의 자립 방법 (1)

사람이 자연스럽게 일어나는 방법

젊은 사람이 일어나는 방법으로 하면 안 된다

먼저 악수를 해본다

돌아누울 수 있게 되면, 다음에는 일어나는 것을 목표로 한다.

현재 침상생활을 하는 사람이 매우 많은데, 대부분은 '침상생활을 하도록 만들어진 경우'라고 한다.

주요 원인은 ①일어나기 위한 조건이 갖춰져 있지 않고, ②케어 이용자에게 알맞은 수발 방법이 아닌 경우 등, 모두 케어하는 사람의 부적절한 지도와 판단 때문이라고 할 수 있다. 침상생활에서 벗어나게 하려면 일어나기 위한 조건을 갖추고, 일어나는 정확한 자세를 가르쳐야 한다.

케어하기 전에 먼저 "손을 힘껏 꽉 잡아요." 하고 케어 이용자와 악수를 한다. 일어나기 위해서는 자신의 몸, 즉 '체중'을 지탱할 수 있는 완력(腕力)이 필요하다. 그러므로 악수를 하면서 쥐는 힘이 어느 정도인지 알아둔다. 이 때 아플 정도로 세게 쥔다면 일어나는 데 필요한 쥐는 힘(근력)이 남아 있다고 판단할 수 있다. 즉, 악수가 근력을 알아보는 기준이다.

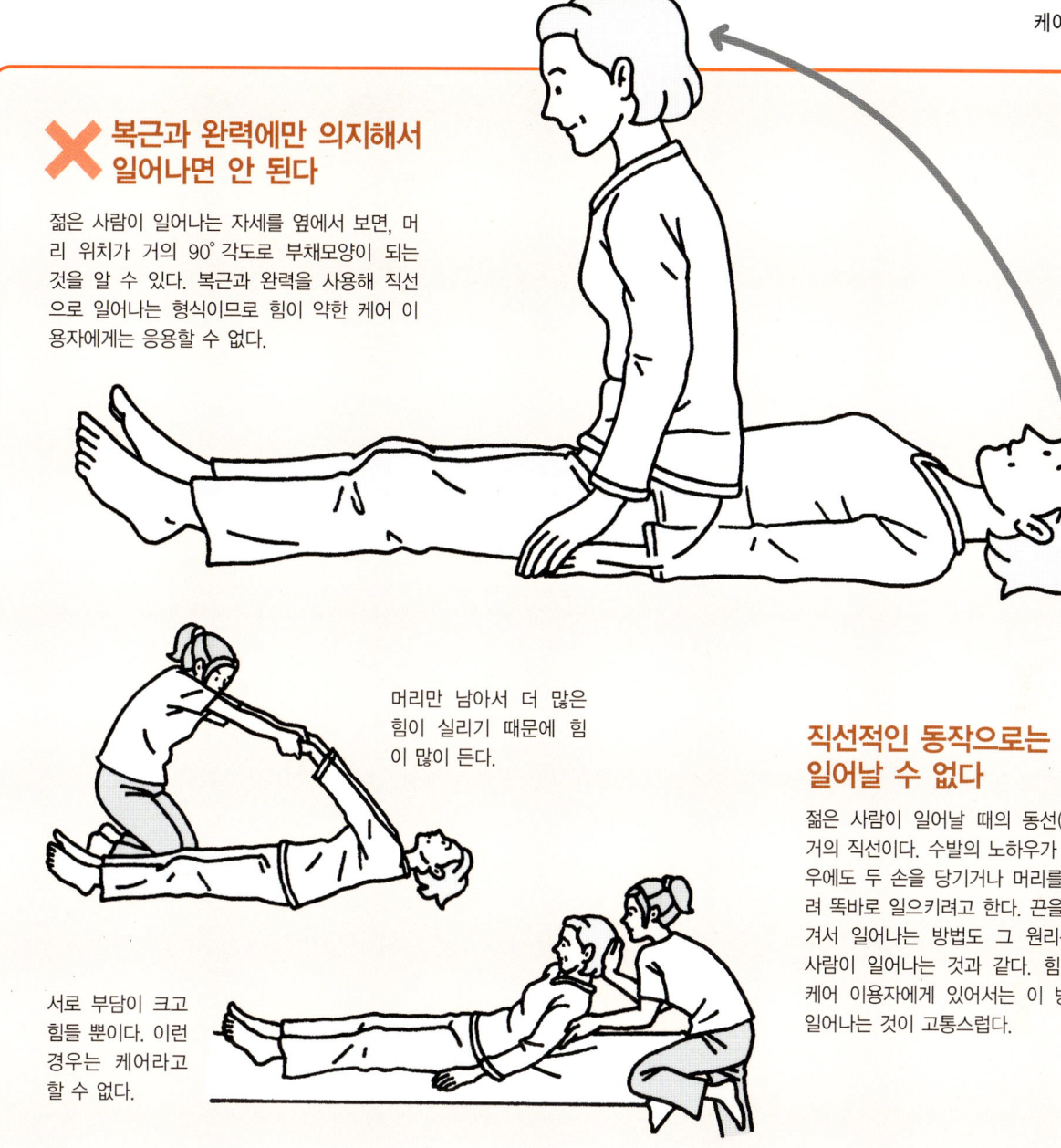

✗ 복근과 완력에만 의지해서 일어나면 안 된다

젊은 사람이 일어나는 자세를 옆에서 보면, 머리 위치가 거의 90° 각도로 부채모양이 되는 것을 알 수 있다. 복근과 완력을 사용해 직선으로 일어나는 형식이므로 힘이 약한 케어 이용자에게는 응용할 수 없다.

머리만 남아서 더 많은 힘이 실리기 때문에 힘이 많이 든다.

직선적인 동작으로는 일어날 수 없다

젊은 사람이 일어날 때의 동선(動線)은 거의 직선이다. 수발의 노하우가 없는 경우에도 두 손을 당기거나 머리를 들어올려 똑바로 일으키려고 한다. 끈을 잡아당겨서 일어나는 방법도 그 원리는 젊은 사람이 일어나는 것과 같다. 힘이 약한 케어 이용자에게 있어서는 이 방법으로 일어나는 것이 고통스럽다.

서로 부담이 크고 힘들 뿐이다. 이런 경우는 케어라고 할 수 없다.

그러나 아무리 일어나는 데 필요한 근력이 있어도 그 힘에 맞는 방법이 아니면 일어날 수 없다.

젊은 사람은 대부분 복근과 완력을 사용해서 일어나는 자세이다. 이런 직선적인 동작은 힘을 주지 않으면 안 된다. 그러나 케어 이용자의 경우는 비록 근력이 남아 있다고 해도 젊은 사람의 근력과는 차이가 있기 때문에 도움이 안 된다.

케어 이용자가 '무리 없이 일어날 수 있는 자세'를 찾기 위해서는 평소에 무의식적으로 하는 일어나기 동작을 관찰해야 한다.

쥐는 힘은 침상생활에서 벗어날 수 있는지를 가늠하는 척도이다

오랜 세월 침상생활만 해서 케어 이용자에게 근력이 없을 것이라고 단정 짓지는 않았을까. 일어나기 위해서는 몸(몸무게)을 지탱할 팔힘(근력)이 필요하다. 악수를 해서 쥐는 힘을 알아보자. 손을 잡는 힘이 강하면 근력이 남아 있다는 증거이다.

자연스럽게 일어나는 방법을 이해한다

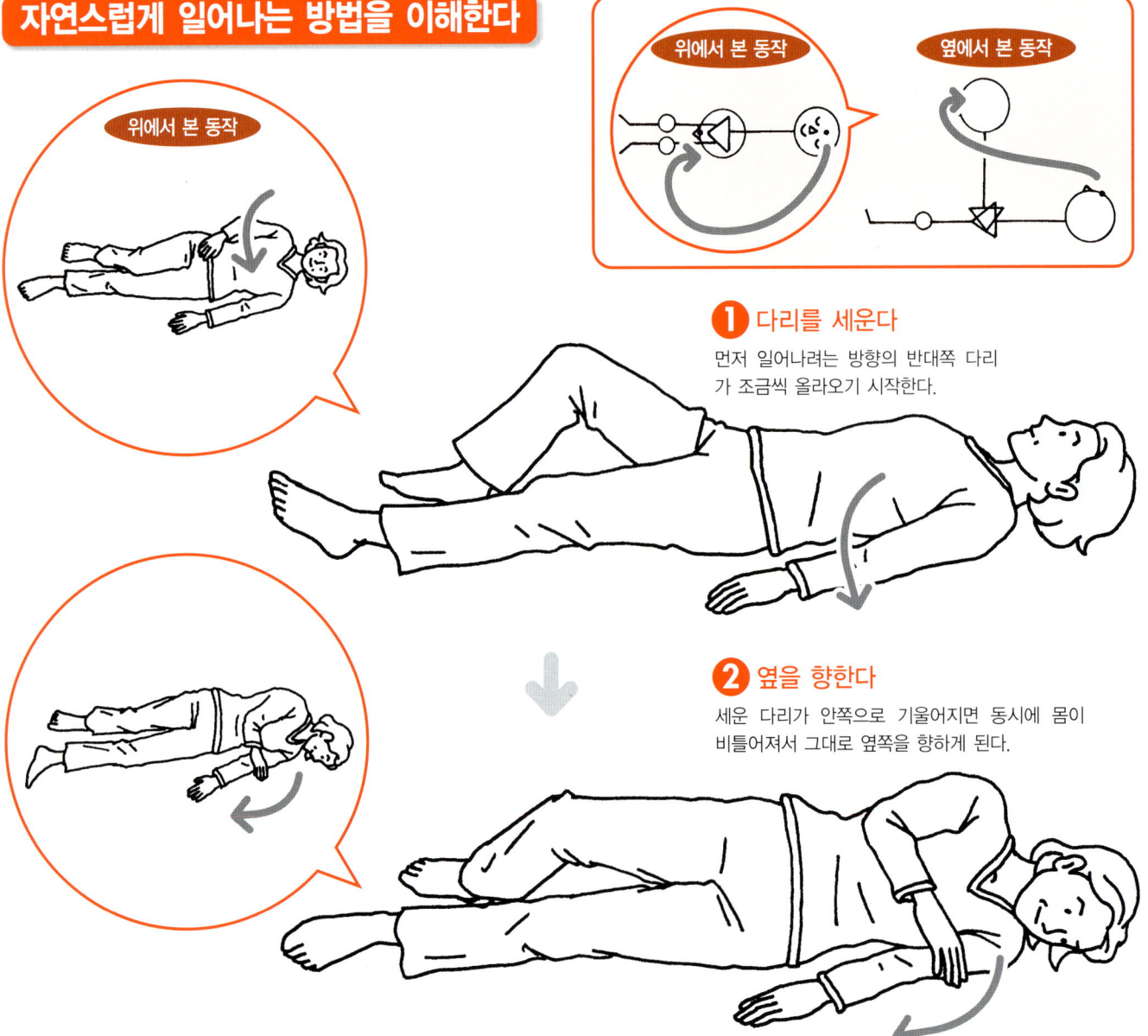

① **다리를 세운다**
먼저 일어나려는 방향의 반대쪽 다리가 조금씩 올라오기 시작한다.

② **옆을 향한다**
세운 다리가 안쪽으로 기울어지면 동시에 몸이 비틀어져서 그대로 옆쪽을 향하게 된다.

일어나기 자세를 찾아낸다

모든 케어 방법의 기본은 무의식중에 이루어지는 일상동작에서 나온다.

그러나 아무리 자연스럽게 이루어지는 일상동작이 기본이 된다고 해도, 그것이 힘이 약한 사람에게 적합한지 확인하지 않으면 케어에 응용할 수 없다.

예를 들어, 젊고 체력이 있어도 허리가 아프거나 임신해서 배가 부른 경우에는 어떻게 해야 할까? 일어나는 데 허리나 배가 부담이 되어 힘을 쓸 수 없고, 직선으로 일어날 수 없을 것이다.

그래서 허리를 감싸고 일어나는 경우, 어떤 방법으로 일어나는지 모의실험을 해본다(왼쪽을 향하는 경우).

①먼저 오른쪽 다리를 올리기 시작한다.

②올린 오른쪽 다리가 안쪽으로 기울어지고, 몸이 비틀어져 옆을 향하게 된다.

③양쪽 다리를 구부리고, 왼손으로 받쳐 왼쪽 팔꿈치를 세우며, 오른쪽 팔꿈치를 펴서 상체를 일으키기 시작한다.

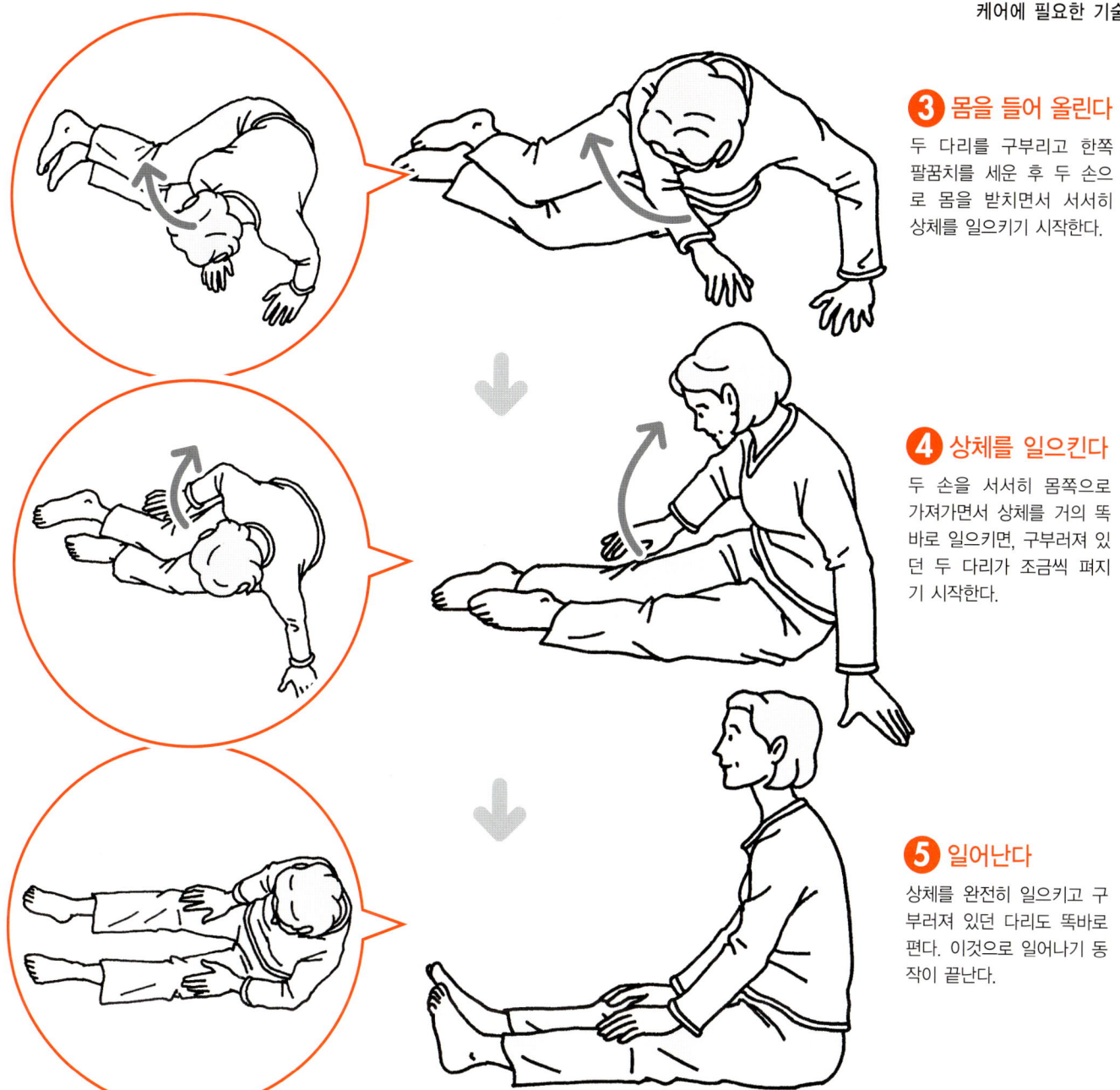

③ 몸을 들어 올린다
두 다리를 구부리고 한쪽 팔꿈치를 세운 후 두 손으로 몸을 받치면서 서서히 상체를 일으키기 시작한다.

④ 상체를 일으킨다
두 손을 서서히 몸쪽으로 가져가면서 상체를 거의 똑바로 일으키면, 구부려져 있던 두 다리가 조금씩 펴지기 시작한다.

⑤ 일어난다
상체를 완전히 일으키고 구부려져 있던 다리도 똑바로 편다. 이것으로 일어나기 동작이 끝난다.

④양쪽 팔꿈치가 거의 다 펴지면, 상체를 좀더 일으키기 위해 두 손을 서서히 몸쪽으로 가져간다.

⑤상체를 일으키는 것과 동시에 두 다리도 펴지고 완전히 일어난다.

이렇게 일어나는 방법에서 중요한 것은 머리의 움직임이다. 머리를 항상 앞으로 숙이려고 내밀듯이 하면 균형이 잡혀 동작이 매끄럽다.

시작부터 완전히 일어날 때까지 체중 이동을 머리의 움직임으로 나타내보면, 큰 곡선을 그리고 있다는 것을 알 수 있다. 이것은 등산과 똑같다. 경사가 있는 길을 곧장 올라가는 것은 힘들지만, 완만하게 갈 지자[之] 형으로 오르면 멀리 돌아가더라도 한번에 많은 힘이 들지 않는다.

이와 마찬가지로 힘이 약한 사람의 경우, 직선 동작보다는 많이 구부려 곡선을 그리면서 일어나는 것이 편하다. 이 자세라면 케어 이용자도 충분히 일어날 수 있다.

수발할 때는 케어 이용자의 근력을 알아보고, 근력에 맞게 무리가 안 되는 방법으로 한다.

9-2 일어나기의 자립 방법 (2)

한쪽 팔꿈치 세우기

겨드랑이의 각도가 중요하다

케어 이용자에게 맞는 각도를 찾는다

✗ 겨드랑이의 각도가 작으면 안 된다

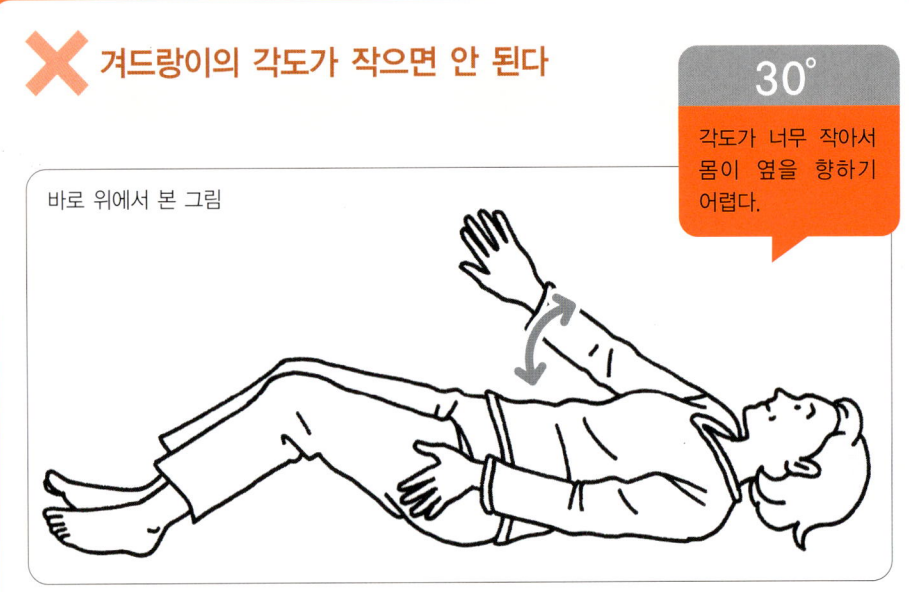

30° 각도가 너무 작아서 몸이 옆을 향하기 어렵다.

상체를 일으킬 때 겨드랑이의 각도가 너무 작으면 안 된다. 한쪽 팔꿈치를 쉽게 세우기 위해서는 60°가 가장 알맞고, 팔꿈치를 펴서 상체를 일으키는 동작으로도 부드럽게 옮겨갈 수 있다. 그러나 사람에 따라서는 90° 정도의 각도가 적당한 경우도 있다.

한쪽 팔꿈치를 세우는 것이 최대의 난관이다

한쪽 팔꿈치를 세우는 것은 옆으로 누운 자세에서 일어나기 위해 중요한 과정이다.

한쪽 팔꿈치를 세울 때 가장 주의해야 할 것은 팔을 벌리는 방법이다. 즉, 겨드랑이를 벌리는 각도가 중요하다. 이 각도에 따라 일어날 수 있는지가 결정된다.

케어 이용자에게 알맞은 각도를 알아본다.

복근이 강한 사람은 각도가 좁아도 일어날 수 있다.

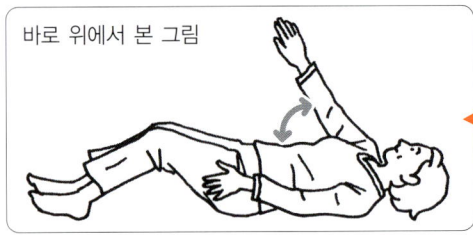

60° 팔을 벌리고 팔꿈치를 펴기에 가장 알맞은 각도이다.

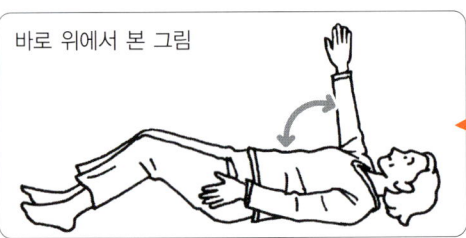

90° 사람에 따라서는 이 각도가 적합할 수도 있다.

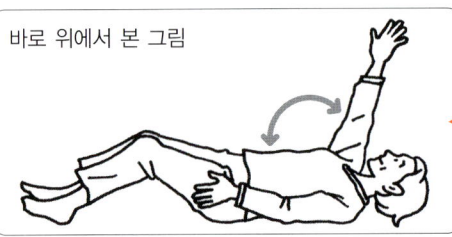

120° 이 각도는 너무 넓어서 상체를 잘 일으킬 수 없다.

무엇인가를 잡고 한쪽 팔꿈치를 세운다

 위로 잡으면 힘이 충분하지 않다

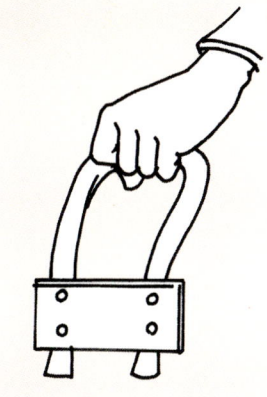

팔힘이 조금 부족한 경우, 붙잡는 보조기구가 있으면 한쪽 팔꿈치를 쉽게 세울 수 있다. 예를 들어, 침대 옆에 있는 짧은 끈을 잡으면 쉽게 일어날 수 있다. 이 때 손등이 위로 오게 잡는 것보다는 아래로 가게 잡는 것이 편하다.

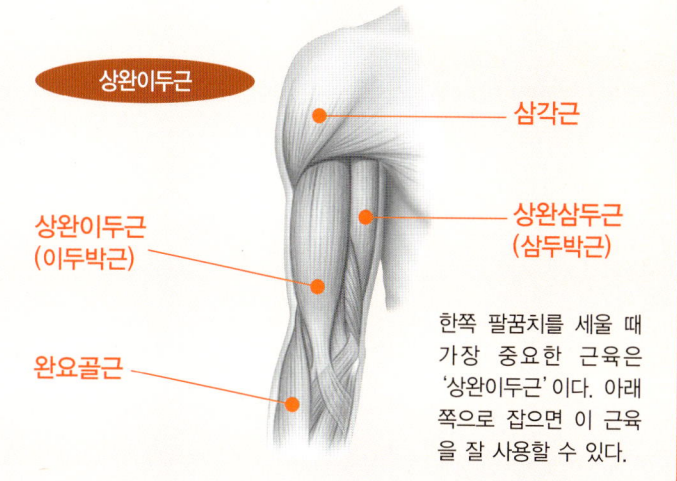

상완이두근 / 삼각근 / 상완이두근(이두박근) / 상완삼두근(삼두박근) / 완요골근

한쪽 팔꿈치를 세울 때 가장 중요한 근육은 '상완이두근'이다. 아래쪽으로 잡으면 이 근육을 잘 사용할 수 있다.

❶ 아래쪽으로 잡는다

보조기구를 잡을 때는 손을 아래쪽으로 넣어 잡는다. 상완이두근에 힘을 주기 쉽다.

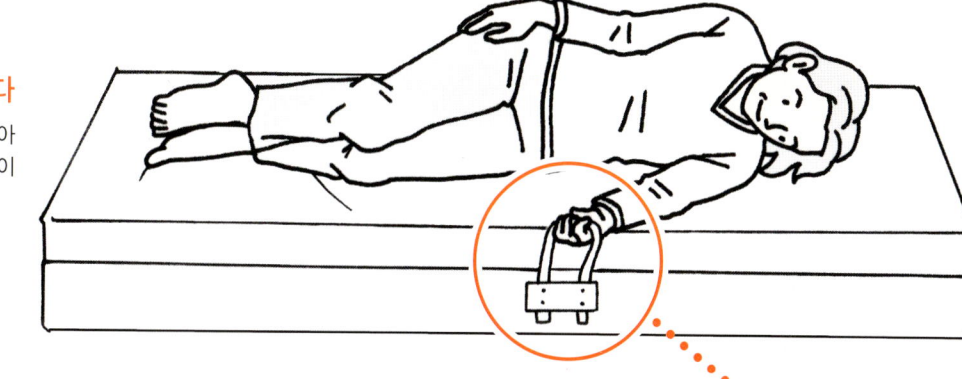

응용해서 고무호스를 끈 대신 사용한 예이다. 이것은 일상생활에서 나온 아이디어이다. 고무호스를 판자에 박아서 침대에 고정했을 뿐인데, 겉으로 봐서는 잘 모르겠지만 힘을 주기가 아주 좋다.

❷ 상체를 일으킨다

팔을 알맞은 각도로 벌린다. 손바닥을 위로 하여 보조기구를 꽉 잡고 한쪽 팔꿈치를 세운다.

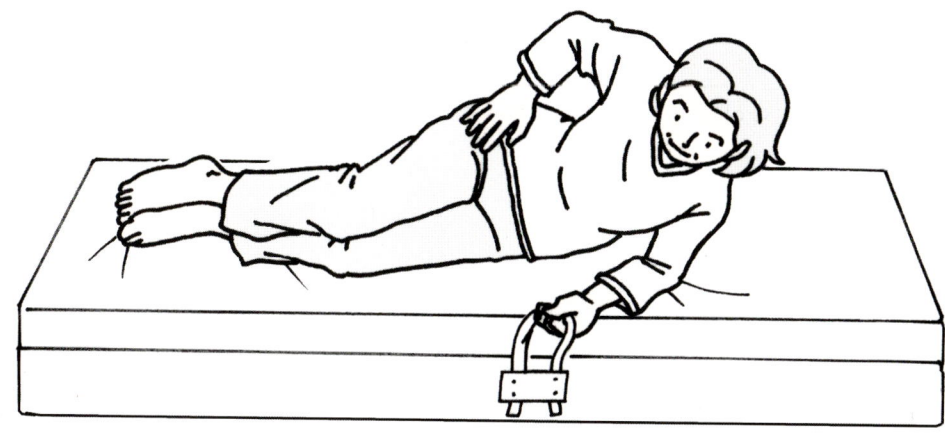

9-3 일어나기의 조건 (1)

좁은 침대는 침상생활을 하게 한다

침대의 폭이 큰 문제를 일으킨다

침대의 폭이 포인트

✗ 좁은 침대는 왜 안 되나

침대가 좁으면 움직임이 제한되어 일어나기 위한 동작을 정확하게 할 수 없다. 그래서 침상생활을 하게 된다.

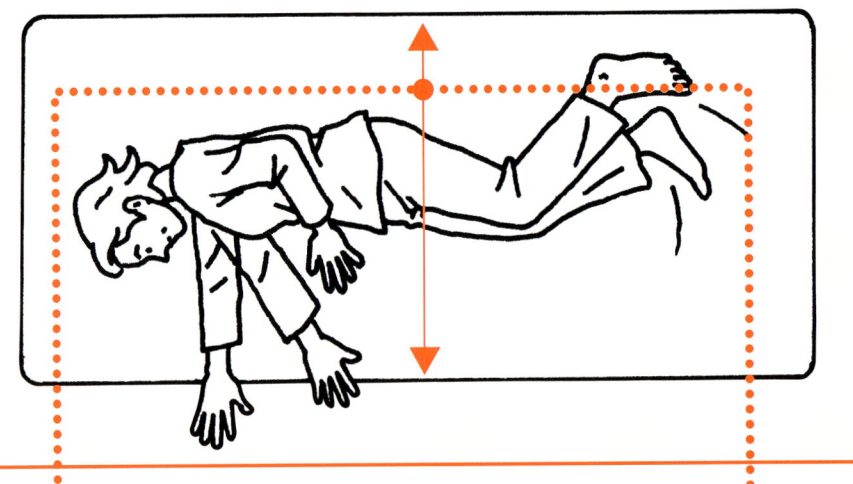

침대의 폭이 알맞은 경우

침대는 폭이 최소 100cm(싱글)가 되어야 하고, 되도록 120cm(세미 더블)이면 안심하고 옆으로 눕기 → 한쪽 팔꿈치 세우기 → 일어나기를 차례로 할 수 있다.

침대의 폭이 좁은 경우

1. '돌아눕기 동작의 3요소'를 이용해 옆으로 누워도 떨어질 것 같아 두렵다.
2. 팔을 많이 벌리면 다른 한쪽 손으로 침대를 짚을 수 없다.
3. 팔을 충분히 벌리지 못하므로 겨드랑이 각도가 작아져서 한쪽 팔꿈치를 세울 수 없다.
4. 일어날 수 없어서 결과적으로 침상생활만 하게 된다.

노인 보건시설의 넓은 침대

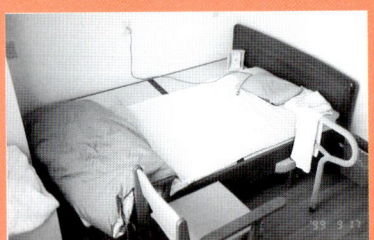

어느 노인 보건시설에 있는 폭이 넓은 침대이다. 깔아놓은 이불과 비교해 보면 폭이 넓다는 것을 알 수 있다. 이 정도의 폭이면 옆으로 눕기 → 한쪽 팔꿈치 세우기 → 일어나기와 같은 일련의 동작을 정확하게 할 수 있다. 높이도 45cm 내외이면 이상적이다.

침대의 공간을 확보한다

시설이나 병원에서 사용하는 침대는 싱글보다 폭이 좁아서 약 90cm인 것이 대부분이다. 더욱이 깔고 있는 매트는 대부분 폭이 약 85cm이므로 침대 공간이 더욱 좁아진다. 누워 있다가 일어나려면 최소한 폭 100cm의 침대 공간이 필요하다.

침대의 폭을 넓히는 방법

❶ 의자 다리를 끈으로 침대에 묶어 고정시킨다

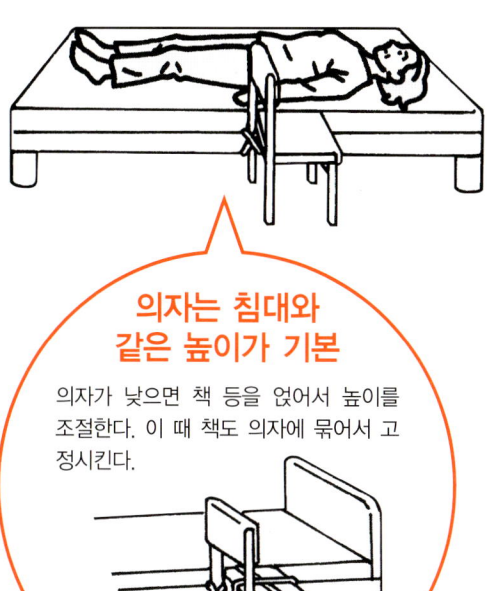

의자는 침대와 같은 높이가 기본

의자가 낮으면 책 등을 얹어서 높이를 조절한다. 이 때 책도 의자에 묶어서 고정시킨다.

❷ 팔을 충분히 벌린다

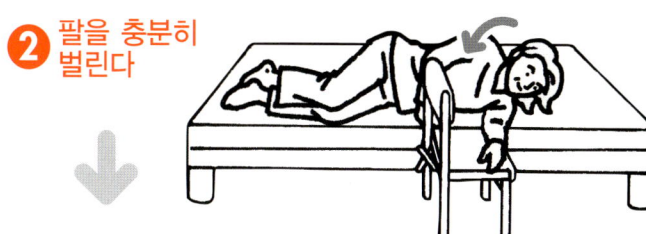

❸ 한쪽 팔꿈치를 세우고 다른 한쪽 손으로 침대를 민다

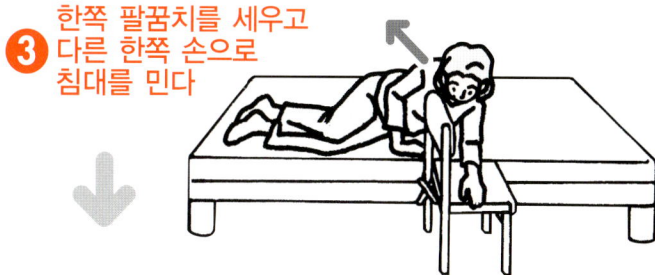

❹ 서서히 몸을 일으킨다

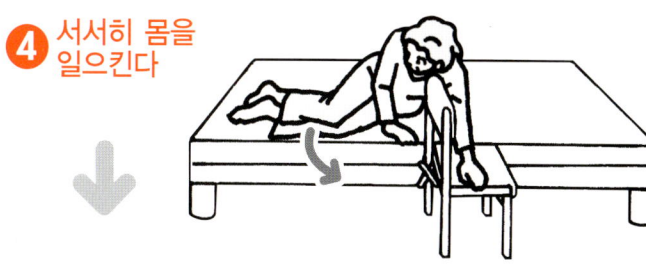

❺ 두 다리를 내리고 일어난다

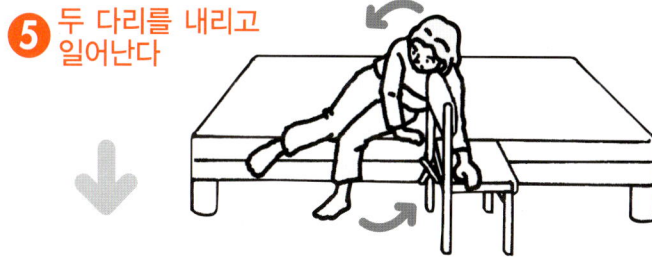

❻ 의자 등받이를 잡고 일어나 앉는다

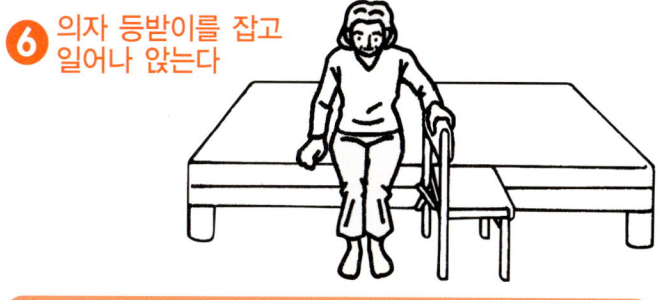

침대를 넓히는 방법 연구

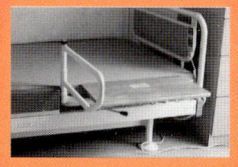

일본 오사카의 한 너싱홈에는 침대가 폭 95cm의 싱글인데, 일어날 때 도움이 되는 부속기구가 붙어 있다.

현재 사용하는 침대의 폭이 좁은 경우에는 조금만 연구하여 팔을 자유롭게 벌릴 수 있는 공간을 확보한다.

먼저, 침대와 같은 높이의 의자를 준비한다. 그리고 등받이가 케어 이용자의 발쪽을 향하게 하여 팔을 벌리기 가장 좋은 위치에 의자를 둔다. 보다 안정되게 하려면 의자의 다리를 끈 등으로 침대에 단단히 고정시킨다. 이렇게 하면 팔을 충분히 벌릴 수 있으므로 한쪽 팔꿈치를 세우고 일어날 수 있다.

일상생활에서 케어 도중에 좋지 않은 상황도 많이 생긴다. 그러나 곤란할 때야말로 최대의 기회이다. 생각을 조금만 바꾸면 케어 관련 책에도 나오지 않은 아이디어가 생긴다. 케어 정보가 범람하지만, 자기 나름대로 소화해서 케어에 활용하는 것이 가장 좋다.

9-4 일어나기의 조건 (2)

좁은 침대에서 일어나는 방법 연구

몸을 비스듬히 해서 공간을 만든다

고령자가 할 수 없는 동작

❶ 두 발은 움직일 수 있다

건강한 사람은 똑바로 위를 보고 누운 상태에서 몸을 옆으로 이동하면 간단히 일어날 수 있는 공간이 만들어진다. 그러나 노인은 일단 두 발을 오른쪽으로 옮긴다.

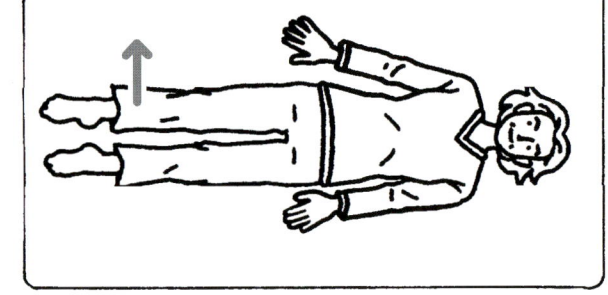

❷ 상반신이 움직이지 않는다

이어서 엉덩이를 들어 오른쪽으로 옮긴다. 더 나아가 상반신도 옮겨야 하는데 고령자는 몸이 굳어서 이런 동작이 잘 안 된다.

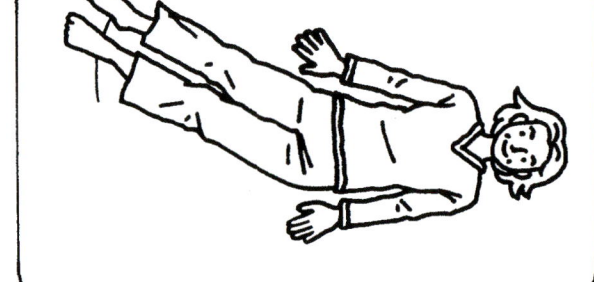

❸ 공간을 만들지 못한다

건강한 사람은 마지막에 머리를 옮기면 왼쪽에 공간이 생기므로 옆을 향해 누운 뒤 팔꿈치를 세우고 일어날 수 있지만, 고령자나 장애인은 불가능하다. 그래서 p.187의 그림과 같은 방법을 이용한다.

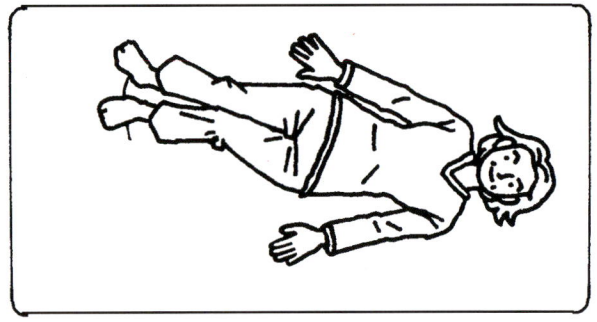

몸을 옆으로 옮길 수 없는 경우

아침에 눈을 뜨면 허리가 아파서 펼 수도 구부릴 수도 없다면…….

그러나 도저히 일어날 수 없고 그나마 침대 끝까지 갈 수 있다면 어떻게 할까?

아마도 반듯이 누운 상태에서 발, 엉덩이, 상반신, 머리 순서로 몸을 조금씩 옆으로 옮겨서 천천히 침대 끝까지 갈 것이다.

좁은 침대를 넓게 사용하기 위해서는 이런 침대 위에서의 이동 동작이 매우 중요하다.

그런데 노인은 등뼈가 굽은 경우가 많고 상반신을 움직일 수 없다. 특히, 장애가 있는 경우에 몸을 '옆으로 옮기는 동작'이 매우 어려우므로 다른 방법을 찾아야 한다.

좁은 침대에서 일어나는 방법

① 두 발을 침대 끝으로 옮긴다

일어날 방향으로 두 발을 미끄러뜨리듯이 옮긴다.

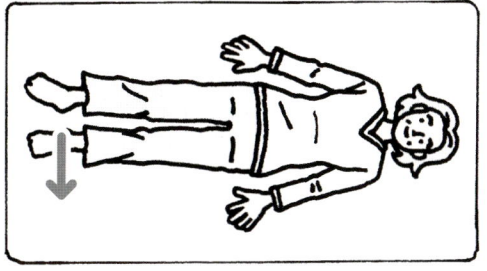

② 몸을 옆으로 비스듬히 한다

이어서 들기 힘든 등을 중심으로, 머리를 발과 반대방향으로 옮겨 몸을 비스듬하게 한다.

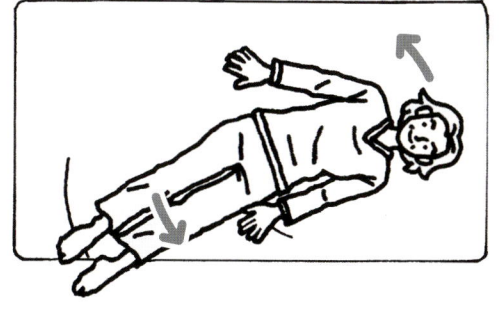

③ 옆을 향한다

옆을 향하고, 침대의 왼쪽 위에 생긴 공간을 팔로 짚으며 한쪽 팔꿈치를 세운다.

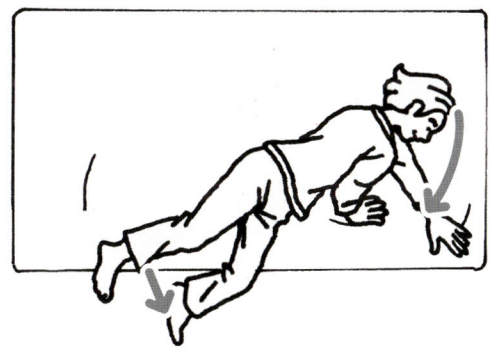

④ 상체를 일으킨다

바닥에 두 발을 대고 팔꿈치를 펴서 일어난다.

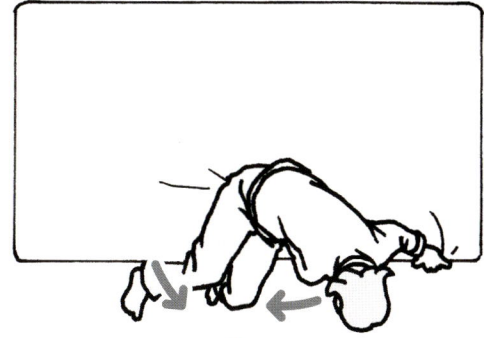

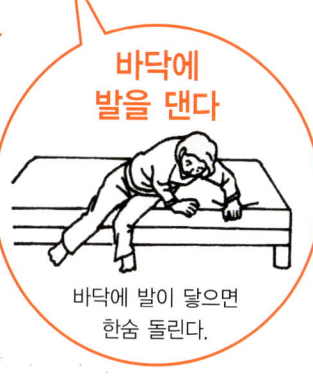

바닥에 발을 댄다

바닥에 발이 닿으면 한숨 돌린다.

⑤ 일어난다

두 발을 모아 바닥에 대고 상체도 완전히 일으킨다. 이것으로 일어나기가 끝난다.

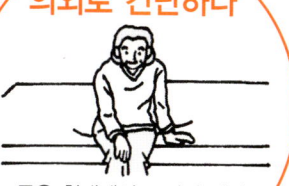

의외로 간단하다

좁은 침대에서도 이런 방법으로 일어날 수 있다.

좁은 침대를 최대한 활용한다

'옆을 향한다'에 이어서 '일어난다'는 동작을 하기 위해서는 팔을 벌리고 손으로 짚을 충분한 침대 공간이 필요하다. 나중에 침대를 바꿀 예정이라면 어쨌든 현재 사용하는 침대 폭이 좁아도 괜찮다. 조금만 생각해서 공간을 만들어 낸다. 일어날 쪽으로 다리를 늘어뜨릴 수 있게 옮기고, 몸을 비스듬히 만들어서 일어나는 데 필요한 공간을 만든다.

point

몸이 비스듬히 되었을 때 발이 침대에서 내려뜨려지면 더 일어나기 쉽다.

9-5 일어나기를 유도하는 방법

부족한 힘을 도와준다

자연스럽게 일어나는 동작에 맞춰서 유도한다

일어나기를 유도하는 방법

❶ 손을 맞잡는다

먼저 유도할 손을 서로 맞잡는다. 몸을 지탱할 팔은 일어나기 쉬운 각도로 벌려 둔다.

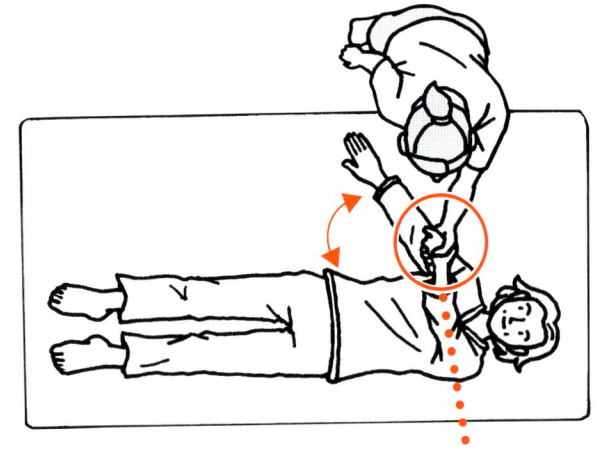

잡은 팔은 수평 상태로

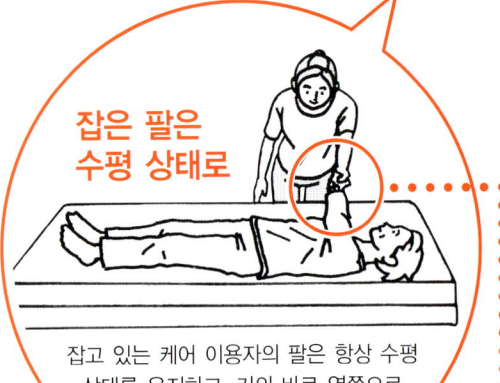

잡고 있는 케어 이용자의 팔은 항상 수평 상태를 유지하고, 거의 바로 옆쪽으로 끌어당겨 유도한다. 절대 끌어올리면 안 된다.

어느 쪽 손으로 유도하나

유도할 손은 옆을 향할 때 위로 오는 손이다. 오른쪽을 향하면 왼손을 잡아서 유도한다.

겨드랑이는 60~90° 각도로 벌린다

유도하기 전에 상체를 지탱할 팔은 힘을 주기 쉬운 각도로 벌리게 한다. 60~90°가 일어나기 쉽다.

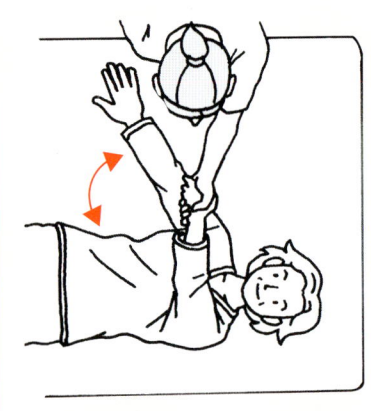

일어나는 자세를 가르친다

일어날 힘이 충분히 있는데도 불구하고 '바른 일어나기 자세'를 좀처럼 이해하지 못해서 일어나지 못하는 사람이 많다.

이런 경우에 케어하는 사람은 도와주지 말고 '바른 일어나기 자세'를 가르쳐준다. 주체는 어디까지나 케어 이용자 자신이다.

옆으로 향하기 → 한쪽 팔꿈치 세우기 → 일어나기까지 '머리를 드는 방법', '팔을 사용하는 방법' 등의 움직임을 케어 이용자의 손을 잡아당기면서 유도하여 몸으로 익히게 한다.

단, 반신불수로 손이 떨리는 경우에 손을 당기면서 유도하면 어깨관절이 탈구될 수 있으므로 주의한다.

케어에 필요한 기술 **3**

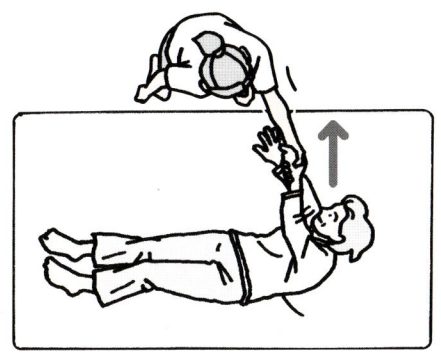

❷ **수평으로 유도한다**
잡은 팔을 수평으로 유지하면서 거의 바로 옆으로 당긴다.

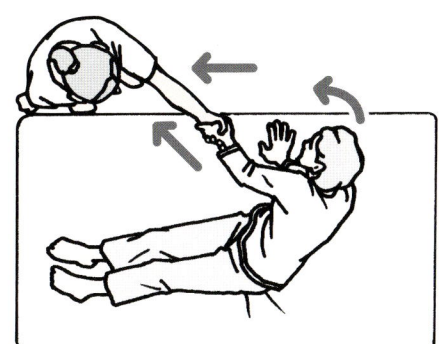

❸ **겨드랑이 아래의 각도에 맞춰서**
침대 주위를 따라 옮겨가면서 아래팔이 벌어진 각도(60~90°)에 맞춰 잡아당겨 한쪽 팔꿈치를 세운다.

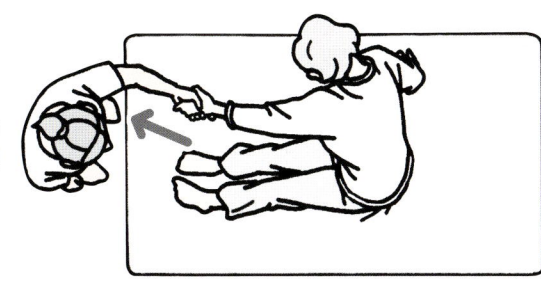

❹ **케어 이용자에게 보조를 맞춘다**
케어 이용자가 팔꿈치를 펴는 시점에 맞춰 발쪽으로 당기면 상체가 쉽게 올라온다.

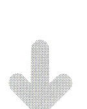

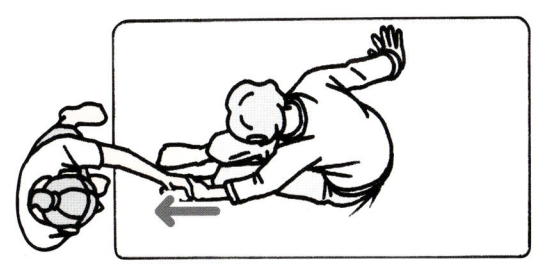

❺ **발치로 돌아간다**
몸을 거의 일으켰어도 발치로 돌아가서 상체가 안정될 때까지 유도한다.

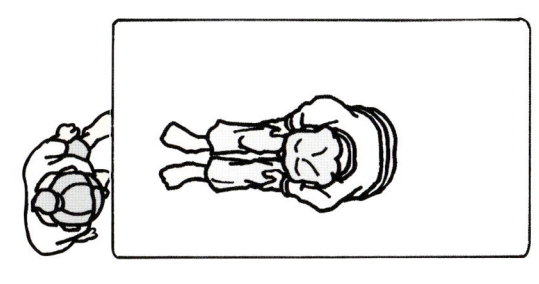

❻ **일어나기**
상체를 완전히 일으켜서 두 손을 가지런히 하고 반듯이 혼자 앉을 수 있게 되었다. 이것으로 유도는 끝난다.

반신불수로 손이 떨리는 경우

떨리는 손을 잡아당기면 어깨관절이 탈구된다. 어깨와 뒷머리를 이용해서 유도한다.

❶ **먼저 옆을 향하게 한다**
처음에 케어 이용자의 무릎을 세우게 한다. 세운 무릎과 어깨를 케어하는 사람 쪽으로 당겨서 옆을 향하게 한다.

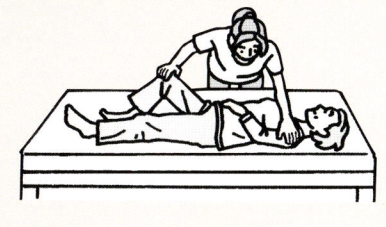

❷ **뒷머리를 손으로 감싼다**
옆을 향하면 뒷머리 아래에 손을 넣어 감싸 잡는다.

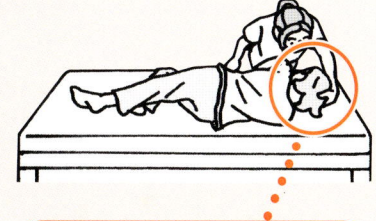

> **머리는 들어 올리지 않는다**
> 머리는 들어 올리지 말고 살짝 받쳐주듯이 유도한다.

❸ **움직임에 맞춘다**
케어 이용자가 한쪽 팔꿈치를 세우는 움직임에 맞춰 머리를 받치고, 크게 곡선을 그리며 유도한다.

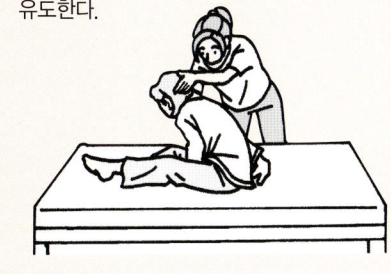

9 일어나기의 자립 방법과 케어 방법

9-6 일어나기를 케어하는 방법

힘으로 케어하지 않는다

케어하는 만큼 자립에서 멀어진다

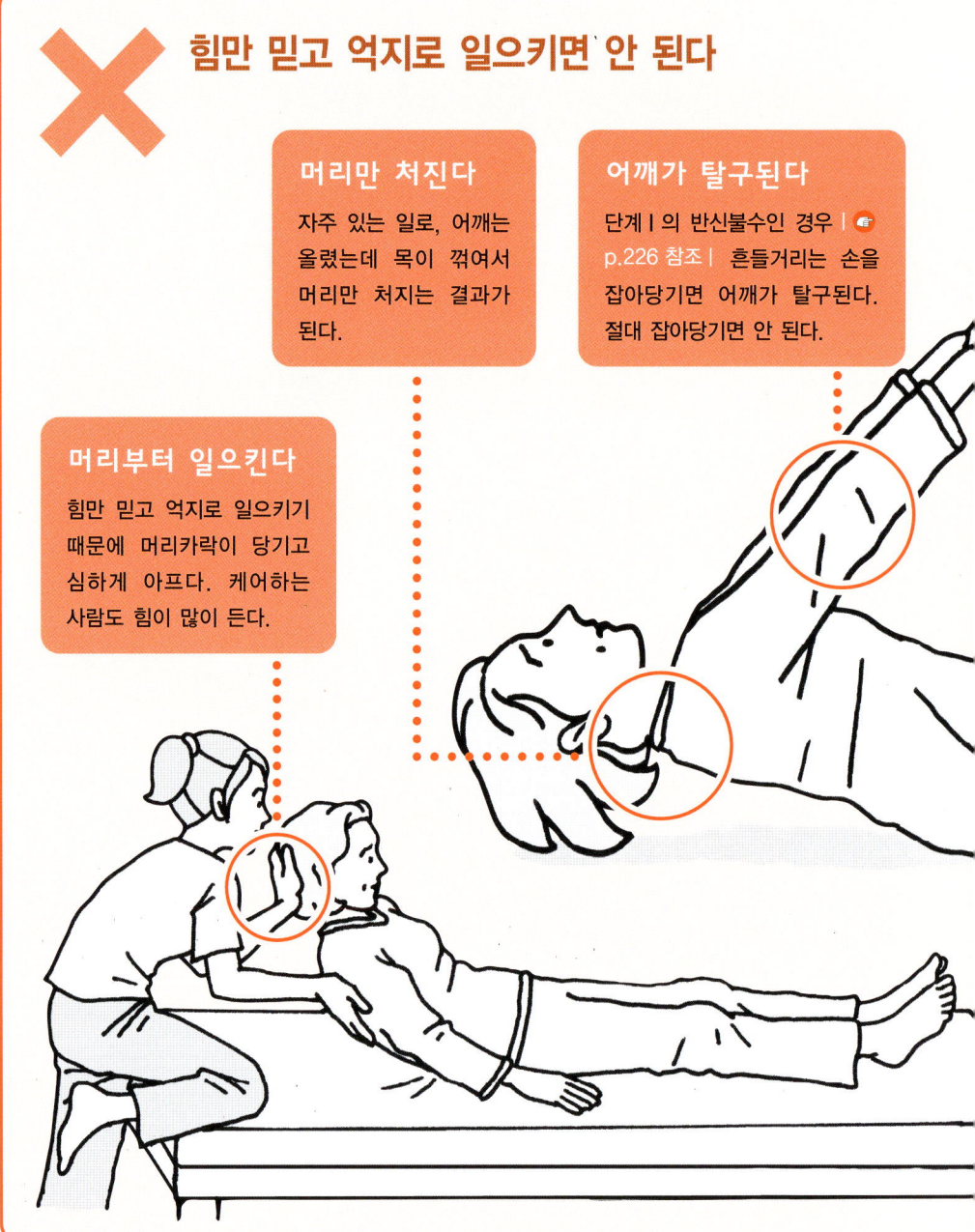

✗ 힘만 믿고 억지로 일으키면 안 된다

머리만 처진다
자주 있는 일로, 어깨는 올렸는데 목이 꺾여서 머리만 처지는 결과가 된다.

어깨가 탈구된다
단계 I 의 반신불수인 경우 │ p.226 참조 │ 흔들거리는 손을 잡아당기면 어깨가 탈구된다. 절대 잡아당기면 안 된다.

머리부터 일으킨다
힘만 믿고 억지로 일으키기 때문에 머리카락이 당기고 심하게 아프다. 케어하는 사람도 힘이 많이 든다.

부담이 큰 케어 자세

일어나는 것을 수발할 때, 단순히 힘만 믿고 억지로 일으키려는 경우를 자주 본다. 특히 흔한 것은 두 손을 힘껏 잡아당겨서 일으키는 방법이다.

케어 이용자가 힘이 약하다고 힘껏 잡아당겨, 어깨는 올라왔지만 머리만 뒤로 처지는 경우가 많이 생긴다.

마비된 손은 똑같이 잡아당겨도 그 상태에 따라 주의할 점이 달라진다. 단계 I 의 반신불수로 손이 흔들거리는 경우, 손을 무리해서 잡아당기면 어깨가 탈구되므로 주의해야 한다.

다음으로 자주 볼 수 있는 자세는 머리를 받쳐서 일으키는 방법이다. 손으로 잡아당기는 경우와 마찬가지로 젊은 사람이 복근을 사용해서 일어나는 자세이

케어에 필요한 기술 ③

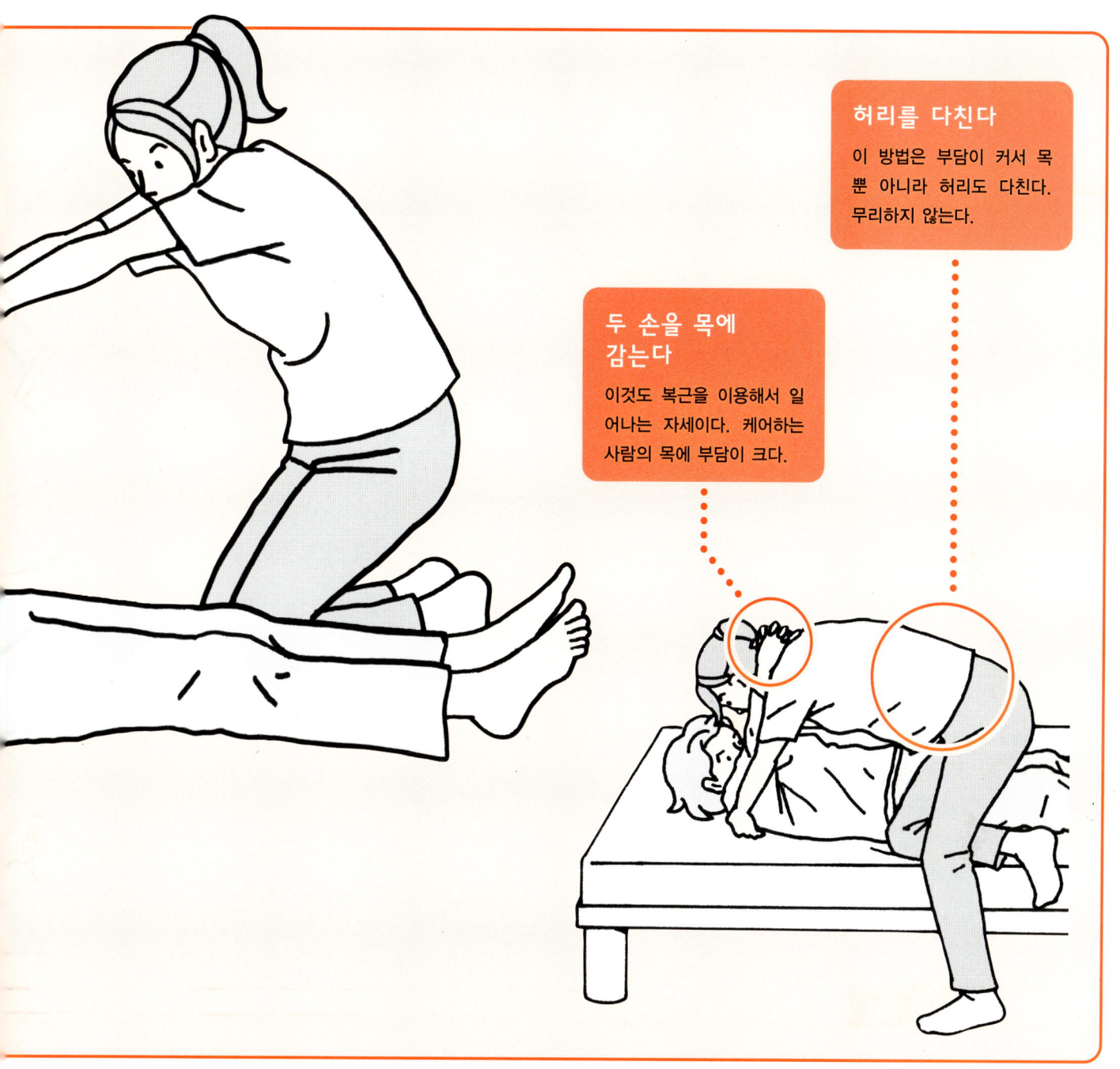

두 손을 목에 감는다
이것도 복근을 이용해서 일어나는 자세이다. 케어하는 사람의 목에 부담이 크다.

허리를 다친다
이 방법은 부담이 커서 목뿐 아니라 허리도 다친다. 무리하지 않는다.

9 일어나기의 자립 방법과 케어 방법

므로, 케어하는 쪽이나 받는 쪽 모두 필요 이상 힘이 든다.

또 하나는 간호학교 등에서 가르치는 방법이다. 케어하는 사람의 목을 두 손으로 감고 끌어당겨서 일으키는 방법이다. 이 방법도 복근을 사용해서 일어나는 젊은 사람의 자세를 응용한 것인데, 이 방법으로 하면 케어 이용자보다 오히려 케어하는 사람의 부담이 커진다. 더욱이 케어 이용자의 체중이 무거울수록 부담이 커지므로, 목이나 허리를 다칠 위험이 크다. 권할만한 방법이 아니다.

지금까지 설명한 케어 자세는 모두 필요 이상 힘이 들기 때문에 부담이 너무 크며, 결과적으로 일어나기 동작의 생리적인 자세 = 바른 일어나기 자세와 거리가 멀다.

이런 방법은 케어 이용자의 주체성을 끌어내는 케어라 할 수 없다. 먼저 올바른 자세를 이해해야 한다.

다음 페이지에 계속

일어나기를 유도하는 방법

① 케어 준비

케어 이용자는 왼손을 알맞은 각도로 벌리고, 오른손을 케어하는 사람의 목에 감는다. 케어하는 사람은 왼손을 케어 이용자의 목에 감고, 오른손으로 케어 이용자의 왼쪽 팔꿈치 아랫부분을 살짝 누른다.

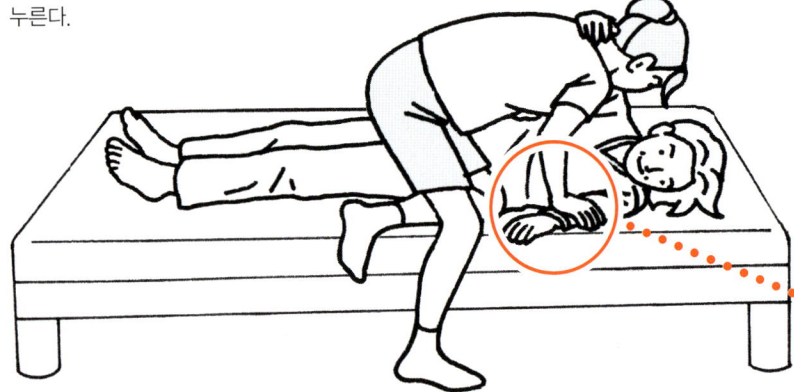

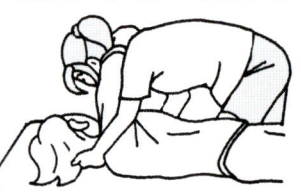

손을 목 뒤로 감는다

케어 이용자가 케어하는 사람의 목 뒤로 손을 감으면, 케어하는 사람도 똑같이 케어 이용자의 목 뒤로 손을 돌려 머리를 받친다.

② 한쪽 팔꿈치 세우기

한쪽 팔꿈치를 세우기 쉽게 왼손으로 받친 머리를 조금씩 앞쪽으로 당긴다.

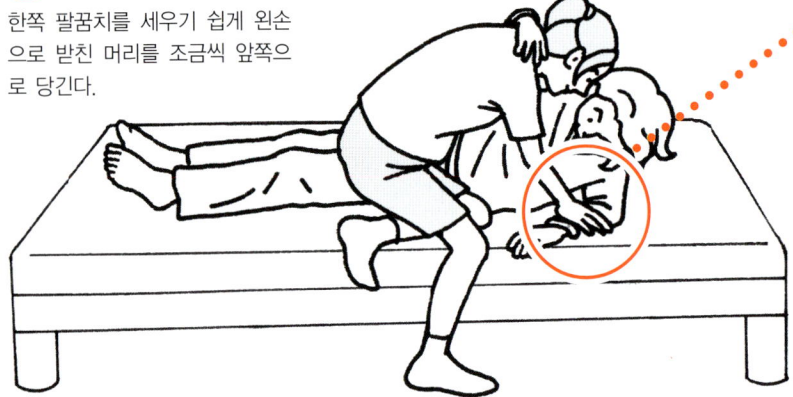

팔꿈치를 세우는 팔을 고정한다

벌린 팔의 팔꿈치 아래를 눌러서 고정한다. 고정하면 팔에 힘이 들어가기 때문에 팔꿈치를 세우기 쉽다. 팔꿈치를 세우면 다음에는 손등을 눌러서 고정한다.

③ 손등을 고정한다

한쪽 팔꿈치를 세우면 케어하는 사람은 오른손을 케어 이용자의 손등으로 옮겨서 눌러준다.

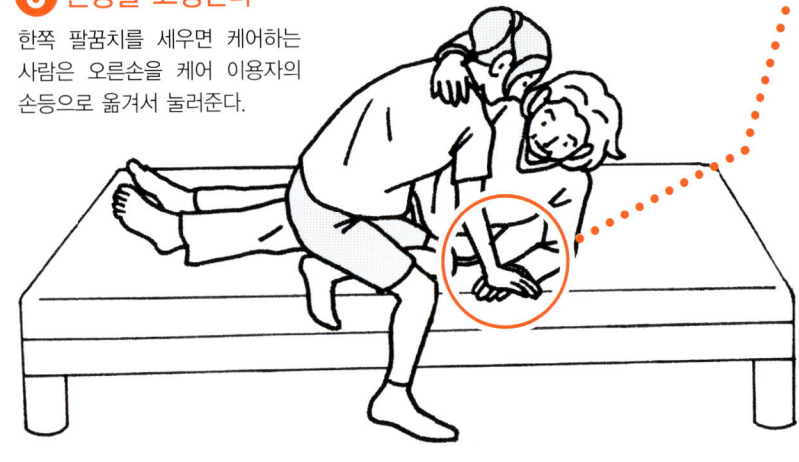

일어나기를 50%만 케어한다

침상생활만 해도 어느 정도 팔에 힘이 남아 있으면 거의 케어할 필요가 없다. 바른 자세로 일어나도록 유도만 하면 케어 이용자가 혼자서 일어날 수 있다.

그 반대로 팔힘이 약한 사람은 바른 자세를 알려주는 것만으로는 일어나지 못하므로 어느 정도 케어를 해야 한다.

그러나 이 경우에도 케어 이용자가 남아 있는 힘을 활용해 바른 자세로 일어나게 하

케어에 필요한 기술 ③

> **머리를 앞으로 내미는 것이 중요하다**
>
> 머리를 위가 아니고 앞으로 내밀게 하는 것이 중요하다. 무거운 머리를 밑에 있는 팔로 받치고 일어나는 것이다. 한쪽 팔꿈치를 세우면 이번에는 손등을 고정한다.

④ 팔꿈치를 편다

한쪽 팔꿈치를 세웠으면 오른손으로 손등을 단단히 고정하고 팔꿈치를 펴게 한다.

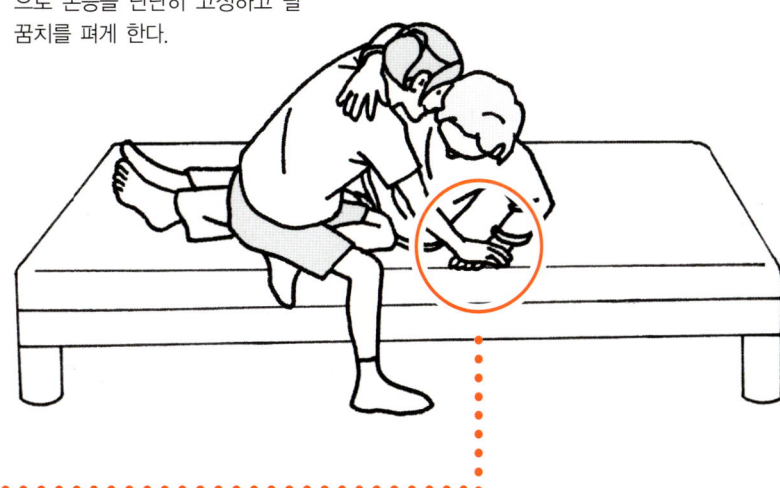

⑤ 머리를 앞으로 내민다

팔꿈치를 펼 때 '머리를 앞으로 내밀 듯이'하라고 조언한다. 뒤로 쓰러지지 않기 위해서이다.

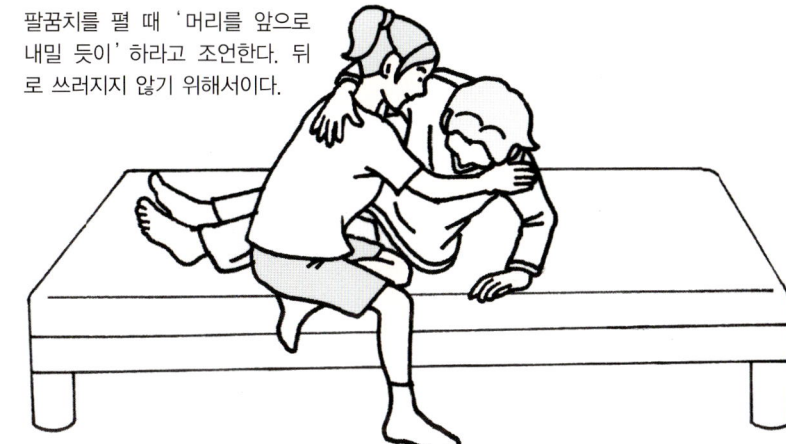

고, 케어하는 사람은 부족한 부분만 도와준다. 우선 쉽게 일어날 수 있는 상황부터 만든다. 중요한 것은 다음의 2가지다.

① 팔꿈치 아래쪽을 누른다 → 팔에 힘을 주기 쉽다.
② 머리를 받친다 → 머리를 들어 올리기 쉽다.

이 자세가 되면 다음에는 케어 이용자의 상태에 따라 케어한다.

이 방법으로 케어하면 케어 이용자나 케어하는 사람 모두 필요 이상으로 힘을 쏟을 필요가 없다.

⑥ 일어난다

상체를 완전히 일으킬 때까지 불안하지 않게 몸을 받치는 것도 중요하다.

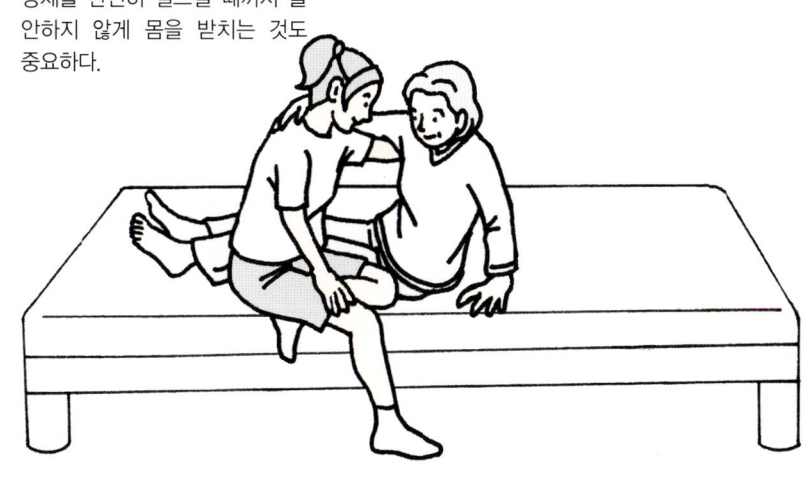

9 일어나기의 자립 방법과 케어 방법

10장

일어서기의 자립 방법과 케어 방법

10-1 자연스런 일어서기의 조건(1)

일어서기 동작의 구조

몸을 앞으로 숙여서 균형을 잡는 것이 중요하다

생리적인 자세를 관찰한다

'돌아눕기'와 '일어나기' 다음은 '일어서기'다. 무의식적으로 일어설 때 머리가 똑바로 올라간다고 생각하기 쉬운데 실제로는 다르다. 그런데 이 잘못된 생각을 케어에 그대로 응용하는 경우가 많다.

지금까지 설명한 케어 방법과 마찬가지로 자연스럽게 일어서는 방법에서 법칙을 찾는다. 먼저, 의자 깊숙이 엉덩이를 대고 앉은 상태에서 일어서는 동작을 해본다.

잘 관찰해보면 ①발을 당긴다, ②머리를 앞으로 내민다, ③중심을 발로 옮긴다, ④엉덩이를 든다, ⑤무릎을 편다 등의 순서로 일어서는 것을 알 수 있다. 이 일련의 움직임, 즉 자연스런 체중 이동을 힘이 약한 사람이 일어서는 데 응용한다. 자연스런 움직임이라면 무리하지도 않고, 필요 이상으로 힘을 쓰지 않아도 된다. 비록 케어 이용자가 힘이 약해도 바른 자세만 알고 있으면 혼자 일어설 수 있다.

자연스런 일어서기 방법

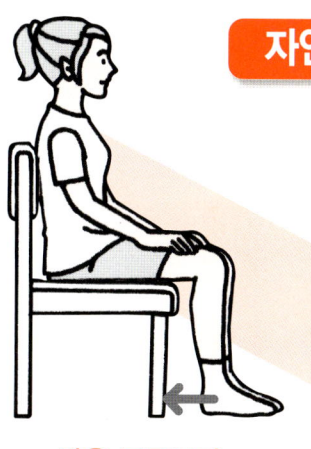

① 발을 무릎보다 뒤에 둔다

우선 발을 끌어당긴다.

머리가 무릎보다 앞에 나와 있다

일어서려고 할 경우에 머리가 무릎보다도 앞으로 나온다. 몸을 앞으로 숙이면 중심이 발로 옮겨간다.

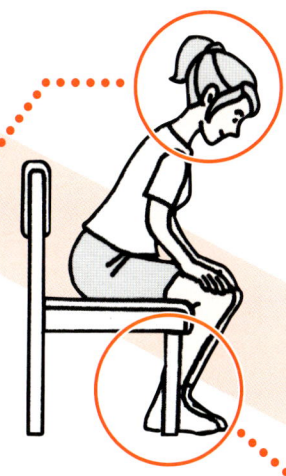

② 머리가 앞으로 나온다

머리를 앞으로 기울인다.

발은 무릎보다 뒤로 끌어들인다

발은 무릎보다 뒤로 끌어들인다. 이 상태라면 앞으로 더 숙인 자세가 되기 때문에 일어서기 쉽다.

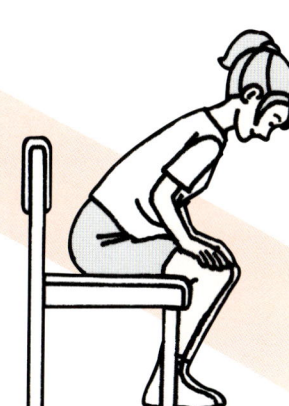

③ 앞으로 더 숙인다

몸을 앞으로 더 숙이면 중심이 발로 옮겨간다.

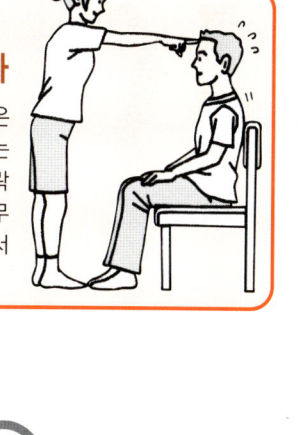

손가락 하나로 일어설 수 없게 된다

의자에서 일어설 때 사람은 자연스럽게 앞으로 숙이는 자세가 된다. 따라서 손가락 하나로 이마를 누르면 아무리 발을 끌어당겨도 일어서지 못한다.

④ 엉덩이를 든다

머리를 더 앞으로 숙이면 엉덩이가 자연스럽게 들린다.

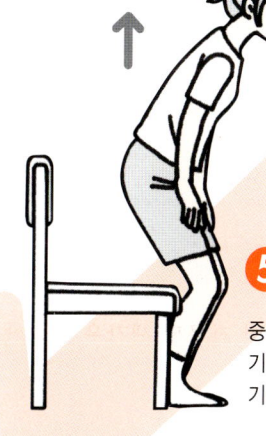

⑤ 무릎을 펴기 시작한다

중심을 완전히 발로 옮기면 무릎을 서서히 펴기 시작한다.

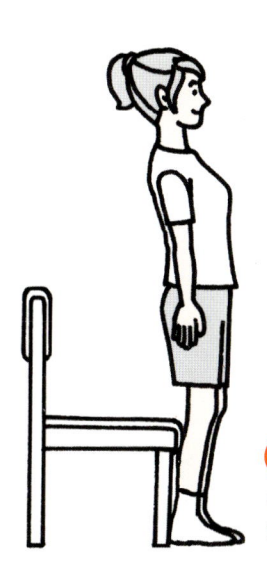

⑥ 일어선다

무릎을 펴면 동시에 상체도 일어서게 된다.

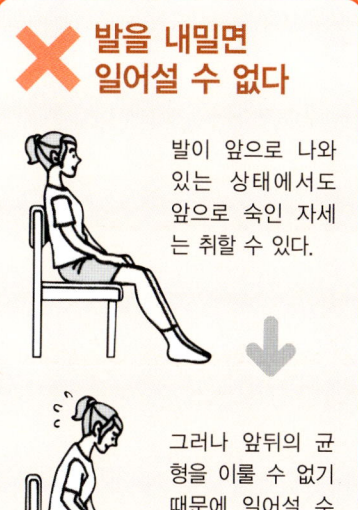

✗ 발을 내밀면 일어설 수 없다

발이 앞으로 나와 있는 상태에서도 앞으로 숙인 자세는 취할 수 있다.

그러나 앞뒤의 균형을 이룰 수 없기 때문에 일어설 수 없다.

10-2 자연스런 일어서기의 조건(2)

일어서기에 알맞은 환경 만들기

먼저 다리를 끌어당기는 것이 포인트이다

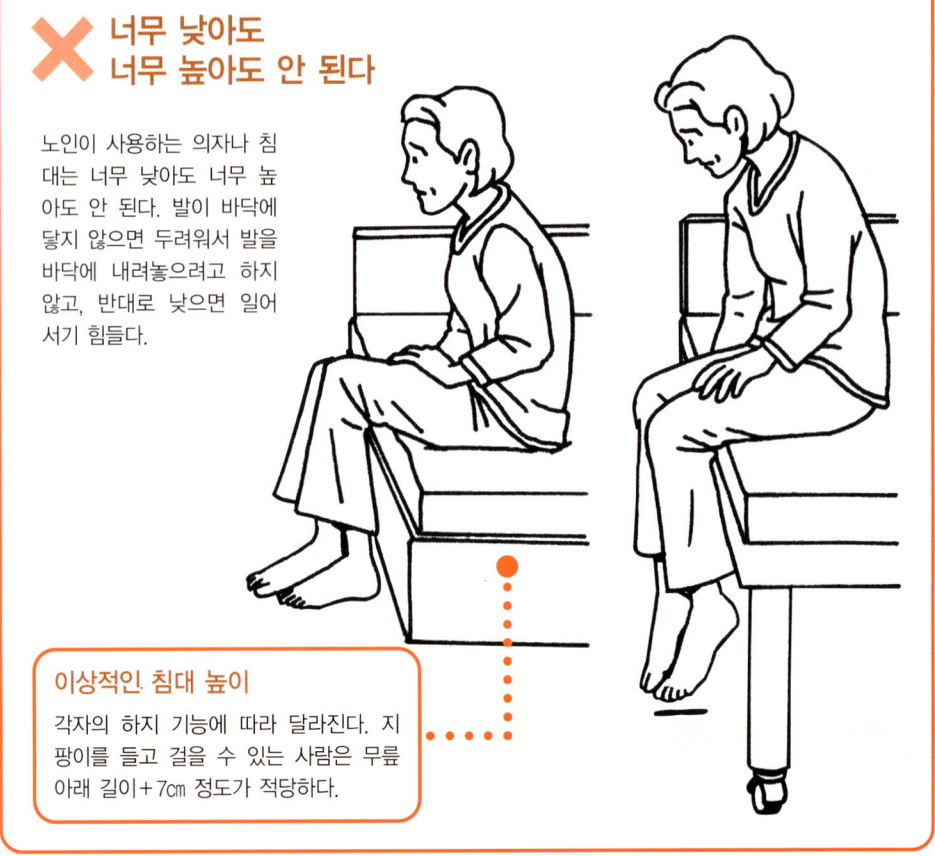

❌ **너무 낮아도 너무 높아도 안 된다**

노인이 사용하는 의자나 침대는 너무 낮아도 너무 높아도 안 된다. 발이 바닥에 닿지 않으면 두려워서 발을 바닥에 내려놓으려고 하지 않고, 반대로 낮으면 일어서기 힘들다.

이상적인 침대 높이
각자의 하지 기능에 따라 달라진다. 지팡이를 들고 걸을 수 있는 사람은 무릎 아래 길이+7㎝ 정도가 적당하다.

침대 높이의 의미

침대 높이를 조절하는 것은 단순히 높이를 바꾸는 것이 아니다. 가능하면 케어 이용자가 침대에서 쉽게 일어날 수 있게 하여 생활공간을 넓히려는 것이 본연의 케어 자세이다.
만약 일어설 수 있으면 비록 걸을 수 없어도 혼자서 이동식 변기나 휠체어로 옮겨 앉고, 일상동작에서 보다 자립할 수 있다. 그것이 결과적으로 노인의 기능 회복으로 이어지고, 침상생활의 예방도 된다.
케어하는 사람 입장에서 보면 돌아눕는 케어나 욕창 처치 등의 수고도 줄일 수 있다.

일어서기의 3가지 조건

노인에게 침대에서 일어설 수 있는지 없는지는 매우 중요한 문제이다. 특히 장애가 있는 노인은 침대에서 벗어나지 못하면, 식사나 배설 등을 모두 침대 위에서 해야 하므로 자립과는 먼 생활이 된다.
노인이 가능한 일어서기 쉬우려면 ①다리를 끌어당길 수 있고, ②몸을 앞으로 숙일 수 있으며, ③높이를 조절할 수 있는 3가지 조건을 갖춘 침대와 의자가 꼭 필요하다. 따라서 케어하는 사람은 이런 조건에 맞는 환경이 되도록 도와야 한다.
평소에 사용하는 침대나 의자는 물론, 휠체어나 이동식 변기 등의 케어용품을 고를 때도 이 3가지 조건은 절대적이다.
이 물건들의 높이는 사용하는 사람의 무릎 아래 길이에 맞춘다. 그리고 일어설 수는 있지만 걸을 수 없

일어서기에 편리한 케어 용품

❌ 발을 끌어당길 수 없다 / 발을 끌어당길 수 있다 ⭕

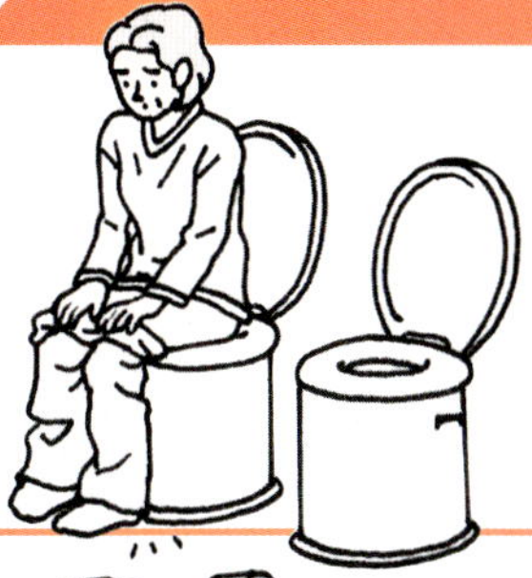

이동식 변기
변기 아래쪽에 빈 공간이 없는 형태는 발을 끌어당길 수 없다. 시트도 낮고, 가벼워서 안정감이 없기 때문에 몸의 균형을 잃고 쓰러질 위험이 있다. 노인이 일어서기에 적합하지 않다.

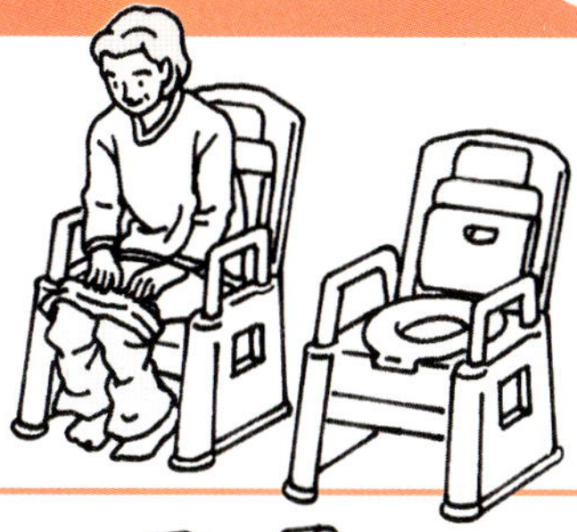

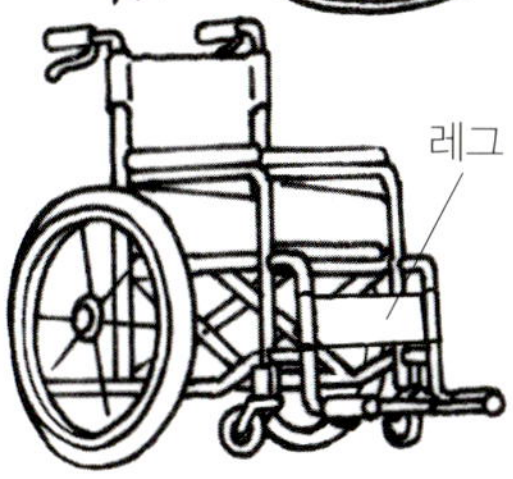

휠체어
좌우 발을 놓는 발판 사이에 레그 레스트라는 다리받침용 천이 있는 것은 일어설 때 장애가 된다.

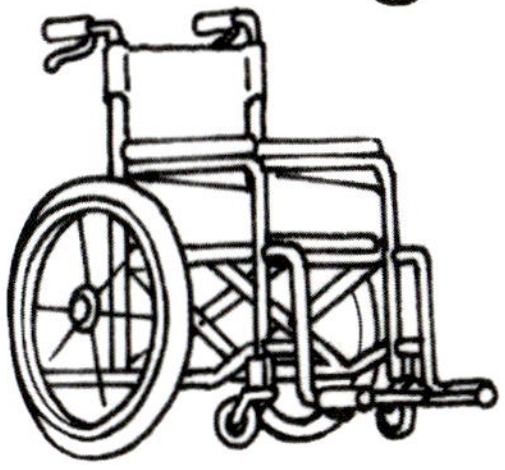

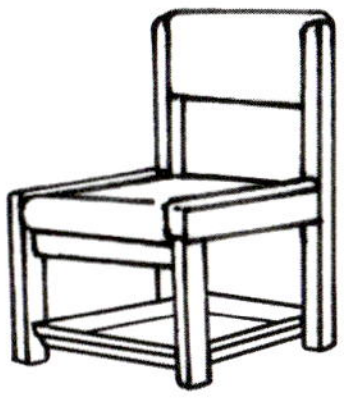

의자
아래쪽에 물건을 놓을 수 있게 되어 있거나, 다리를 막대기를 이용하여 고정해놓은 의자는 사용하지 않는다. 또한 발을 끌어당길 수 있는 형태라도 접이식 등 휴대하기 편리한 의자는 불안정하므로 사용하지 않는다.

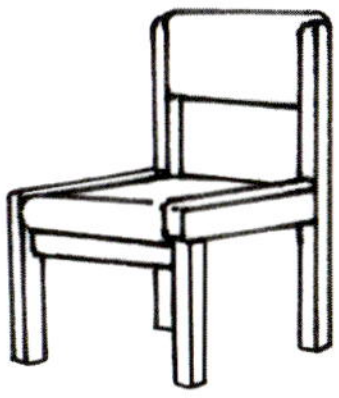

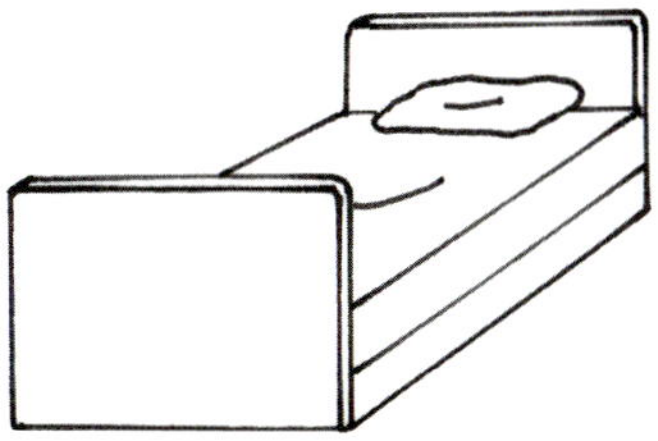

침대
침대 밑에 틈이 있고, 높이가 사용할 사람에게 맞아야 한다. 그리고 매트가 너무 푹신하지 않은 것도 선택 조건 중 하나이다. 이 점까지 고려하면 충분히 발을 끌어당기고 쉽게 일어설 수 있다.

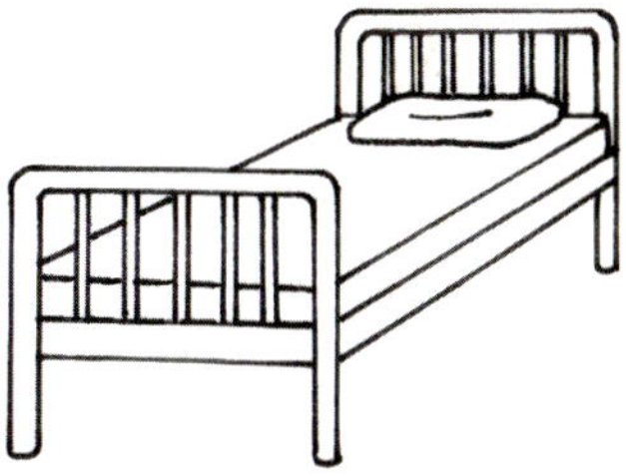

거나, 지팡이가 있으면 걸을 수 있는 등, 하지 기능에 따라 달라진다.

개인의 신장에 따라 다르지만 노인의 무릎 아래 길이는 평균 약 38cm이다. 이것으로 계산해보면, 사용할 의자나 침대 높이는 바닥에서 시트 또는 매트까지 40~45cm인 것이 좋다 | p.37 참조 |

이것은 어디까지나 기준값이므로, 실제로 구입 또는 대여할 때는 케어 이용자를 정확하게 다시 측정한다.

좋은 시설을 선택하는 방법

시설에 입소하는 것을 결정할 때, 시설에서 사용하는 용품들도 중요한 선택 사항이다. 사진의 침대는 높이와 폭이 모두 노인에게 아주 적합하다.

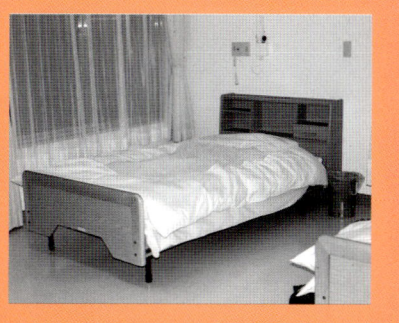

10-3
자연스런 일어서기의 조건(3)

바람직한 일어서기 케어 방법

두 팔을 끌어올리지 말고 비스듬히 아래쪽으로 당긴다

힘 지수 10 비스듬히 끌어올리는 케어 방법

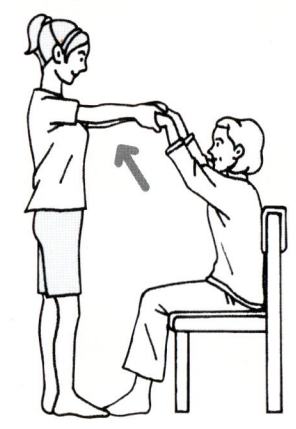

❶ 두 손을 잡는다

✗ 불필요한 힘을 사용하고 있다

자주 사용하는 케어 방법이다.
먼저 ①의 상태에서 보면 케어 이용자는 발을 뒤로 끌어당기지 않았고, 수발하는 사람은 잡은 손을 위로 잡아당기고 있다. 이렇게 하면 몸을 앞으로 숙일 수 없기 때문에, 엉덩이에서 발로 자연스럽게 체중 이동이 안 된다. 이 상태로 ②에서 ③처럼 비스듬히 더 끌어올리면, 케어 이용자의 체중을 모두 들어 올려야 하기 때문에 매우 많은 힘이 필요하다. 케어 이용자에게도 절대 편안한 케어가 아니다.
케어는 서로 부담이 적은 방법으로 하지 않으면 계속하기 어렵다. 우선 사람의 자연스런 생리적인 자세를 이해해야 한다.

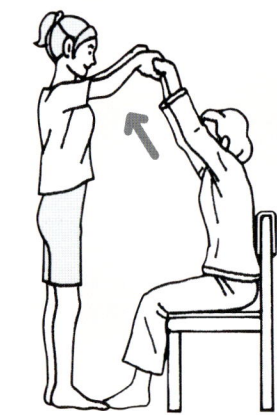

❷ 비스듬히 위로 잡아당긴다

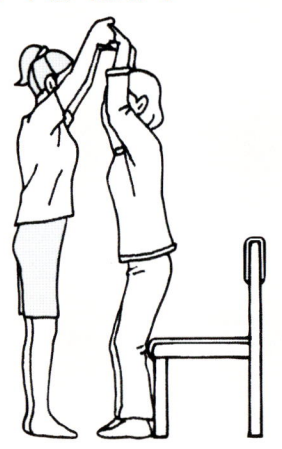

❸ 더 끌어올린다

손을 잡는 방법으로 케어가 달라진다

일어설 때의 케어는 서로 손을 잡고 한다. 특히, 케어 이용자가 손을 잡는지 케어하는 사람이 잡는지, 잡는 방법에 따라 케어 이용자에게 미치는 심리적 영향이 크게 달라진다. 수동적으로 케어를 받느냐, 아니면 적극적으로 케어에 협력하느냐, 이 차이가 케어 이용자의 주체성을 이끌어내는 케어 여부를 판가름한다.

모든 수발이 마찬가지인데, 아무리 인간의 생리적 자세에 따른 방법이라도 케어하는 사람의 움직임에 맞춰 케어하면 케어 이용자의 주체성을 끌어내지 못한다.

따라서 케어하는 사람은 일어설 때 손잡이나 지팡이가 되었다는 생각으로 케어 이용자의 움직임에 맞춰서 유도한다.

생리적 자세에 따른 케어 방법

힘 지수 3

❶ 손을 잡게 한다

두 손을 내밀어 케어 이용자가 꽉 잡게 하고, 케어하는 사람은 살짝만 잡는다. 이어서 두 발을 의자의 앞다리보다 뒤쪽으로 당기게 한다.

케어 이용자가 잡게 한다

케어 이용자가 케어하는 사람의 손을 잡는 것이 기본이다.

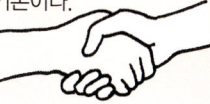

✕ 케어하는 사람이 잡으면 안 된다

케어 이용자는 '잡혀 있다'는 느낌이 들어 불안해진다. 더욱이 손목을 잡으면 불안감이 더 커진다.

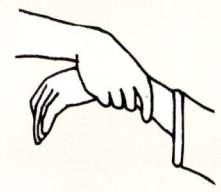

케어 이용자는 한 손보다 두 손으로 잡아야 더 안심한다. 이 때 케어하는 사람은 손바닥을 위로 해서 내밀어 케어 이용자가 꽉 잡게 한다.

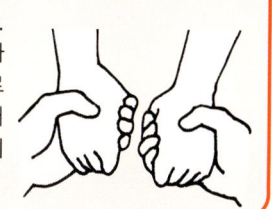

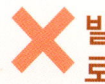

✕ 발끝이 무릎보다 앞으로 나오면 안 된다

이렇게 되면 체중을 엉덩이에서 발로 이동할 수 없기 때문에 엉덩이를 들 수 없다. 발은 의자의 앞다리보다 뒤쪽으로 당긴다.

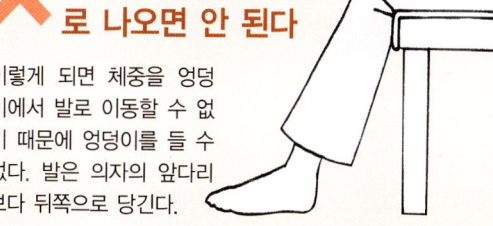

❷ 잡힌 손을 비스듬히 아래로 당긴다

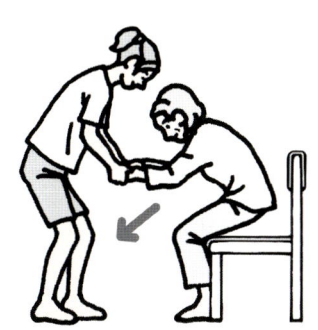

잡힌 두 손을 비스듬히 아래로 당겨서 내려, 케어 이용자가 앞으로 숙인 자세가 되도록 유도한다. 자연스럽게 엉덩이를 들 수 있고, 중심이 엉덩이에서 발로 옮겨진다.

❸ 움직임에 맞춘다

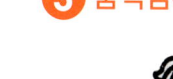
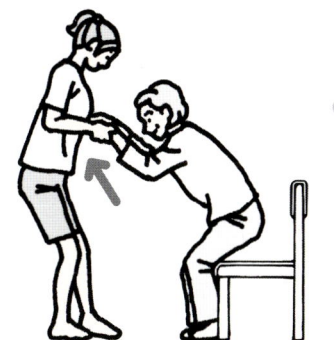

엉덩이를 들면 천천히 상체를 일으키도록 움직임에 맞춰 잡혀 있는 손을 올린다. 절대 위로 잡아당기면 안 된다.

❹ 손을 천천히 놓는다

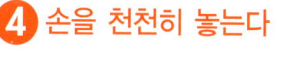
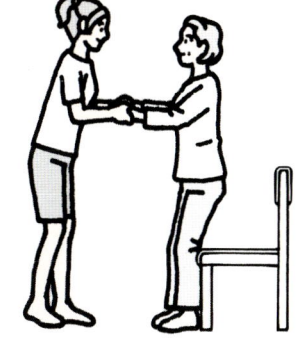

구부리고 있던 무릎이 펴지고 완전히 일어서도 잡힌 손을 곧바로 놓지 말고 상태를 보면서 천천히 놓는다.

10-4
자연스런 일어서기의 조건(4)

올바른 손잡이의 위치

앉아 있을 때 배꼽 높이가 기준이다

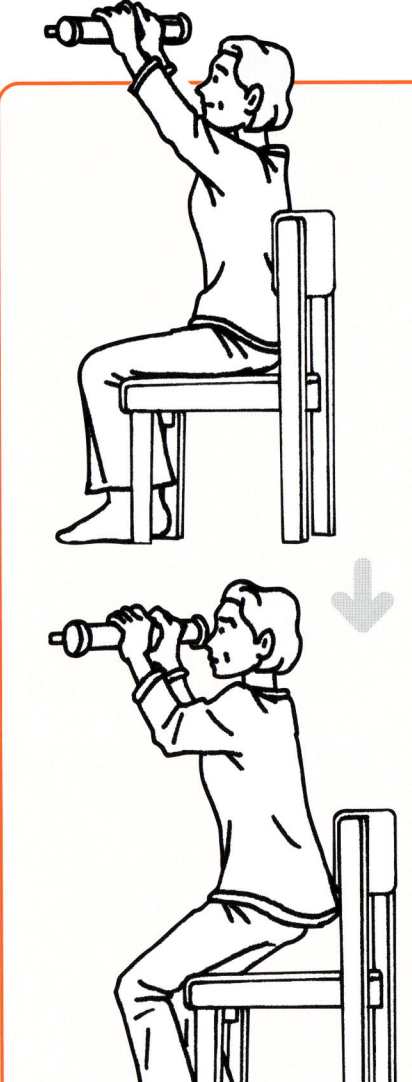

❌ **너무 높거나 가까우면 안 된다**

손잡이가 그림과 같은 위치에 있으면 팔힘만으로 잡고 일어설 수 없기 때문에 힘이 매우 많이 든다. 엉덩이를 들기도 어려워서 오히려 케어가 필요하다.

❶ 앞으로 숙일 수 없다

손잡이가 높고 가깝기 때문에 앞으로 숙이기 어렵다. 사람의 생리적인 자세를 완전히 무시한 손잡이의 위치다.

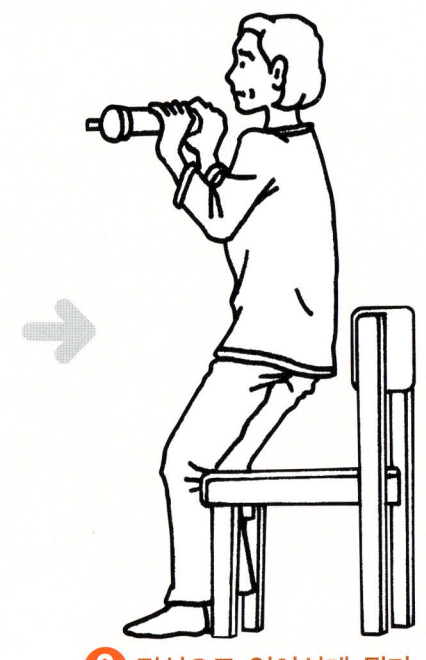

❷ 구축을 심화시킨다

반신불수인 사람이 손잡이를 강하게 잡아 당기면 마비된 손이 굽어서 굳어진다.

❸ 직선으로 일어서게 된다

위로 똑바로 일어서는 동작은 젊은 사람의 직선 동작이다. 복근이나 팔힘이 약한 노인에게는 무리다.

몸이 앞으로 숙여지도록 유도한다

일반 숙박시설이나 백화점 등의 화장실에는 거의 대부분 변기 옆벽에 세로로 긴 손잡이가 1개 설치되어 있다. 이런 설치 방식은 아무 근거도 없는 것으로, 사람이 똑바로 일어선다는 생각에서 나온 것이다.

기력이 약한 노인에게 이런 위치에 있는 손잡이는 별로 도움이 되지 않는다. 오히려 혼자 힘으로 일어서는 데 방해만 될 뿐이다.

손잡이의 위치는 '노인의 일어서기에 필요한 3가지 조건' 중 하나인 '앞으로 숙이는 자세'를 취할 수 있는 곳이 좋다. 즉, 손을 뻗어서 손잡이를 잡았을 때 머리가 발보다 앞으로 나오는 곳이 좋다.

그러나 가정에서는 손잡이를 달려고 해도 가구 배치 때문에 불가능할 수 있다. 이런 경우에는 손잡이는

손잡이 위치를 결정하는 방법

손잡이까지의 거리는 의자의 앞다리에서 50~60㎝ 떨어진 곳이 적당하다.
높이는 대개 의자에 앉아 있는 사람의 배꼽 부근에 오는 위치가 적당한데, 50~60㎝가 된다. 거리와 높이는 각각 몸집이 작은 사람이라면 50㎝, 몸집이 큰 사람이라면 60㎝이다. 의자 시트의 높이나 길이는 대개 40㎝이므로 이것을 기준으로 한다.

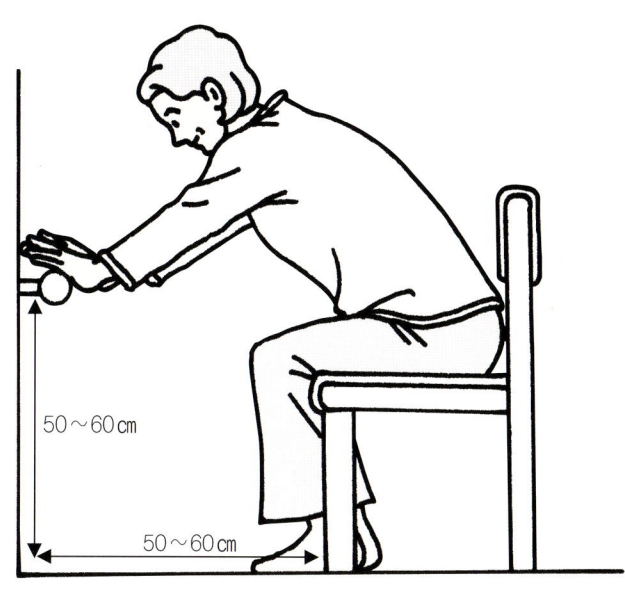

일어서는 방법

❶ 발을 당기고 손을 뻗는다
발을 당기고 손잡이로 손을 뻗는다.

❷ 손잡이를 가볍게 누른다
손잡이를 가볍게 누르면 엉덩이가 살짝 들린다.

❸ 일어선다
무릎을 펴고 일어선다.

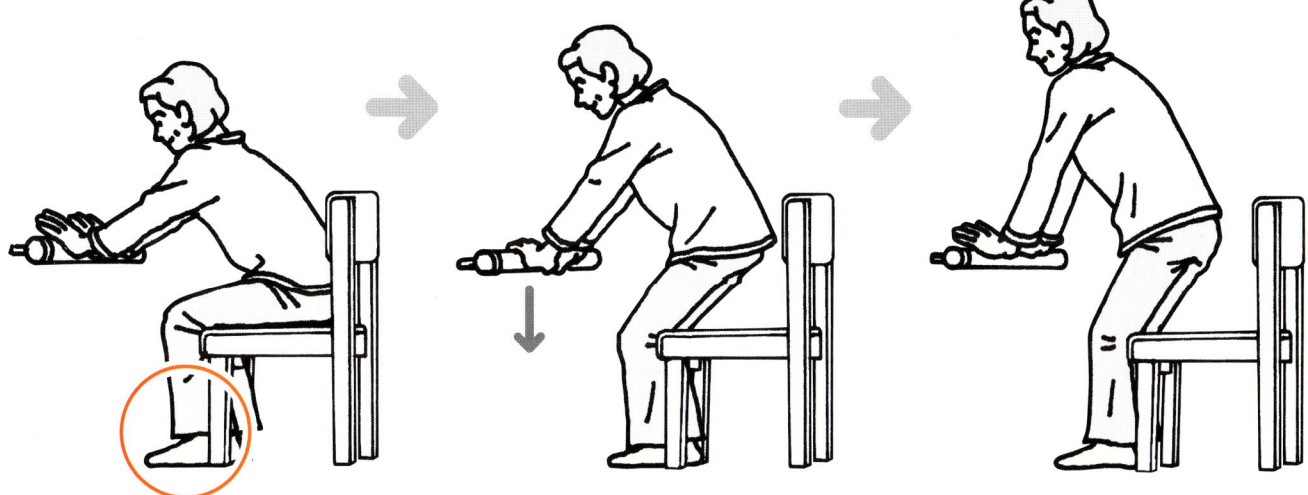

대신 높이 50~60㎝의 받침대나 의자를 이용한다. 오히려 손잡이와는 달리 잡아당기지 않고 살짝 누르며 일어서기 때문에 생리적인 자세에 가깝다.

흔히 손잡이는 두 손으로 잡아당기며 일어서는 것이라고 생각하는데, 손으로 살짝 눌러서 앞뒤의 균형을 잡으며 엉덩이를 자연스럽게 들기 위한 도구이다. 몸을 앞으로 숙이는 것을 두려워하는 사람도 있는데, 반복해서 연습하면 이것이 가장 힘들지 않게 일어서는 방법이란 것을 알게 된다.

받침대를 사용하는 경우

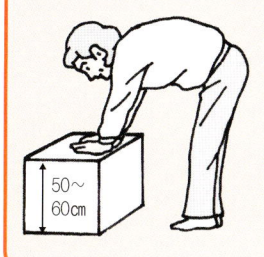

높이 50~60㎝의 받침대를 사용하면 살짝 누르며 일어서게 되어, 생리적인 자세에 가까운 동작이 된다.

10-5 일어서기의 응용 방법 (옮겨 앉는 동작)

침대에서 혼자 휠체어에 타기

손잡이나 받침대를 이용하는 것이 포인트이다

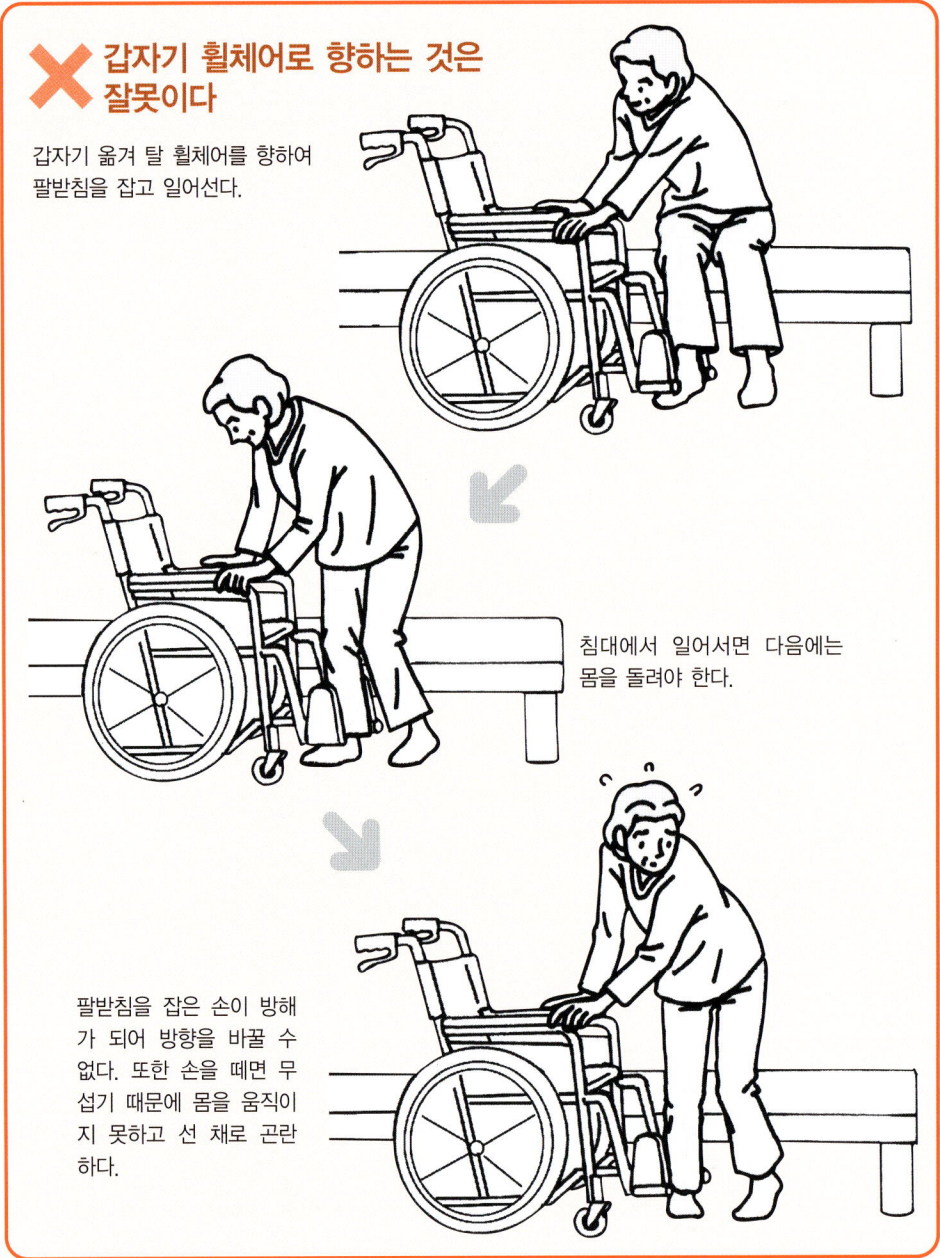

❌ **갑자기 휠체어로 향하는 것은 잘못이다**

갑자기 옮겨 탈 휠체어를 향하여 팔받침을 잡고 일어선다.

침대에서 일어서면 다음에는 몸을 돌려야 한다.

팔받침을 잡은 손이 방해가 되어 방향을 바꿀 수 없다. 또한 손을 떼면 무섭기 때문에 몸을 움직이지 못하고 선 채로 곤란하다.

손잡이나 받침대를 사용한다

무엇인가 잡고 일어설 수 있는 사람이라면 손잡이나 받침대를 이용해 침대에서 휠체어로 옮겨 탄다. 처음에는 불안할 수도 있지만, 손잡이나 받침대를 정확한 위치에 놓고 옮겨 타는 요령만 알아두면 비교적 쉽게 할 수 있다.

침대에 달려 있는 손잡이 중에는 '안전손잡이' 또는 '지지대'로 불리는 것이 있다. 주로 철제 파이프로 된 폭 50~60cm의 것으로 침대에 수직으로 달려 있으며, 침대에서 가장 멀리 떨어져 있는 손잡이 끝부분을 잡고 일어선다 | p.106 참조 |.

한편, 손잡이를 벽면에 단다면 몸을 앞으로 숙였을 때 손이 닿는 위치에 단다. 침대에서의 거리, 바닥으로부터의 높이는 사용하는 사람에게 맞춰야 하지만,

손잡이를 부착할 수 있는 경우

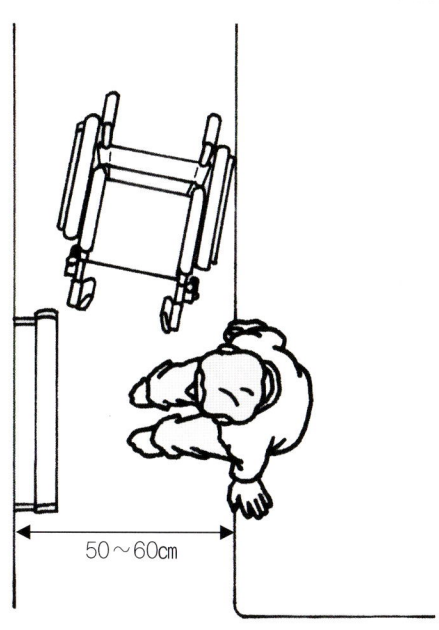

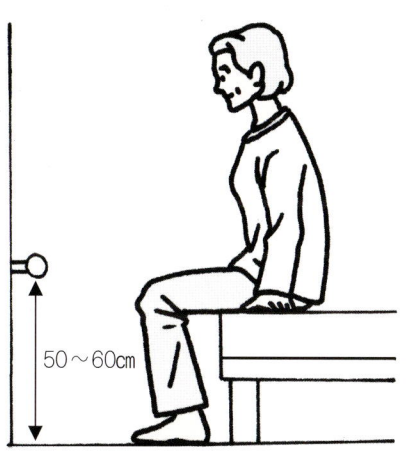

발을 당기고 몸을 앞으로 숙여서 손잡이에 손이 닿으면 손잡이를 누르며 일어선다. 다음에 몸을 반만 돌려서 엉덩이부터 휠체어에 앉는다.

높이와 거리 모두 몸집이 작은 사람이라면 50cm, 몸집이 큰 사람이라면 60cm를 기준으로 한다 | p.201 참조 |.

　벽에 공간이 없는 경우, 손잡이 대신 받침대를 사용한다. 받침대 높이와 휠체어에서의 거리는 손잡이와 마찬가지로 50~60cm를 기준으로 한다. 고정되는 손잡이에 비해 어디든지 옮길 수 있고, 사용하는 사람에 맞춰 위치를 조절하기 쉬우므로 매우 편리하다.

받침대를 사용하는 경우

 **휠체어 반대쪽에 놓는다**

받침대와 휠체어 사이에 50~60cm 거리를 두고, 받침대는 모서리를 돌려서 비스듬히 놓는다.

반대쪽이 좋은 이유

손을 휠체어의 반대쪽에 두면 엉덩이가 휠체어 쪽을 향하기 때문이다.

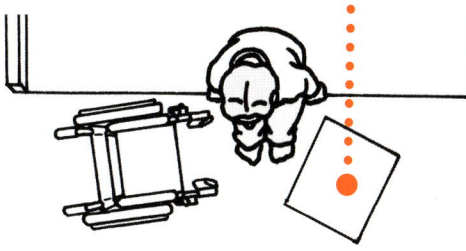

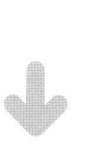 **일어선다**

몸을 앞으로 숙여 받침대에 손이 닿으면 받침대를 누르며 일어선다.

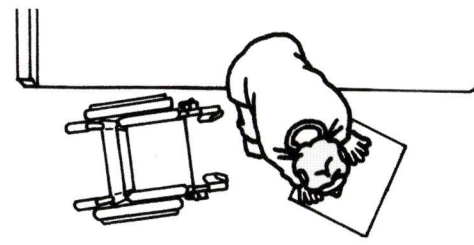

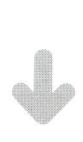 **방향을 바꾼다**

엉덩이가 머리 반대쪽으로 올라가기 때문에 휠체어에 앉기 쉽다.

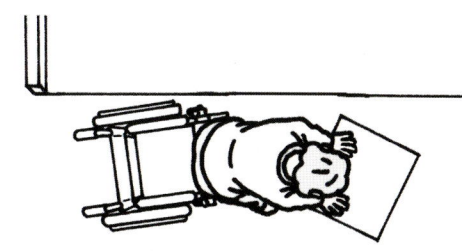

④ 상체를 일으킨다

휠체어에 깊이 들어가 앉으면 조금씩 손을 옮겨서 상체를 일으킨다.

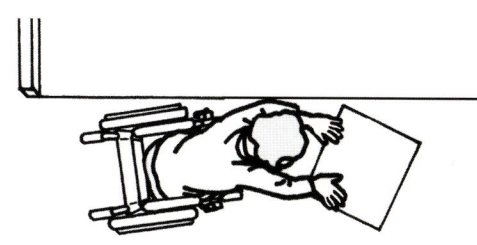

10-6 일어서기의 케어 방법

힘이 조금이라도 남아 있는 경우

무릎을 구부렸다 펴면서 자연스럽게 일어서는 방법

의자에서 일어서기를 케어하는 방법

❶ 허리를 살짝 잡는다
케어 이용자의 두 팔을 케어하는 사람의 목에 감게 한 뒤 케어 이용자의 허리 부분을 살짝 잡는다.

❷ 한쪽 무릎을 구부린다
한쪽 무릎을 구부려 바닥에 붙이듯이 하면서 케어 이용자가 앞으로 숙이도록 유도한다.

❸ 앞으로 숙인 것을 확인한다
케어 이용자가 발을 당기고 있는지, 머리는 충분히 앞으로 나와 있는지 확인한다.

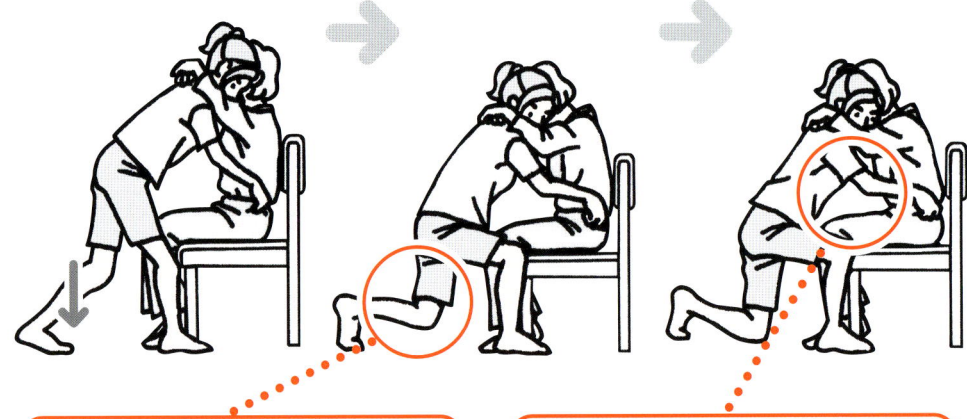

허리가 아니라 무릎을 사용한다
허리가 아니고 무릎을 구부려 케어 이용자의 몸 밑으로 들어간다. 그러면 케어 이용자의 몸이 앞으로 숙여진다.

배꼽은 밀착시키지 않는다
어깨와 무릎은 닿아 있어도 배꼽은 떨어져 있는 것이 포인트이다. 절대로 몸을 밀착시키지 않는다.

✕ 몸을 너무 밀착시키면 안 된다

몸을 너무 밀착시키면 일어서기의 생리적인 자세(엉덩이가 의자 시트에서 올라오는 순간 머리가 발보다 앞으로 나온다)가 흐트러진다. 팔힘만으로 끌어올리게 되므로 부담이 커진다.

●일어설 때의 머리 위치

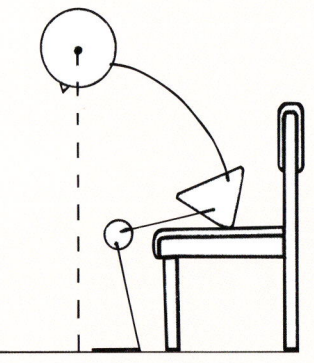
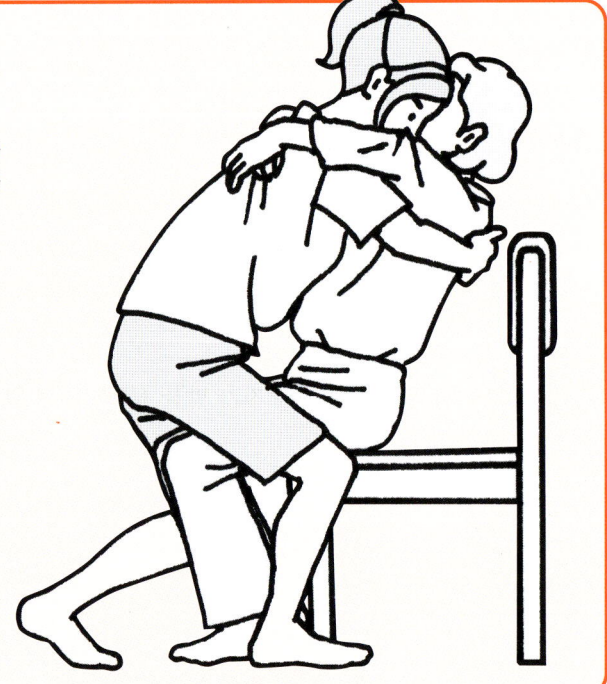

케어에 필요한 기술 ③

④ 허리를 조금 끌어당긴다
몸이 앞으로 숙여져 엉덩이가 들리는 순간 케어하는 사람이 허리를 조금 끌어당긴다.

⑤ 움직임에 맞춘다
무릎을 천천히 펴면서 케어 이용자에게 맞춰 일어선다.

⑥ 위로 똑바로 일어선다
일어서는 방향은 비스듬히 위쪽이 아니라 위로 똑바로 일어선다.

⑦ 일어선 것을 확인한다
확실하게 일어선 것을 확인한 뒤 받치고 있던 손을 뗀다.

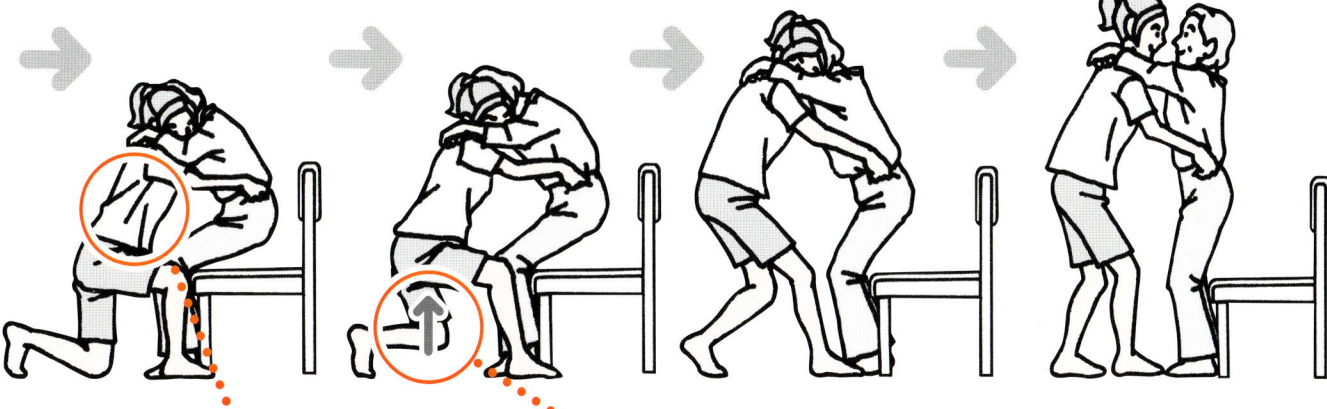

상반신이 흔들리게 둔다
케어하는 사람은 팔과 상반신에 힘을 주지 말고 흔들리는 상태로 둔다. 대신 배꼽 아래쪽에는 단단히 힘을 준다.

굽혔던 무릎을 편다
일어설 때 팔힘으로 몸을 끌어올리면 안 된다. 팔은 허리를 받치기만 하고, 굽혔던 무릎을 펴면서 일어선다.

일어서기를 50%만 케어한다

혼자 일어서는 것은 무리이지만 다리에 약간 힘이 남아 있는 사람을 케어하는 방법이다. 기본은 사람이 일어설 때의 자연스런 자세이다.

노인은 일어설 때 앞에 잡을 것이 없으면 두려워서 옆에 있는 것을 아무거나 잡아당긴다. 그럴 경우 바른 자세로 유도할 수 없기 때문에 불필요한 힘을 사용하게 된다. '케어 이용자를 불안하게 만들지 않는 것'도 케어할 때 중요한 점이다.

수발할 준비가 되면 케어 이용자가 발을 끌어당겨서 앞으로 숙인 자세가 되도록 유도한다. 수발하는 사람은 케어 이용자의 몸 밑쪽으로 들어가 어깨와 다리를 교차시키고 허리를 받친다. 케어 이용자가 일어서기 시작하면 움직임에 맞춰 무릎을 펴면서 함께 일어선다.

단, 팔힘으로 케어 이용자의 몸을 끌어올리지 않도록 주의한다. 두 팔은 케어 이용자의 좌우 균형이 흐트러지지 않도록 받치기만 한다. 몸이 앞으로 숙여져서 엉덩이가 들리는 순간 허리를 조금 당기기만 하면 된다.

사례 쓸데없이 힘을 쓰지 않기 위해서

O씨는 일어서는 것을 케어할 때 '몸을 밀착시켜야 한다'는 생각에 케어 이용자인 A씨에게 협력을 부탁했다. 발을 끌어당기지 않고 몸이 앞으로 숙여지지 않은 상태에서 A씨는 열심히 다리에 힘을 주었으나, 다리에 힘을 주면 줄수록 몸은 뒤로 쓰러졌다. 그래서 O씨는 몸을 어떻게든 끌어올리려고 한층 더 힘을 주었다. 그러나 상반신이 완전히 밀착되어 서로의 힘이 반대 방향으로 작용하기 때문에 한 방향으로 일어설 수 없었다. 이래서는 케어복지사가 아니라 마치 역사(力士)처럼 힘만 쓰게 된다.

10-7 일어서기의 응용 방법 (앉기)

의자에 앉는 케어 방법

앉힐 때도 무릎을 구부리는 것이 포인트이다

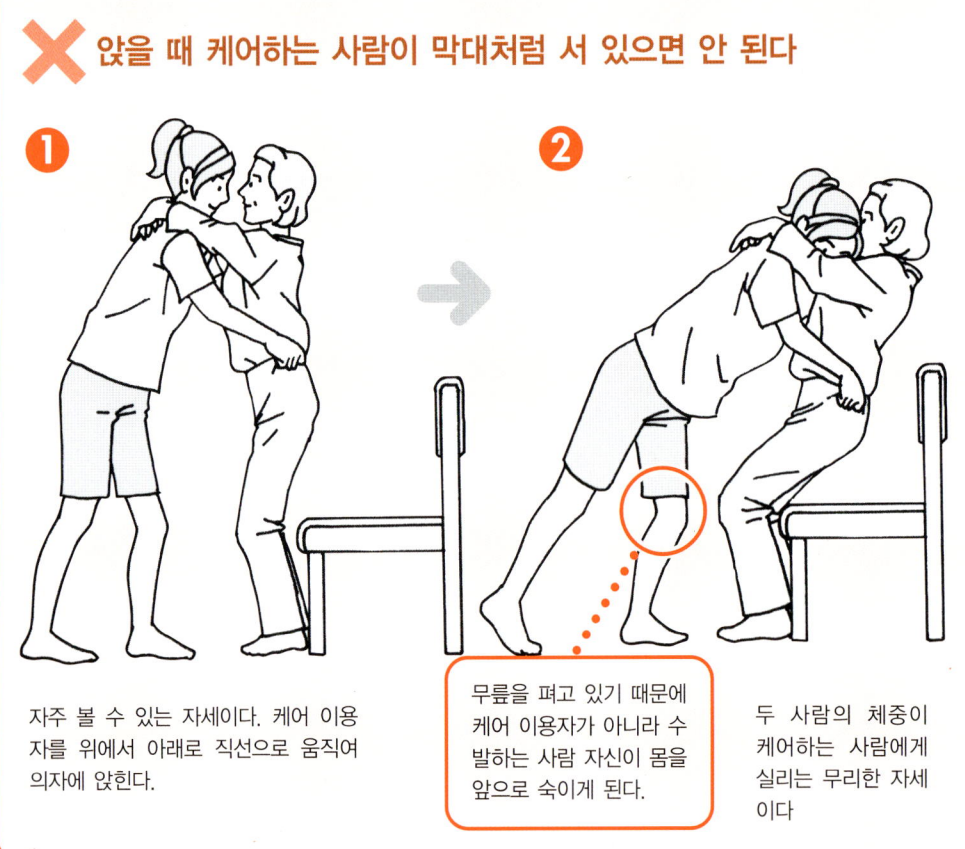

✗ 앉을 때 케어하는 사람이 막대처럼 서 있으면 안 된다

❶ 자주 볼 수 있는 자세이다. 케어 이용자를 위에서 아래로 직선으로 움직여 의자에 앉힌다.

❷ 무릎을 펴고 있기 때문에 케어 이용자가 아니라 수발하는 사람 자신이 몸을 앞으로 숙이게 된다.

두 사람의 체중이 케어하는 사람에게 실리는 무리한 자세이다

일어서기와 반대의 자세

사람을 의자에서 일으키기 위해서는 힘이 필요하지만, 앉히는 것은 쉽다고 생각하는 사람이 많을 것이다.

케어하는 사람은 종종 일어선 채 위에서 아래로 직선적인 동작으로 앉히기 쉽다. 건강한 사람에게는 별 문제가 안 되지만, 힘이 약한 노인이나 장애인에게는 부담이 매우 크다.

케어 이용자를 의자에 앉히는 케어도 일어설 때와 마찬가지로 생리적인 자세를 활용한다.

두 자세를 비교 검토해보면, 두 자세에서 모두 중요한 것은 무릎이다. 무릎을 어떻게 사용하느냐에 따라 케어하는 사람의 부담에 큰 차이가 생긴다.

무릎을 굽히면 편하다

○ '저에게 기대세요' 하고 말한다

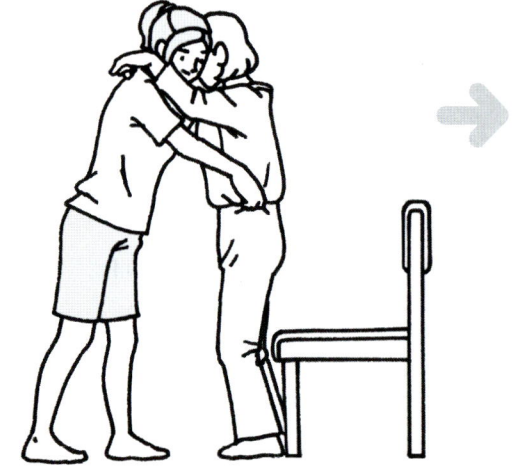

❶ 발은 모으지 않고 앞뒤로 놓는다

케어에 필요한 기술 ③

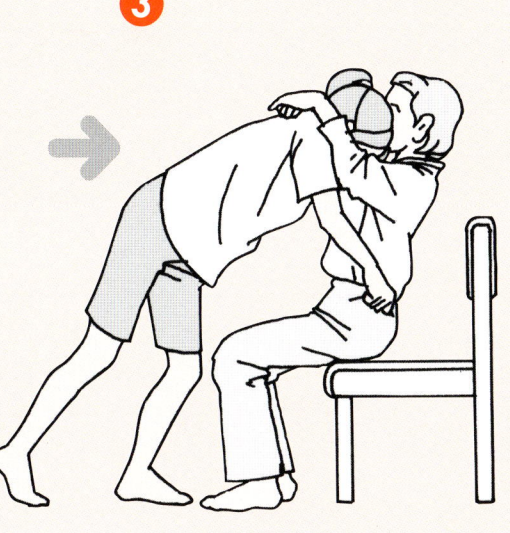

몸이 뒤로 기울어져서 앉기 때문에 의자에 깊숙이 앉을 수 없다.

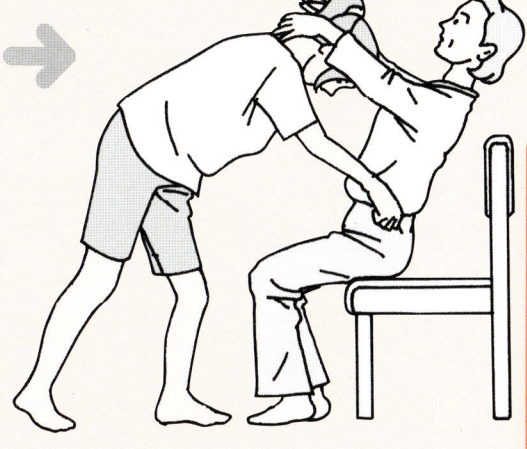

가까스로 의자에 앉았는데 의자 끝에 걸터앉아서 등받이에 기대려면 몸이 뒤로 젖혀진다.

뒤에서 끌어당기게 된다

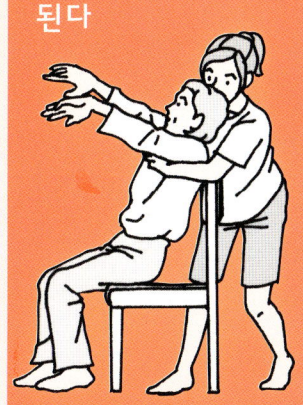

의자에 깊숙이 앉히려고 뒤로 돌아가서 케어 이용자를 끌어당긴다. 이것은 케어 이용자를 두렵게 할 뿐이다.

일어설 때의 머리 움직임과 정확히 반대의 자세로 돌아가는 것이 포인트이다. 케어 이용자가 몸을 앞으로 숙이고 있으면 힘을 쓸 필요가 없다.

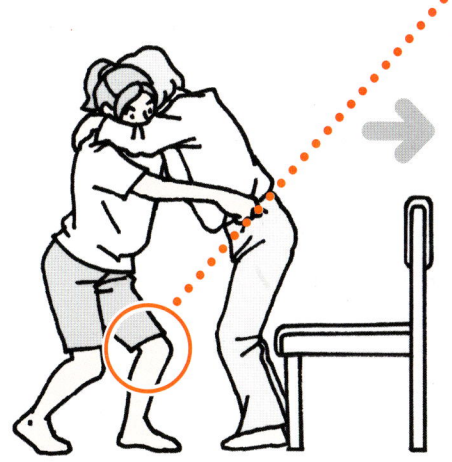

❷ 자신의 무릎을 점차 구부린다

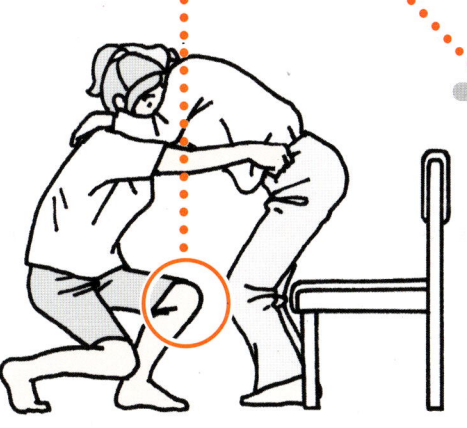

❸ 무릎을 더 구부려 케어 이용자가 몸을 앞으로 숙이도록 유도한다

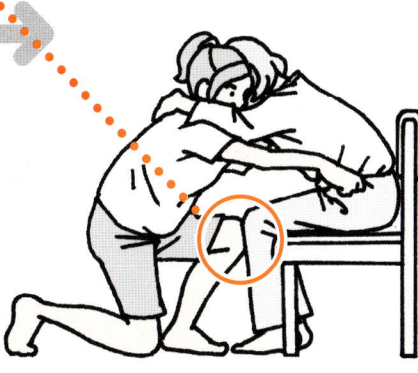

❹ 케어 이용자의 머리가 앞으로 나와 있으므로 의자에 깊숙이 앉힐 수 있다

10 일어서기의 자립 방법과 케어 방법

10-8 일어서기의 응용 방법
(동작의 전체 케어)

옮겨 타는 동작의 전체 케어

혼자서 하지 않는 것이 원칙이다

옮겨 타기 동작을 두 사람이 전체 케어하는 방법

❶ 동작 전체를 케어하기 전의 준비

휠체어는 팔받침과 발판을 떼어내 침대 쪽 가까이에 둔다. 높이 조절기능이 있는 침대라면 휠체어보다 높게 해둔다.

❷ 팔짱을 낀 팔을 고정한다

케어 이용자가 팔짱을 끼게 한다. 몸을 밀착시키고 겨드랑이 밑으로 손을 넣어 팔짱을 낀 두 팔을 단단히 고정한다.

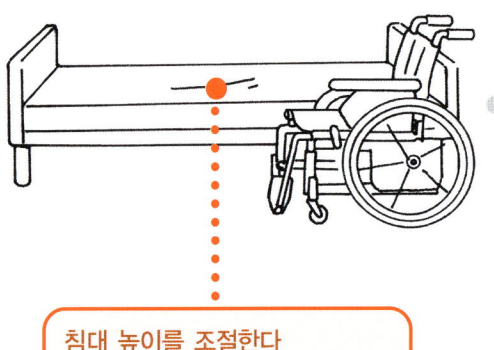

침대 높이를 조절한다

높이를 조절할 수 있는 침대라면 옮겨 타기가 더 쉽다. 휠체어로 옮길 때는 높게, 침대로 돌아올 때는 낮게 한다.

확실하게 팔짱을 낀다

케어 이용자가 팔짱을 끼게 한다. 마비된 경우에는 건강한 팔로 받치듯이 팔짱을 끼게 한다. 어깨가 굳어서 아파하면 무리하지 않는다.

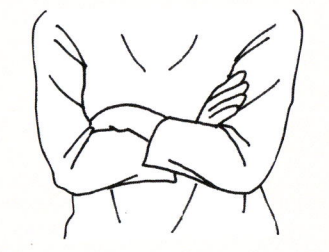

앞으로 숙이는 것이 포인트

뒤에서 겨드랑이 밑으로 팔을 빼 팔짱을 끼고 있는 팔을 잡는다. 수발하는 사람은 몸을 빈틈없이 밀착시킨 뒤 위에서 꼼짝 못하게 하고 몸을 앞으로 숙이게 한다. 이 자세가 몸을 끌어올리기 쉽다.

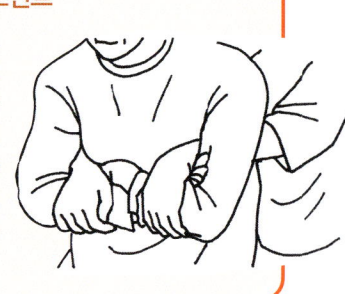

동작 전체를 케어할 때 필요한 3가지 조건

동작 전체를 케어해야 하는 경우는 본래 의식이 없는 사람이나 중증 장애가 있는 사람 이외에는 거의 없다. 노화가 진행되어도 두 다리로 자신의 몸을 지탱할 수 있고, 반신불수라도 한쪽 다리로 설 수 있다. 먼저 침대나 손잡이 등 주변 조건을 갖추고 반 수발이나 일부 수발을 한다.

그러나 아무래도 전체 케어가 필요한 경우에는 전체 수발의 3가지 조건을 지킨다.

첫째, 혼자서는 하지 않는다. 성인 한 명의 체중을 모두 감당해야 하므로 케어하는 사람이 허리를 다칠 수 있고, 케어 이용자도 두려워한다. 2인 수발한다.

둘째, 옮겨 앉기에 알맞은 휠체어를 선택한다. 팔받침과 발판을 떼었다 붙였다 할 수 있는 것이 좋다.

❸ 밀착시키고 앞으로 숙이게 한다

케어 이용자가 두려워하지 않도록 몸을 단단히 밀착시키고, 앞으로 숙인 상태가 되면 몸을 천천히 들어 올린다.

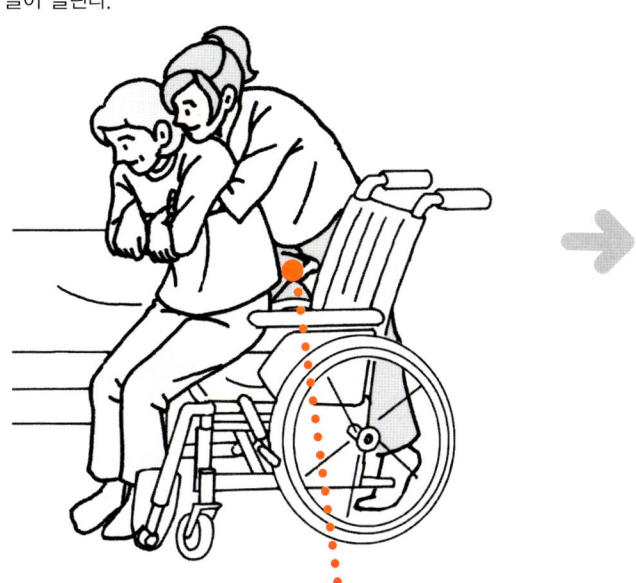

❹ 호흡을 맞추며 옮긴다

앞에 있는 사람은 무릎 위쪽을 잡고 두 사람이 안아서 휠체어로 옮긴다. 휠체어의 시트가 침대보다 낮으면 잠깐만 힘을 쓰면 된다.

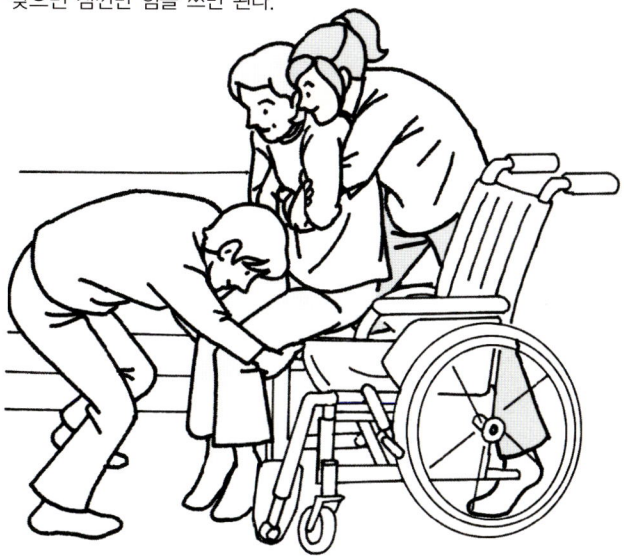

한쪽 다리를 침대에 올린다

뒤에서 수발하는 사람은 한쪽 다리를 침대에 올려놓으면 몸을 앞으로 숙여도 힘을 주기 쉽고, 안정된 자세로 케어 이용자의 몸을 끌어올릴 수 있다.

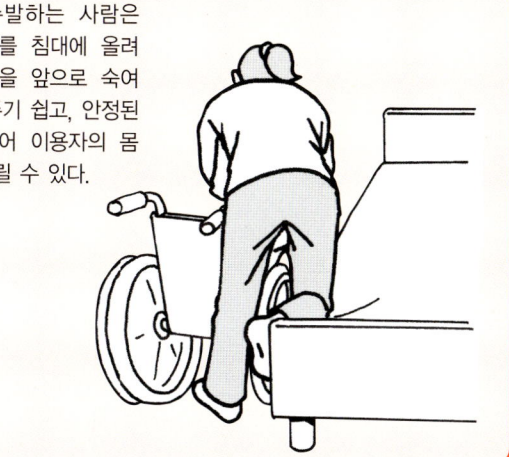

❺ 자세를 안정시킨다

옆으로 옮겨서 휠체어에 태워도, 케어 이용자가 두려워하므로 자세가 안정될 때까지 손을 떼지 않는다.

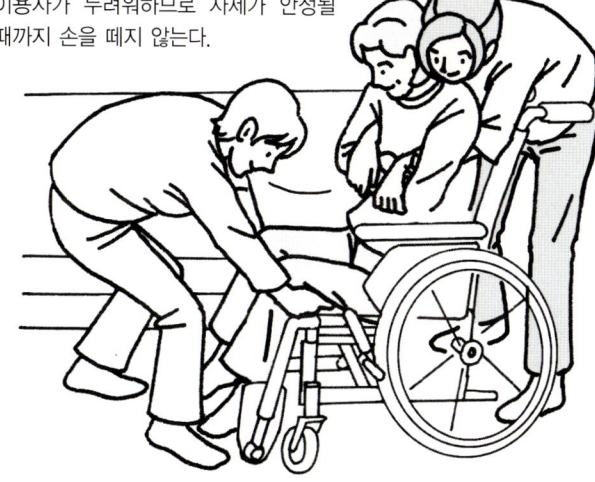

셋째, 침대 높이를 휠체어의 시트 높이에 맞춘다. 몸을 위로 끌어올릴 필요가 없고, 옆으로 옮기기 쉽다.

장신구는 풀어놓는다

전체를 수발하려면 몸을 밀착시켜야 할 때가 많다. 케어 이용자의 피부에 상처를 내지 않도록 셔츠 윗주머니에 아무 것도 넣지 않고, 이름표나 그 밖의 장식품도 미리 빼놓는다.

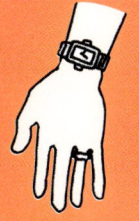

케어 이용자의 몸에 많이 닿는 손에 반지나 시계가 있으면 상처가 날 위험이 크다.

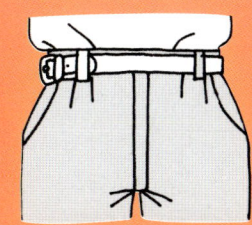

벨트 버클 등도 주의해야 한다. 옆쪽으로 옮겨놓는 것이 좋다

11장

바닥에서 일어서기의 자립 방법과 케어 방법

11-1
바닥에서 서기

바닥에서 일어서고 싶다

왜 바닥에서 일어서는 것이 어려울까

바닥에서 일어선다

일상생활의 동작을 스스로 하고 혼자 걷는 데 아무 지장이 없는 노인도 한번 바닥에 앉으면 다시 일어서기가 힘들다. 힘이 약하거나 장애인은 더욱더 바닥에서 일어서기가 힘들다. 그 원인 중 하나는 병원과 시설 등에서 의자나 침대를 사용하는 생활에 익숙해졌기 때문이다.

한 예로, 어느 시설에서는 이른 아침에 80대의 한 여성이 세면실에서 발이 미끄러져 바닥에 주저앉아버렸다. 이 사실을 알고 야간 근무를 하던 여직원이 달려와 등 뒤에서 양팔을 잡아 일으켜 세우려고 했지만 어쩔 도리가 없어, 결국에는 주간 근무자가 올 때까지 그 상태로 기다렸다고 한다.

이 경우에 노인에게 맞는 케어 방법만 알았다면 이런 사태는 일어나지 않았을 것이다. 11장에서는 노인에게 알맞은 바닥에서 일어서는 자세에 대해 알아본다.

바닥에서 일어서기는 어렵다

밥상에 둘러앉은 단란한 가족 모습

어느 가정의 겨울철 한 때이다. 일어설 수만 있다면…….

아래로 내려가면 좋겠다. 하지만 내려가면 일어설 수 없어서…….

할머니와 함께 먹고 싶은데 침대에 올라가기 힘드셔서 …….

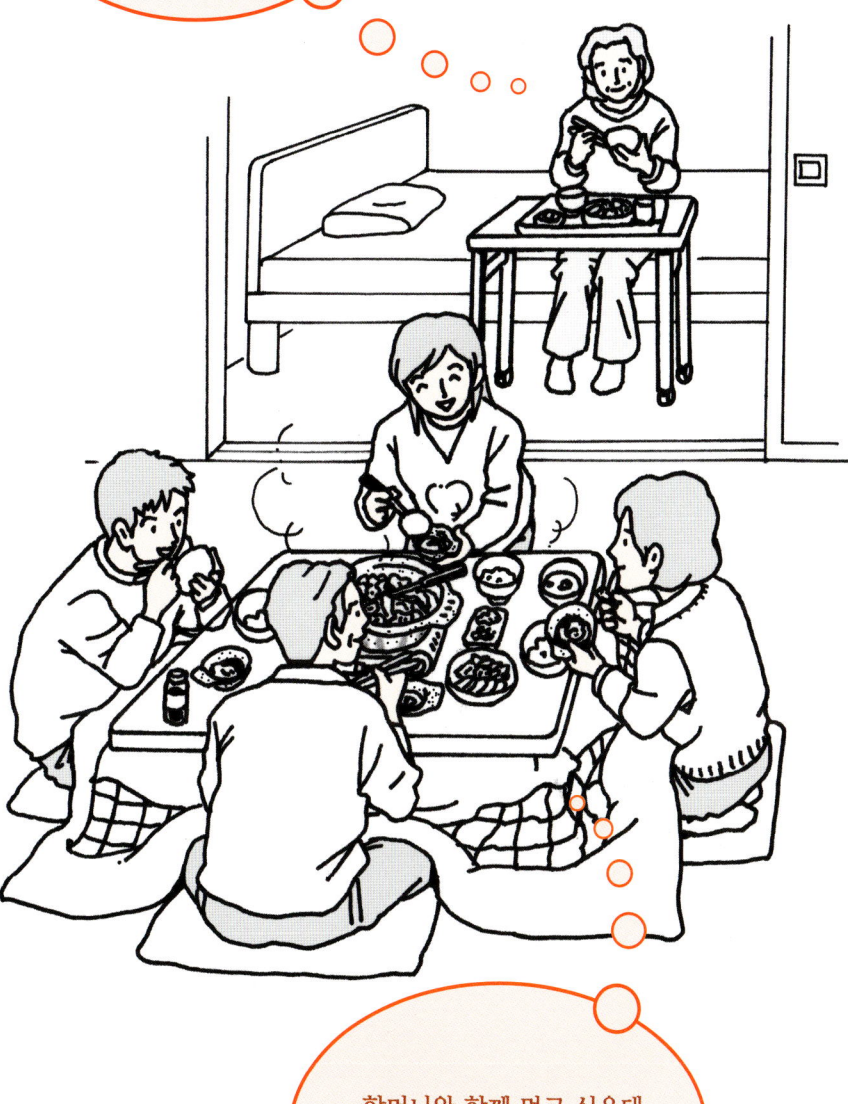

✗ 이런 방법으로는 일어설 수 없다

뒤에서 몸을 끌어올린다

앞에서 잡아당긴다

손잡이를 잡는다

케어에 필요한 기술 ③

11 바닥에서 일어서기의 자립 방법과 케어 방법

11-2 바닥에서 일어서기 (1)

다리를 옆으로 모으고 앉는 것이 어렵다

고령자가 일어서기 어려운 이유

노인의 입장이 되어 해본다

❶ 몸무게를 두 배로 한다
다리를 쭉 펴고 바닥에 앉는다. 등에 몸무게가 같은 사람을 업고 일어설 준비를 한다.

❷ 발을 옆으로 구부린다
먼저 몸을 앞으로 숙이고 손은 바닥을 짚는다. 이어 발을 옆으로 구부리고 비스듬히 위쪽으로 일어선다.

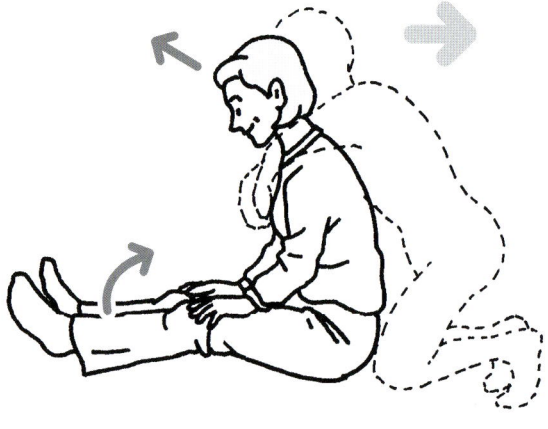
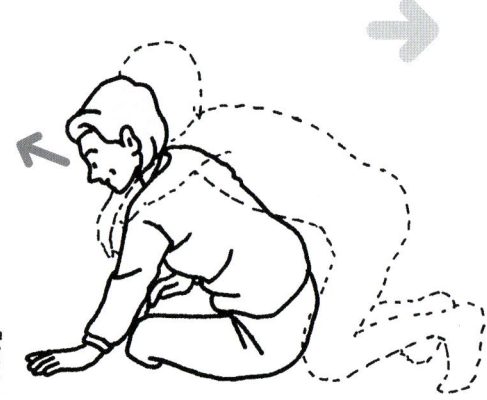

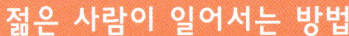

젊은 사람이 일어서는 방법

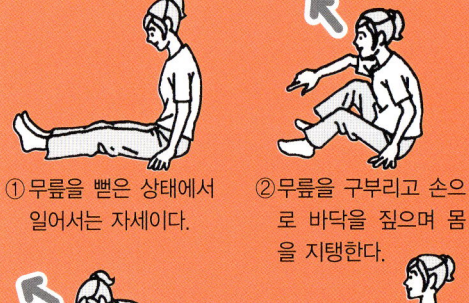

① 무릎을 뻗은 상태에서 일어서는 자세이다.
② 무릎을 구부리고 손으로 바닥을 짚으며 몸을 지탱한다.

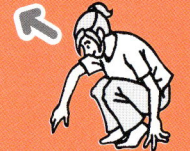

③ 상체를 앞으로 숙이면서 엉덩이를 들어 올린다.
④ 무릎을 펴고 일어선다.

노인은 다리를 옆으로 모으고 앉기 힘들다

간단해 보이지만 노인에게는 힘든 자세이다.

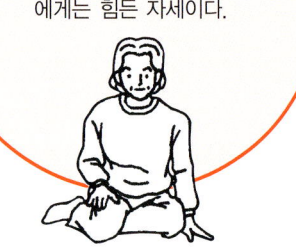

고령자의 자세를 체험한다

노인이 바닥에서 일어서기에 알맞은 자세를 알기 위해서는 평소에 노인이 일어서는 동작을 알아야 한다. 우선, 힘이 약한 노인이 바닥에서 일어서는 동작을 실제로 체험해본다.

방법은 몸무게가 비슷한 사람을 등에 업고 힘을 반감시켜서 재현한다. 평소에 쉽게 일어서던 것이 등에 짐을 지게 되면 대단히 중노동이 된다.

위의 그림에서 ②부터 ⑧까지의 동작을 보면, 일어서기 위해 애를 쓰고 있지만 직선 동작이다. 이 방법은 노인에게 알맞은 자세가 아니기 때문에 응용할 수 없다. 한 번 더 생각해본다.

❸ 기는 자세가 된다

등에 업은 사람의 몸무게가 크게 부담이 되어 곧바로 일어설 수 없으므로 기는 자세가 된다.

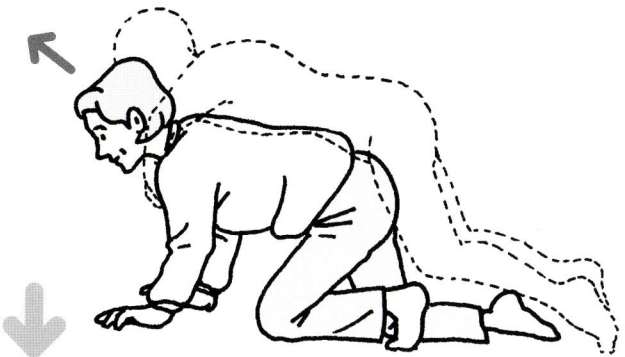

❹ 한쪽 무릎을 세운다

두 손을 바닥에 대고 머리를 앞으로 내밀며 한쪽 무릎을 세운다. 두 손에 몸무게를 싣고 허리를 들기 시작한다.

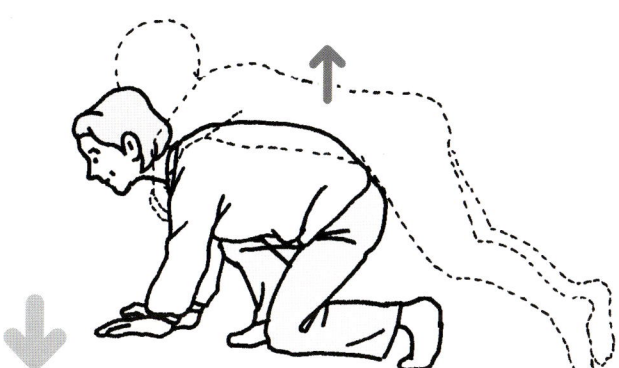

❺ 엉덩이를 높이 들고 기는 자세가 된다

두 손과 두 다리를 펴기 시작한다. 허리는 약간 올렸지만, 두 손과 다리로 등 쪽의 몸무게를 지탱하고 있는 상태이다.

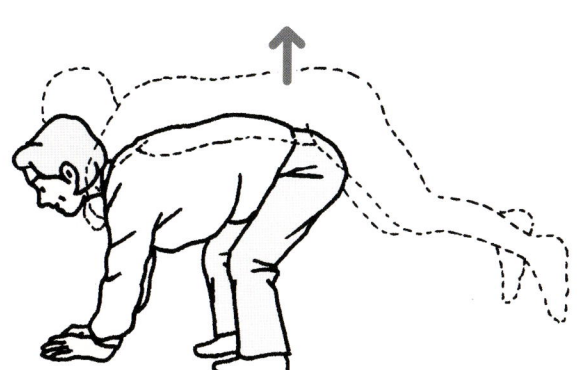

❻ 중심을 옮긴다

두 손에 실려 있던 몸무게를 다리 쪽으로 옮기고, 한쪽 손을 바닥에서 떼어 무릎에 댄다.

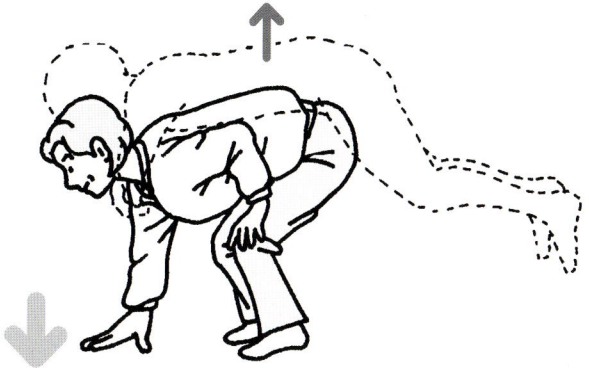

❼ 다리와 손으로 상체를 지탱한다

두 손을 바닥에서 완전히 뗀 뒤 무릎에 놓고 다리와 함께 상체를 지탱하는 상태가 된다.

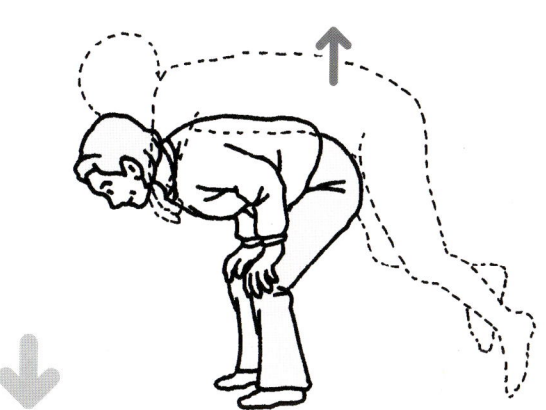

❽ 이것으로 일어서기가 끝난다

구부러져 있는 무릎과 팔꿈치를 펴고, 몸 전체를 사용해 상체를 천천히 일으키면 마침내 일어서기가 끝난다.

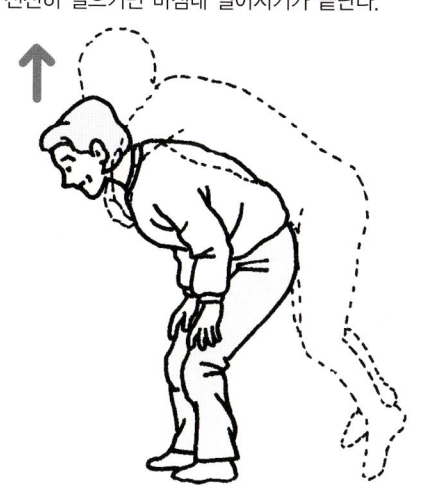

11-3 바닥에서 일어서기 (2)

이런 방법이라면 일어설 수 있다

무릎을 편 상태에서 몸을 비트는 것이 포인트이다

쉽게 일어서는 방법

1 처음에는 다리를 쭉 뻗고 앉는다

먼저 준비자세이다. 두 다리를 앞으로 쭉 뻗고 앉는다.

2 몸을 비틀어 비스듬히 뒤를 향한다

몸을 비틀어서 두 손을 바닥에 대고 비스듬히 뒤를 향한다.

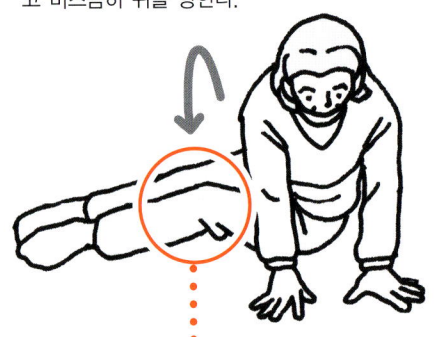

젊은 사람은 두 무릎을 구부리고 '다리를 옆으로 모아서 앉는 자세'가 되지만, 노인은 무릎을 살짝 구부리기만 해도 몸이 돌아가서 기는 자세가 된다.

3 기는 자세를 취한다

허리를 완전히 비틀어 두 손과 무릎을 바닥에 대고 기는 자세를 취한다.

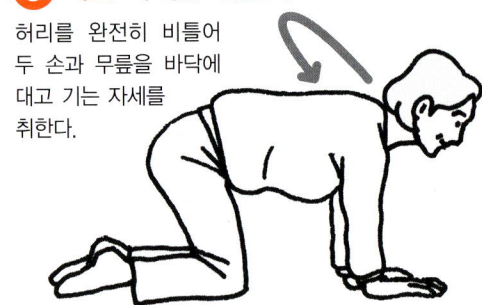

4 무릎을 세운다

몸을 조금 앞으로 내밀고, 중심을 두 손으로 옮겨서 무릎을 하나씩 세운다.

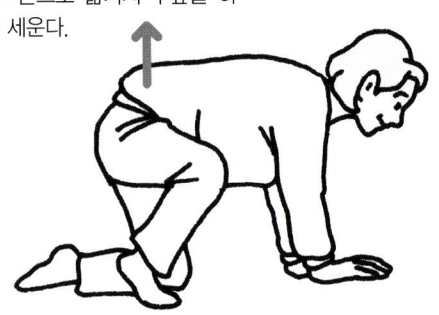

5 엉덩이를 높이 들고 기는 자세를 취한다

두 무릎을 바닥에서 완전히 세워 엉덩이를 들고 기는 자세가 된다. 두 손은 계속 바닥에 대고 있는 상태이다.

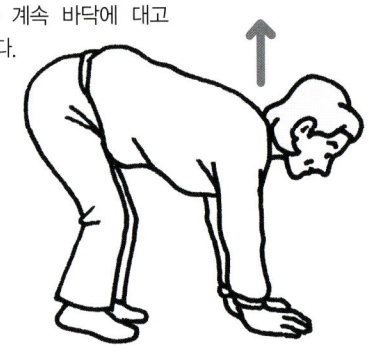

바닥에서 일어선다

앞에서는 노인의 입장이 되어 체험해보는 '바닥에서 일어서기'에 대해 설명하였다. 이번에는 그 일련의 움직임을 기본으로 하여 개선한, 노인을 위한 '일어서기'에 대해 설명한다.

우선 시작은 앞의 동작과 마찬가지로 다리를 앞으로 내밀어 쭉 뻗고 앉는다. 다음은 '다리를 옆으로 모으고 앉기'인데, 이것은 노인에게 매우 힘든 자세이므로, 대신에 허리를 비틀면서 몸을 옆으로 돌려 기는 자세를 취한다. 이 '비튼 자세'가 노인이 일어서는 데 도움이 된다.

다음 동작은 앞에서와 같아, 기는 자세에서 두 손을 뻗어 엉덩이를 높이 들고 기는 자세가 되면 바닥에서 손을 하나씩 떼며 일어선다.

케어에 필요한 기술 ③

11 바닥에서 일어서기의 자립 방법과 케어 방법

❻ 상체를 일으킨다
두 손을 천천히 몸쪽으로 당겨서 상체를 일으키면 손을 바닥에서 떼어 무릎에 놓는다.

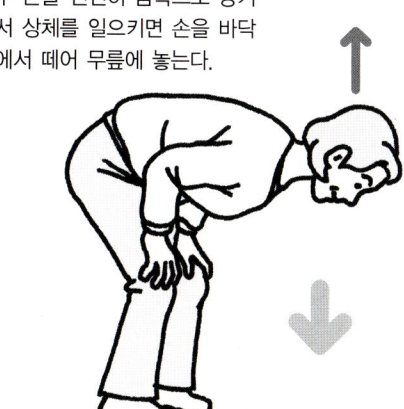

❼ 바닥에서 일어선다
구부리고 있던 허리와 무릎을 천천히 펴면서 상체를 완전히 일으켜 세운다.

노인이 앉기 힘든 자세
'다리를 옆으로 모으고 앉기'는 남녀 모두에게 힘든 자세이고, '책상다리'는 여성에게 힘든 자세이다. 반대로 남성은 다리를 양쪽으로 벌리고 앉는 것(W형)을 힘들어한다.

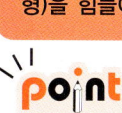

몸을 비트는 동작은 낮은 테이블에 앉아 있다 기어 나올 때의 동작과 같다.

반신불수인 경우

❶ 다리를 쭉 뻗고 앉는다
먼저 두 다리를 앞으로 길게 뻗고 앉는다. 특별히 두 다리를 모을 필요는 없다.

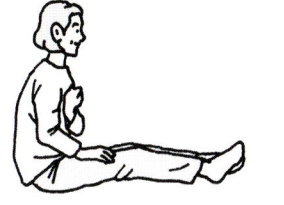

❷ 책상다리를 하고 앉는다
마비가 안 된 손을 바닥에 대고 몸을 지탱하며, 마비가 안 된 다리는 책상다리를 하듯이 구부린다.

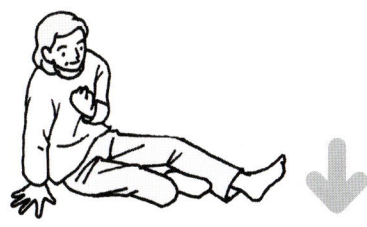

❸ 세 점으로 지탱하는 자세가 된다
마비가 안 된 손을 비스듬히 앞으로 내밀면서 엉덩이를 들어 손, 무릎, 발의 세 점으로 지탱한다.

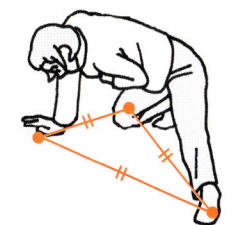

❹ 엉덩이를 높이 들고 기는 자세를 취한다
마비된 다리로 몸을 지탱하고, 마비가 안 된 다리를 세워서 엉덩이를 들고 기는 자세를 취한다.

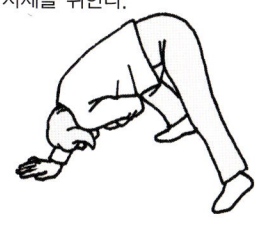

❺ 상체를 일으킨다
바닥에 댄 손을 천천히 몸쪽으로 당겨서 상체를 일으킨다.

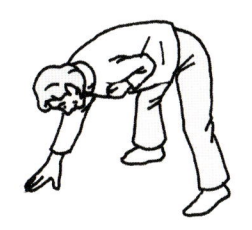

❻ 다리를 당긴다
상체를 완전히 일으키고, 마비된 다리를 마비가 안 된 다리 쪽으로 당긴다.

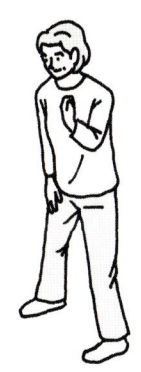

세 점으로 몸을 지탱한다

반신불수인 사람도 기본 동작은 '쉽게 일어서는 방법'과 같지만, 마비된 손을 쓸 수 없으므로 기는 자세가 안 된다. 대신에 마비가 안 된 손·무릎·발 세 곳을 이어서 정삼각형에 가깝게 만들어, 몸을 세 점으로 지탱하는 자세를 만든다.

몸의 방향을 바꿀 때는 허리를 너무 비틀지 않도록 하고, 손은 비스듬히 앞쪽으로 가능하면 멀리 둔다. 마비가 안 된 다리는 책상다리처럼 하며, 머리는 내리고 엉덩이는 들어서 손·무릎·발의 세 점으로 지탱한다.

이어 바닥에 대고 있는 손과 마비된 다리로 몸을 지탱하며 바닥에 대고 있는 무릎 쪽의 다리를 세워, 엉덩이를 들고 기는 자세를 취한다. 이 동작으로는 몸을 끝까지 지탱하지 못할 수 있으므로 재빨리 움직인다. 또한, 마비된 다리가 미끄러질 수도 있으므로 다리가 움직이지 않도록 미리 옷장이나 벽 등으로 막아두면 좋다.

11-4 바닥에서 일어서기 (3)

힘이 부족한 경우

효과적인 보조가 포인트이다

케어 방법

1 두 손을 앞으로 내밀게 한다.
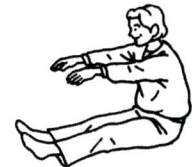

2 두 손을 옆에 놓게 한다.
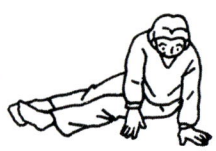

3 힘을 줄 방향을 지시한다.
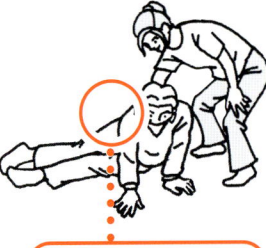

허리를 살짝 잡는다
허리를 살짝 잡고 힘을 줄 방향(비스듬히 위쪽)으로 조금 민다.

4 엉덩이를 든다.
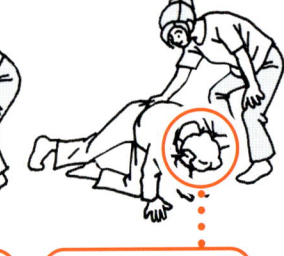

머리는 아래를 향한다
머리가 아래쪽을 향하면 엉덩이가 잘 들린다.

받침대를 이용한 케어 방법

1 몸의 뒤쪽(손이 잘 닿는 위치)에 받침대를 놓는다.
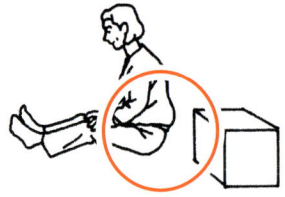

2 두 손을 옆에 놓고 몸을 비틀어서 천천히 방향을 바꾼다.
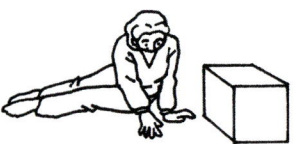

3 엉덩이를 들고 기는 자세가 된다.
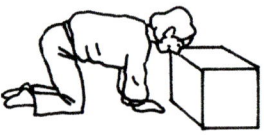

받침대 위치와 몸의 간격
뒤를 향했을 때 손이 잘 닿는 위치에 받침대를 놓는다. 너무 가까우면 머리를 부딪치고, 너무 멀면 손이 닿지 않아 곤란하다.

✗ 받침대를 앞쪽이나 옆쪽에 두면 안 된다
바닥에서 일어설 때 중요한 것은 몸을 비트는 것이다. 받침대를 옆에 두면 똑바로 일어서야 하므로 일어서기 힘들다. 또한 앞쪽에 두면 몸을 비틀어서 기는 자세를 취할 수 없다.

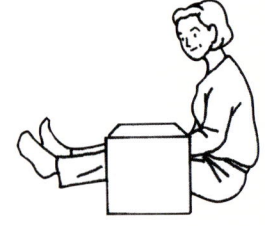
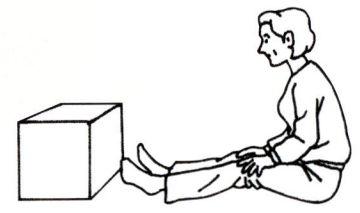

❺ 기는 자세가 된다.

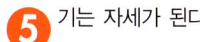

❻ 먼저 한쪽 무릎을 세운다.

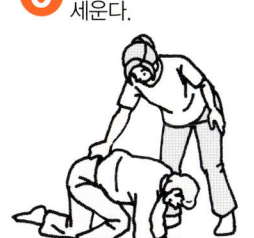

❼ 다른 한쪽 다리도 세워 엉덩이를 높이 들고 기는 자세가 된다.

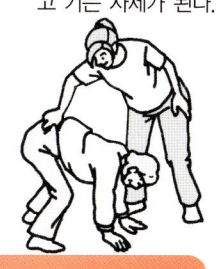

❽ 바닥에서 손을 하나씩 떼게 한다.

❾ 일어선다.

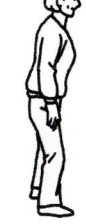

> **허리는 잡아주기만 한다**
> 허리는 손으로 잡아주기만 한다. 절대 위로 끌어당기면 안 된다.

> **허리를 끌어올리지 않는다**
> 수발할 때 불안정해지므로 절대 허리를 끌어올리지 않는다. 만일의 경우를 위해 허리를 잡아주는 것만으로 충분하다.

> **바닥에서 뗀 손은 무릎에 놓는다**
> 바닥에서 손을 하나씩 떼어 무릎 위에 놓고, 천천히 등줄기를 편다.

---

❹ 먼저 한 손을 바닥에서 떼어 받침대 위에 놓는다.

❺ 다른 한쪽 손도 받침대 위에 올려 놓는다.

❻ 두 손을 받침대에 올리면 무릎을 하나씩 세운다.

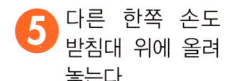 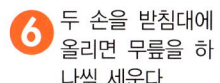 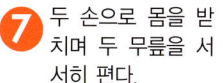

❼ 두 손으로 몸을 받치며 두 무릎을 서서히 편다.

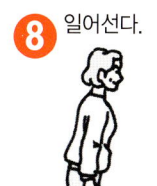

❽ 일어선다.

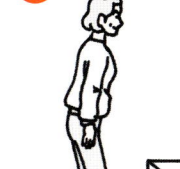

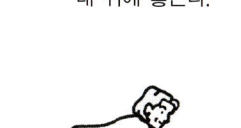 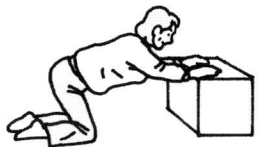 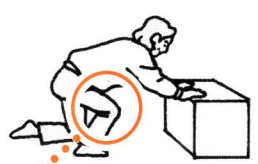

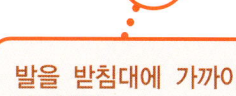

> **한 걸음 내딛는다**
> 한쪽 무릎을 세울 때 앞으로 한 걸음 내딛으면 일어서기가 쉽다.

> **발을 받침대에 가까이 가져간다**
> 무릎을 펴면서 천천히 받침대 가까이 가면 받침대에서 손을 떼기 쉽다.

> **point**
> 받침대는 바로 뒤가 아니라, 옆으로 150° 뒤쪽에 놓는다.

핵심을 잘 알고 케어한다

조리나 자동차 운전 등은 얼마 동안 하지 않으면 감각이 무뎌진다. 바닥에서 일어설 수 없는 사람도 단순히 힘이 약할 뿐만 아니라, 몸의 방향과 힘을 주는 방향 등 감각 자체를 잊어버린 경우가 많다. 힘은 있으므로 그 감각을 되찾을 수 있도록 조금 도와주면 일어서는 것도 그다지 어렵지 않다.

케어할 때는 몸이 감각을 기억해내도록, 허리를 잡고 중요한 시점마다 지시를 해서 유도한다. 단, 불안해서 움직이지 못하므로 절대로 허리를 끌어올리지 않는다. 살짝 잡고 있는 정도로 충분하다.

또한, 케어할 필요는 없지만 기는 자세에서 상체를 일으킬 때 조금 불안해지는 경우에는 높이 약 40cm의 받침대를 사용해서 일어선다. 받침대에 손을 놓으면 안정이 되어 무리 없이 일어설 수 있다.

11-5 바닥에 앉기

선 자세에서 바닥에 앉기

앉을 때는 가장 먼저 손을 바닥에 대는 것이 포인트이다

쉽게 앉는 방법

1 발과 발 사이를 벌린다
발과 발 사이를 조금 벌리고 천천히 무릎과 허리를 구부린다.

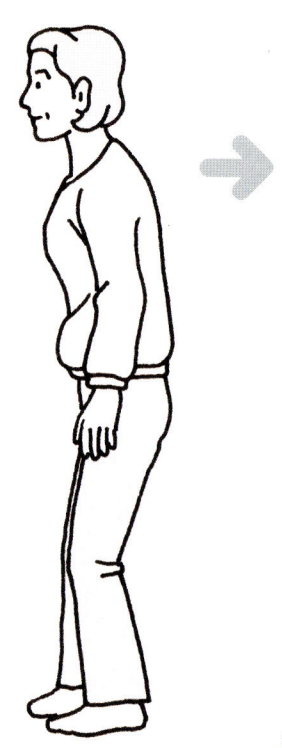

2 두 손을 바닥에 댄다
무릎과 허리를 구부려서 자세가 낮아지면 과감하게 두 손을 바닥에 댄다.

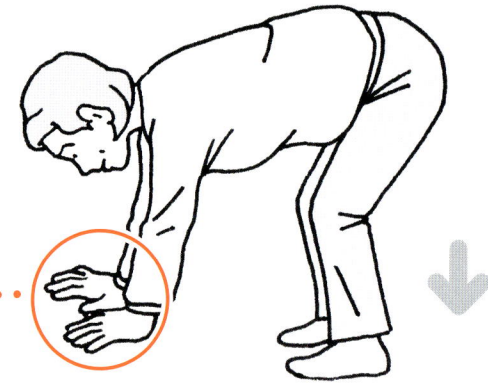

3 무릎을 하나씩 바닥에 붙인다
두 손이 확실하게 바닥에 닿으면 손으로 몸을 받치면서 무릎을 하나씩 바닥에 붙인다.

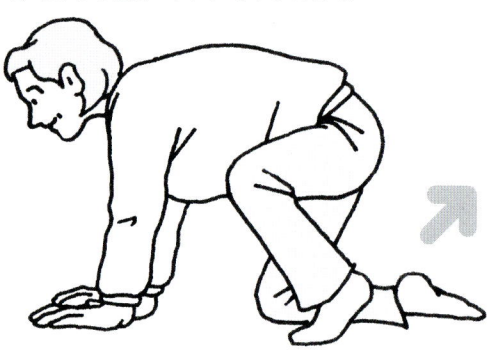

받침대를 사용하는 경우

바닥에서 일어설 때는 받침대를 뒤에 두지만, 앉을 때는 앞에 둔다.

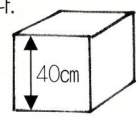

손을 받침대에 올린 뒤 무릎을 구부려서 다리를 한쪽씩 바닥에 붙이고, 두 무릎이 바닥에 닿을 때까지 손은 받침대에 그대로 둔다.

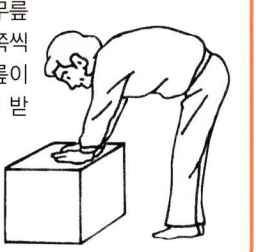

일어서기와 반대 순서로 한다

　일어설 때는 바른 자세로 하는데, 반대로 바닥에 앉을 때는 엉덩이부터 바닥에 대려는 사람이 많다. 선 자세에서 갑자기 엉덩이부터 바닥에 대는 동작은 직선적인 움직임이므로 노인에게는 맞지 않는다. 앉으려는 힘 때문에 뒤로 쓰러질 수 있으므로 매우 위험하다.

　'일어서기'와 '앉기'는 같은 자세를 반대 순서로 해야 한다. 몸을 바닥에 대는 것은 ①손 → ②무릎 → ③엉덩이 순서이다. 만약 케어 이용자가 처음에 손부터 바닥에 대는 것을 두려워하는 경우에는 약 40㎝ 높이의 받침대를 사용하면 아주 쉽게 할 수 있다.

④ 기는 자세가 된다

기는 자세가 되면 상체를 손으로 받치고, 천천히 몸을 비틀어서 엉덩이를 바닥에 댄다.

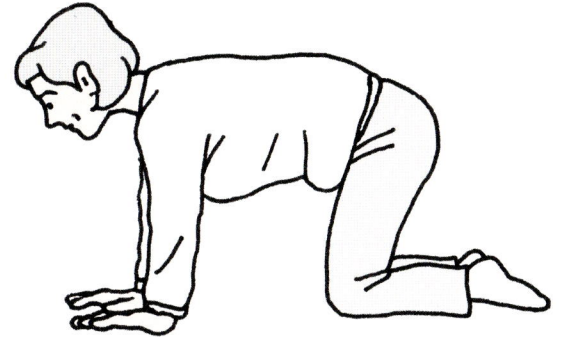

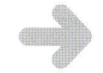

⑤ 무릎을 꿇고 앉는 경우

④의 자세에서 천천히 손을 몸쪽으로 끌어당기고 엉덩이를 내린다.

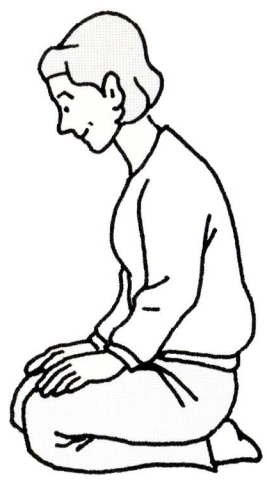

⑤ 비튼 몸을 돌린다

엉덩이를 확실히 바닥에 붙인 뒤 비틀어져 있는 몸을 앞으로 돌린다.

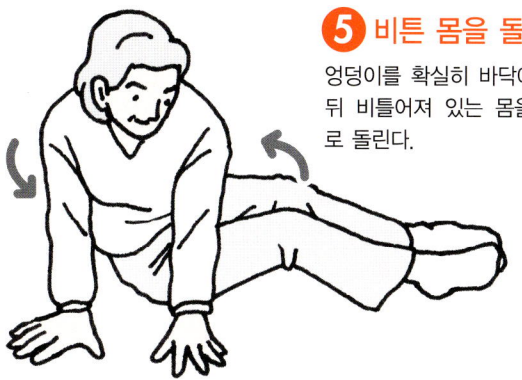

⑥ 바닥에 앉는다

손을 무릎 위에 놓고 다리도 똑바로 펴서 길게 쭉 뻗고 앉는다.

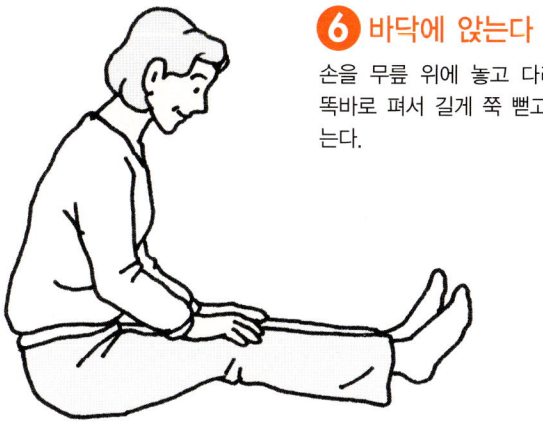

✗ 엉덩이부터 앉으면 안 된다

① 일어선 자세에서

위에서 아래로 직선으로 움직이기 때문에 그 힘으로 계속해서 앉으려는 경향이 있다.

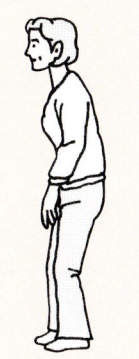

② 무릎을 구부린다

천천히 무릎을 구부린다. 여기까지는 아래로 작용하는 힘도 있으므로 비교적 쉽게 할 수 있다.

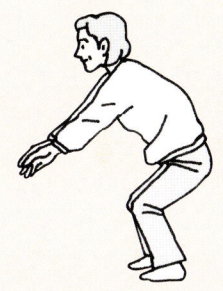

③ 웅크리고 앉는다

웅크리고 앉은 상태가 되었다. 여기서부터 엉덩이를 바닥에 대는 것이 의외로 어렵다.

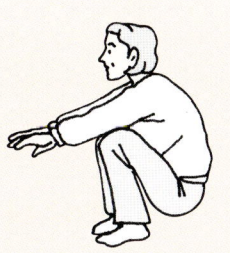

④ 엉덩이를 바닥에 붙인다

조심해서 엉덩이를 바닥에 붙이지 않으면 균형을 잃고 뒤로 넘어질 수 있다.

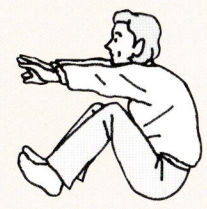

11-6 이동하는 동작의 정리

사람의 자세와 동작을 정리

돌아눕기부터 걷기까지 동작의 기본 흐름

자세와 이동 방법의 관계

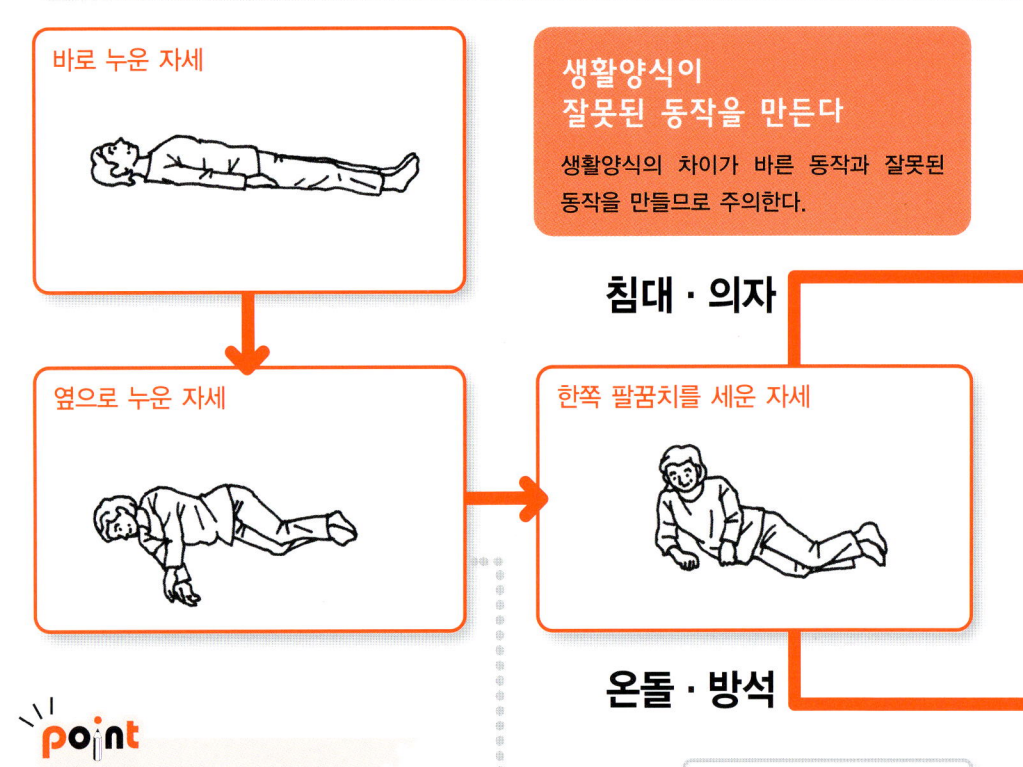

생활양식이 잘못된 동작을 만든다
생활양식의 차이가 바른 동작과 잘못된 동작을 만들므로 주의한다.

Point 어떤 자세·동작이라도 몸을 움직이면 신체 기능이 좋아진다.

사람의 움직임을 이해한다

7장에서 11장까지의 자립 방법과 케어 방법에서 기초가 되는, 사람의 자연스런 움직임의 흐름을 차트로 정리해보았다.

사람은 누워 있는 자세(바로 누운 자세)에서 앉은 자세로, 더 나아가 선 자세로 다양한 자세를 거치면서 점점 더 중심이 높은 자세로 옮겨간다. 그리고 그림에서 보여주듯이 각 자세에 맞는 방법으로 이동한다.

케어 이용자가 침대와 이부자리 중 어느 것을 사용하느냐는 생활양식의 차이가 동작에 영향을 미친다.

침대나 의자를 사용하는 환경에 오래 살면 '바닥에서 일어서기', '바닥에 앉기'를 할 기회가 적어져서 그런 동작 자체를 잊어버리는 경우가 많다.

반대로 온돌이나 방석을 사용하는 바닥과 밀착된 생활에서는 '앉거나 기어서 하는 이동'이 활발하다. 그러나 이런 동작들은 장소에 따라서는 오해를 불러온다. 침대나 의자를 사용하는 병원이나 시설 등에서는 이런 일련의 이동 방법이 '배회'하듯이 비춰지기 때문이다.

'앉아서 이동하기', '기기', '무릎걸음'은 케어 이용자에게 중요한 훈련이다. 신체 기능을 향상시키고 동시에 걷기에도 가장 좋고 안전한 방법이다. 케어 이용자뿐 아니라 아기도 이런 과정을 거쳐서 성장한다.

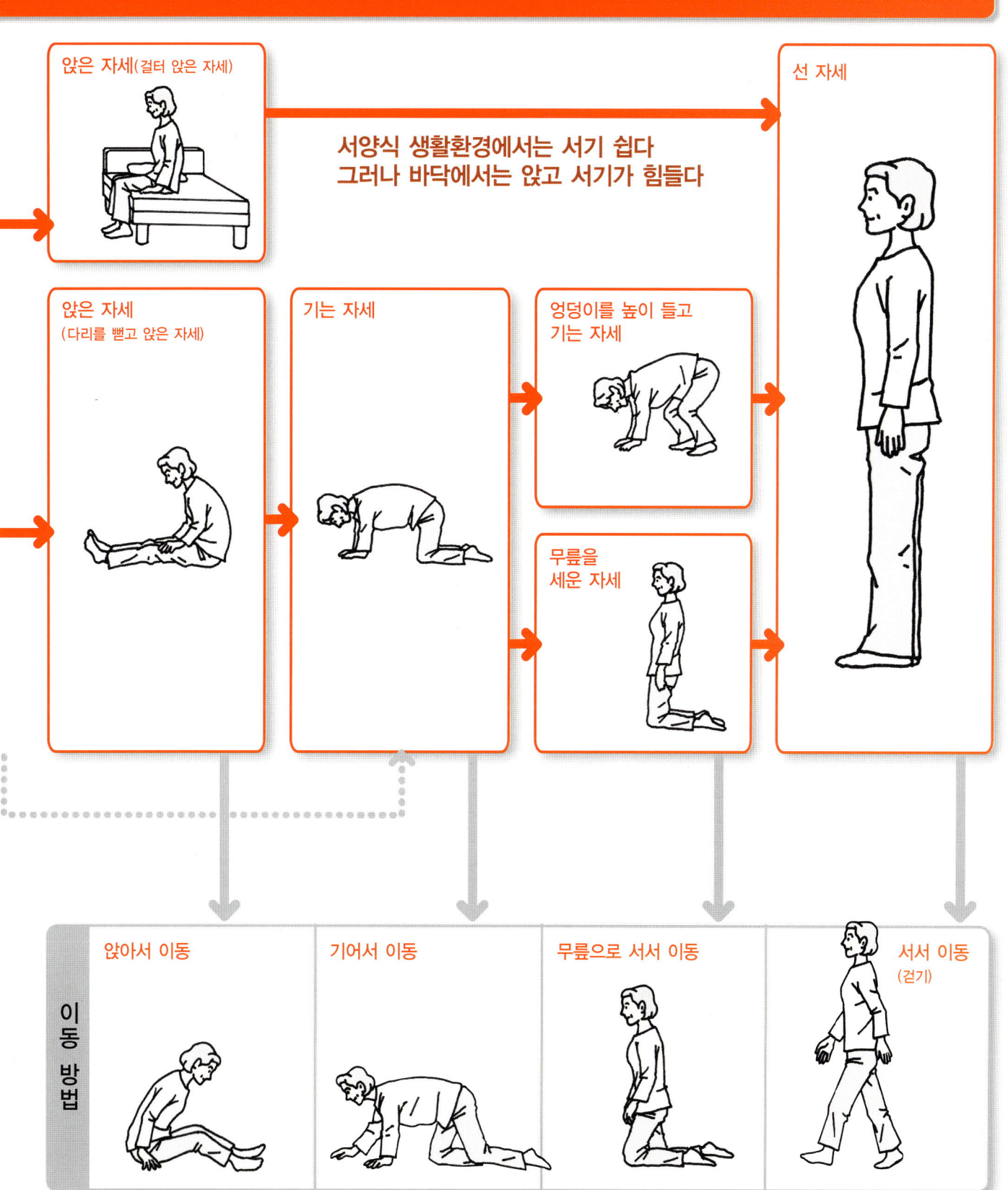

케어 관련 용어 ❷

바이러스 감염증
바이러스는 세균보다 작은 병원체의 총칭. 간염이나 인플루엔자 등의 원인이 바이러스이다.

바이탈사인(vital sign)
생명지수라고도 한다. 몸 상태를 관찰하기 위해 꼭 필요한 요소로 체온, 맥박, 호흡, 혈압, 의식 상태의 5가지를 가리킨다.

방향감각 장애
현재 있는 장소나 시간 등에 대해 인식을 못한다. 치매인 경우 생길 수 있다.

보장구
장애가 있어도 혼자 힘으로 행동할 수 있도록 도와주는 보조기구. 휠체어나 보행기 등을 비롯해 생활 전반에 걸쳐 다양한 기구가 있다.

사회복지사
신체상, 정신상, 환경상의 이유로 일상생활을 영위하는 데 지장이 있는 사람의 복지에 관해 상담, 조언, 지도 등을 하는 전문가.

생활습관병
식사, 운동, 흡연 등의 생활습관과 관련이 있는 질병으로 성인병을 의미한다. 3대 생활습관병으로 동맥경화, 고혈압, 당뇨병이 있다. 5대 생활습관병에는 심장병과 뇌졸중이 추가된다.

생활 장애
원래 자발적으로 이루어져야 할 생활이 장애나 노화로 인해 수동적으로 된 상태를 말한다. 케어 이용자가 주체가 되는 생활을 만들기 위해 케어가 필요하다.

생활 재활
종래의 치료적인 재활이 아니라, 노인이나 장애자가 생활의 주체가 되기 위한 새로운 방법론을 모두 포함한다. 이 책의 감수인인 미요시 하루키 씨는 '생활 속에서 전문적인 재활훈련을 해체해가는 방향성'이라고 정의하고 있다. 즉, 재활훈련이 필요 없는 활동적인 생활을 만드는 것이다.

섬망(譫妄)
의식 장애의 하나로 환각과 불안, 흥분 상태를 가리킨다. 노인의 경우, 탈수나 부상으로 인한 쇼크 등으로 일시적 섬망 상태가 될 수 있다.

성년후견제도
일본에서 케어 서비스는 이용자와 서비스업자간의 직접계약으로 이루어진다. 그러나 이용자가 정신적·지적 장애, 치매 등인 경우에 법률상의 절차나 이용자의 재산관리 등을 원조자가 대행하여 이용자의 권리를 지키는 제도이다.

세균 감염증
세균에 의한 감염증을 말한다. 대표적인 것이 결핵, 콜레라, 장티푸스 등이다.

실버마크 제도
엄정한 심사를 통해 케어 서비스업자의 질을 높이고, 이용자에게 정보를 제공할 목적으로 만들어진 일본의 민간 평가 제도.

알츠하이머 형 치매
의료 분야에서 치매를 구분하는 병리학적 분류 중 하나로, 뇌혈관성 치매와 구별된다. 이 책에서 분류하고 있는 치매 유형 중 유리형(遊離型)을 이렇게 부르는 경우가 많다.

애니멀 세라피(animal therapy)
개나 고양이 등 동물과의 만남을 통해 몸과 마음을 치유하는 치료법. 특히, 마음의 문을 닫고 있는 사람에 대한 치료 효과가 주목을 받고 있다.

액세스먼트(accessment)
케어 계획을 세우기 전에 건강 상태나 가족 형태 등 생활 전반에 걸쳐 케어 이용자나 가족이 갖고 있는 과제를 분석하고, 원하는 것이 무엇인지 확인하는 작업.

엄법(罨法)
찜질법. 통증을 없애기 위해 필요에 따라 몸의 일부를 따뜻하게 또는 차게 하는 방법.

엉덩이를 높이 들고 기는 자세
두 손을 바닥에 대고, 두 다리는 무릎을 펴서 두 손과 발로 기는 자세.

연하(嚥下) **곤란**
음식물을 삼키기 곤란한 것. 음식물이 식도로 들어가지 않고 기관(氣管)으로 들어가서 막히거나, 폐렴의 원인이 될 수도 있다.

예후(豫後)
병에 걸린 환자의 경과 및 병 후의 경과를 가리킨다.

와위(臥位)
누워 있는 체위를 말한다. 앙와위(仰臥位, 똑바로 누운 자세), 측와위(側臥位, 옆으로 누운 자세), 복와위(腹臥位, 엎드린 자세)가 있다.

p.290에 계속

장애와 증상을 이해한다

4

12장

반신불수 장애를 이해한다

12-1 반신불수 (1)

반신불수에 따라오는 장애

손발의 장애만이 나타나는 것은 아니다

오른쪽 마비인가, 왼쪽 마비인가

뇌졸중으로 인한 반신불수는 기본적으로 어느 한쪽 손발의 운동기능이 마비되는 것을 말하지만, 단순히 그것만으로 한정되지는 않는다. 팔과 다리의 감각 마비나 구음장애(構音障碍, 말을 잘 못함)가 일어나는 경우도 많다.

또한 오른쪽 마비와 왼쪽 마비는 장애의 종류가 다르다. 예를 들어, 오른쪽 마비인 경우에는 실어증이란 장애를 동반할 때가 있다. 한편, 왼쪽 마비인 사람 중에는 성격 변화, 즉 전에는 생각할 수 없을 만큼 인격과 성격이 바뀌는 경우가 나타난다.

이처럼 오른쪽 마비와 왼쪽 마비는 나타나는 장애도 크게 다르기 때문에, 당연히 케어하는 사람의 대처 방법도 달라진다. 그러므로 오른쪽 마비 특유의 장애에는 어떤 것이 있는지, 왼쪽 마비 특유의 장애에는 어떤 것이 있는지, 또한 두 경우에 공통되는 장애에는 어떤 것이 있는지를 먼저 알아두어야 한다.

반신불수에 나타나는 장애의 종류

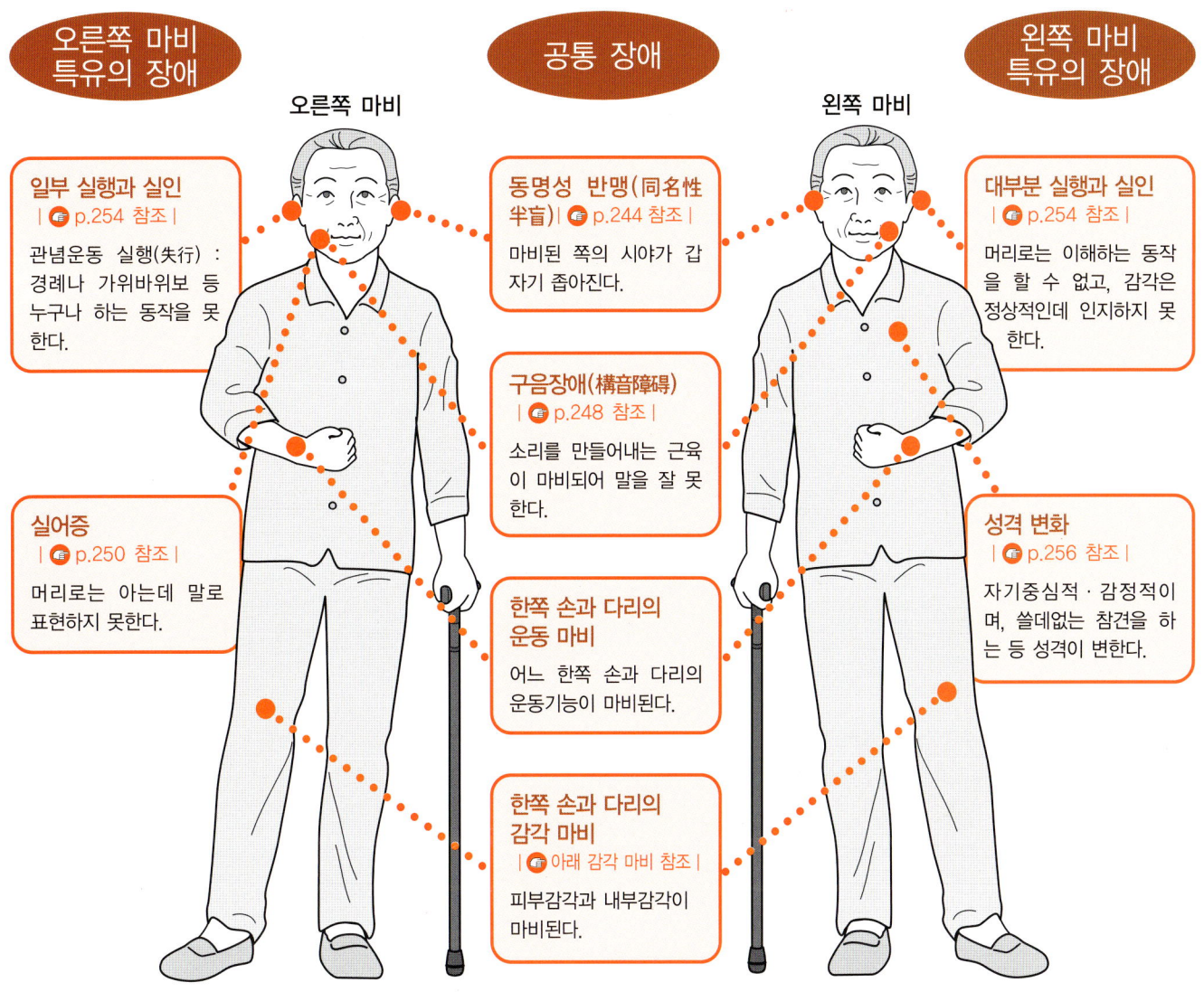

여기서 '오른쪽 마비', '왼쪽 마비'란 오른손잡이인 경우를 전제로 하여 편의상 부르는 것이다. 정확하게 표현하면 '많이 사용하는 손 마비', '많이 사용하지 않는 손 마비'를 의미한다.

감각 마비

감각 마비에는 피부감각(압각과 촉각, 온각과 냉각, 통각 등)의 마비, 내부감각(위치감각, 운동감각)의 마비가 있다. 내부감각에 장애가 있으면 몸의 균형을 잘 잡지 못해서 경미한 마비에도 걷지 못하는 경우가 생긴다. 케어 이용자가 게을러서가 아니다.

양쪽 마비

뇌졸중으로 인한 마비는 대부분이 반신불수(한쪽 마비)인데, 심장에 질병이 있는 사람 중에는 좌우 양쪽이 마비되는 경우도 있으며 이를 '양쪽 마비'라고 한다.

마비는 손발뿐 아니라 몸의 중추 부분에도 생기며, 연하곤란(삼킴장애)과 구음장애를 동반한다. 이 경우에는 마비 정도는 가벼워도 장애가 심해서 걷기 어렵다.

12-2 반신불수 (2)

운동마비의 단계

단계를 알아두면 적절한 케어 방법을 알 수 있다

브룬스트롬의 운동 마비 단계

단계 I	단계 II	단계 III
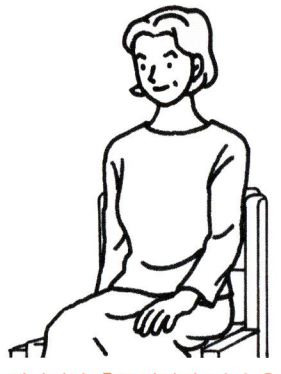	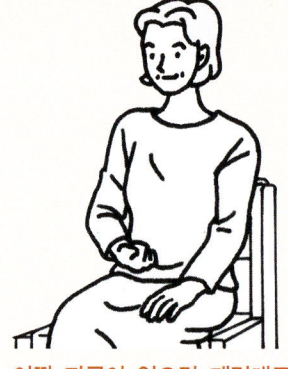	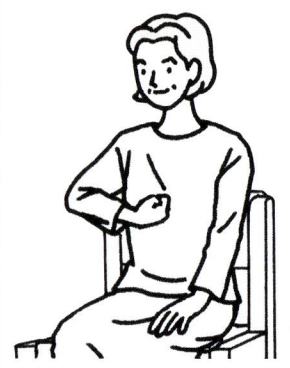
팔다리가 흔들거리며 전혀 움직이지 않는다(이완기)	어떤 자극이 있으면 제멋대로 움직인다(수축기)	공동운동이라면 혼자서도 움직일 수 있다 ① 굴근공동운동(屈筋共同運動)
근육이 이완되고 팔다리가 흔들거려 전혀 움직일 수 없는 단계로, 심한 중증 마비이다. 전문적으로는 이완기라고 부른다.	재채기를 하자 움직이지 않던 손가락이 주먹을 쥐고, 팔이 움직이며, 다리가 쭉 펴지는 등 어떤 자극으로 인해 제멋대로 움직이는 단계를 말한다. 단계 II 이상에서는 근육이 경직되어 있어서 전문적으로 수축기라고 한다.	스스로 구부릴 수 있지만 일정한 형태로만 움직이고, 모든 근육이 함께 움직이는(공동운동) 단계를 말한다. 상지(上肢)를 구부릴 때는 위 그림처럼 된다(상지의 굴근공동운동).

마비 단계는 사람마다 다르다

손과 다리의 마비라고 하면 오른쪽이나 왼쪽 손과 다리가 부자연스럽다는 정도로만 알고 있다. 마비가 어느 정도이고, 어느 정도 움직일 수 있는지(또는 움직일 수 없는지), 일상생활에서 어떤 일에 신경을 써야 하는지 등에 대해서는 대부분 주의를 기울이지 못한다. 그러나 손과 다리의 마비 정도는 사람마다 다르다. 그리고 마비 정도를 정확하게 알지 못하면 적절한 케어를 할 수 없다.

손과 다리의 마비 단계를 I~VI의 6단계로 나누어 평가하는 검사법을 브룬스트롬 단계라고 한다. 같은 사람이라도 손과 다리의 마비 정도는 다르다. 그래서 상지, 손가락, 하지의 마비 정도를 각각 6단계로 나누어 평가한다.

뇌졸중의 회복과정은 특수하다

뇌졸중으로 인한 마비의 회복과정은 특수하다. 골절 등으로 기능이 마비된 손과 다리를 사용하지 않으면 힘을 주지 못하게 된다. 이것을 폐용성 위축이라고 하는데, 회복시키기 위해서 재활훈련 등으로 움직이는 것이 좋고, 이른바 직선적인 회복과정을 밟는다. 그러나 뇌졸중인 경우에는 전혀 움직이지 않던 상태에서 공동운동이 가능한 상태가 되고, 차츰 정상적인 움직임에 가까워지는 곡선적인 회복과정을 거친다.

공동운동이란 각각의 관절만 움직이려고 해도 그 관절에 딸린 다른 관절까지 함께 움직이고, 움직이는 방법에 일정한 형식이 있는 것을 말한다. 예를 들어, 마비된 손을 앞에서 똑바로 위로 올리려고 하면 '손가락은 오므리고, 손바닥은 위로 향하며, 팔꿈치는 구부

| 단계Ⅳ | 단계Ⅴ | 단계Ⅵ |

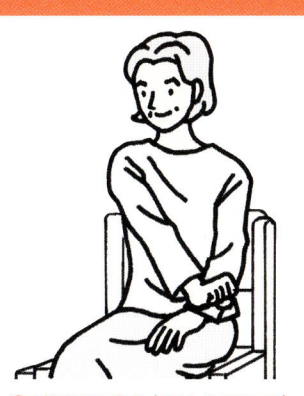 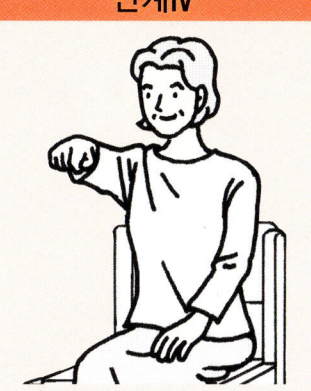 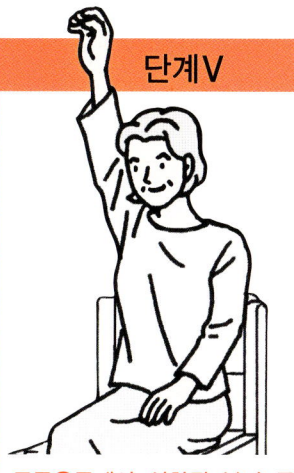 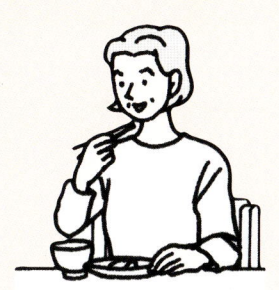

②신근공동운동(伸筋共同運動)

펴는 동작도 할 수 있지만 역시 일정한 형태로만 움직이고, 상지를 펼 때 그림과 같은 형태로밖에 움직일 수 없다(상지의 신근공동운동). 한편, 상지에서는 굴근공동운동이, 하지에서는 신근공동운동이 강하게 나타난다.

공동운동에서 조금 분리된 동작이 가능하다

관절이 하나씩 분리되어 움직이는 동작을 분리동작이라고 한다. 공동운동에서 조금 분리된 동작이 가능한 단계이다. 상지는 팔을 앞으로 올릴 수 있는 단계, 하지는 무릎의 움직임만 스스로 조절할 수 있는 단계이다.

공동운동에서 심화된 분리 동작이 가능하다

공동운동에서 심화된 분리 운동을 할 수 있는 것이 단계Ⅴ이다. 상지는 팔을 머리 위까지 올릴 수 있는 단계, 하지는 발목을 혼자서 움직일 수 있는 단계이다.

정상에 가까운 동작을 할 수 있다

공동운동에 거의 지배를 받지 않고, 정상에 가까운 동작을 할 수 있는 단계로 가장 가벼운 마비이다. 상지와 손가락의 단계가 각각 'Ⅴ·Ⅴ' 이상(Ⅴ·Ⅵ, Ⅵ·Ⅴ, Ⅵ·Ⅵ)이면 마비된 손으로 식사를 하거나 글자를 쓸 수 있다.

뇌졸중으로 인한 운동 마비의 회복 과정

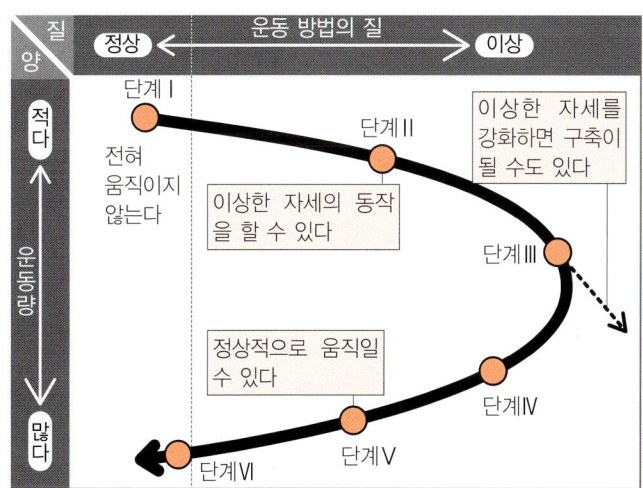

리고, 겨드랑이 아래는 벌리는' 경우처럼, 손목 또는 손가락만 움직이려고 해도 모두 따라 움직이는 것이다. 공동운동에는 구부리는 동작(굴근공동운동)과 펴는 동작(신근공동운동)이 있다.

공동운동과 달리 각각의 관절이 분리되어 움직이는 경우를 분리운동(분리동작)이라고 하며, 단계Ⅳ 이상이 여기에 해당된다.

현재의 손과 다리로 어떻게 생활할까

일반적으로 손과 다리의 마비가 회복될 가능성이 있는 것은 뇌졸중의 급성기에 해당하는 발병 후 4~6개월까지이며, 이 기간에는 ROM(관절가동역) 훈련도 필요하다. 그러나 이후의 생활기에서는 단계가 거의 고정되어 훈련해도 효과를 기대하기 어렵다. 따라서 6개월이 지나면 훈련보다 현재의 손과 다리로 어떻게 생활할지를 생각해야 한다.

케어하는 쪽도 마비된 손과 다리를 무리하게 훈련시키거나 불가능한 동작을 요구하지 말고, 마비가 안 된 손과 다리를 잘 활용하여 개인의 단계에 맞는 생활방식을 만들어준다.

12-3 상지와 손가락 마비 (1)

상지와 손가락 마비 간이검사법

브룬스트롬 단계를 간단히 아는 방법

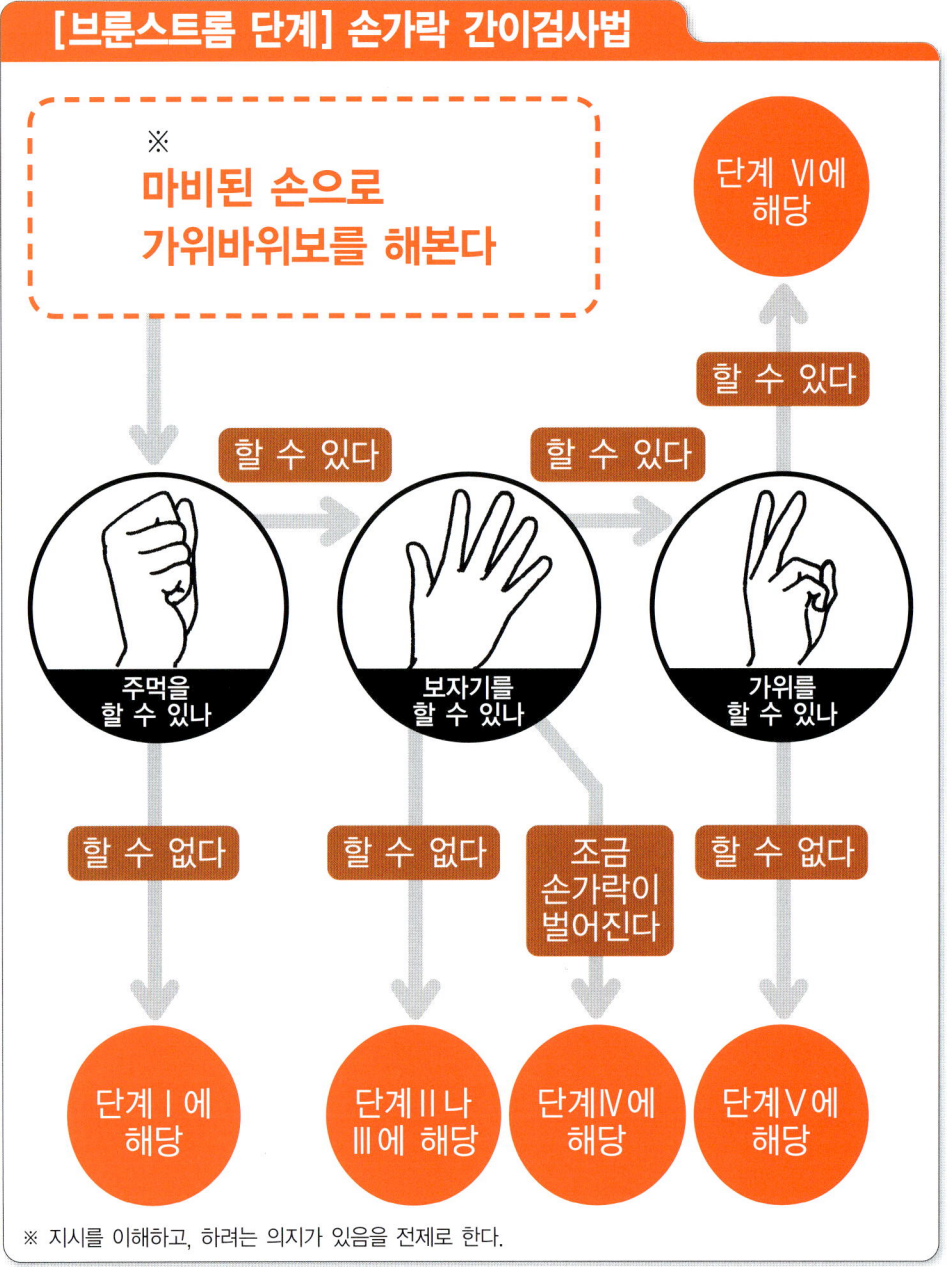

[브룬스트롬 단계] 손가락 간이검사법

단계를 대충 알아도 충분하다

브룬스트롬 단계에는 전문적인 검사법도 있다. 마비가 급성기일 때는 치료나 훈련 방침을 결정하기 위해 전문적인 검사법으로 단계를 정확하게 확인해야 하지만, 생활기에서는 그 사람에게 맞는 케어를 하는 것이 목적이므로 간이검사법으로 대충 알아도 충분하다.

손가락의 마비 단계는 마비된 손으로 주먹→보자기→가위 순서로 가위바위보를 하도록 유도하여 어디까지 가능한지로 판단한다. 또한, 상지의 단계는 만세(두 손을 앞에서 머리 위까지 올린다)를 시켜서 할 수 있는지 없는지, 할 수 있다면 어디까지 올라가는지로 판단한다.

한편 일상생활에서 손의 움직임은 식사든 옷을 갈아입는 일이든 매우 섬세한 움직임이 필요하다. 때문

[브룬스트롬 단계] 상지 간이검사법(오른쪽 마비인 경우)

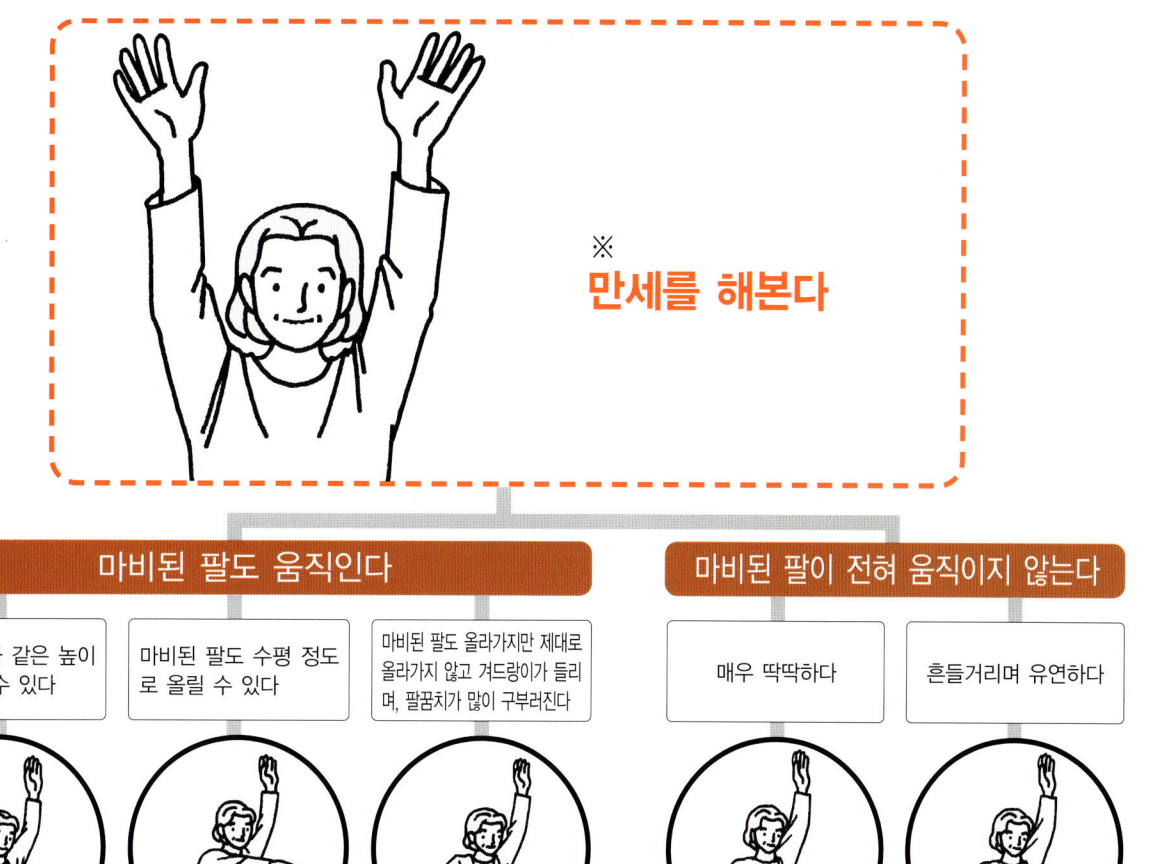

※ 지시를 이해하고, 하려는 의지가 있음을 전제로 한다.

에 상지와 손가락 모두 단계Ⅴ 이상이 아니면 일상의 생활동작을 혼자서 하기 어렵다. 예를 들어, 상지가 단계Ⅵ이라고 해도 손가락이 단계Ⅳ라면 무리해서 마비된 손을 움직이게 하는 것은 가혹한 일이다. 젊은 사람이라면 손가락이 단계Ⅳ라도 움직일 수 있지만, 노인의 경우는 현재 상황에서 열심히 노력한 결과라는 것을 인정한다.

'열심히 하는 케어'의 허점

집에서 케어한 경우, 딸이 어머니를 열심히 훈련시키는 모습을 볼 때가 있다. 식사를 할 때도 "어머니 이렇게 하면 안 돼요, 마비된 손으로 드셔야지요." 하는데, 실제로 손가락 단계를 조사해보면 단계Ⅳ밖에 안 되는 경우가 적지 않다. 안 되는 것을 억지로 강요하면 본인에게 고통일 뿐이다. 오히려 남아 있는 기능을 생활 속에서 활용할 방법을 생각한다.

12-4 상지와 손가락 마비 (2)

[단계 I 의 생활 케어]
어깨관절의 탈구 방지를 위한 케어

흔들거림·감각 마비 등의 문제점에 대처하는 방법

벨트색으로 탈구를 예방한다

원인은 2가지

단계 I 인 사람이 어깨관절의 탈구나 아탈구(亞脫臼)가 잘 되는 원인은 2가지이다.

원인① 중력(팔의 무게)
팔 자체의 무게로 관절이 어긋나는 경우가 있다.

원인② 잘못된 수발
목욕할 때 겨드랑이 아래를 씻기거나 침대에서 삐져나온 손을 되돌려놓는 등 케어하는 사람이 마비된 손을 움직일 기회가 많다. 이 때 무의식적으로 손을 잡아당기는 경향이 있는데, 단계 I 인 사람은 항중력근(抗重力筋, 중력을 견뎌내는 근육)이 마비되어 있기 때문에 탈구나 아탈구가 잘 된다.

삼각건은 급성기의 케어에 사용한다
병원에서는 삼각건을 자주 사용하는데, 바르게 처치하지 않고 목걸이처럼 목에 내려뜨린 사람이 적지 않다. 이는 목이나 어깨에 통증을 가져오고, 나쁜 자세를 만드는 원인이 된다. 또한 삼각건은 혼자서는 처치할 수 없기 때문에 실용성이 적다.

넓은 손목고정대(파스너)
벨트색에 넓은 손목고정대가 부착되어 있어서, 이것으로 손목을 고정하면 움직여도 팔이 빠지지 않는다.

팔꿈치 각도
벨트색을 허리에 달고 마비된 손을 올려놓는다. 팔꿈치 각도가 90°로 유지되므로 어깨에 부담이 가지 않는다.

어깨 관절의 탈구나 아탈구에 주의

팔다리가 흔들거리며 전혀 움직이지 않는 것이 단계 I 이다. 이 경우에 마비된 손이 굳을(구축) 염려는 거의 없지만, 대신에 어깨관절 탈구와 아탈구에 주의해야 한다.

사람이 기어 다니다가 직립보행하게 되었을 때 어깨관절의 주변 근육이 중력을 느끼고 저항하면서 수축(항중력근)하도록 발달되었기 때문에 관절이 잘 빠지지 않는다. 그러나 반신불수인 사람은 이 근육이 마비되어 있어서 중력에 저항하지 않으므로 어깨관절이 잘 빠진다.

어깨관절의 탈구를 막기 위해서는 벨트색을 착용한다. 마비된 손을 색 위에 얹으면 어깨에 부담이 가지 않는다.

탈구 방지를 위한 케어 방법

❶ 마비된 손이 침대에서 삐져나와 있는 상태

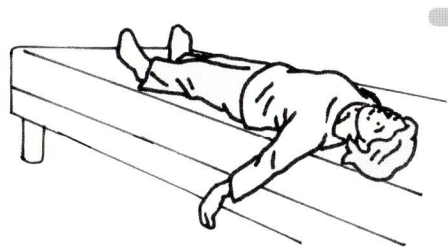

❷ 아래팔과 위팔을 잡는다

❸ 팔을 관절에 밀어붙이듯이 옮긴다

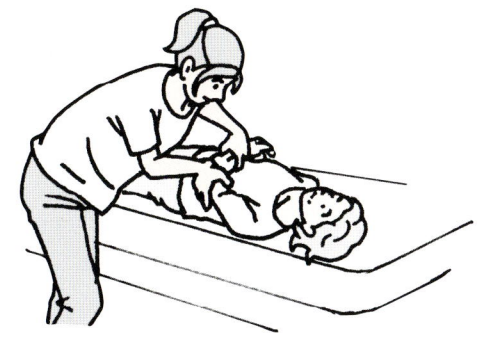

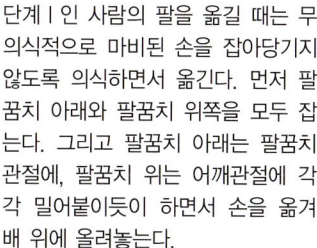

단계Ⅰ인 사람의 팔을 옮길 때는 무의식적으로 마비된 손을 잡아당기지 않도록 의식하면서 옮긴다. 먼저 팔꿈치 아래와 팔꿈치 위쪽을 모두 잡는다. 그리고 팔꿈치 아래는 팔꿈치 관절에, 팔꿈치 위는 어깨관절에 각각 밀어붙이듯이 하면서 손을 옮겨 배 위에 올려놓는다.

그 밖에 주의할 사항

단계Ⅰ에서는 마비된 쪽에 감각 마비, 그것도 전혀 느끼지 못하는 감각 상실을 수반하는 사람이 매우 많으므로 일상생활에서 다음에 주의해야 한다.

감각 마비에 따라오는 문제

(화상·절상)
- 손에 뜨거운 된장국이 흘러도 뜨거운 것을 못 느끼기 때문에 심한 화상을 입게 된다.
- 손가락이 휠체어 바퀴에 끼어도 느끼지 못하고 휠체어를 밀어 피투성이가 된다.

(부자연스런 자세)
- 밤새 손이 등 밑에 깔린 채로 잠을 잔다.
- 손이 이상한 방향으로 비틀린 채 잠을 잔다.

대처 방법

(다른 감각으로 대신한다)
- 마비된 손발이 항상 시야에 들어오도록 하는 습관을 갖는다.
  예) 손의 위치: 앉을 때 → 무릎 위
  　　　　　　자고 있을 때 → 배 위
  　　　　　　식사할 때 → 테이블 위
- 움직이는 손으로 마비된 손발을 만져 이상이 없는지 확인하는 습관을 갖는다.

- 부자연스런 자세가 아닌지 주위에서 신경 쓴다.

(피의 흐름이 나빠지거나, 비틀어져서 신경이 손상되어 심한 통증이 생기는 원인이 될 수도 있다.)

반신불수인 사람들의 모임을 만든다

마비가 있다고 집 안에서만 생활하면 기분이 점점 가라앉고 인간관계도 없어진다. 또한, 몸을 움직이지 못하기 때문에 폐용증후군이 될 가능성도 있다. 같은 장애를 가진 사람들끼리 모임을 만들도록 한다. 사람들이 모이면 그곳에 '활동 장소', '커뮤니케이션 할 장소', '웃을 수 있는 장소', '심리적 버팀목이 되는 장소'가 만들어진다.

예를 들어 케어 이용자들의 교류를 목적으로 지역이나 병원 단위로 소규모의 모임 등이 있다.

12-5 상지와 손가락 마비 (3)

[단계 II · III의 생활 케어(1)]

구축을 막기 위한 케어

중력을 이용한 가장 간단한 방법

앉으면 구축을 막을 수 있다

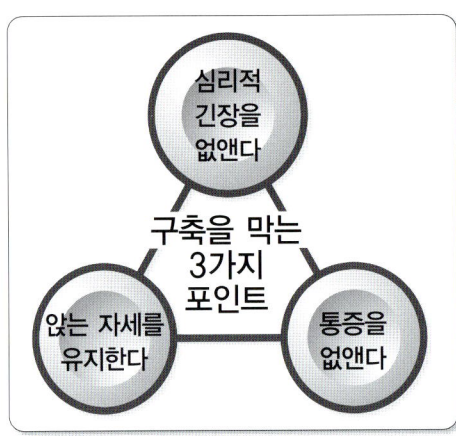

심리적으로 긴장하면 손도 굳어지기 쉽다. 시설에서 방을 바꾸어 구축이 개선된 경우도 있다. 또한, 지병이나 욕창 등으로 통증이 있으면 역시 몸이 굳는다. 치료나 케어를 통해 통증을 일으키는 원인을 없앤다.

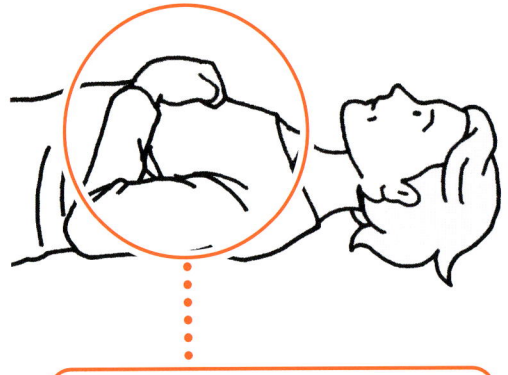

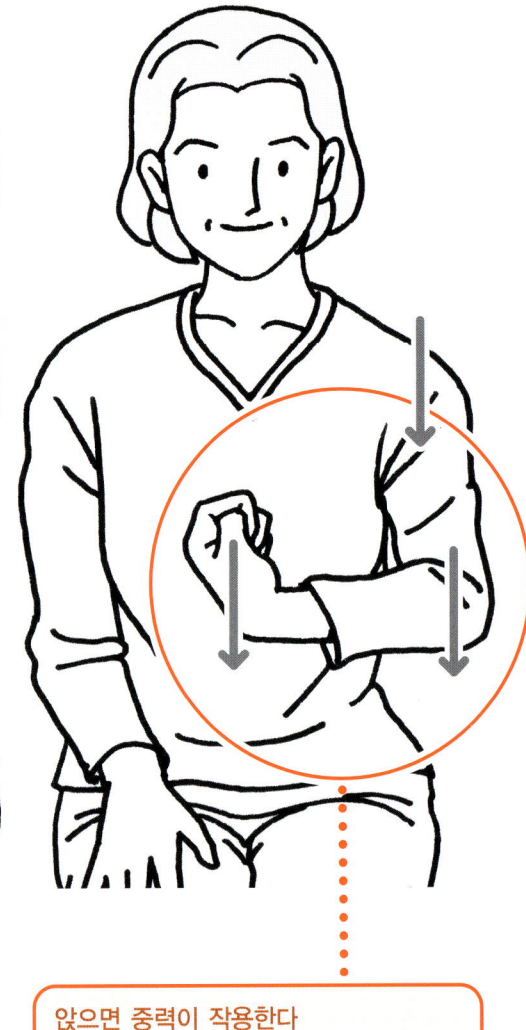

누워 있으면 중력이 작용하지 않는다
침대에 누운 자세에서는 중력이 구축을 막는 방향으로 작용하지 않는다. 구축된 상태로 가슴이 조여든다.

앉으면 중력이 작용한다
앉기만 해도 어깨, 팔꿈치, 손목, 손가락에 구축과 반대 방향으로 중력이 작용하기 때문에 그냥 두어도 구축이 예방된다.

생활 속에서 구축을 예방한다

단계 II · III에서는 구부러진 손이 굳어버릴(구축) 위험이 크다. 그렇다고 관절가동역(ROM; range of motion, 관절이 움직이는 범위) 훈련을 해도 아프기만 할 뿐 효과는 거의 없다. 반신불수인 사람은 겨드랑이 아래가 벌어지고 팔꿈치가 구부러지며, 손바닥은 위를 향하고, 손목은 위로 굽어 손가락을 구부리고 있다. 즉, 모든 것이 중력에 저항하는 움직임이다. 더 자세히 말하면, 앉는 것만으로 중력이 구축과 반대 방향으로 작용하여 자연스럽게 구축이 예방된다.

케어하는 사람이 관절가동역 훈련을 시키기 힘든데, 케어 이용자의 앉아 있는 시간을 늘리기만 해도 중력이 구축을 치료하고 막아준다. 이것으로도 침상 생활을 하지 않는 것이 매우 중요하다는 사실을 알 수 있다.

구축은 왜 일어날까

새끼손가락 쪽에서 본 손의 구조

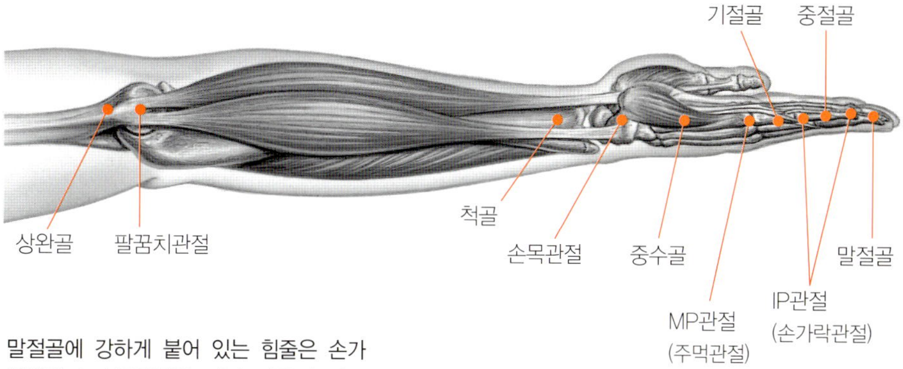

상완골 · 팔꿈치관절 · 척골 · 손목관절 · 중수골 · MP관절(주먹관절) · 기절골 · 중절골 · IP관절(손가락관절) · 말절골

말절골에 강하게 붙어 있는 힘줄은 손가락관절과 손목관절을 지나 팔꿈치 바로 앞에서 근육이 되며, 상완골의 안쪽에서 또 강하게 붙어 있다.
반신불수가 되면 이 힘줄과 근육이 오그라든다. 때문에 짧아진 힘줄이 끊어지지 않도록 관절이 조금씩 구부러지고 굳어진다.

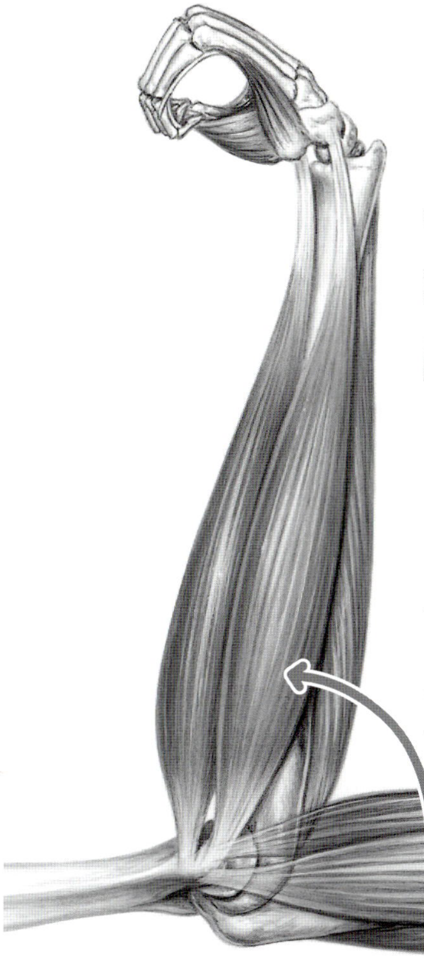

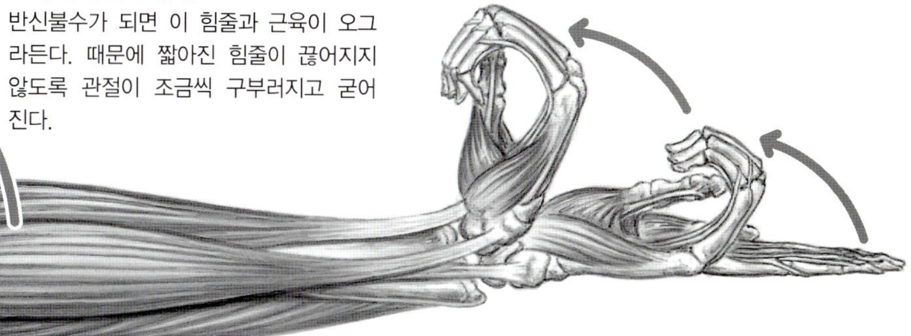

하루에 한 번 손가락을 벌리고 깨끗이 씻는다

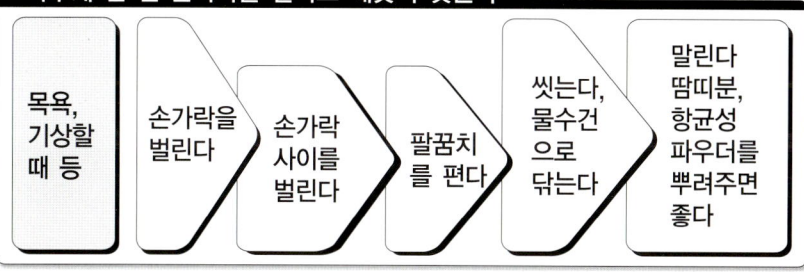

목욕, 기상할 때 등 → 손가락을 벌린다 → 손가락 사이를 벌린다 → 팔꿈치를 편다 → 씻는다, 물수건으로 닦는다 → 말린다 땀띠분, 항균성 파우더를 뿌려주면 좋다

굳어진 손가락 사이는 더러워지기 쉽고, 짓무르거나 손톱이 살을 파고들기 쉽다. 하루에 한번은 손가락을 벌리고 사이를 깨끗이 닦는다. 매일 관리하면 결과적으로 구축의 진행도 막을 수 있다.

원인에 맞게 케어한다

반신불수인 사람의 손을 무리해서 펴려고 해도 고통만 줄 뿐 잘 벌어지지 않는다. 왜냐하면 뇌졸중으로 쓰러진 직후의 급성기와 시간이 지난 후의 생활기는 구축의 원인이 다르기 때문이다. 급성기의 구축은 근육의 수축이 원인이지만, 생활기에서는 근육의 단축이 원인이다. 원인이 다르다는 점을 생각하고 무리하지 않게 케어를 한다.

물건을 손에 쥐어주는 것은 오히려 역효과일 수 있다

구축 예방을 위해 손에 공 같은 물건을 쥐게 하는 경우가 있는데, 역효과가 적지 않다. 하루에 한번 깨끗하게 씻겨도 구축이 진행되고, 손바닥이 축축해지거나 손톱이 파고드는 경우에만 가볍게 물건을 쥐고 있게 한다. 끝까지 떨어뜨리지 않을 크기로 흡수성이 있는 소재를 선택한다.

12-6 상지와 손가락 마비 (4)

[단계 Ⅱ·Ⅲ의 생활 케어(2)]
손가락을 펴기 위한 케어

구축의 원인에 따라 손가락을 펴는 방법

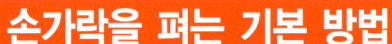
손가락을 펴는 기본 방법

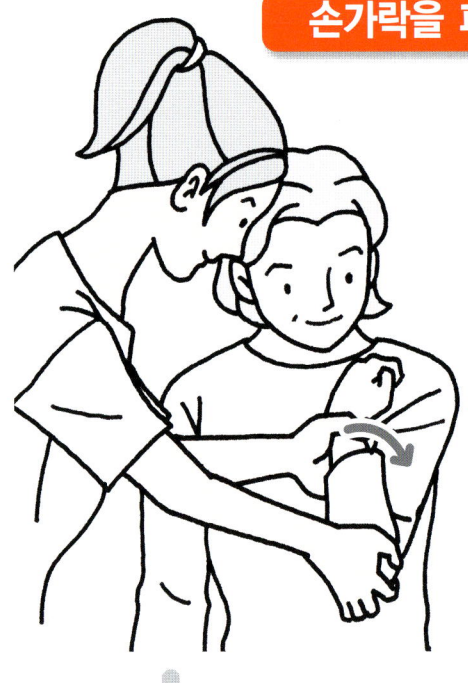

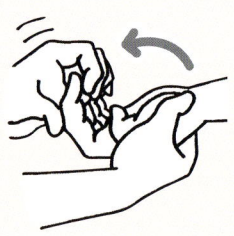
✗ **팔을 잡아당기지 않는다 손가락을 억지로 펴지 않는다**

구축의 원인을 생각하지 않고 팔을 앞으로 잡아당기거나 손가락을 억지로 펴려고 해도 아파할 뿐이다.

❶ 팔꿈치를 충분히 구부린다
근육이 수축하려는 방향으로 팔꿈치를 충분히 구부린다. 팔꿈치 관절에 여유가 생긴다.

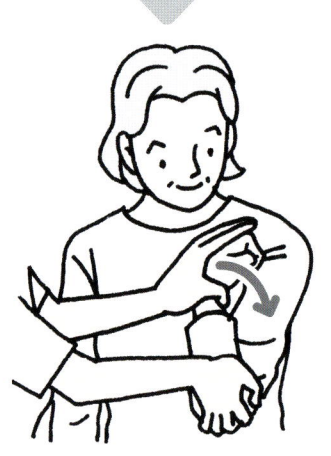

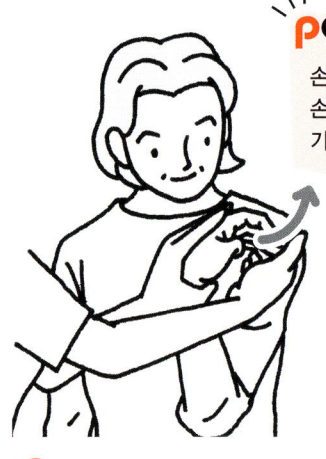

point 손가락을 펼 때 손목을 잡아당기지 않는다.

❷ 손목을 충분히 구부린다
팔꿈치를 구부린 채 손목을 손바닥 방향으로 더 구부린다. 손목관절에 여유가 생긴다.

❸ 손가락을 편다
손목을 구부린 채 천천히 손가락을 편다. 그 상태에서 밑으로 손을 넣어 펴진 손가락을 씻는다.

관절에 여유를 만든다

반신불수 단계 중 Ⅱ·Ⅲ인 사람은 팔이나 손가락이 구부러진 상태이기 때문에 손 안이 지저분해져 냄새가 나거나 손톱이 살을 파고 들어가 짓무르기 쉽다. 그러나 손을 씻기 위해 팔꿈치를 잡아당기거나 갑자기 손가락을 펴려고 하면 안 된다. 케어 이용자가 아파할 뿐 긴장해서 더 굳어버린다. 근육이 짧아져서 생긴 구축이기 때문이다 | ▶ p.232 참조 |. 따라서 근육이 수축하려는 방향으로 더 구부리게 하면 팔꿈치나 손목 관절에 조금씩 여유가 생기므로 아프지 않게 손가락을 펼 수 있다.

장애와 증상을 이해한다 ④

그래도 펴지지 않는 경우

팔꿈치와 손목 이외에 주먹관절(MP관절)과 손가락관절(IP관절)도 모두 구부려지려는 방향으로 구부려서 더 여유 있게 만든다. 먼저 주먹관절을 구부리고 손가락관절을 편다. 다음에는 손가락관절을 구부리고 주먹관절을 편다.

케어 이용자를 안심시킨다

케어 이용자가 공포심을 느끼면 긴장해서 손도 굳는 경향이 있다. '저 사람은 아프게 하지 않는다'고 안심시키는 것이 중요하다.

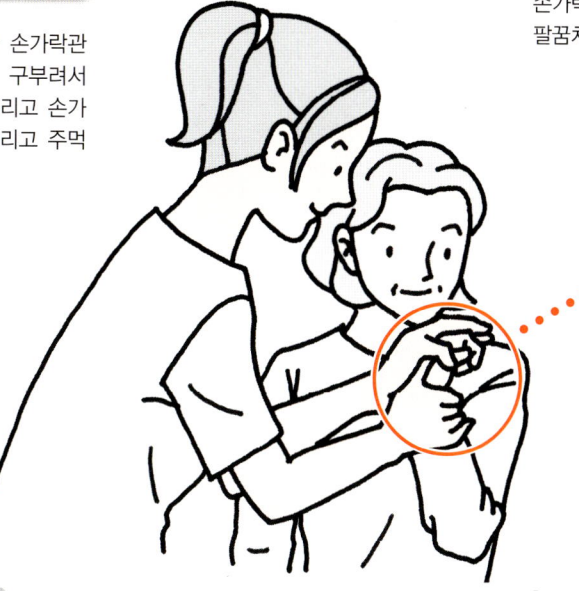

❶ **팔꿈치와 손목을 구부려둔다**
손가락을 펴는 기본 방법을 참고하여 미리 팔꿈치와 손목을 충분히 구부려둔다.

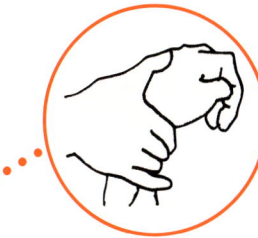

point
오른손으로 손목을 잡고, 엄지손가락으로 손등을 눌러서 손목이 펴지지 않도록 한다.

12 반신불수 장애를 이해한다

손가락관절을 구부려서 주먹관절을 편다

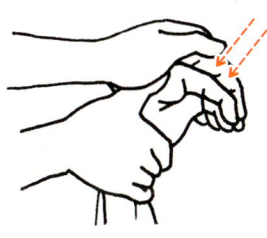

❷ **손가락 관절을 겹친다**
케어하는 사람이 2개의 손가락관절을 케어 이용자의 손가락관절 위에 각각 겹친다. 손목은 눌러서 펴지지 않도록 한다.

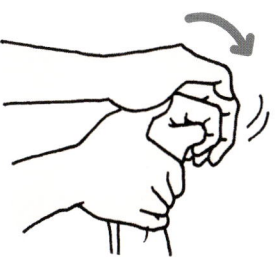

❸ **손가락관절을 충분히 구부린다**
겹친 손으로 케어 이용자의 2개의 손가락관절을 충분히 구부린다. 주먹관절에 여유가 생긴다.

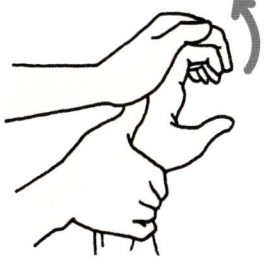

❹ **주먹관절을 편다**
손가락관절을 구부린 상태로 주먹관절을 편다. 그리고 밑으로 손을 넣어 주먹관절을 씻는다. 이 때 손목은 펴지지 않게 한다.

주먹관절을 구부려서 손가락관절을 편다

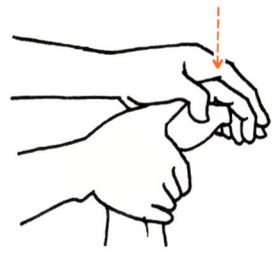

❷ **주먹관절을 겹쳐놓는다**
케어하는 사람의 주먹관절을 케어 이용자의 주먹관절 위에 겹쳐놓는다. 손목은 눌러서 펴지지 않게 한다.

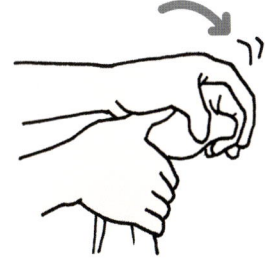

❸ **주먹관절을 충분히 구부린다**
겹친 손으로 케어 이용자의 주먹관절을 충분히 구부린다. 손가락관절에 여유가 생긴다.

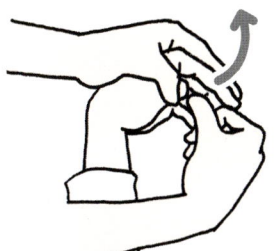

❹ **손가락관절을 편다**
주먹관절을 구부린 상태로 손가락관절을 편다. 밑으로 손을 넣어서 펴진 2개의 손가락관절을 씻는다.

12-7 상지와 손가락 마비 (5)

[단계 II·III의 생활 케어(3)]

손가락과 손가락 사이를 벌리고, 팔꿈치를 펴기 위한 케어

손가락 사이와 팔꿈치를 청결하게 하는 방법

관절을 구부려서 여유를 만든다

마비로 손이 굳어진 상태에서는 손가락 사이나 팔꿈치 안쪽도 더러워진다. 손가락을 하나씩 벌리고, 팔꿈치도 펴서 깨끗이 씻는다.

손가락 사이나 팔꿈치를 벌리는 방법은 손가락을 펴는 방법과 같다. 생활기의 구축은 근육이 짧아져서 관절이 구부러지기 때문에 일어난다. 따라서 손가락이나 팔꿈치 이외의 손 관절을 충분히 구부려서 여유를 만들어주면 좋다.

손가락과 손가락 사이를 벌리기 위해서는 그 밖의 관절, 즉 팔꿈치와 손목관절을 충분히 구부려서 미리 손가락을 펴둔다. 그리고 중지(中指)를 중심으로 해서 다른 손가락을 하나씩 벌린다.

팔꿈치를 펴기 위해서는 팔꿈치 이외의 관절, 즉 손가락과 손목의 관절을 충분히 구부려서 여유를 만들고, 이 상태로 팔꿈치를 천천히 펴게 한다. 이 때 손목도 함께 펴지지 않도록 주의한다. 손가락이나 팔꿈치를 벌리는 것은 어디까지나 손과 팔꿈치 안쪽을 깨끗이 씻기 위해서이다. 짧아진 근육이나 힘줄을 잡아당겨 원래대로 되돌리기 위한 훈련이 아니다. 아픈 손가락이나 팔꿈치를 억지로 벌리려는 사람을 자주 볼 수 있는데, 무엇 때문에 하는 일인지 잘 생각하고 케어를 한다. 여기에서 추구하는 것은 치료나 훈련이 아니라 생활 케어이다.

손가락과 손가락 사이를 벌린다

중지는 움직이지 않는다

손가락을 구부린 상태로 벌리는 것은 마비가 안 된 사람도 어려운 일이다. 미리 손가락을 펴두고, 중지를 중심으로 다른 손가락을 하나씩 바깥쪽으로 벌려나간다.

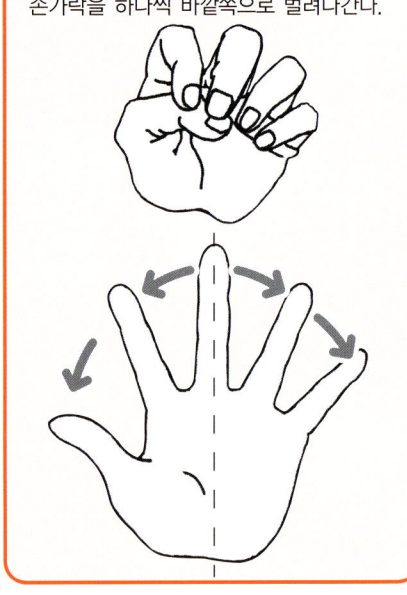

팔꿈치를 편다

✗ 손목을 펴면 안 된다

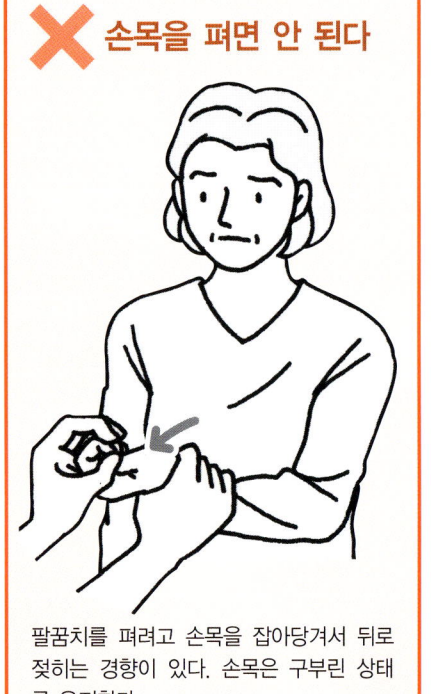

팔꿈치를 펴려고 손목을 잡아당겨서 뒤로 젖히는 경향이 있다. 손목은 구부린 상태를 유지한다.

장애와 증상을 이해한다 ④

12 반신불수 장애를 이해한다

❶ 손가락을 펴둔다
팔꿈치와 손목을 충분히 구부려서 손가락을 펴둔다.

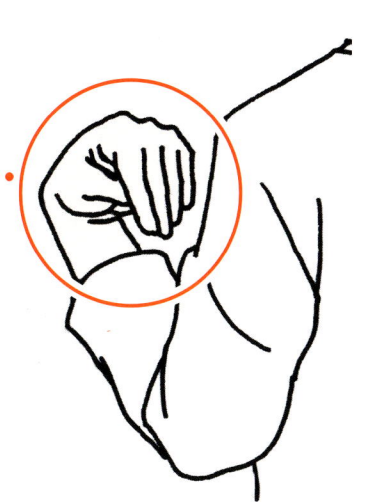

❷ 중지와 검지 사이를 벌린다

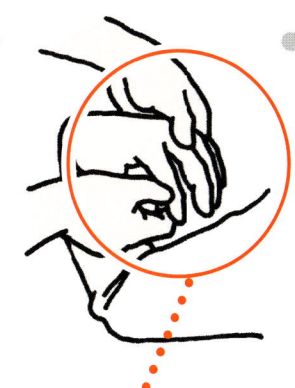

검지를 떨어뜨린다
손목을 구부린 상태로 중지에서 검지를 떨어뜨려 벌린다.

❸ 중지와 약지 사이를 벌린다

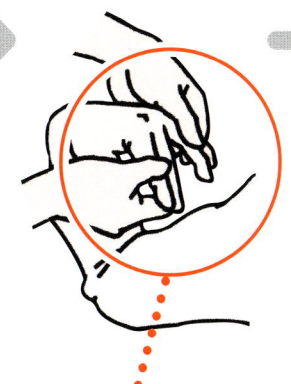

약지를 떨어뜨린다
손목을 구부린 채로 중지에서 약지를 떨어뜨려 벌린다.

❹ 약지와 새끼손가락 사이를 벌린다

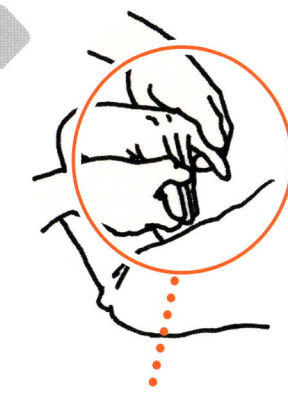

새끼손가락을 떨어뜨린다
손목을 구부린 채로 약지에서 새끼손가락이 떨어지도록 벌린다.

---

❶ 손가락을 충분히 구부린다

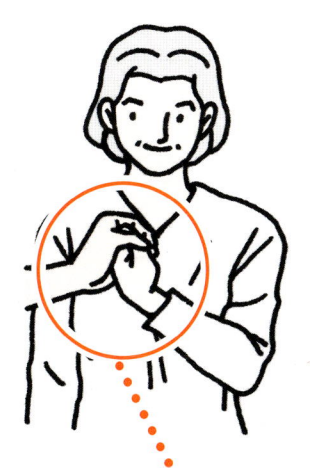

위에서 감싸듯이 잡는다
케어하는 사람의 손으로 위에서 감싸듯이 케어 이용자의 손가락을 잡고, 손가락 관절을 충분히 구부린다.

❷ 손목을 충분히 구부린다

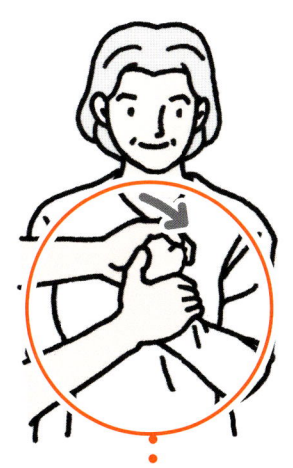

엄지손가락으로 손목을 막는다
손목을 손바닥 쪽으로 충분히 구부린다. 이 때 손목이 펴지지 않도록 엄지손가락으로 손목을 막는다.

❸ 팔꿈치를 천천히 편다

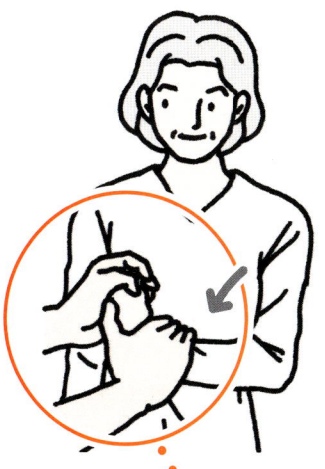

손가락과 손목은 구부린 상태
손가락과 손목을 구부린 상태로 팔꿈치를 천천히 펴며, 펴진 곳을 깨끗이 닦는다.

12-8 상지와 손가락 마비 (6)

[단계 IV~VI의 생활 케어]
일상적인 동작을 활용한 케어

식사부터 레크리에이션까지

일상 생활에 활용

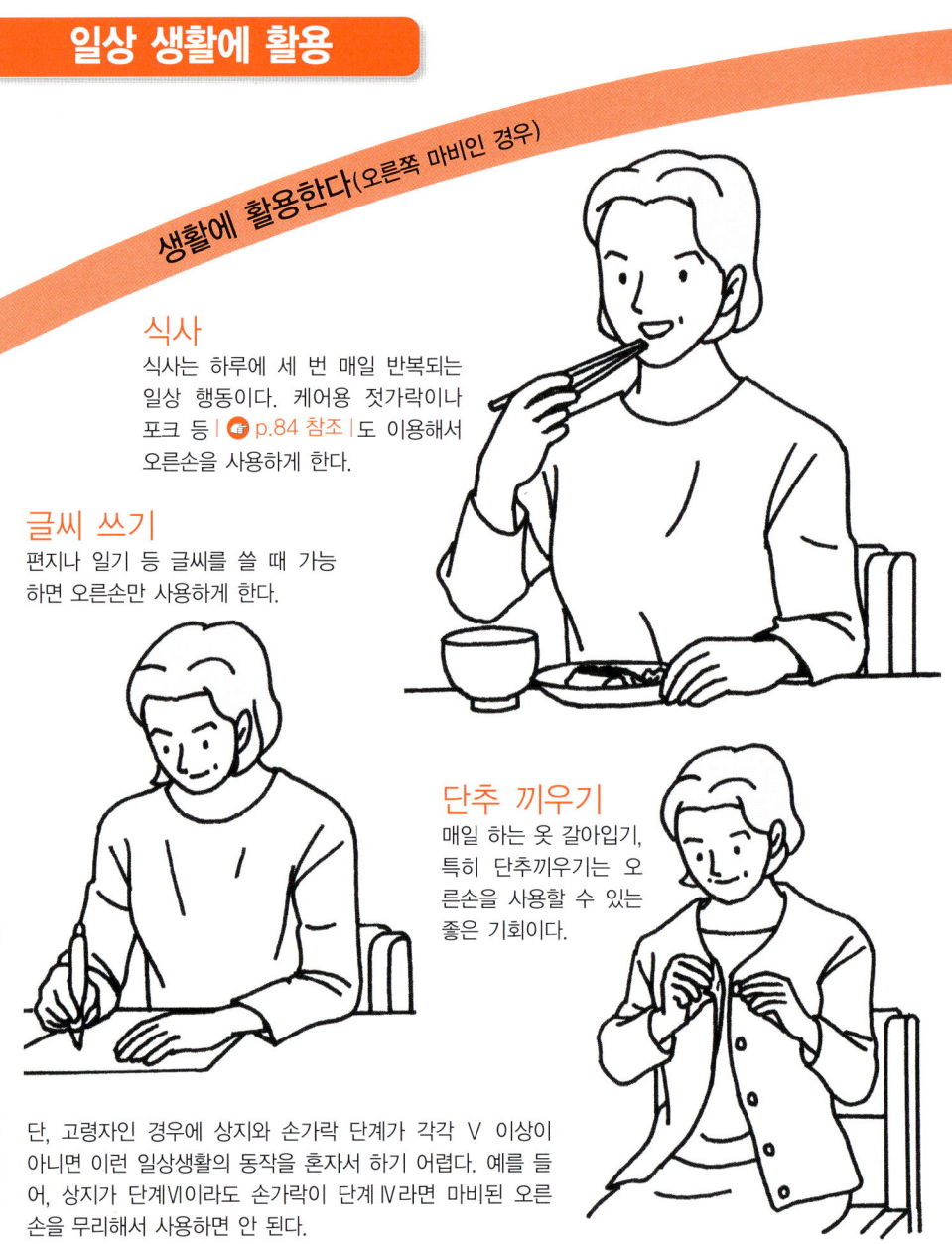

생활에 활용한다 (오른쪽 마비인 경우)

식사
식사는 하루에 세 번 매일 반복되는 일상 행동이다. 케어용 젓가락이나 포크 등 p.84 참조 도 이용해서 오른손을 사용하게 한다.

글씨 쓰기
편지나 일기 등 글씨를 쓸 때 가능하면 오른손만 사용하게 한다.

단추 끼우기
매일 하는 옷 갈아입기, 특히 단추끼우기는 오른손을 사용할 수 있는 좋은 기회이다.

단, 고령자인 경우에 상지와 손가락 단계가 각각 V 이상이 아니면 이런 일상생활의 동작을 혼자서 하기 어렵다. 예를 들어, 상지가 단계VI이라도 손가락이 단계 IV라면 마비된 오른손을 무리해서 사용하면 안 된다.

가능하면 분리동작을 사용한다

브룬스트롬 단계 IV 이상인 사람은 공동운동이 아닌 분리동작(손의 각 관절이 개별적으로 움직인다)을 할 수 있다. 그러나 분리동작을 사용하지 않으면, 생리학적으로는 단계 IV 이상이라도 공동운동만 할 수 있게 된다. 따라서 되도록 분리동작을 사용하는 것이 가장 중요하다.

가장 좋은 방법은 생활 속에 활용하는 것이다. '일상 행동보다 나은 훈련은 없다'고 말하듯이 식사, 목욕, 배설 등 매일 반복하는 일상 행동에서 분리동작을 하는 것이 중요하다. 예를 들어, 오른손잡이로 오른손이 마비된 사람은 식사, 옷 갈아입기(단추 끼우기), 글씨 쓰기 같은 행동을 가능하면 오른손으로 한다. 단, 이런 동작은 상지와 손가락 모두 단계 V 이상이 아니

체조에 활용한다 (왼쪽 마비인 사람이 두 손을 올리는 경우)

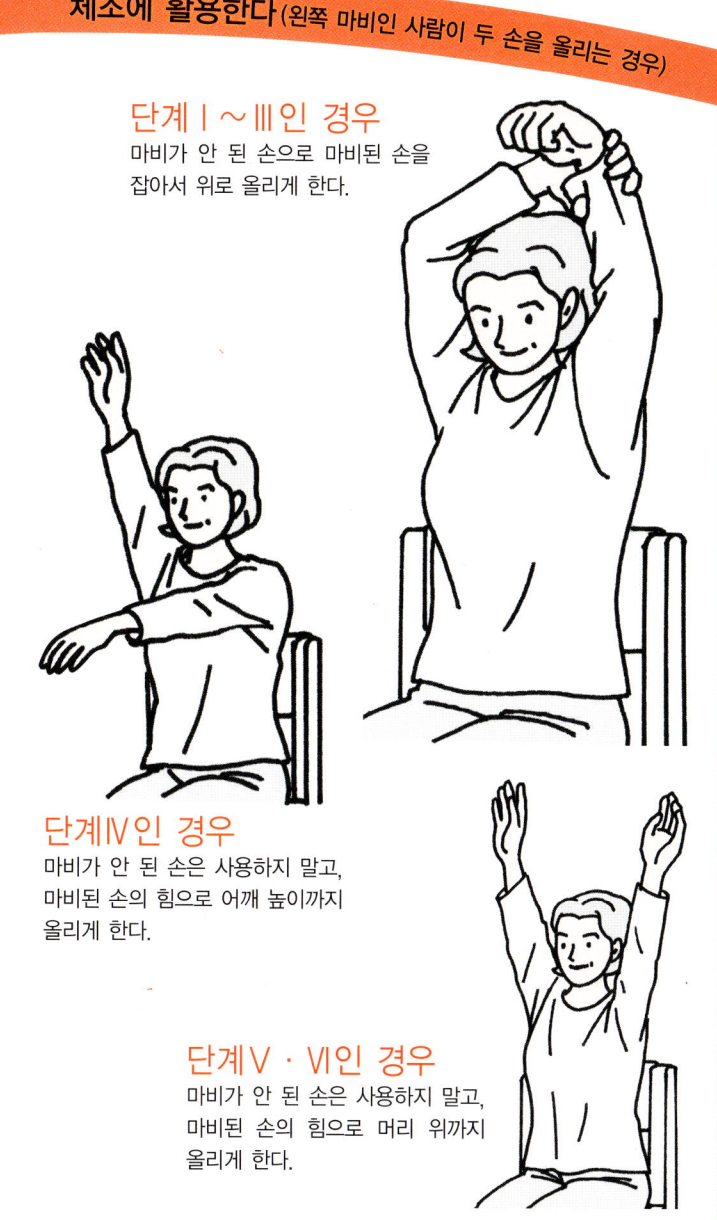

단계 I~III인 경우
마비가 안 된 손으로 마비된 손을 잡아서 위로 올리게 한다.

단계 IV인 경우
마비가 안 된 손은 사용하지 말고, 마비된 손의 힘으로 어깨 높이까지 올리게 한다.

단계 V·VI인 경우
마비가 안 된 손은 사용하지 말고, 마비된 손의 힘으로 머리 위까지 올리게 한다.

레크리에이션 등에 활용

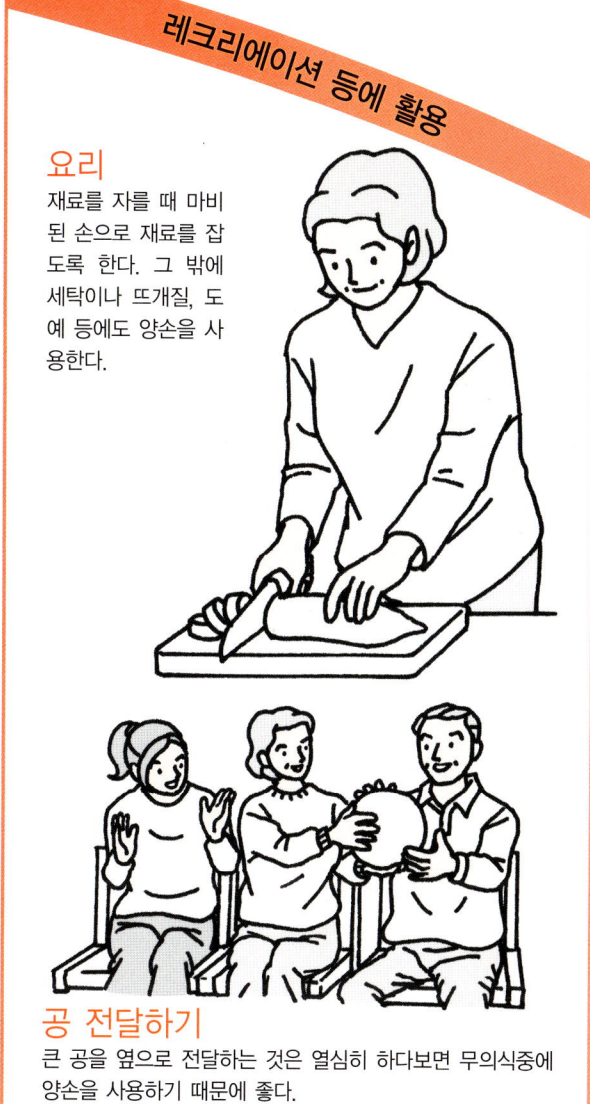

요리
재료를 자를 때 마비된 손으로 재료를 잡도록 한다. 그 밖에 세탁이나 뜨개질, 도예 등에도 양손을 사용한다.

공 전달하기
큰 공을 옆으로 전달하는 것은 열심히 하다보면 무의식중에 양손을 사용하기 때문에 좋다.

면 하기 어렵다. 불가능한 경우에는 무리해서 하지 않도록 주의한다.

왼손 마비인 경우에는 마비가 안 된 오른손을 사용하면 대부분의 일을 할 수 있기 때문에 왼손을 사용하지 않게 되는 경우가 종종 있다. 그래서 생활 속에서 사용하는 이외에도 주변에서 의식적으로 손의 분리동작을 이끌어내야 한다. 예를 들어, 여럿이 체조를 하거나 보다 재미있게 할 수 있는 레크리에이션에 참가하게 하여, 무의식중에 분리동작을 하는 상황을 만들면 좋다. 또한 요리나 세탁, 도예, 뜨개질 등 지금까지 익숙하게 해오던 것을 다시 하게 하여 의식적으로 양손의 동작을 이끌어내는 것도 효과적이다.

처음에는 의식적으로 하던 동작을 생활 속에서 무의식적으로 하게 되고, 더 나아가 때때로 여럿이 의식적으로 즐겁게 체조 등을 하는 것이 이상적이다.

12-9 하지 마비 (1)

하지 마비 간이검사법

누워서 할 수 있는 간단한 체크 방법

[브룬스트롬 단계] 하지 간이검사법

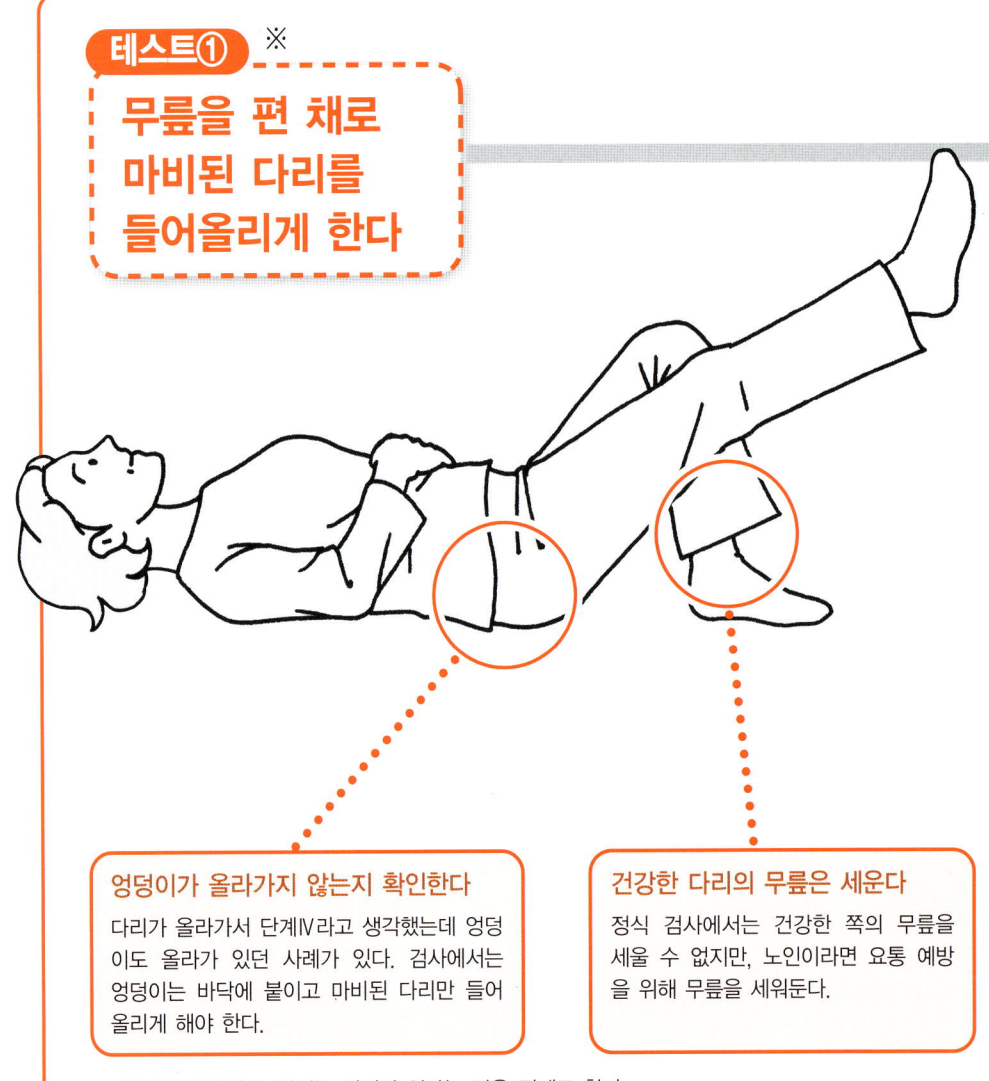

테스트① ※
무릎을 편 채로 마비된 다리를 들어올리게 한다

엉덩이가 올라가지 않는지 확인한다
다리가 올라가서 단계Ⅳ라고 생각했는데 엉덩이도 올라가 있던 사례가 있다. 검사에서는 엉덩이는 바닥에 붙이고 마비된 다리만 들어 올리게 해야 한다.

건강한 다리의 무릎은 세운다
정식 검사에서는 건강한 쪽의 무릎을 세울 수 없지만, 노인이라면 요통 예방을 위해 무릎을 세워둔다.

※ 지시를 이해하고, 하려는 의지가 있다는 것을 전제로 한다.

단계Ⅳ 이상이면 걸을 수 있다

하지 마비가 단계Ⅳ 이상이면, 누워만 있으면 안 되는 걸을 수 있는 사람이라고 할 수 있다. 그런데도 만약 걷지 않는다면 원래 갖고 있는 기능을 생활 속에서 살리지 못하는 것이다. 그런 경우, 어디에 문제가 있는지 살펴본다. 공간을 인지하지 못하는 공간 실인(失認)이거나, 내부감각(신체 내부의 자극으로 생기는 감각) 마비 등의 장애가 있어서 걸을 수 없는 경우도 있지만, 걷는 기능을 살리지 못하는 대부분의 원인은 생활방식의 문제인 것 같다.

4~5년 침상에서만 생활하였어도 훈련하면 걸을 수 있다. 이런 사람들을 제대로 파악하기 위해서도 먼저 간이검사법으로 어느 단계에 해당하는지 알아봐야 한다.

장애와 증상을 이해한다 ④

12 반신불수 장애를 이해한다

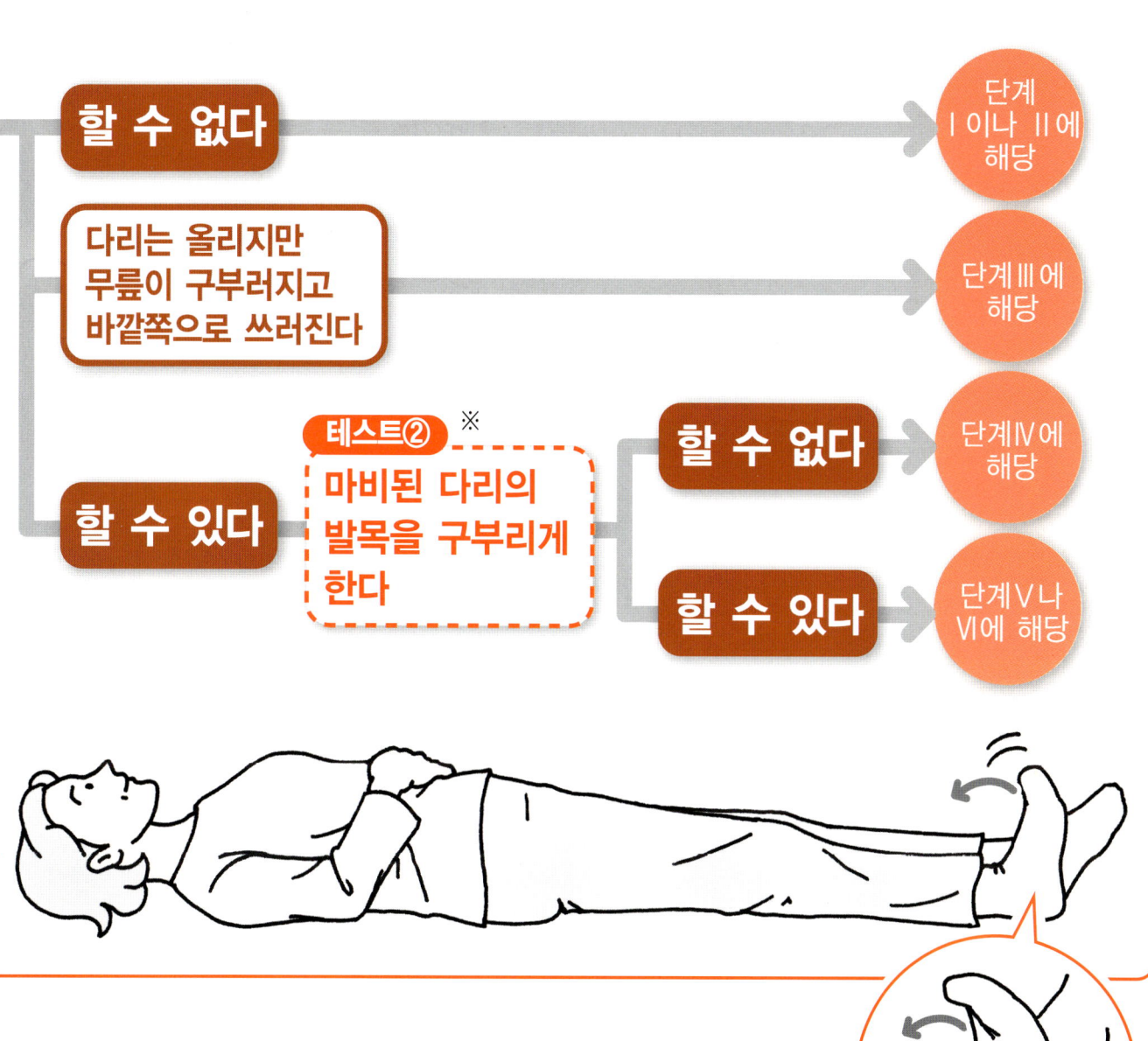

발끝을 앞쪽으로 움직이게 한다
두 다리를 바닥에 붙인 상태에서 마비된 다리의 발끝을 앞쪽으로 당길 수 있는지 살핀다.

사례 실제로는 걸을 수 있었던 T씨

T씨(75세 남성)는 뇌졸중으로 쓰러져 병원에 실려 갔는데, 특별한 재활 훈련을 받지 않고 퇴원했다. 그리고 최근 몇 년간 집에서 누워만 지내고 있었다.

그러나 브룬스트롬의 하지 단계를 조사해 단계Ⅴ라는 사실을 알았고, 그 밖에 이렇다 할 장애도 없었다. 그래서 일어섰다 앉았다 하는 것부터 시작해 서서히 걷기 훈련을 하였다. 현재 T씨는 단하지보조기(短下肢補助機, 무릎 아래의 기형을 교정하거나 운동을 조절하기 위해 사용)와 지팡이를 사용하여 혼자 걷는다.

241

12-10 하지 마비 (2)

하지 마비의 단계별 생활 케어

마비가 심해도 할 수 있는 일이 많다

브룬스트롬의 하지 마비 단계

단계 Ⅰ·Ⅱ·Ⅲ의 일부
(몸무게를 지탱하지 못한다)

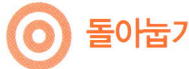 **돌아눕기**

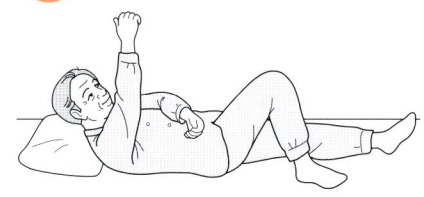

돌아눕기의 3요소(무릎 세우기, 손 들기, 머리와 어깨 들기 | ☞ p.168 참조 |)를 이용하면 혼자서 돌아누울 수 있다.

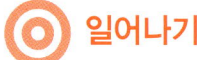 **일어나기**

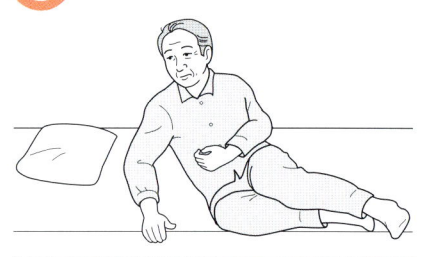

한쪽 팔꿈치를 세우는 방법 | ☞ p.182 참조 |을 이용. 단계Ⅱ·Ⅲ은 어느 순간 발을 쭉 뻗을 수 있으므로 ①건강한 쪽 무릎을 충분히 세우고, ②옆을 향한 뒤 등을 구부린다는 2가지에 주의한다.

 앉아 있기

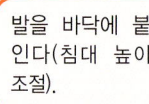

- 머리를 건강한 쪽의 앞쪽에 둔다(오른쪽 마비→왼쪽 앞, 왼쪽 마비→오른쪽 앞).
- 발을 바닥에 붙인다(침대 높이 조절).

처음에는 균형을 잘 잡지 못하고 마비된 쪽으로 기울어지는데, 연습하면 균형을 잡을 수 있다.

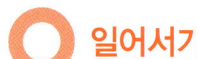 **일어서기**

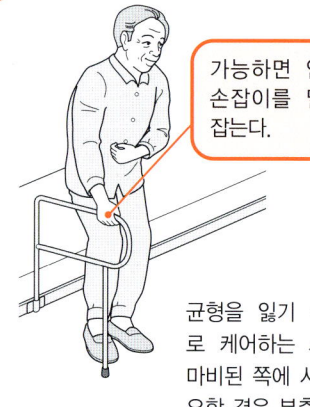

- 가능하면 안전 손잡이를 멀리 잡는다.

균형을 잃기 쉬우므로 케어하는 사람이 마비된 쪽에 서서 필요한 경우 부축한다.

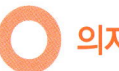 **의자나 휠체어에 옮겨 앉기**

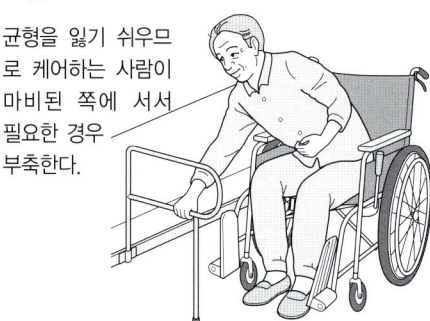

균형을 잃기 쉬우므로 케어하는 사람이 마비된 쪽에 서서 필요한 경우 부축한다.

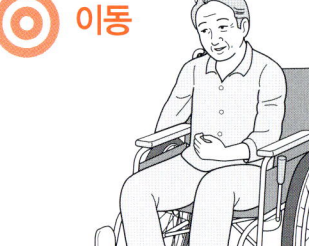 **이동**

이동은 휠체어로 한다.

◉ 자립할 수 있다　　○ 자립이 가능하거나 약간의 케어로 가능

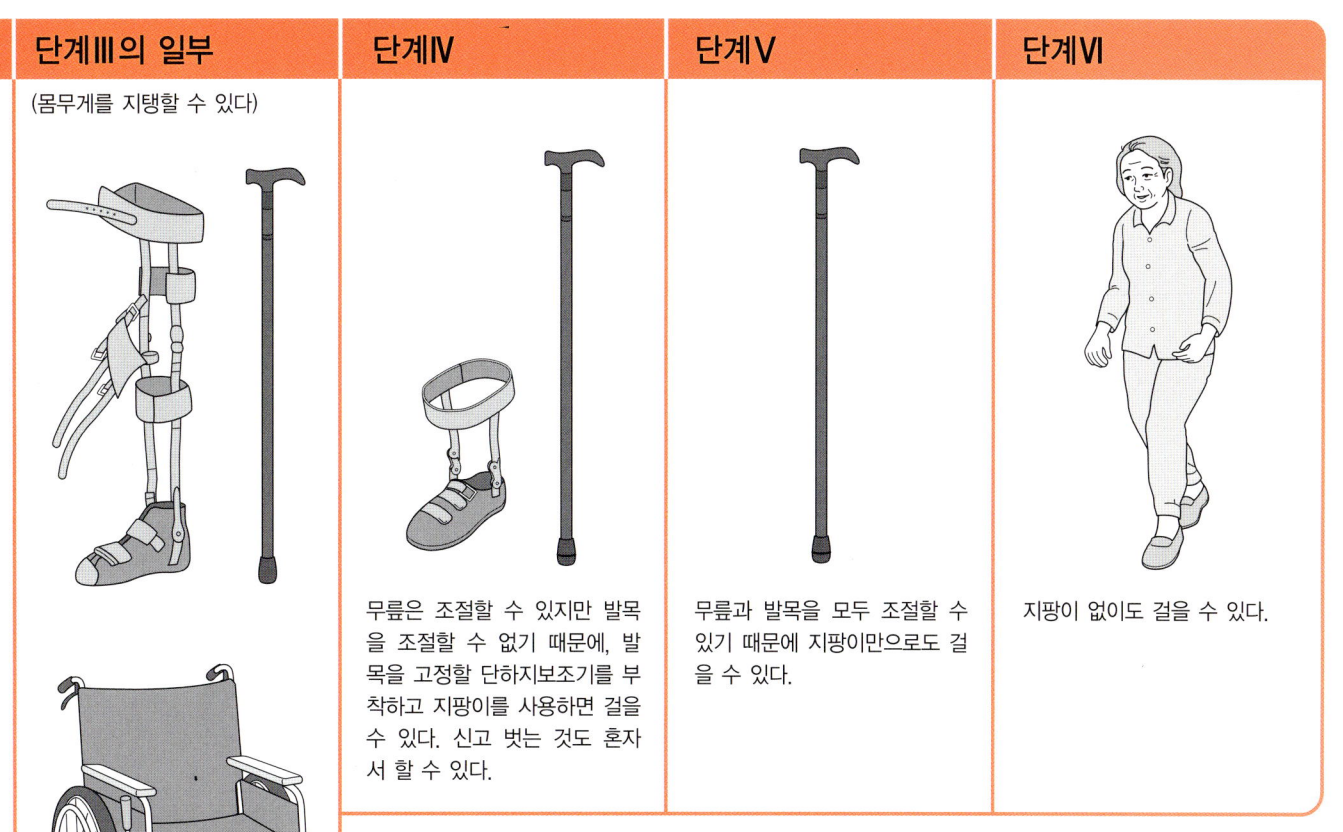

단계Ⅲ의 일부	단계Ⅳ	단계Ⅴ	단계Ⅵ
(몸무게를 지탱할 수 있다)			
장하지보조기로 무릎을 똑바로 세우고 발목을 90°각도로 고정한 뒤 지팡이를 사용해 걸을 수 있다(단계Ⅲ의 걷기). 그러나 통증이나 변형이 있고, 장거리 이동이 어려우며, 무엇보다 혼자서 보조기를 신고 벗는 것이 힘들기 때문에 실용성이 적다. 따라서 '집 주변의 짧은 거리는 장하지보조기+지팡이, 장거리 이동은 휠체어' 등 2가지 방법을 이용한다. 걷는 것에 너무 얽매이면 생활 공간과 인간관계가 좁아지고 침상생활을 하게 될 우려가 있다.	무릎은 조절할 수 있지만 발목을 조절할 수 없기 때문에, 발목을 고정할 단하지보조기를 부착하고 지팡이를 사용하면 걸을 수 있다. 신고 벗는 것도 혼자서 할 수 있다.	무릎과 발목을 모두 조절할 수 있기 때문에 지팡이만으로도 걸을 수 있다.	지팡이 없이도 걸을 수 있다.

침상생활 해야 한다고 단정짓지 않는다

하지 마비인 경우, 일상의 동작 중 가장 영향을 크게 받는 것이 이동이다. 단계Ⅰ이나 Ⅱ인 사람은 혼자 이동하는 것이 무리이기 때문에 침상에서만 지내는 경우가 적지 않다. 그러나 하지는 상지와는 달리 섬세한 작업을 필요로 하지 않기 때문에 몸무게만 지탱할 수 있으면 단계가 낮은 사람도 생활 속에서 할 수 있는 일이 여러 가지 있다.

사람은 한 손으로 일어날 수 있고, 한 발로 설 수 있다. 돌아눕기나 일어서기의 자립 방법을 이용하거나 조금만 케어하면, 단계가 낮은 사람도 침상에서만 생활하지 않을 수 있다. '몸이 마비되었으므로 누워 지낼 수밖에 없다'고 단정짓지 말고, 할 수 있는 일을 조금씩 늘려나간다.

또한 하지 단계와 생활 속에서 가능한 일은 반드시 정비례하지 않는다. 운동 마비 이외의 눈에 보이지 않는 장애나 재활 훈련 체험의 유무, 생활환경 등에 따라 달라진다.

기본적으로 할 수 있는 일은 하고 있기 때문에 "아주 열심히 하고 있군요." 하고 현재 상황을 인정해주는 것이 중요하다. 또한 단계가 높은데도 불구하고 기본적으로 할 수 있는 일을 못하는 사람은 다른 장애가 없는지 알아본다. 특별한 장애가 없다면 좀더 많은 기능을 이끌어낼 수가 있다.

12-11 반신불수에 따라오는 장애(1)

동명성 반맹이란 무엇인가

마비된 쪽의 시야가 좁아진다

사물을 보는 구조

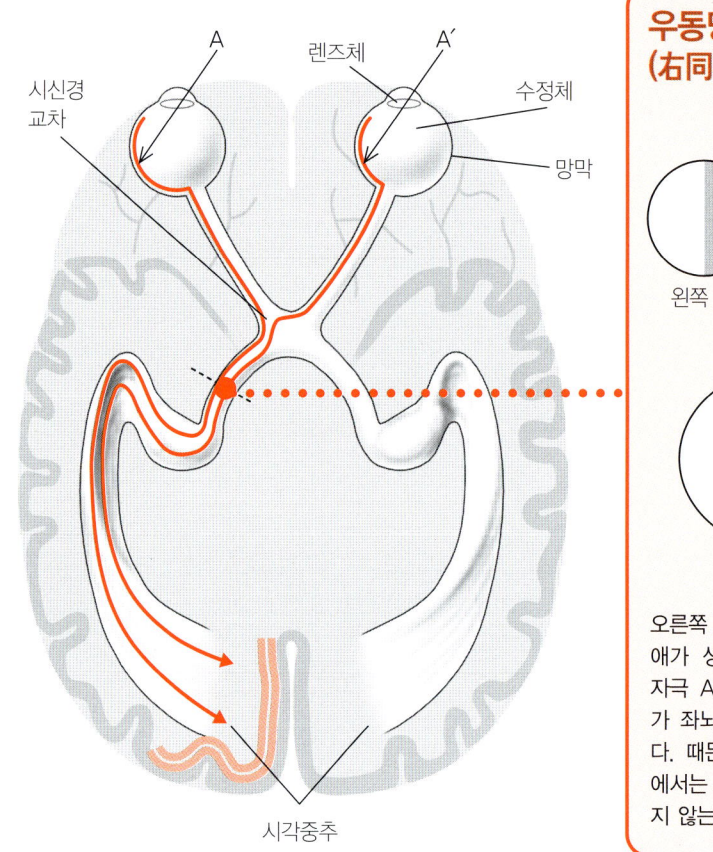

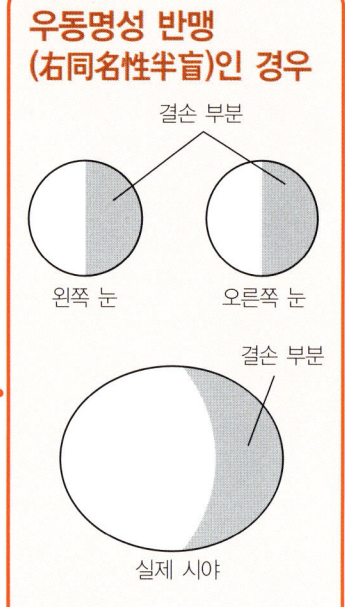

우동명성 반맹(右同名性半盲)인 경우

오른쪽 마비인 사람은 좌뇌에 장애가 생겨서 오른쪽으로 들어온 자극 A(왼쪽 눈)와 A′(오른쪽 눈)가 좌뇌에 전달되기 전에 차단된다. 때문에 오른쪽의 경치가 '눈에서는 보이지만 뇌에는 전달되지 않는' 상태가 된다.

보고 있는데 보이지 않는다

동명성 반맹이란 두 눈이 모두 보이지만, 마비된 쪽의 시야가 좁아지는 것(오른쪽 마비→오른쪽 시야, 왼쪽 마비→왼쪽 시야)을 말한다. 한 예로, 입원한 병원에서 '내과병동' 이라고 쓰여 있는 것을 '동' 이 보이지 않아서 '내과병' 이라고 생각했다는 경우도 있다. 또한 쓰러진 직후에 동명성 반맹이 있었는데 자연적으로 치유되었다는 사람이 많으며, 그들이 기록한 투병기 등을 읽으면 "야전병원으로 운반되었다."고 적혀 있다. 시야가 좁아져서 '지붕이 반이 없고 새까만 밤하늘이 보이듯 한다' 는 것이다.

뇌졸중은 뇌 속의 내포(內包)라는 운동신경이 지나는 곳에 잘 발생하며, 바로 옆에 시신경도 지나고 있다. 그 때문에 내포가 장애를 입으면 시신경도 장애를 입는 경우가 많다. 사물을 볼 때는 오른쪽의 경치를 좌뇌로, 왼쪽의 경치를 우뇌로 본 뒤 통합해서 하나의 경치로 본다. 그러나 시신경에 장애가 생기면 '눈으로는 보고 있지만 뇌에는 전달되지 않는 상태' 가 된다.

동명성 반맹은 자각증상이 있는 경우가 많고 목을 움직이면 보이기 때문에, 그다지 생활에 장애가 되지는 않는다. 단, 치매 노인은 이렇게 대처하기가 어렵기 때문에 케어하는 사람과의 관계가 매우 중요하다. 실제로 케어 이용자에게는 보이지 않는데도 불구하고 케어하는 사람이 "눈 앞에 있잖아요, 잘 봐요." 하며 주의를 주면 '이해가 안 된다', '나를 싫어하는구나' 생각하여 심신이 모두 불안정해진다.

우동명성 반맹일 때 사물이 보이는 예

풍선 배구의 경우

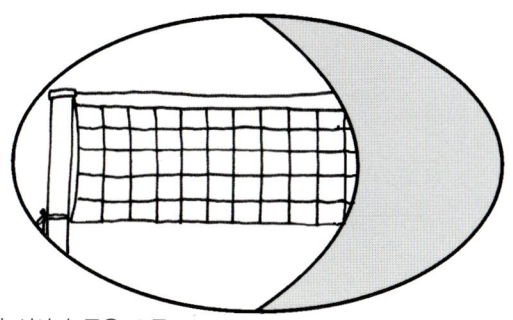

풍선이 시야가 좁은 오른쪽에서 오는 경우에 풍선이 갑자기 나타나 보인다.

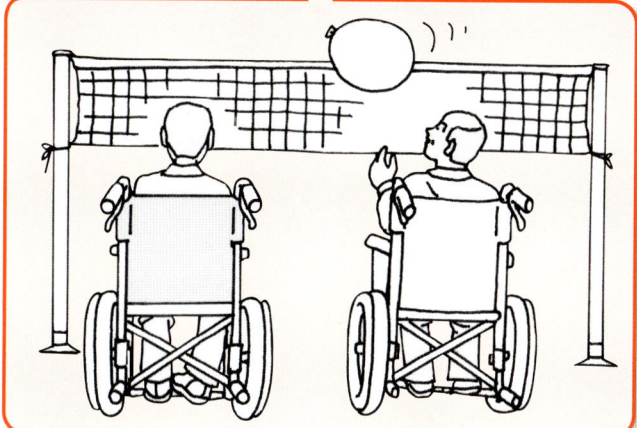

고리 던지기의 경우

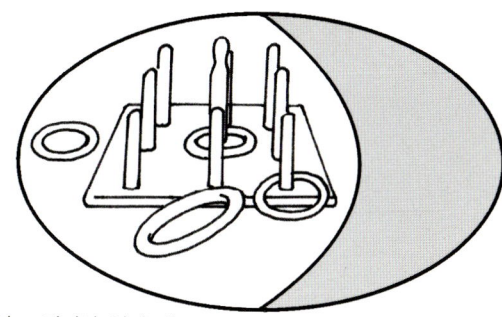

대상이 고정되어 있기 때문에 시야를 그쪽으로 돌리면 놀이를 할 수 있다.

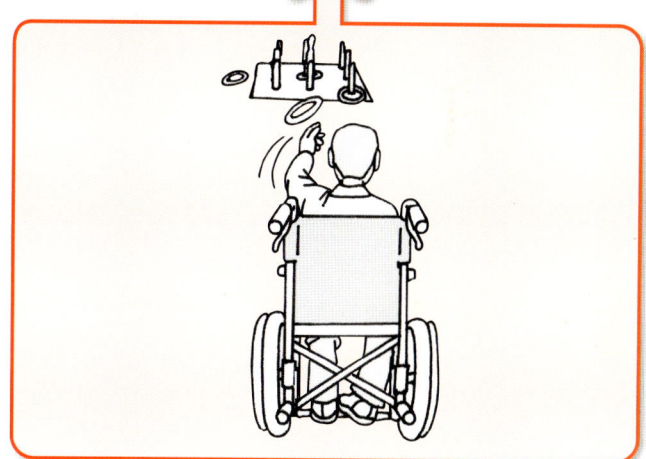

대응 포인트

- 생활용품이나 식사는 시야가 닿는 쪽에 둔다.
- 시야가 닿는 쪽에서 다가간다(말을 건다).
- 시야가 안 닿는 쪽에서의 빠른 행동은 피한다.

간호사를 부르는 진짜 이유

오른쪽이 마비된 S씨(79세 여성)가 밤에 너스콜(호출벨)을 30~40번이나 눌렀다.

이런 저런 원인을 생각하다 담당자 일지와 훈련 일지를 보니 레크리에이션에 참가한 날 밤에는 특히 너스콜을 자주 울린다는 것을 알았다.

더 조사해본 결과 고리 던지기를 한 날은 비교적 안정되어 있는데, 풍선 배구를 한 날은 심하게 너스콜을 누른다는 사실도 알게 되었다.

사실 S씨는 우동명성 반맹이기 때문에 오른쪽 시야가 좁아져 있었다. 고리 던지기처럼 대상이 고정된 것은 시야가 좁아도 할 수 있었지만, 풍선 배구는 풍선이 언제 날아올지 알 수 없고, 특히 오른쪽에서 오는 경우에는 좁은 시야 속에 갑자기 풍선이 나타나게 된다. 풍선이 언제 올까 겁먹는 상태가 밤까지 계속되었고, 그것이 간호사를 자주 부르는 형태로 나타난 것이다.

그래서 풍선 배구를 할 때 네트의 오른쪽에 자리를 잡게 했다. 또한 침대 위치를 벽 쪽이 아닌 복도 쪽으로 옮기고, 머리 방향도 복도에서 사람들이 드나드는 것이 보이게 바꾸어보았다. 그 결과 S씨는 심신이 모두 안정되어, 간호사를 부르는 횟수도 줄었다.

12-12 반신불수에 따라오는 장애(2)

언어 장애에 대한 대응 방법

인간관계를 만들면서 대화를 진행한다

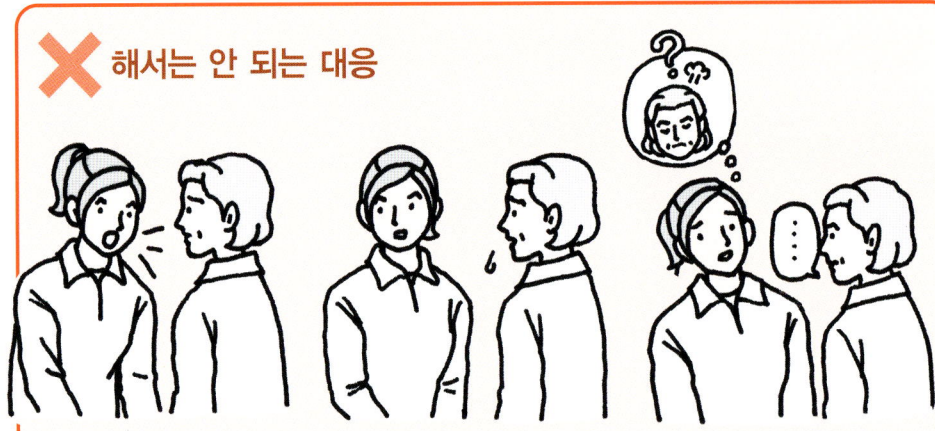

✗ 해서는 안 되는 대응

인간관계를 무너뜨리는 언어 훈련

언어장애의 종류나 회복 수준에 따라 대응 방법이 달라진다. 이 점을 고려하지 않고 무턱대고 말을 걸거나 훈련을 강요하면 케어 이용자를 혼란시키거나 난처하게 할 뿐이다.

이야기를 잘 듣지 않는다

케어 이용자는 '내 마음을 알아주었으면 좋겠다', '제몫을 다하는 어른으로 대해주었으면 좋겠다', '조금이라도 좋아지고 싶다'는 생각을 갖고 있다. 말을 건성 듣거나 눈을 맞추지 않는 등의 대응은 듣는 사람이 그 생각을 이해하고 있지 않다는 신호이다.

사인을 잘못 읽는다

잠자코 있는 것을 '화났다', '나를 싫어한다', '기분이 나쁘다'고 생각하는 등 케어 이용자의 행동이나 표정을 일방적으로 해석하면 커뮤니케이션이 잘 안 된다.

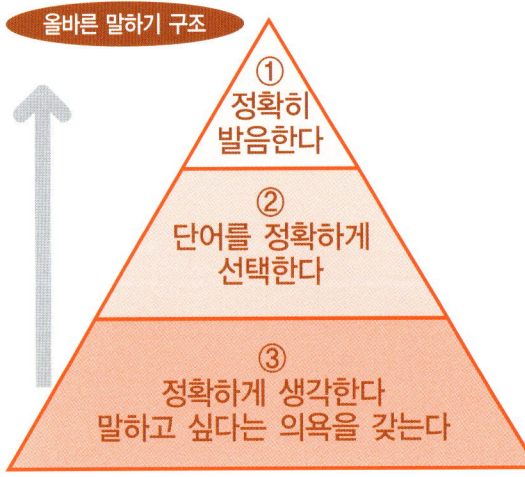

올바른 말하기 구조
① 정확히 발음한다
② 단어를 정확하게 선택한다
③ 정확하게 생각한다 말하고 싶다는 의욕을 갖는다

[언어장애의 유형]

말하기 측면에서 볼 경우, 장애는 ①발음이 이상하다(구음장애), ②말을 못한다 또는 이상한 말을 한다(실어증), ③생각이 이치에 맞지 않는다 또는 말하려는 의사가 없다(치매나 의식 장애 등 전반적인 정신활동 저하에 따른 상태)는 3가지 수준으로 나타난다.
말이 통하지 않을 때는 먼저 함께 행동하며 인간관계를 만든다.

장애 종류에 맞게 대응한다

뇌졸중 등으로 말이 부자연스러운 경우, 언어 장애가 어느 수준인지 생각한다. 가장 알기 쉬운 것은 발음 장애(구음장애)이다. 케어 이용자에게 천천히 정확하게 말하게 하고, 케어하는 사람은 예리한 귀로 정확하게 듣는다. 언어중추가 손상되면 실어증이 된다. 실어증인 사람은 생각이 분명하고 커뮤니케이션에 대한 의욕도 있는데 말을 못한다. 이 경우에는 이해하는 것에 중점을 두고 본다. 농담에 대해 웃는지, '응, 응' 하며 반응을 보일 뿐 아니라 '아니요'라고 대답하는지가 포인트이다. 조리 있는 생각이나 말하려는 의욕 면에서 문제가 있는 사람은 매일 있는 일상생활동작(ADL) 하나하나에서 커뮤니케이션을 시도한다.

언어장애라고 생각하기 전에

악수를 청한다

말을 못하거나 이상한 말을 하는 경우에 그 상황에 연연해하지 말고 먼저 과감하게 악수를 청해본다. 케어 이용자가 어느 정도 이해하고 행동하는지, 어떤 기분인지 등 여러 가지를 파악할 수 있다.

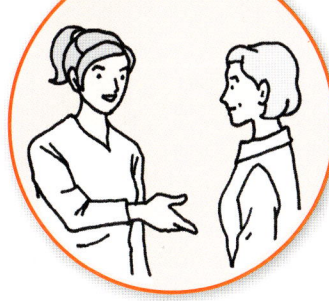
악수를 청한다

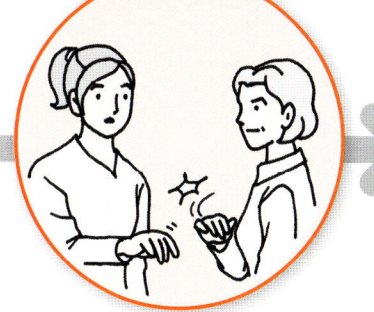
손을 뿌리친다

세심하게 건강과 인간관계를 확인한다

- 일상생활에 매우 좋지 않은 상황이 반영된 경우가 많다
  - ■ 변비·설사 ■ 불면
  - ■ 발열 ■ 탈수 등

- 케어 이용자에게 실례되는 말과 행동은 없었는지 반성한다

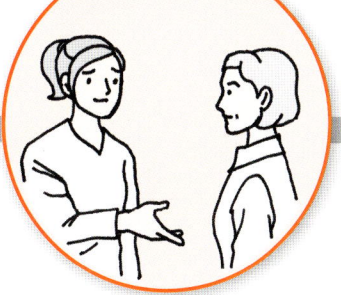
완전히 무관심

일상생활 동작(ADL)의 자발성을 높인다

- 일상 행동과 커뮤니케이션은 서로 하나가 되는 관계이다

- 식사, 배설, 옷 갈아입기, 목욕, 이동, 놀이 등을 통해 케어 이용자의 이해와 의사를 알아차린다

적극적으로 응한다

처음 커뮤니케이션이 이루어진 것을 기뻐한다

- 재미있는 말을 해서 웃게 한다

- "어디 아픈 곳이 있습니까?" 묻고 "예" 또는 "아니요"의 반응을 확인한다

point
대화의 첫걸음은 건강 체크와 케어 이용자의 웃는 얼굴을 이끌어내는 것이다.

12-13 반신불수에 따라오는 장애(3)

구음 장애자를 대하는 방법

발음이 분명하지 않을 뿐 많은 이야기를 할 수 있다

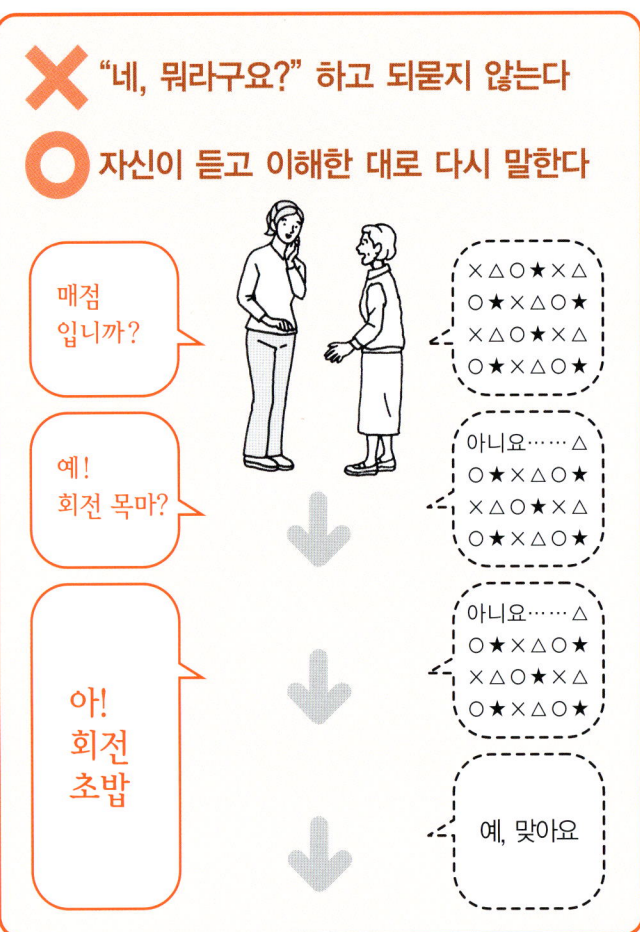

어디까지 들리는지 확인하면서 듣는다

구음장애란 말은 할 수 있지만 소리가 잘 나오지 않거나, 혀가 잘 움직이지 않아서 말의 의미가 상대에게 전달되지 않는 상태를 말한다. 발음기관은 섭식기관과 거의 공통되므로 구음장애와 함께 연하장애가 있거나, 침을 흘리는 경우가 적지 않다. 원인은 뇌졸중으로 인한 마비가 많고, 오른쪽 마비와 왼쪽 마비에서 공통으로 나타난다. 소뇌실조(小腦失調)나 파킨슨병이 원인인 경우도 있다.

구음장애가 있는 사람과 대화할 때는 '자신이 잘못 알아들을지도 모른다'는 것을 상대에게 전해야 한다. 그 때문에 케어하는 사람은 상대에게 자신이 들은 대로 곧바로 되묻는 태도를 가져야 한다.

케어 이용자가 정확하게 말하고,

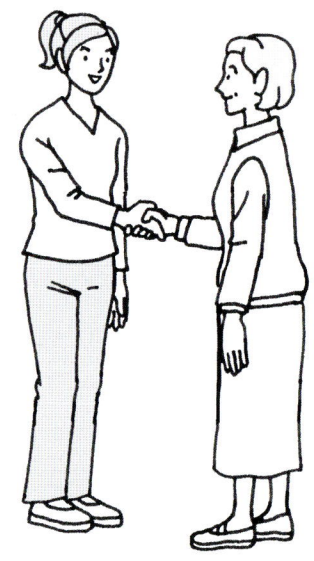

상대의 손을 잡고 "안녕하세요." 하고 말을 걸며 대화를 시작한다.

구음장애가 있는 사람의 발음을 알아듣기 힘든 이유

마비성 구음장애
뇌졸중 발작이 2~3번 반복되면 입 주위에 마비가 일어난다. 특히 성대, 연구개(입천장 뒤쪽의 부드러운 부분), 혀뿌리 등에 장애가 잘 생긴다.

소뇌실조의 구음장애
기관(器官)의 원활한 움직임에 장애가 있기 때문에 폭발하는 소리와 딱딱한 말투가 된다.

파킨슨병의 구음장애
말하는 동안에 말이 점점 빨라지거나 소리가 작아진다.

앞니
앞니가 없으면 ㅅ, ㅈ의 발음이 힘들다.

혀끝
혀끝이 잘 움직이지 않으면 ㄹ, ㅅ의 발음이 힘들다.

입술
입술이 충분히 닫히지 않으면 ㅁ, ㅂ, ㅍ의 발음에 영향을 준다.

아래턱
아래턱이 제대로 움직이지 않으면 모음 구별이 안 된다.

연구개
연구개가 잘 올라가지 않으면 ㄴ, ㅁ, ㅇ 이외의 모든 소리가 부정확하다.

혀뿌리
혀뿌리 부분의 움직임이 둔하면 ㄱ, ㅋ의 발음이 부정확하다.

성대
성대가 제대로 움직이지 않으면 크고 탁한 소리, 작고 탁한 소리, 작은 소리 등이 나온다.

케어하는 사람의 귀가 익숙해지기 위한 대화

안녕하세요
↓
건강은 어떠세요?
↓
어젯밤에는 잘 주무셨어요?
↓
돈 문제나 ○○씨의 일로 걱정이 되어 못 주무시지는 않았나요?
↓
혀를 부드럽게 움직이도록 연습합니다. '사이다, 사이다, 사이다'를 다섯 번 말하세요
↓
'사, 시, 수, 세, 소', '아, 이, 우, 에, 오', '다, 디, 두, 데, 도'를 정확하게 말해보세요
↓
당신은 사이다를 좋아하나요?
↓
이번에는 '라디오, 라디오, 라디오'를 다섯 번 말해보세요
↓
'라, 리, 루, 레, 로', '다, 디, 두, 데, 도', '아, 이, 우, 에, 오'를 정확하게 말해보세요
↓
지금 라디오를 듣고 싶어요?

12-14 반신불수에 따라오는 장애(4)

실어증이란 무엇인가

언어중추의 장애로 나타난다

실어증의 특징

할 수 있는 것, 좋아지는 것
- 대인관계, 동료에 대한 배려
- 말하는 의도를 이해한다(질문, 농담, 질책, 금지, 칭찬, 멸시 등. 표정이나 목소리 상태가 우뇌에서 파악된다)
- 노래를 부른다, 그림을 그린다, 장기나 바둑을 둔다, 순서를 이해한다 (이것들은 우뇌의 기능)
- 기억
- 장애에 대한 자각, 의욕, 감정 조절
- 이치에 맞는 사고

할 수 없는 것
- 생각한 것을 말로 표현한다
- 다른 사람의 말을 바로 이해한다(특히 말을 빨리하거나, 갑자기 화제를 바꾸거나, 여럿이 말을 거는 경우)
- 문장 이해
- 메모, 필담이나 워드프로세스, 자음·모음 글자판 등 문자를 이용한 표현
- 복창
- 소리 내어 읽기
- 몸짓

말은 할 수 없지만 이해는 한다

인간의 언어중추는 오른손잡이 성인의 경우, 좌뇌에 있는 것이 일반적이다. 따라서 좌뇌가 손상되면 '실어증'이 된다.

좌뇌 전방의 손상으로 생기는 것이 '브로카 실어(운동성 실어, 이해는 하지만 표현에 어려움을 보이는 표현 실어증)'로, 어휘량이 적어서 심하게 떠듬거리면서 말한다. 신체적으로는 걸을 수 있지만 오른손에 심한 마비가 남는다.

좌뇌 후방의 손상으로 생기는 것이 '베르니케 실어(감각성 실어, 말은 잘하지만 이해에 어려움을 보이는 감각 실어증)'이다. 말은 잘하지만 심하게 착각을 하거나, 중증인 경우에는 횡설수설하게 된다. 그보다 더 곤란한 것은 말의 이해력이 떨어지는 것이다. 손과 다리에 마비가 없는 경우도 있어서 치매로 잘못 알고 동정을 받는 사람도 있다.

말을 잊어버린 것은 아니다

실어증인 사람의 뇌 속에 언어의 기억이 남아 있다는 것은 몇 가지 증거로 확실하다.

- 단어의 첫소리[語頭音]가 단서가 된다(예 : 아침에 먹은 음식에 대해 '계'라고 힌트를 주면 '계란프라이'라고 말할 수 있다).
- 언어를 이해할 수 있다(예 : "아침에 죽을 드셨습니까?"에 대해 "예" "아니요"라고 대답할 수 있다).
- 의미상 관련이 있는 실수를 한다(예 : '책'을 생각하며 '볼펜'이라고 한다. '책'이라고는 못하지만 '북'이라고는 말할 수 있다).
- 노래를 부르면 가사가 떠오른다.

일반적으로 '재생'은 어렵지만, '재인'은 가능한 경우가 많다. 실어증인 사람에게는 무리하게 말을 생각해내도록 요구하지 말고, 선택사항을 제시하여 답을 선택하게 하는 것이 좋다.

기억의 과정

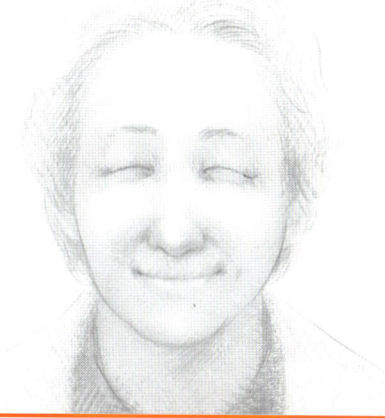

- 상기 (想起, 정보를 생각해낸다)
  - 재생 (再生, 스스로 생각해낸다)
  - 재인 (再認, 제시된 물건으로 생각해낸다)
- 유지 (維持, 정보를 저장한다)
- 기명 (記銘, 정보를 기억한다)

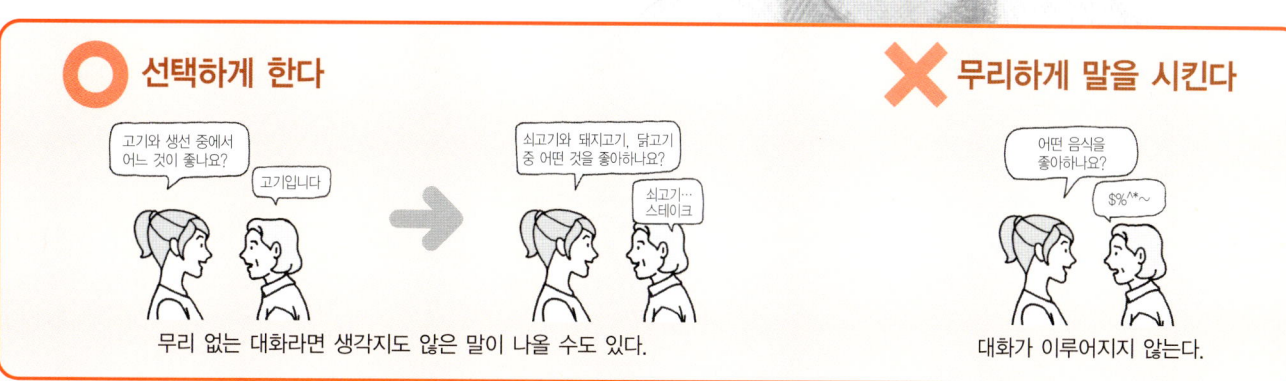

○ 선택하게 한다 — 무리 없는 대화라면 생각지도 않은 말이 나올 수도 있다.

✕ 무리하게 말을 시킨다 — 대화가 이루어지지 않는다.

뇌손상이 적으면 갑자기 말이 나오지 않는 '건망실어'가 된다. 신체적으로나 언어적으로 장애가 가벼운 편이지만, 장애가 가볍다고 해서 고민이 적은 것은 아니다. 정신적인 지원이 특히 중요하다.

좌뇌 전체에 영향을 줄만큼 손상이 크면 '전실어(全失語, 말하지도 제대로 이해하지도 못하는 실어증)'가 된다. 신체적으로도 휠체어 생활을 하게 된다. 전실어인 사람들에 대해서는 병원이나 재활센터에서 전문 언어치료사에 의한 언어훈련이 이루어진다. 반드시 상담을 받는다.

실어증인 사람들의 가장 큰 특징은 온화하게 웃는 얼굴이다. 그리고 사소한 것도 잘 기억한다. 기억도 확실하고 판단력도 정확하다. 따라서 말은 잘 못해도 인간적으로 신뢰하게 된다.

실어증인 사람에게 보내는 메시지

- 1주일간의 스케줄을 만든다. 가족 이외의 사람을 만나기 위한 외출과 가정에서의 휴식 리듬이 중요하다.
- 선배의 생활을 참고한다. 실어증인 사람은 전국에 있다.

12-15
반신불수에 따라오는 장애(5)

실어증 환자를 대하는 방법

열흘을 하루로 생각하고 조급하게 대하지 않는다

실어증의 케어 순서

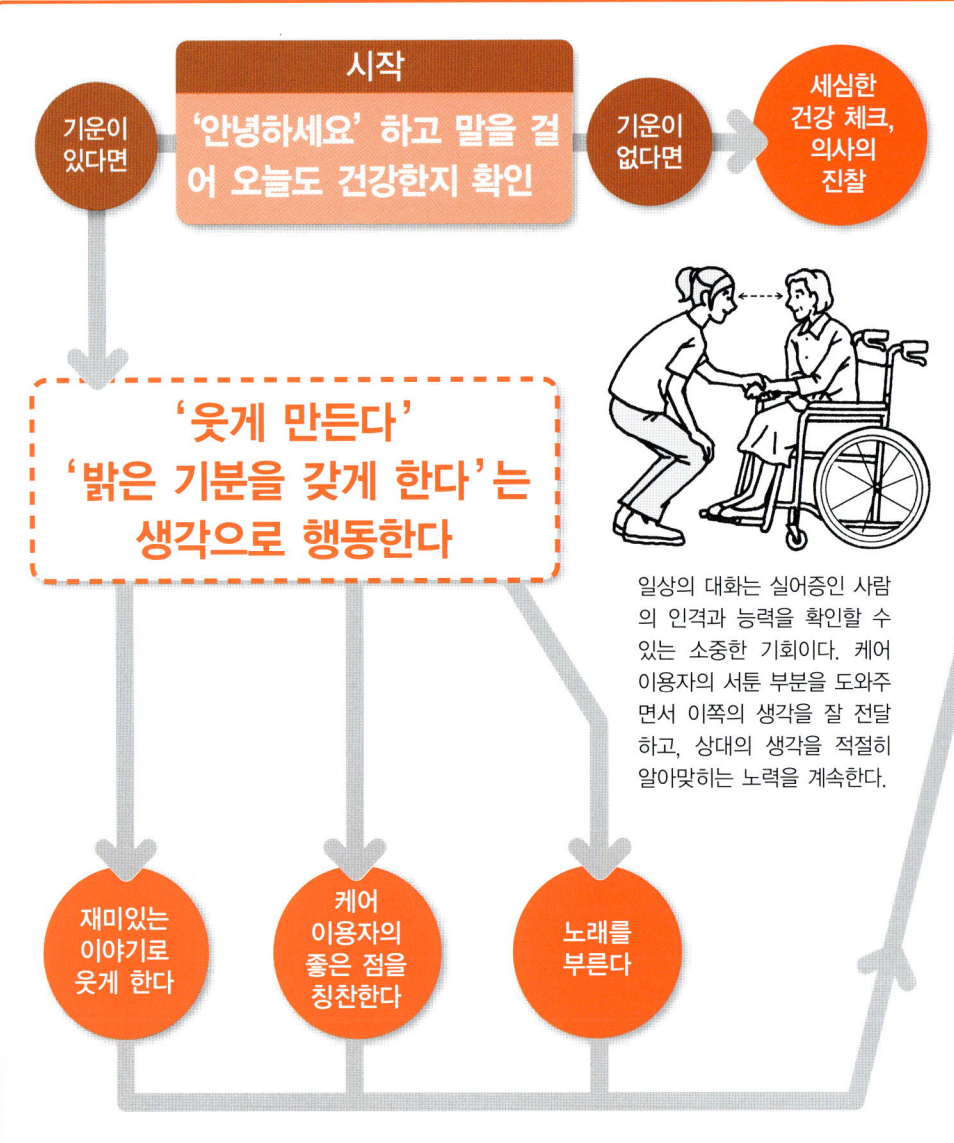

시작: '안녕하세요' 하고 말을 걸어 오늘도 건강한지 확인
- 기운이 있다면 →
- 기운이 없다면 → 세심한 건강 체크, 의사의 진찰

'웃게 만든다' '밝은 기분을 갖게 한다'는 생각으로 행동한다

- 재미있는 이야기로 웃게 한다
- 케어 이용자의 좋은 점을 칭찬한다
- 노래를 부른다

일상의 대화는 실어증인 사람의 인격과 능력을 확인할 수 있는 소중한 기회이다. 케어 이용자의 서툰 부분을 도와주면서 이쪽의 생각을 잘 전달하고, 상대의 생각을 적절히 알아맞히는 노력을 계속한다.

'존경과 보호'의 균형이 중요하다

실어증 케어에서 가장 어려운 것은 '케어 이용자의 생각을 존중하는 것'이다. 생각은 하는데 그것을 말로 전하지 못한다는 것은 괴롭고 답답한 일이다. 따라서 실어증 케어는 억지로 말을 시키지 않고, 케어 이용자의 생각과 마음을 알아맞혀야 한다.

그렇다고 해도 실어증인 사람은 능력껏 최선을 다해 생각하고 있는 경우가 많기 때문에 주변 사람들과 함께 생각할 필요가 있다.

"그것은 이런 의미입니까?", "이런 생각도 있을 것입니다.", "이것이 좋지 않나요?" 등 케어 이용자가 이해하고 받아들일 수 있는 대화법으로 이야기를 진행하여, 보다 나은 생활이 되도록 이끈다.

실어증인 사람은 회복하면서 점차 자신의 의사가

장애와 증상을 이해한다 4

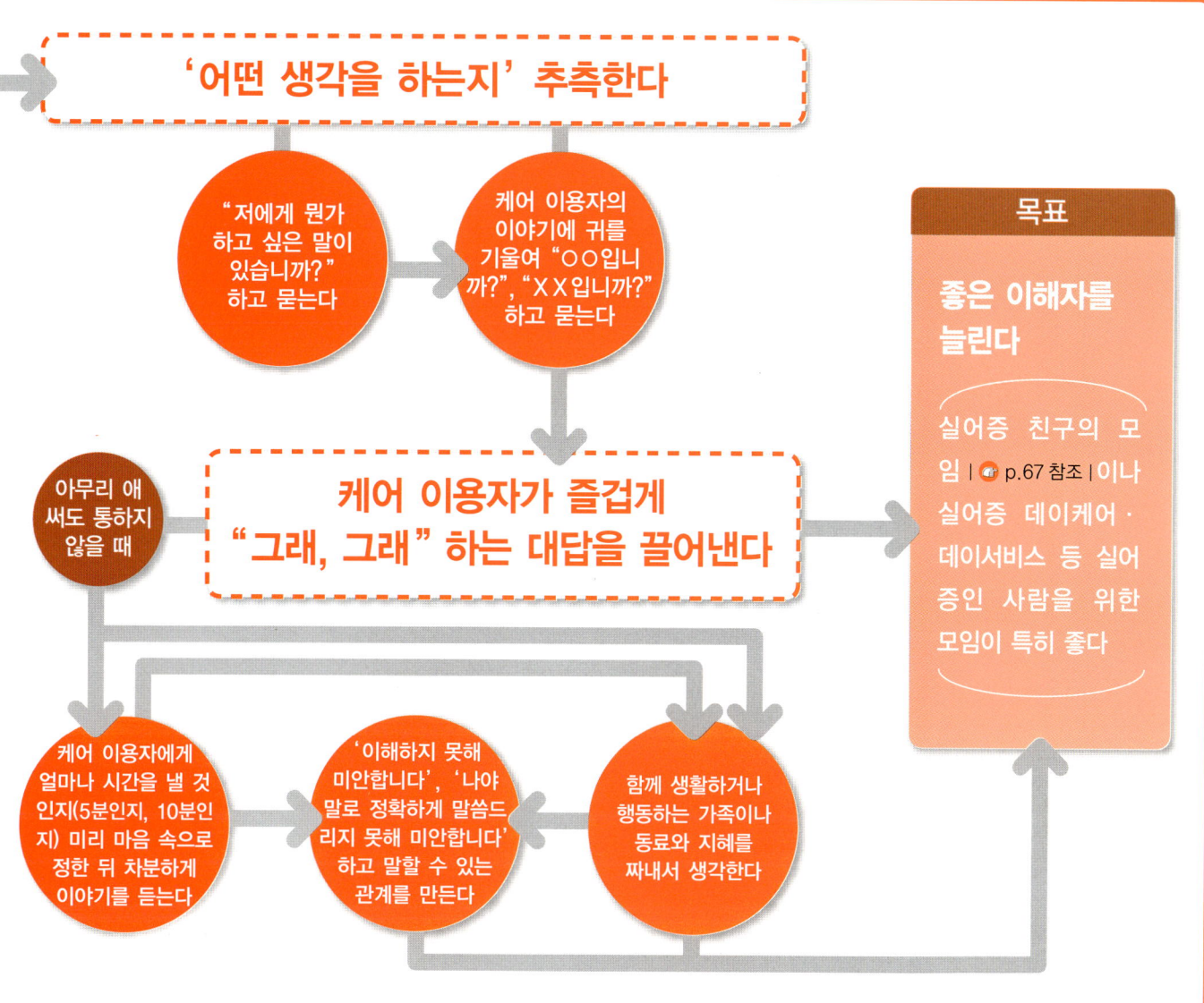

12 반신불수 장애를 이해한다

확실해지기 때문에 '안 된다', '싫다', '틀리다' 등의 태도를 보이면 많이 좋아졌다고 일단 안심해도 된다. 진정한 커뮤니케이션은 이 때부터이다. 머지 않아 "아니, 이렇게 수준 높은 생각을 하고 있었다니……." 하고 놀랄만한 체험을 할 것이다.

지속적으로 지켜볼 언어치료사를 찾는다

실어증인 사람이 안심하고 지낼 장소를 찾거나 자신감을 회복할 기회를 늘리는 것도 언어치료사의 일이다.
지역에서 언제까지 지켜봐줄 언어치료사를 반드시 찾는다.
지역에서의 모임 등 실어증 관련 활동에도 참여한다.

253

12-16 반신불수에 따라오는 장애(6)

실행(失行)·실인(失認)이란 무엇인가

왼쪽 마비인 사람에게 많이 나타난다

실인이 있는 경우

실인이란

사람이 말하고 있을 때 다른 생각을 하고 있으면 목소리는 들려도 무슨 소리인지 이해를 못할 때가 있다. 실인이란 이런 상태가 기능적으로 일어나는 경우, 즉 감각은 정상인데 인지하지 못하는 것을 말한다.

예를 들어, 왼쪽 공간 실인이면 눈이나 신경에 문제가 없는데도 당사자에게는 한가운데부터 왼쪽이 전혀 보이지 않는다.

실인은 증상에 대한 자각이 없고, 또한 눈에 보이는 장애도 아니기 때문에 주위에서도 치매로 오해하는 경우가 적지 않다.

주요 종류와 증상

왼쪽 무시 왼쪽 공간 실인과 왼쪽 신체 실인을 합친 것. 왼쪽 마비인 사람에게 나타난다.

왼쪽 공간 실인 본인의 입장에서 왼쪽이 존재하지 않는 것처럼 느낀다(예: 밥상 왼쪽에 놓인 밥을 인지하지 못하고 반찬만 먹는다).

왼쪽 신체 실인 자신의 몸 중 왼쪽의 반이 없는 것처럼 느낀다(예: 왼쪽 손을 등에 깔고 자고 있거나, 왼쪽 다리가 침대에서 떨어져 있어도 모른다).

병태(病態) 실인 장애가 있는데 '병이 아니다', '손과 다리에 마비가 없고, 걸을 수 있다'고 주장하며 실제로 그렇게 생각한다.

전체와 부분의 관계 실인 지금 중요한 것이 무엇이며, 이것은 나중에 해도 된다는 상황 판단이 안 된다.

안면(顔面) 실인 얼굴을 보고도 사람을 구별하지 못하지만, 말을 걸면 "아! ○○ 씨" 하고 안다.

원근감 실인 물리적 원근감뿐 아니라 타인과 거리를 두는 것도 조심성이 없어 뻔뻔스러울 정도이다.

대응 방법

무리하게 치료하기보다는 현실적으로 가능한 동작을 활용하여, 실인이 있어도 그런대로 생활할 수 있는 상황을 만드는 것이 중요하다.

더 나아가 케어 이용자 대신 위험에서 벗어나게 하거나 부자연스런 상태를 바로잡아주는 것이 기본이다.

예를 들어 왼쪽 무시인 경우, 인지할 수 있는 오른쪽으로만 생활할 수 있도록 말을 걸거나, 얼굴을 내미는 것도 알기 쉽게 오른쪽에서 하고, 생활용품이나 식사도 오른쪽에 놓아둔다.

장애와 증상을 이해한다 ④

12 반신불수 장애를 이해한다

실행이 있는 경우

실행이란

원래 마비가 있어도 충분히 할 수 있는 동작이고, 머리로는 어떻게 하는지 이해하고 있는데도 불구하고, 그 동작을 못하고 어떻게 해야 좋을지 모르는 상태를 말한다.

예를 들면, 손을 움직일 수 있고 치매도 아닌데 양치질을 못하는 등, 지금까지 익숙하게 해온 간단한 행위를 할 수 없다.

뇌 속에는 반복해온 행위를 하는 방법과 순서를 기억하는 부위가 있는데, 이 부분이 뇌졸중으로 손상되어 실행이 나타난다.

주요 종류와 증상

구성 실행	손가락으로 개나 여우 등을 만들고 "이렇게 해봐요." 지시를 해도 어떻게 해야 할지 모른다.
옷입기 실행	신체 기능적으로 할 수 있으므로 혼자 옷을 입으려고 하지만, 바지를 머리부터 뒤집어쓰거나 오른손을 왼쪽 소매에 끼우려고 한다(벗는 것은 괜찮은 경우가 많다).
걷기 실행	가벼운 마비라서 걸을 수 있는데, 훈련실에서 "걸어보세요." 해도 걷지 못한다.
관념운동 실행	움직이는 쪽 손으로 가위바위보를 못한다.
그 밖의 동작의 실행	담배를 피우던 사람이라면 라이터 다루는 법을 모르고, 담배를 어느 손으로 잡아야 할지 모르는 등 모든 동작에서 실행이 나타난다.

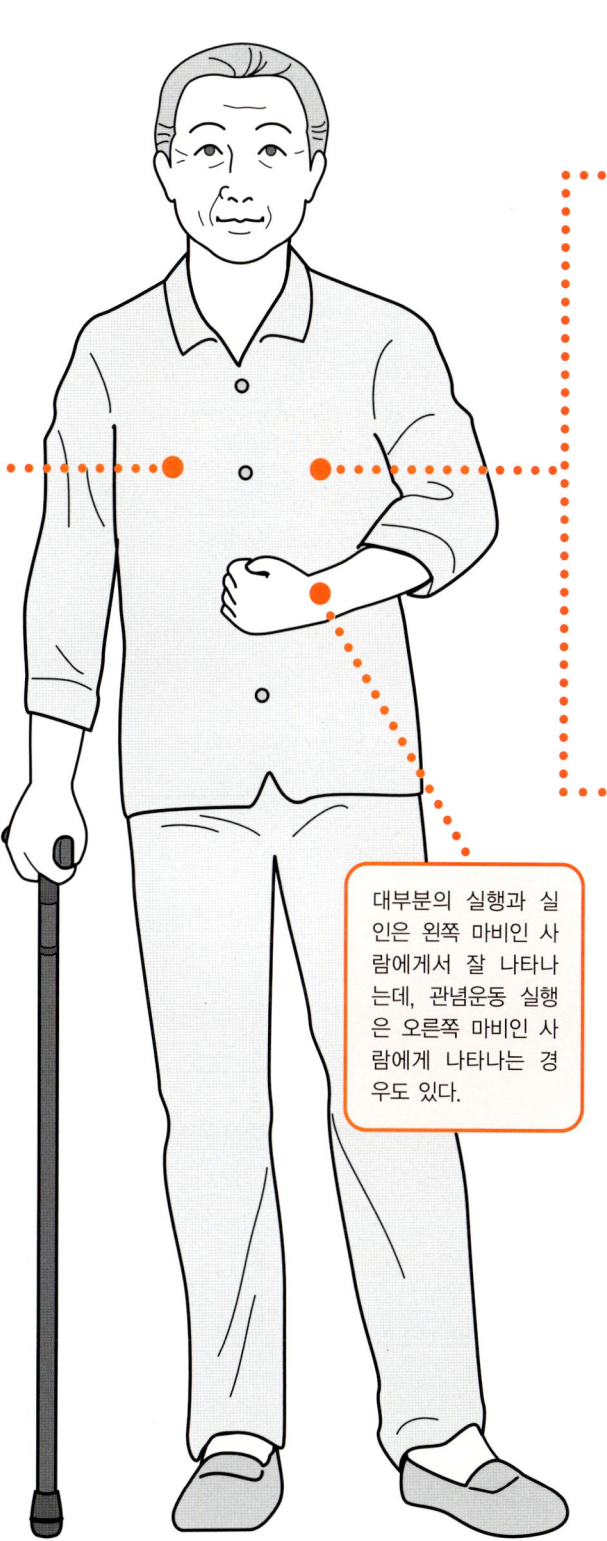

대부분의 실행과 실인은 왼쪽 마비인 사람에게서 잘 나타나는데, 관념운동 실행은 오른쪽 마비인 사람에게 나타나는 경우도 있다.

대응 방법

"그렇게 하면 안 되잖아요?", "왜 못 해요?"라고 말하면 안 된다. '못하는 것을 기분 좋게 케어한다'는 것이 원칙이다.

일부 실행은 주변에서 지시하고 명령하면 못하지만, 무의식 또는 자발적으로 하면 잘 하는 것도 있다. 자발적인 행동을 기다리거나 유도해낸다.

예를 들어, 옷입기 실행인 경우, '정신을 차려보니 옷을 입고 있었다'는 식으로 동작을 이끌어내면 이상적이다. 옷을 입기 좋게 정리해두고, 좌우를 구별할 수 있도록 표시를 해두며, 옷을 갈아입을 때 도와주면서 힌트를 주거나 손을 잡아주는 등 자연스런 케어가 되도록 신경 쓴다.

12-17 반신불수에 따라오는 장애(7)

왼쪽 마비인 사람의 성격 변화

치료보다 발상의 전환이 중요하다

장점을 찾아낸다

케어 현장에서 왼쪽이 마비된 사람을 보면, 일부 성격이 변하는 장애가 있어 보인다. 그래서 가족에게 "옛날부터 이런 성격이었나요?" 물어보면 "아픈 뒤로 사람이 변했다.", "원래도 그랬지만 더 심해졌다."고 한다. 오른쪽 마비인 사람은 실어증이 나타날 가능성은 있지만 성격은 그대로 유지되는 경향이 있다. 그런데 왼쪽 마비인 사람은 성격이 변하는 경우가 있다.

흔히 '자기중심적'이니 '제멋대로'이니 하는 성격의 변화에 다른 사람은 화가 나지만 본인은 천연덕스럽다. 화를 내봐야 이쪽만 손해일 뿐이다. '병 때문'이라고 생각하면 조금은 마음이 편해진다. 생각을 바꾸어 문제점이나 단점이 아니라 좋은 점을 찾아본다. 성격의 장점과 단점은 표리관계에 불과하다. 예를 들어, 신경질적이라면 부정적인 느낌이 강하지만 긍정적으로 해석하면 섬세한 성격의 소유자이다. 왼쪽 마비로 성격 변화가 나타나는 사람에 대해 문제점만 들춰내면 케어 이용자도 건강해질 수 없다. 보는 시각을 바꾸어 장점을 찾아본다. 그리고 장점이 발휘될 수 있는 상황이나 역할을 만든다. 예를 들어, 레크리에이션에서 분위기를 띄우는 역할을 하는 것이다.

변화의 특징

부정적인 면

자기중심적
조회시간에 늦고, 식당에 오는 시간도 일정하지 않다.

이기적
음식의 좋고 싫음이 분명해서 싫어하는 음식이 나오면 손도 안 댄다.

제멋대로
시설에서 다른 노인을 진찰하고 있는 의사를 향해 느닷없이 "의사선생, 타월 좀 집어줘요."라고 말한다.

감정적
조금 주의를 주면 벌컥 화를 내고, 이쪽에서 한마디 하면 10배로 한다.

쓸데없이 참견한다
같은 방을 쓰는 사람에게 젓가락질부터 밥을 먹는 순서까지 일일이 가르치려고 한다.

적당주의
자기 일은 의외로 야무지게 못해서 옷 단추를 잘못 끼고도 태연하다.

고집이 세다
아무리 이치를 따져서 설득해도 잘 받아들이지 않는다. 그야말로 소 귀에 경 읽기다.

사례 장점을 발견한 뒤 활기찬 생활을 하게 된 M씨의 경우

before 시내 병원에서 갑자기 너싱홈에 들어온 M씨(64세 여성)는 이혼 후에 혼자서 아들 하나를 키웠다. 뇌졸중으로 쓰러져서 왼쪽이 마비된 지 약 4개월이 지나 훈련을 통해 일상생활 동작이 점차 회복되었다. 그런데 집으로 돌아가는 문제가 구체적으로 이야기되기 시작하면서 아들의 면회가 중단되고, 동시에 M씨의 문제도 표면화되었다. M씨는 허리가 아프다며 침대에서 벗어나려 하지 않았는데, 말만은 정말 많이 했다. 중요한 볼일도 없는데 몇 번이나 직원을 호출하여 상대의 기분을 거스르는 이야기를 태연하게 하고, 목욕하면 수발하는 방법이 나쁘다고 일주일 정도 불평을 늘어놓았으며, 머지않아 같은 방을 쓰는 사람에게까지 마구 화를 내게 되었다.

장애와 증상을 이해한다 ④

긍정적인 면을 찾는다

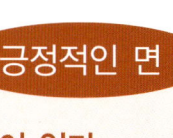

긍정적인 면

주체성이 있다
자발적인 성향과 주체성이 강하다. 자질구레하게 보살피지 않아도 된다.

자기 주장이 강하다
겉과 속이 다르지 않고 정직하며, 개성적이며 독특하고, 무엇을 원하는지 알기 쉽다.

자기 페이스를 지킨다
천진난만하고, 자신의 페이스가 흐트러지지 않는 한 다른 일에 연연해하지 않는다.

밝고 명랑하다
희로애락의 표현이 분명하며, 정서가 풍부하고 솔직해서 파악하기 쉽다.

남을 돌보기를 좋아한다
사교적이고 보살피기를 잘 하며, 다른 사람의 일에도 기뻐하거나 슬퍼한다.

낙천적
사소한 일에 신경 쓰지 않고 대범하며, 마비가 있어도 그다지 걱정하지 않는다.

칭찬 받고 싶어한다
칭찬하면 분발하고, 케어하는 사람이 긍정적으로 대하면 솔직하게 반응하며, 귀염성이 있다.

대응 포인트

● 성격이 변한 것은 장애 탓이므로 화내지 말고 고치려 하지 않는다

● 보는 시각을 바꾼다
부정적인 면 → 긍정적인 면

● 장점을 찾아낸다
장점이 나타날 상황을 설정한다

성격 변화와 실인

왼쪽 마비인 사람의 성격 변화는 실인 | p.254 참조 | 이 성격이나 대인관계로 나타났다고 볼 수도 있다. 예를 들어 '원근감 실인'인 경우, 물리적 원근감뿐만 아니라 인간관계의 심리적 거리감에도 장애가 생기기 때문에 다른 사람과의 거리감을 파악하는 데 조심성이 없다. '전체와 부분의 관계 실인'인 사람은 지금 무엇이 가장 중요한지 상황 판단이 안 되므로 진찰 중인 의사에게 "타월 좀 집어줘요." 한다. 또한, '병태 실인(病態失認)'인 사람은 자신이 병에 걸리지 않았다고 생각하기 때문에, 심한 장애여도 심각하지 않고 낙천적일 수 있다.

12 반신불수 장애를 이해한다

---

after 마침내 전 직원이 회의를 열어 '자기중심적', '이기적'이라는 M씨의 문제점에 대해 이야기했다. 사실 M씨의 행위는 왼쪽 마비인 사람에게 나타나는 성격 변화의 전형적인 사례로 문제점을 드러내 개선하려는 것이 역효과이다. 노인을 변화시키기보다는 오히려 자신이 바뀌는 편이 간단하다. 그래서 '자기중심적→주체성이 있다', '이기적→정직하다' 등으로 장점을 찾아냈으며, 레크리에이션 등에서 그런 장점을 살려 좋은 분위기를 만들어주기로 하였다. 그래서 시험 삼아 레크리에이션에 참가시켰더니 역시 분위기가 크게 바뀌었다. 고리 던지기를 하는 사람을 응원하거나, 고리가 들어가면 자기 일처럼 기뻐했다. 더욱이 "당신 덕분에 즐거웠어요. 다음 주에도 나오세요." 하면, 다음 주부터는 빨리 나오고 혼자서 휠체어를 타는 등 적극적이 되었다. M씨의 장점을 찾아내고 장점이 나타날 기회를 만들어줌으로써 밝고 활기차게 생활할 수 있었다.

12-18
마비된 사람도 할 수 있는 재활훈련(1)

[바로눕기]

활기찬 건강체조

고령자의
재활훈련에도
효과가 있다

언제 어디서나 할 수 있다

이 체조는 뇌졸중으로 반신불수가 된 사람을 위해 만든 것이다.

인간의 자세는 기본적으로, '누워 있기', '바닥에 앉기', '의자에 앉기', '한쪽 무릎을 세우고 앉기', '서 있기' 밖에 없다. 따라서 반신불수인 사람도 이 중에서 취할 수 있는 자세가 있을 것이다. 이 체조는 어떤 자세에서도 할 수 있도록 구성하였다.

주로 스트레칭이나 균형을 잡는 것이지만, 자세를 바꾸는 동작이나 움직임이 있기 때문에 브룬스트롬 회복 단계와 관계가 있고, 중추성 마비의 개선에도 도움이 된다.

한 번에 모두 하지 않고, 시간이 있을 때 조금씩 해본다. 마비가 안 된 사람은 자세 바꾸기나 동작 자체는 쉽게 할 수 있겠지만, 스트레칭 등 도움이 되는 것이 많으므로 누구에게나 권할만한 체조이다.

고관절을 벌린다

❶ 무릎을 세운다

마비된 쪽이 움직이면 다리로 막는다.
이 자세로 30~40초 있는다.

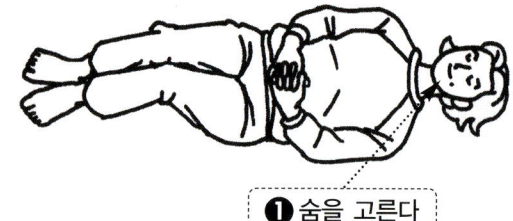

❶ 숨을 고른다

두 다리와 허리를 비튼다

❶ 등뼈 비틀기와 넓적다리 안팎 비틀기

무릎을 한데 모아서 마비된 쪽으로 움직인다. 이 자세로 30~40초 있는다.

❷ 무릎이 바닥에 닿을 때까지 비틀고, 얼굴은 반대쪽을 향한다

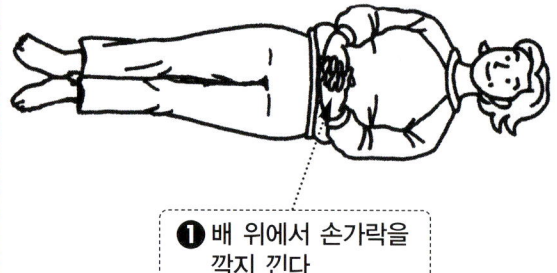

❸ 허리를 비튼 자세를 유지한다

❶ 양쪽 어깨가 바닥에 닿은 상태

어깨를 올린다

❶ 손가락을 단단히 깍지 낀다

손가락을 깍지 끼면 손가락 사이가 벌어진다.

❶ 배 위에서 손가락을 깍지 낀다

고관절을 구부린다

❶ 손가락을 깍지 껴둔다

건강한 쪽부터 한다.

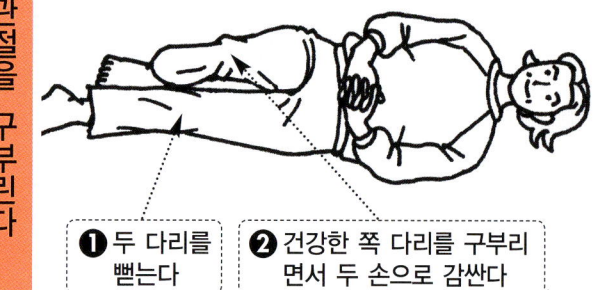

❶ 두 다리를 뻗는다

❷ 건강한 쪽 다리를 구부리면서 두 손으로 감싼다

❷ 천천히 벌린다

다리가 쓰러지지 않도록 주의하면서
천천히 무릎을 벌린다.

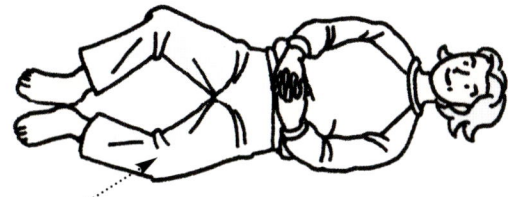

❷ 조금씩 무릎을 벌린다

❸ 내전근(內轉筋) 스트레칭

발바닥을 맞댄다. 다리가 쓰러질 때는
다른 한쪽으로 막는다.

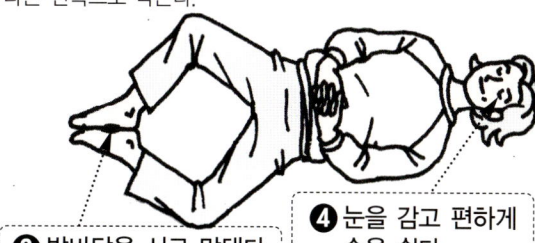

❸ 발바닥을 서로 맞댄다

❹ 눈을 감고 편하게 숨을 쉰다

❷ 무릎을 세우고 쉰다

무릎을 세우고 계속
유지하는 체조이다.

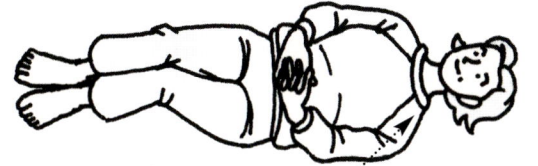

❹ 양쪽 어깨는 바닥에 댄 상태

❸ 등뼈 비틀기와 넓적다리 안팎 비틀기

무릎을 모아서 반대로 움직인다.

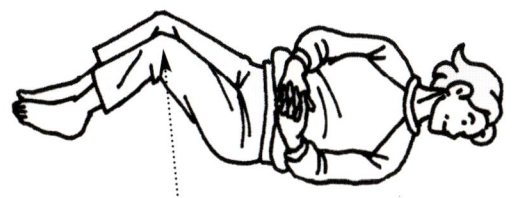

❺ 건강한 쪽으로 두 무릎을 쓰러뜨리고, 같은 운동을 반복한다

❷ 손바닥은 얼굴과 머리를 향한다

손가락을 깍지 낄 수 없을 때는
새끼손가락 쪽을 감싸 잡는다.

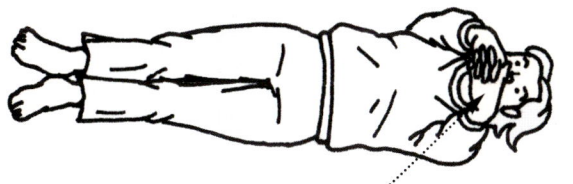

❷ 머리 위로 올린다

❸ 복식호흡

누워 있으면 어깨를 움직이기 쉽다.
이 자세로 30~40초 있다.

❸ 천천히 힘을 빼고

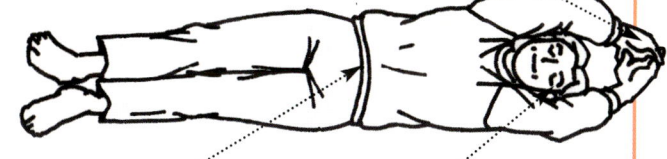

❺ 손을 천천히 배 위에 갖다놓는다

❹ 눈을 감고 같은 자세를 유지한다

❷ 무릎을 구부린다.

반대쪽 다리가 올라가지 않게 하면서
무릎을 완전히 구부린다. 이 자세로
30~40초 있다.

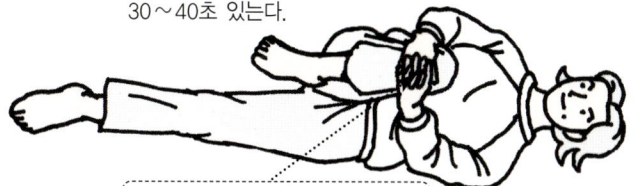

❸ 무릎을 배 쪽으로 끌어당기면서 꽉 안는다

❸ 마비된 쪽 무릎을 구부린다

마비된 쪽은 움직이기 힘들므로 가능하면
대단한 일이다. 케어가 필요할 수도 있다.

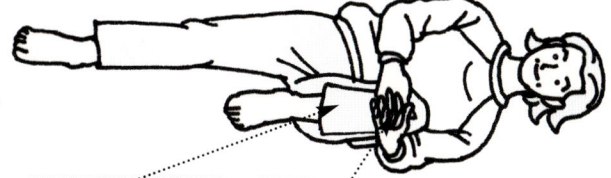

❹ 다리를 천천히 되돌려놓는다

❺ 마비된 쪽의 무릎을 안고, 같은 요령으로 반복한다

12-19
마비된 사람도 할 수 있는 재활훈련(2)

[앉기]

활기찬 건강 체조

일어서기와 걷기 등에 도움이 되는 운동

앉아서 하는 체조

뇌졸중이면 대부분 침대와 휠체어 생활을 한다. 움직이기는 편해서 좋지만 관절을 움직이는 범위가 좁아져서 그만큼 근육, 인대, 관절포(關節包)가 짧아진다. 그래서 스트레칭을 하면 동작이 쉬워진다. 높이가 10㎝인 곳을 올라갈 때 다리를 10㎝ 올리는 것과 15㎝ 올리는 것에는 동작을 할 때 여유가 달라진다.

앉아서 하는 체조는 스트레칭 중심으로 구성하였다. 그 중에는 몸통 또는 고관절을 비트는 것도 있는데 조금씩 해본다.

바닥에서 하는 체조는 바닥에 내려앉는 동작이나 의자로 옮겨 앉는 동작이 힘든 사람에게 적합하다. 아직 바닥에서 생활하는 곳이 많으므로 바닥에서 하는 동작을 연습할 필요가 있다. 바닥에서의 동작은 쓰러질 위험이 없고, 오랜 생활습관과도 맞아서 편안한 마음으로 움직일 수 있다는 장점도 있다.

하지 스트레칭

❶ 발바닥을 본다

발바닥이 보이게 책상다리를 하고 앉은 뒤 발을 아래쪽에서 받치듯이 잡는다. 두 발 모두 한다.

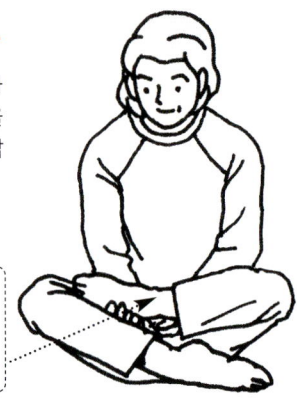

❶ 책상다리를 하고 앉아서 마비된 쪽의 발목을 아래쪽에서 꽉 잡는다

하지 굴근(屈筋) 스트레칭

❶ 무릎이 위를 향하게 한다

건강한 다리에 마비된 다리를 올려서 반 책상다리를 한다. 건강한 손으로 마비된 다리의 무릎이 위를 향하게 한다.

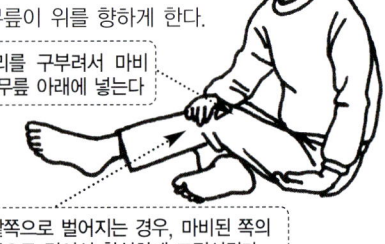

❶ 건강한 다리를 구부려서 마비된 다리의 무릎 아래에 넣는다

❷ 다리가 바깥쪽으로 벌어지는 경우, 마비된 쪽의 무릎을 안쪽으로 밀어서 확실하게 고정시킨다

넓적다리를 벌리기

❶ 어깨와 넓적다리, 허벅지 근육 늘리기

책상다리를 하고 발바닥을 맞댄 뒤 손을 맞잡고 호흡을 고른다.

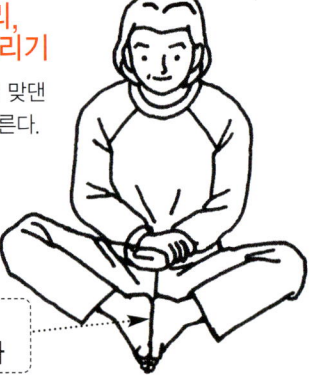

❶ 발바닥을 맞대고 넓적다리를 벌린다

엉덩이 들기와 안쪽 비틀기

❶ 마비된 다리의 무릎을 세우고 넓적다리 안쪽 비틀기

건강한 다리 앞쪽에 마비된 다리의 무릎을 세운다.

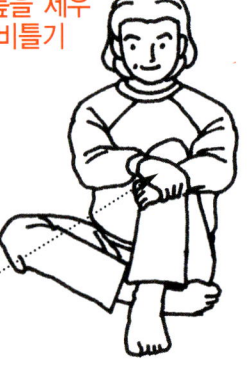

❶ 마비된 다리의 무릎을 세워서 두 손으로 꽉 감싸 잡는다

장애와 증상을 이해한다 ④

12 반신불수 장애를 이해한다

❷ 다리를 들어 올린다
발을 배꼽 부위로 끌어당기듯이 들어 올린다. 30~40초 그대로 있는다.

- ❷ 팔을 배꼽 부위로 당기면서 다리를 올린다
- ❸ 이 자세를 유지한다

❸ 더 높이 올린다
무리가 안 되는 범위 내에서 더 올린다. 균형을 잃지 않도록 주의한다.

- ❹ 좀더 높이 올린다
- ❺ 이 자세를 유지한다
- ❻ 다리를 내린다

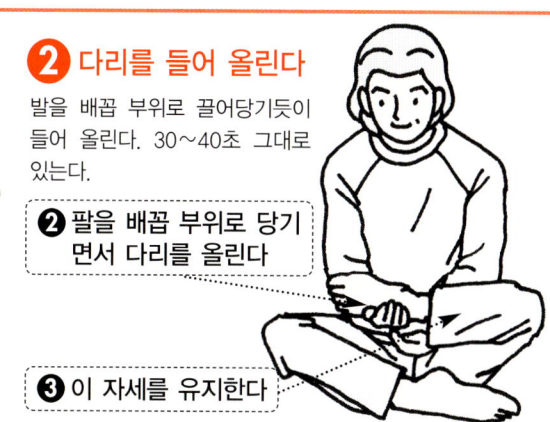
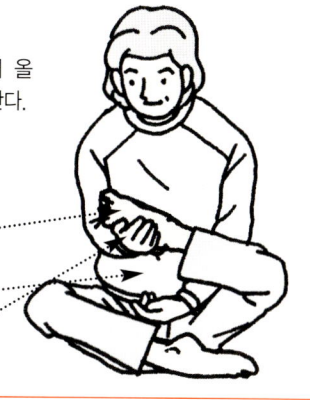

---

❷ 배를 대퇴부에 밀착
시선을 발끝에 두고, 배를 대퇴부에 밀착시켜서 대퇴부 뒤쪽의 근육을 스트레칭 한다.

- ❸ 숨을 내쉬면서 몸을 앞으로 숙인다
- ❹ 같은 자세를 유지한다

❸ 숨을 참지 않는다
숨을 내쉬면서 30~40초 같은 자세로 있는다. 무릎이 구부러지므로 무리가 안 된다.

- ❺ 조용히 몸을 일으킨다

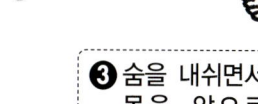
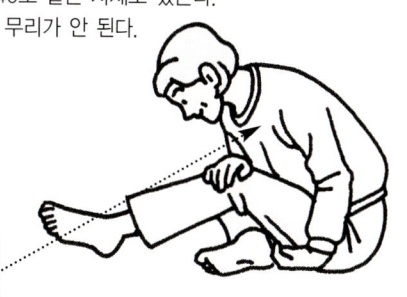

---

❷ 바닥을 노려보듯이
숨을 내쉬면서 몸을 앞으로 숙이고, 바닥을 노려보듯이 하며 두 손을 뻗는다. 30~40초 그대로 있는다.

- ❷ 숨을 내쉬면서 몸을 앞으로 숙인다
- ❸ 같은 자세를 유지한다

❸ 호흡을 고른다
천천히 몸을 일으키고 숨을 고른다. 책상다리가 힘들면 방석을 사용한다.

- ❹ 몸을 일으킨다

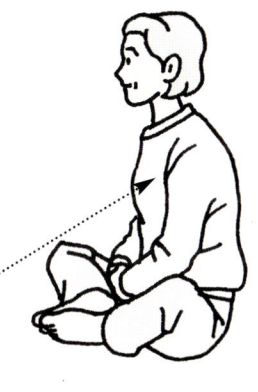

---

❷ 엉덩이를 든다
가능하면 양쪽 어깨를 수평으로 유지한 채 마비된 쪽의 엉덩이를 바닥에서 들어올린다.

- ❷ 몸무게를 건강한 쪽으로 옮겨 싣고, 몸을 들 듯이 마비된 쪽의 엉덩이를 들어 올린다
- ❸ 천천히 내린다
- ❹ 같은 운동을 반복한다

❸ 고관절 안쪽 비틀기
특히, 고관절 안쪽 비틀기는 힘들기 때문에 괴로우면 다리를 뒤쪽으로 뺀다.

- ❺ 무릎을 누른다

❹ 손을 옆에 대고 비틀기
그래도 고통스러우면 손을 바닥에 대고 몸을 건강한 쪽으로 기울이듯이 한다. 쓰러져도 안전하다.

- ❻ 힘들면 손을 옆에 댄다

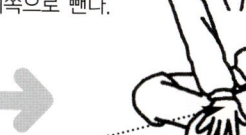
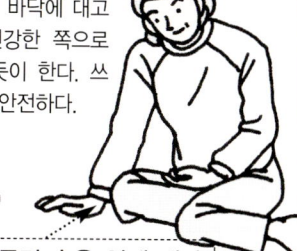

12-20
마비된 사람도 할 수 있는 재활훈련(3)

[의자에 앉기]

활기찬 건강 체조

일어서기와 걷기에 도움이 되는 운동

의자에 앉아서 하는 체조

의자에 앉아서도 다양한 체조를 할 수 있다. 상지(上肢)·어깨·몸통 비틀기·하지(下肢) 운동 등이다. 마비가 되어도 꽤 복잡한 자세를 취할 수 있다.

특히, 왼쪽 마비인 사람은 체 위에 대한 인식이 떨어질 수 있으므로 과감하게 도전해본다. 쭈그려 앉기 운동은 난이도가 높은데, 이 자세를 할 수 있다면 걷는 것도 잘 할 수 있다.

어깨운동 ①

❶ 손가락을 깍지 낀다
손가락을 깍지 끼는 것은 중요한 운동이다. 빠지지 않도록 잘 낀다.
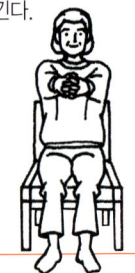

❷ 머리 위로 올린다
손을 천천히 머리 위로 올린다. 머리 위까지 올리면 120점이다.
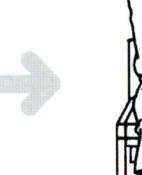

어깨운동 ②

❶ 팔을 겹쳐 어깨를 잡는다
마비된 팔 아래로 다른 팔을 집어넣어 마비된 쪽 어깨를 잡는다.

❷ 한 쪽 팔로 두 팔의 운동을 한다
마비된 쪽의 어깨를 꽉 잡으면 어깨뼈 사이가 넓어진다.
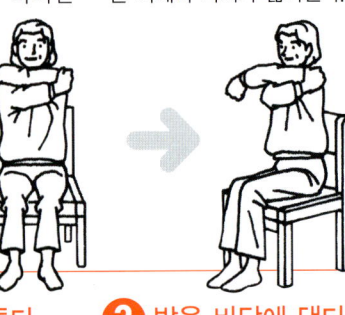

몸을 비튼다

❶ 어깨를 잡고 고정시킨다
마비된 팔 아래로 다른 팔을 집어넣어 마비된 쪽 어깨를 잡는다.
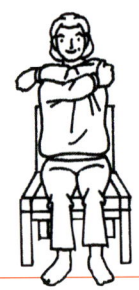

❷ 몸을 비튼다
어깨를 잡고 비틀면 몸을 확실하게 비틀 수 있다.
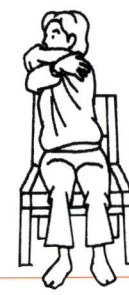

❸ 발을 바닥에 댄다
숨을 내쉬면서 그대로 30~40초 있는다.
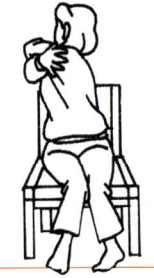

다리를 꼬고 앉아 몸을 비튼다

❶ 건강한 다리를 위로 한다
마비된 다리 위에 건강한 다리를 올려서 완전히 꼬고 앉아 마비된 다리를 누르듯이 한다.
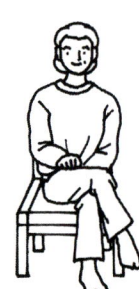

❷ 위쪽의 다리 방향으로 몸을 비튼다
마비된 다리를 꽉 누르고, 위쪽에 있는 다리의 방향으로 몸을 비튼다.
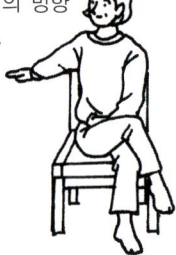

❸ 머리 뒤로 한다
머리 뒤까지 돌아가면 150점. 손바닥이 머리 쪽을 향한다.

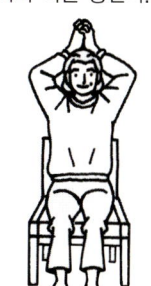

❹ 가슴을 편다
가슴을 펴서 대흉근을 늘인다. 조금 도와주면 하기 쉽다.

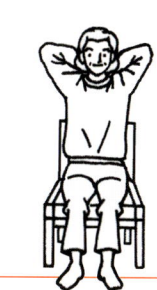

❺ 원위치로 돌아온다
30~40초 그대로 있다가 천천히 원위치로 돌아온다.

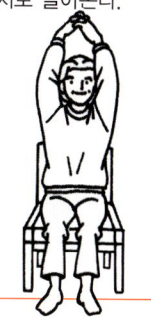

쪼그려 앉기 운동

❶ 발뒤꿈치를 바닥에 댄다
손을 앞으로 내밀어 균형을 잡고 쪼그려 앉는다.

❶ 어깨넓이로 다리를 벌리고 서서 두 손을 앞에서 깍지 낀다

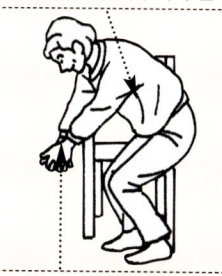

❷ 두 손을 앞으로 뻗으면서 무릎을 구부리고 쪼그려 앉는다

❸ 그대로 올린다
어깨를 잡고 마비된 팔을 밀어 올리듯이 든다.

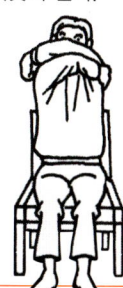

❹ 원위치로 돌아온다
2~3회 반복한 뒤 원위치로 돌아온다.

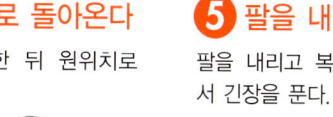

❺ 팔을 내린다
팔을 내리고 복식호흡을 하면서 긴장을 푼다.

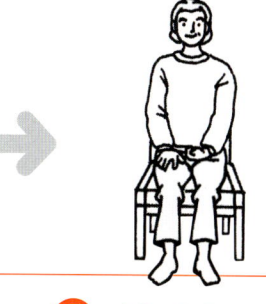

❷ 완전히 쪼그리고 앉는다
발뒤꿈치를 바닥에 확실하게 붙인다. 무엇인가 잡아도 괜찮다. 30~40초 그대로 있다.

❸ 완전히 쪼그리고 앉는다

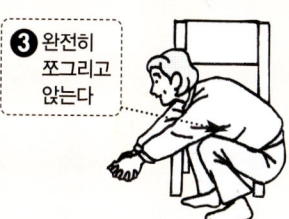

하지 스트레칭

❶ 반가부좌를 한다
발을 수평으로 발바닥이 보이게 올리고, 발가락관절을 움직인다.

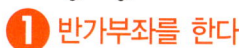

❷ 다리를 올린다
다리 아래쪽에 손을 넣어서 배꼽 쪽으로 다리를 들어올린다.

❸ 더 높이 올린다
위로 조금 더 올린다. 그대로 30~40초 있다.

❸ 일어선다
천천히 일어선다. 입식 생활을 하는 사람에게는 힘든 체조이다. 1일 1회.

❹ 천천히 일어선다

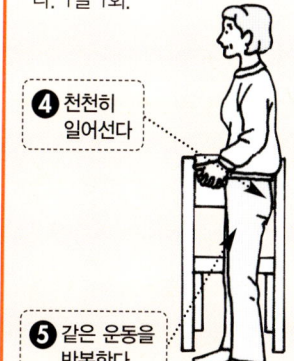

❺ 같은 운동을 반복한다

❸ 뒤를 향한다
숨은 멈추지 말고 30~40초 그대로 있다.

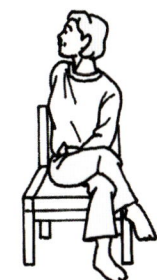

❹ 손을 사용한다
마비된 다리를 위로 했을 때는 손으로 그 다리의 안쪽을 누른다.

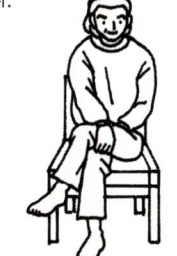

❺ 몸을 비튼다
위에 있는 다리의 방향으로 얼굴을 돌리고, 그 방향으로 몸을 비튼다.

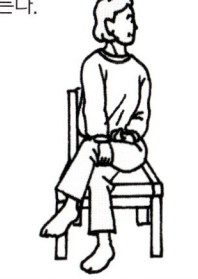

13장

파킨슨병 환자를 이해한다

13-1 파킨슨병이란 (1)

3대 주요 증상

근육이 굳어서 일상생활이 곤란하다

구부리는 근육이 굳는다

파킨슨병은 뇌 속의 도파민이 부족해서 생기는 병이다. 근본적인 치료법이 없기 때문에 약물에 의한 대중요법(병의 증세에 따른 치료법)이 이루어진다. 증상의 특징은 '고축(固縮, 근육이 굳는 증상), 동작 완만, 진전(振顫, 떨림)'이 있으며, 이것이 파킨슨병의 3대 주요 증상이다.

이 중에서 일상생활에 크게 지장을 주는 것은 '고축'이다. 고축은 구부리는 근육 쪽에서 강하게 일어나기 때문에 앞으로 숙여지는 구부정한 특유의 자세가 된다.

또한 '움직임이 적어지고 점차 느려지는 증상(동작 완만)' 때문에, 몸을 움직이려고 해도 좀처럼 처음에 동작을 취하기가 어렵다. 몸을 움직이는 데 강한 의지와 힘이 필요하며, 아주 평범한 자세를 유지하기도 어렵다.

마지막으로 '진전(떨림)'은 눈에 잘 띄는 증상이다. 아무것도 하지 않고 있을 때 떨리고, 의식적으로 무엇인가 하려고 하면 멈추기 때문에, 증상이 가벼울 때는 일상생활동작이 곤란한 경우는 드물다.

파킨슨병 특유의 증상

❶ 근육이 굳는다(고축)
앞으로 구부정한 자세가 되고, 그 밖에 얼굴 근육이 굳어서 무표정해 보이거나, 입·혀·목 등의 근육이 굳어서 구음장애나 침 흘림·연하장애 등이 나타나는 사람도 있다.

등이 굽어 앞으로 구부정한 자세가 된다
허리와 등, 목이 굽어서 앞으로 구부정한 자세가 된다.

팔이 굽고, 가슴에 붙는다
고축 때문에 팔이 구부러지고 겨드랑이 아래가 조여지며 가슴에 붙게 된다.

❷ 움직임이 적어지고 느려진다(동작 완만)
몸을 움직이려고 해도 처음 동작이 잘 안 된다. 걸으려고 해도 첫발을 잘 내딛지 못하고, 걷기 시작하면 잘 걷지만 이번에는 속도가 점점 빨라져서 멈춰지지 않는다.

❸ 손발이 떨린다(진전)
떨림은 어느 한쪽 손가락 끝에서 시작되는 경우가 많고, 손목이나 다른 한쪽 손, 그리고 턱이나 다리까지 떨리는 경우가 있다.

손을 쥐었다 펴기가 힘들다
손목은 손등 쪽으로 굽고, 손은 주먹을 쥔 것처럼 된다.

무릎이 굽고 안짱다리가 된다
무릎이 구부러져 좌우가 붙고, 발과 발 사이는 벌어져서 안짱다리가 된다.

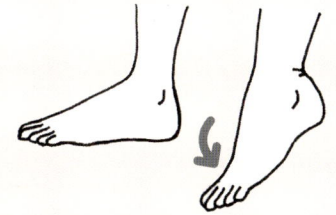

발뒤꿈치가 뜨고 까치발로 서게 된다.

발목만 발끝을 쭉 뻗듯이 펴지므로 발뒤꿈치가 떠서 까치발이 된다.

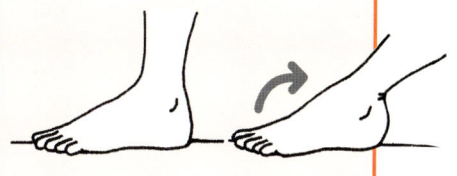

발뒤꿈치를 바닥에 고정시키면 몸이 뒤로 쓰러지려고 하므로, 점점 더 앞으로 구부정한 자세가 될 수밖에 없다.

이런 사람이 잘 걸린다!?

도파민은 색소 침착과 관계가 있기 때문에, 파킨슨병은 백인에게 많고 유색인종에게는 드물다고 알려져 있다. 실제로 파킨슨병 환자들을 보면 피부가 하얀 사람이 많다.

장애와 증상을 이해한다 ④

13 파킨슨병 환자를 이해한다

13-2 파킨슨병이란 (2)

소홀해지기 쉬운 주요 증상

자율신경 증상도 있다는 것을 알아둔다

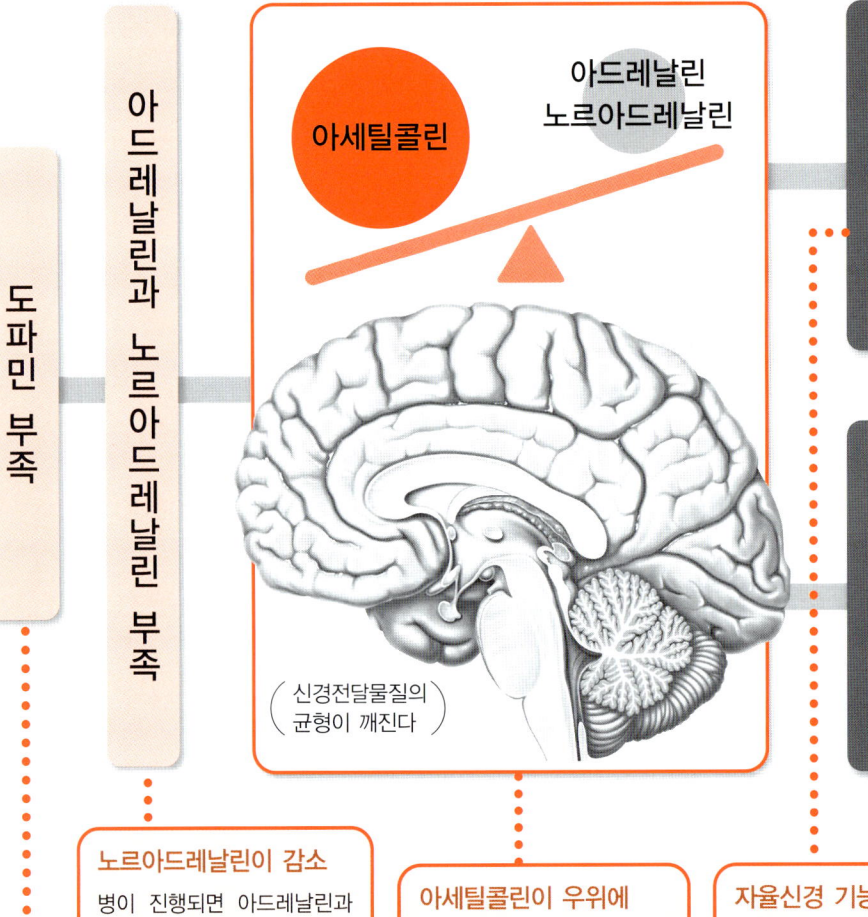

왜 전신 증상이 일어날까

도파민 부족
- **뇌 속에 도파민이 감소**: 파킨슨병에서는 뇌 속의 신경전달물질인 도파민이 부족하다.

아드레날린과 노르아드레날린 부족
- **노르아드레날린이 감소**: 병이 진행되면 아드레날린과 노르아드레날린도 부족하다.

(아세틸콜린 / 아드레날린 노르아드레날린 — 신경전달물질의 균형이 깨진다)

자율신경에 미치는 영향
- **아세틸콜린이 우위에**: 신경전달물질인 아드레날린과 노르아드레날린은 감소하지만, 뇌 속의 아세틸콜린의 양은 변하지 않기 때문에 상대적으로 아세틸콜린의 기능이 강해진다.

운동신경에 미치는 영향
- **자율신경 기능**: 자율신경에는 교감신경과 부교감신경이 있어서, 서로 균형을 유지하며 내장과 혈관 기능을 조절한다.

눈에 보이지 않는 전신 증상도 나타난다

파킨슨병의 주요 증상으로 자율신경 증상이 있다는 것은 별로 알려져 있지 않다. 주변에 조금 전까지 '덥다'고 하다가 에어컨을 켜면 이번에는 '춥다'고 하는 사람은 없는지? 파킨슨병을 앓는 사람은 자율신경의 균형이 깨져서 체온 조절이 잘 안 된다. 때문에 온도나 습도에 민감하고, 더웠다 추웠다 한다.

파킨슨병은 뇌 속의 신경전달물질(운동이나 감각 등에 관한 정보를 신경세포에서 신경세포로 전달하는 화학물질)인 도파민이 부족해서 생기는 병이다. 그리고 병이 진행됨에 따라 같은 신경전달물질인 아드레날린이나 노르아드레날린의 분비도 감소한다. 이것들은 아세틸콜린이란 신경전달물질과 상대되는 것으로 자율신경이나 운동신경의 기능에 관여한다. 아드레날린과

장애와 증상을 이해한다 ④

13 파킨슨병 환자를 이해한다

교감신경과 부교감신경의 균형이 깨지고, 아세틸콜린의 작용으로 부교감신경의 기능이 강해진다.

자율신경의 증상
- 심박수가 적어진다
- 체온 조절이 불가능해진다
- 멀리 있는 경치가 흐릿해 보인다
- 어두운 곳에서 눈이 잘 안 보인다
- 침을 흘린다
- 땀이 난다

근육의 수축·이완의 균형이 깨지고, 아세틸콜린의 작용으로 근육이 수축된다.

동작이 적어지고 느려진다
- 근육이 굳는다
- 손과 다리, 몸이 굽은 특유의 자세가 된다
- 운동기능 장애

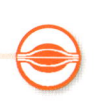

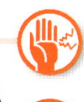

약효가 너무 강해서 반대 증상이 나올 수도 있다
먼 곳의 경치가 흐릿하게 보이고 침이 나오지 않아 입 안이 마르는 등 반대 증상이 나타나는 경우, 약효가 너무 지나치기 때문일 수 있다. 더욱이 약효가 너무 강하면 교감신경의 기능이 너무 강해져서 흥분 상태가 되거나, 바닥에 벌레가 기어 다니는 것처럼 보이는 등 환각 증상이 생길 수도 있다. 이럴 때는 곧바로 의사와 상담한다.

발한도 증상 중 하나이다
땀이 나는 것은 교감신경의 작용이므로 파킨슨병의 증상이 아닌 것처럼 생각하는데, 발한은 교감신경의 작용 중에서도 아세틸콜린의 기능에 의해 생기기 때문에 파킨슨병의 증상으로 나온다.

노르아드레날린의 부족으로 길항관계에 있는 아세틸콜린의 작용이 상대적으로 강해진다. 또한, 도파민은 아세틸콜린의 방출을 억제하는 기능이 있는데, 도파민의 부족으로 아세틸콜린이 지나치게 많이 분비되는 경우도 있다. 그 결과 신경 전달물질의 균형이 깨지고, 자율신경과 운동신경이 모두 영향을 받는다.

아세틸콜린의 기능이 강해진 결과, 자율신경에서 부교감신경(밤에 안정을 취하고 있을 때의 신경)의 작용이 강해져 여러 가지 전신 증상이 나타난다. 또한, 운동신경에서는 근육을 수축시키는 작용이 강하게 나타난다. 특히, 구부리는 쪽의 근육이 굳기 때문에 앞으로 구부정한 자세가 된다.

한편, 노인은 시설에서 1인실보다 여럿이 쓰는 방을 좋아하는 경우가 많은데, 파킨슨병 환자는 온도나 습도를 그때마다 조절할 수 있는 1인실이 알맞다.

13-3 파킨슨병 환자에 대한 오해(1)

계단은 올라갈 수 있는데

몸을 비틀지 못하므로 돌아눕지 못한다

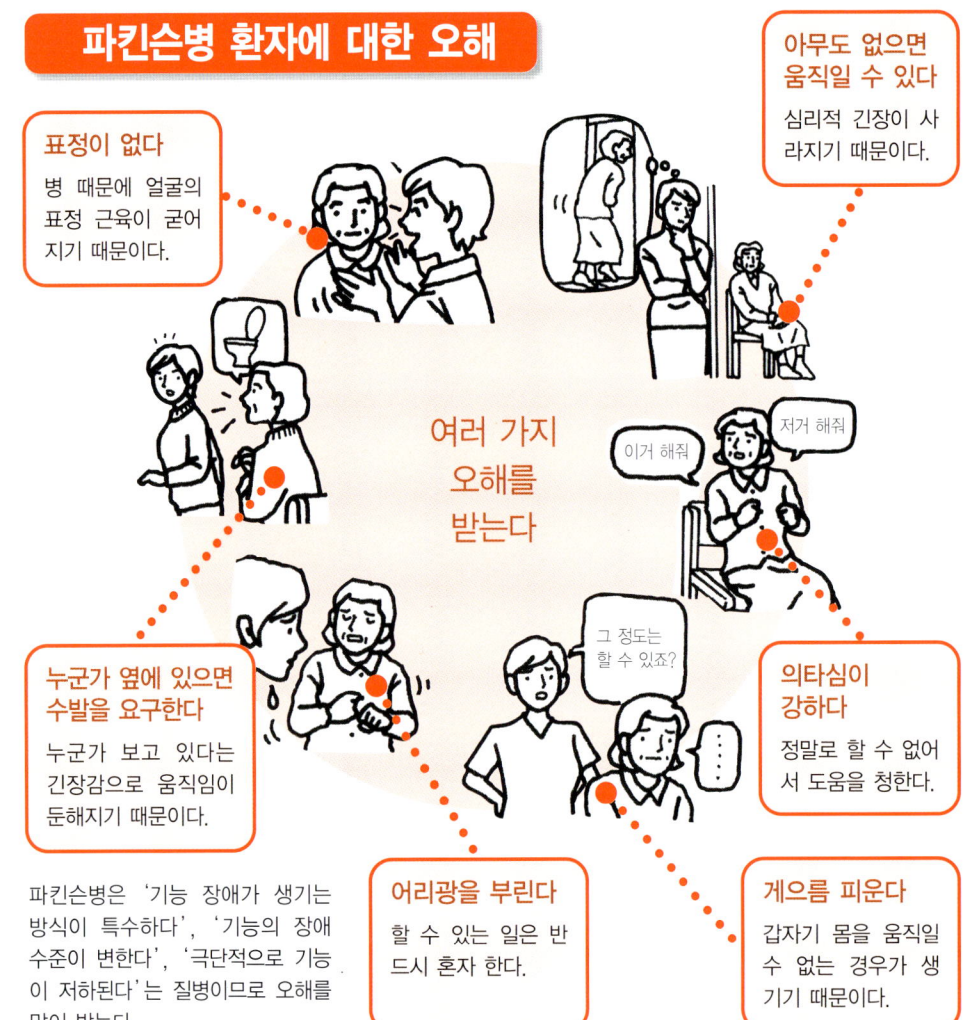

파킨슨병 환자에 대한 오해

표정이 없다 — 병 때문에 얼굴의 표정 근육이 굳어지기 때문이다.

아무도 없으면 움직일 수 있다 — 심리적 긴장이 사라지기 때문이다.

누군가 옆에 있으면 수발을 요구한다 — 누군가 보고 있다는 긴장감으로 움직임이 둔해지기 때문이다.

의타심이 강하다 — 정말로 할 수 없어서 도움을 청한다.

어리광을 부린다 — 할 수 있는 일은 반드시 혼자 한다.

게으름 피운다 — 갑자기 몸을 움직일 수 없는 경우가 생기기 때문이다.

여러 가지 오해를 받는다

파킨슨병은 '기능 장애가 생기는 방식이 특수하다', '기능의 장애 수준이 변한다', '극단적으로 기능이 저하된다'는 질병이므로 오해를 많이 받는다.

병을 바르게 이해한다

간호나 케어에 종사하는 사람들에게 오해를 많이 받는 병이 파킨슨병이다. 표정 근육이 굳어진 것을 '감정이 없다'고 하는 것도 그 중의 한 예이다. 심지어 이보다 더한 오해도 있는데, 예를 들어 '파킨슨병 환자는 응석받이다', '의타심이 강하다', '혼자 할 수 있는데도 도움을 청한다', '누군가 옆에 있으면 도움을 청하지만 아무도 없을 때는 혼자서도 잘 한다' 등이다.

이러한 오해나 단정은 파킨슨병에 대해 잘 모르기 때문이다. 실제로 파킨슨병 환자는 특수한 장애 때문에 오해를 받기 쉽다. 따라서 파킨슨병에 걸리기 전의 성격을 생각해본다. 오히려 응석부리는 일이 적고, 자립심이 강한 사람이 많지 않을까. 우선 파킨슨병에 대한 올바른 이해가 필요하다. 이것이 훌륭한 케어의 전제 조건이다.

즐겁게 수발한다

파킨슨병 환자가 도움을 부탁하면 기분 좋게 수발하는 것이 중요하다. 스스로 할 수 없기 때문에 도움을 요청하는 것이다. 그리고 할 수 있는 일을 부탁한 경우에도 역시 마찬가지로 따라 준다. 그럴 때는 수발 이외의 것, 예를 들어 안심하고 의지하기를 원하는지도 모른다. 매번 수발하는 것은 무리이지만, 가끔씩은 수발해주는 것이 좋다. 안심하고 의지할 수 있어야 자립도 할 수 있다.

오해 받는 이유① 기능 저하의 특이성

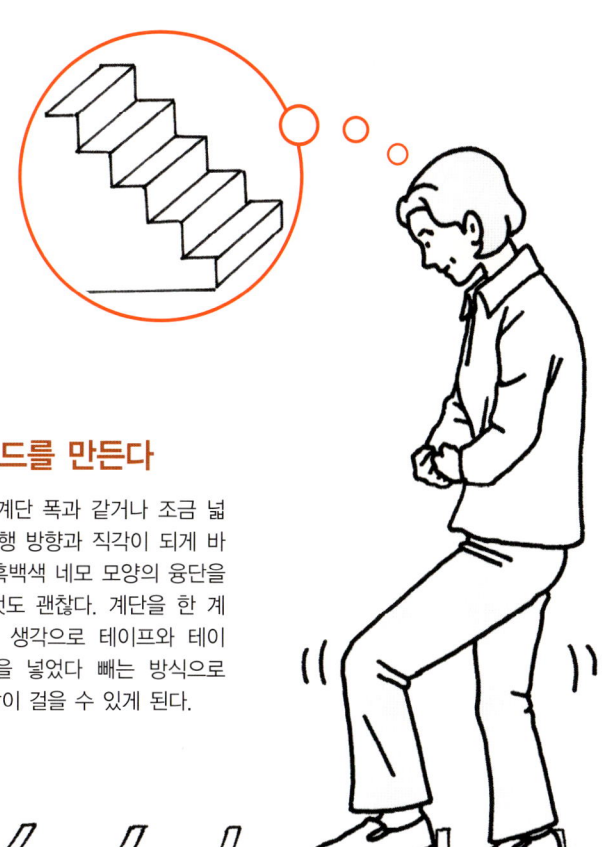

파킨슨 로드를 만든다

컬러테이프를 계단 폭과 같거나 조금 넓게(약 25㎝) 진행 방향과 직각이 되게 바닥에 붙인다. 흑백색 네모 모양의 융단을 바닥에 까는 것도 괜찮다. 계단을 한 계단씩 오른다는 생각으로 테이프와 테이프 사이에 발을 넣었다 빼는 방식으로 반 정도의 사람이 걸을 수 있게 된다.

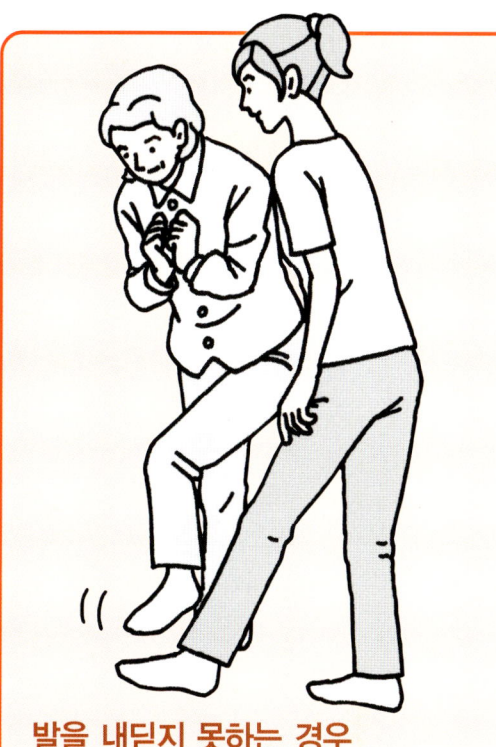

발을 내딛지 못하는 경우

케어 이용자가 걸어가다 걸음을 멈추면, 케어하는 사람은 자신의 발을 '장애물'처럼 케어 이용자의 발 앞쪽에 내민다. 장애물을 넘는 기분이 되게 발을 앞으로 내밀면 잘 걷는 경우가 있다. 그 밖에 ①속도가 빨라지지 않도록 작은 목소리로 '하나, 둘, 하나, 둘' 하면서 발을 내민다, ②신발 바닥에 징을 박아 '뚜벅뚜벅' 하는 소리의 간격을 일정하게 유지하게 하면서 걷는다. 이런 연구를 통해 잘 걸을 수도 있다.

몸을 비트는 기능을 잃는다

파킨슨병 환자가 오해를 잘 받는 가장 큰 이유는 기능 저하의 특이성 때문이다.

예를 들면, 똑바로 걸을 수 있는데 서 있는 상태에서 몸의 방향을 바꾸지 못한다. 이것은 몸을 비트는 기능을 잃었기 때문이다. 우리는 걸을 때 '상반신은 오른쪽, 하반신은 왼쪽 →반대 동작→반복'이라는, 비틀기를 이용한 동작을 무의식적으로 하고 있다. 그러나 파킨슨병 환자는 비틀기 기능을 잃었기 때문에 '똑바로 걸을 수 있는데 몸을 구부리지 못한다', '보폭이 작다', '손을 흔들지 않는다' 등의 증상이 생긴다. 또한, 돌아눕기 동작은 몸의 비틀기를 이용하는 가장 대표적인 예이다. 때문에 파킨슨병 환자는 돌아눕기를 아주 못한다.

한편 계단을 척척 올라가거나, 아무것도 없는 곳에서는 잘 걷다가 도중에 걸음을 멈춰버리는데 장애물이 있으면 넘어서 계속 갈 수 있는 사람이 적지 않다. 의식하고 장애물을 넘는다는 것은 자신이 있는 것이다.

그렇다면 혼자서 할 수 없는 일을 요구하기보다 오히려 할 수 있는 일을 하게 하고 이를 이용한다. 즉, 돌아누울 때는 수발하지만, 계단은 혼자서 오르게 한다. 그래서 계단을 오를 수 있는 능력을 잘 활용한다. 침실에서 화장실까지, 거실에서 현관까지 등 집 안의 복도에 계단 폭으로 컬러테이프를 붙여서 '계단과 비슷한 상태'를 만든다. 이것을 파킨슨 로드(road)라고 하는데, 이것으로 병을 앓는 절반 정도의 사람들이 잘 걸을 수 있게 된다.

13-4 파킨슨병 환자에 대한 오해(2)

조금 전까지 할 수 있었는데

여러 가지 원인으로 증상에 기복이 생긴다

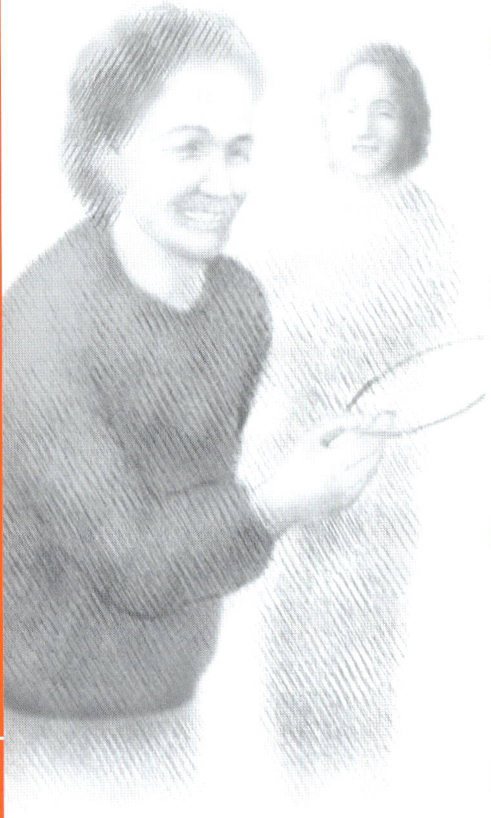

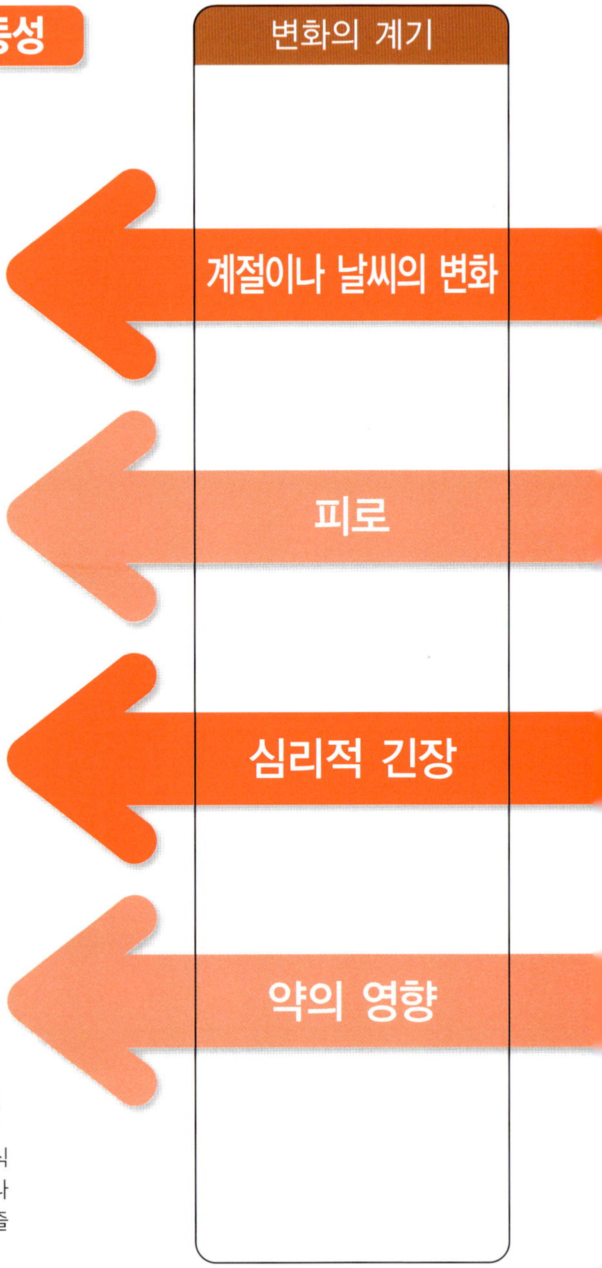

오해 받는 이유 ② 기능의 변동성

변화의 계기
- 계절이나 날씨의 변화
- 피로
- 심리적 긴장
- 약의 영향

도와주지 않아도 움직일 수 있다
몸 상태가 좋을 때는 표정도 풍부하고, 대화도 식사도 할 수 있으며, 혼자 걸을 수도 있다. 체조나 놀이 리테이션1 [p.42 참조]에도 참가하고 즐거워 보인다.

기능의 정도가 크게 변한다

조금 전까지 잘 걷던 사람이 갑자기 걷지 못하고, 반대로 지금까지 잘 걷지 못하던 사람이 갑자기 잘 걷기 시작한다. 이와 같이 어떤 계기로 할 수 있는 수준이 크게 변해버리는 '기능의 변동성'도 파킨슨병 환자가 오해를 받기 쉬운 원인 중 하나이다.

기능이 변하는 원인으로는 계절이나 날씨의 변화, 피로, 심리적 긴장, 약의 영향 등을 들 수 있다. 예를 들어, 장마철로 접어들면 침대에서만 생활하게 되고, 추운 겨울에는 근육이 굳는 등 계절에 따라 기능이 극단적으로 바뀌는 사람이 있다. 또한, 오전 중에는 아무렇지도 않던 사람이 갑자기 오후에는 전혀 걷지 못하는 등 기능의 변동이 하루 중에 일어날 수도 있으며 [일중변동(日中變動)], 이것은 피로 때문인 경우가 많다. 파킨슨병 환자는 근육이 굳어서 움직이기 힘들어

장애와 증상을 이해한다 ④

13 파킨슨병 환자를 이해한다

변화의 내용

→ 고온다습한 날씨에 약하고, 겨울에 추우면 몸 상태가 좋지 않다.

→ 오전에는 걸었는데, 오후가 되면 갑자기 걸을 수 없게 된다.

→ 사람이 보고 있으면 몸이 움직이지 않는다.

→ 약효가 떨어지자마자 몸을 전혀 움직일 수 없게 된다.

'할 수 있다 → 할 수 없다', '할 수 없다 → 할 수 있다'처럼 기능의 장애 정도가 달라진다.

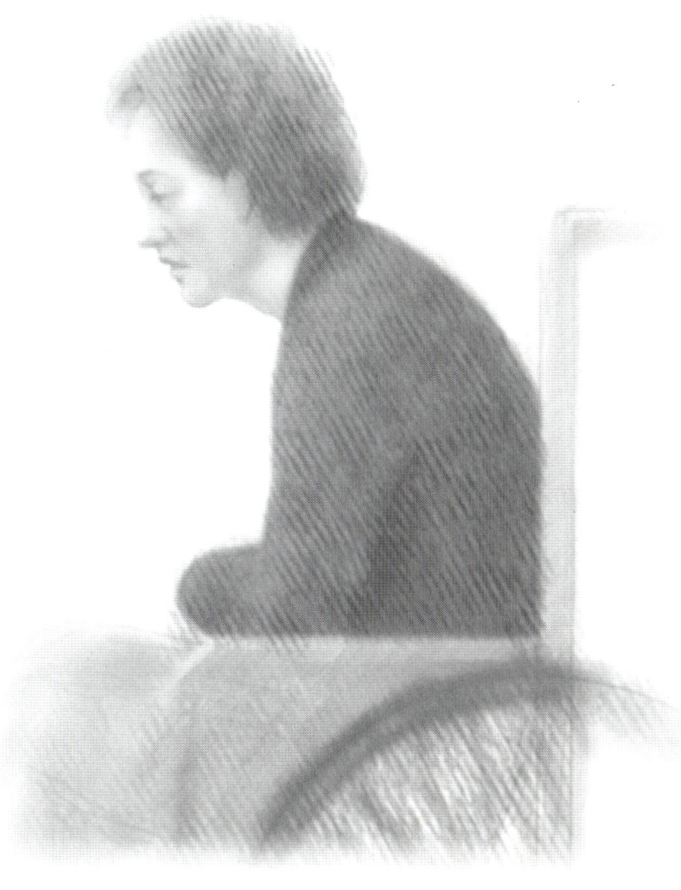

휠체어에 의지하는 전체 케어

표정을 잃고 몸은 굳어 손가락 하나 움직이지 못하며, 휠체어도 밀어주어야 하는 상태이다. 한 마디 말도 못하고 도와주지 않으면 식사도 못한다.

보통 사람보다 쉽게 피로하며, 피로하면 더욱더 근육이 굳어지기 때문이다. 옆에 누가 있으면 움직이지 못하는데 아무도 없으면 잘 움직이는 것은, 누군가 보고 있다는 심리적 긴장감이 움직임을 나쁘게 만든다. 또한, 약이 효과가 있는지 어떤지에 따라 일중변동이 나타나는 경우도 적지 않다.

이런 것들이 모두 파킨슨병에 나타나는 특유의 증상이다.

약에 의한 일중변동

오래 약을 복용하는 사람 중에는 약이 효과가 있을 때와 없어졌을 때 기능 차이가 크다. 파킨슨병의 약은 하루에 복용하는 양만 바꾸지 않으면 복용 시간은 조절해도 된다.

그래서 데이서비스에서 점심식사를 즐기려는 경우에는 점심 때 약효가 있도록 먹는 시간을 조정하는 등, 파킨슨병 환자가 가장 즐기려는 시간대나 자립하고 싶은 시간대에 약효가 가장 커지도록, 의사와 상담하여 약을 먹는 방법도 생각하면 좋다.

13-5 파킨슨병 환자에 대한 오해(3)

갑자기 휠체어로 전체 케어를 하게 된다

극단적인 변화를 이해한다

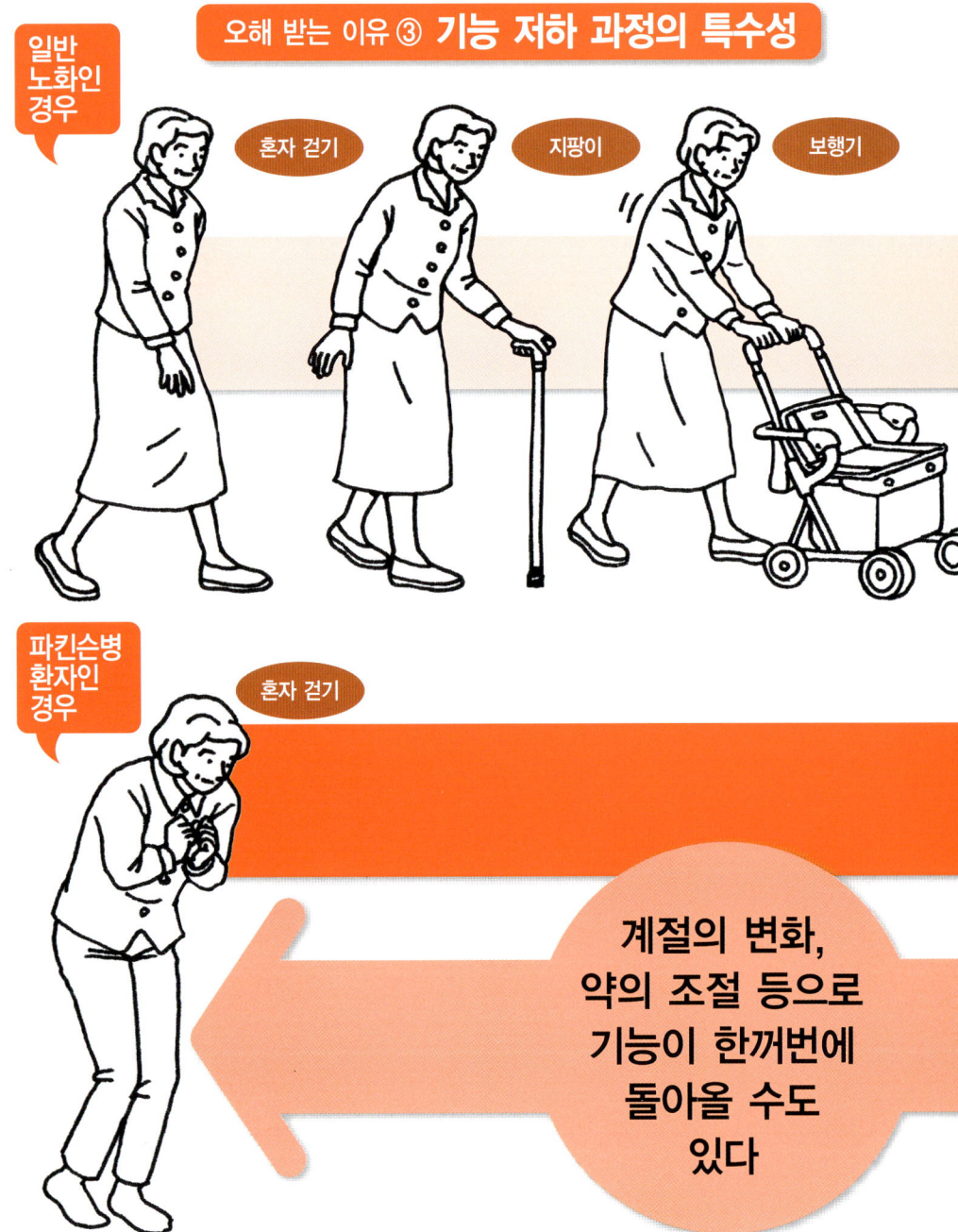

오해 받는 이유 ③ **기능 저하 과정의 특수성**

일반 노화인 경우: 혼자 걷기 → 지팡이 → 보행기

파킨슨병 환자인 경우: 혼자 걷기

계절의 변화, 약의 조절 등으로 기능이 한꺼번에 돌아올 수도 있다

극단적인 기능 저하

걷기나 이동 같은 기능은 보통 사람은 노화와 함께 10년, 20년에 걸쳐 서서히 저하된다. 그 과정은 단계적으로 처음에는 혼자 걸을 수 있었는데 지팡이를 사용하고, 다음에는 보행기에 의존하며, 그것도 힘들어지면 휠체어를 사용하게 된다. 휠체어도 처음에는 혼자 힘으로 움직였는데 마지막에는 전체 케어를 받듯이, 역시 단계를 밟아서 기능이 저하된다.

그런데 파킨슨병 환자의 경우에는 혼자 걷기에서 단숨에 휠체어로 전체 케어를 받게 되는 경우가 있다. 게다가 계절의 변화나 약의 조절 등으로 상태가 좋을 때는 다시 단숨에 혼자 걸을 수 있는 상태로 돌아오거나 한다. 즉, 기능 저하 과정이 매우 특수하다. 그러나

장애와 증상을 이해한다 **4**

13 파킨슨병 환자를 이해한다

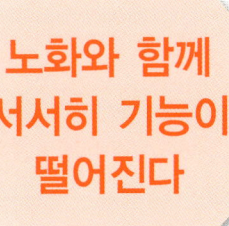
노화와 함께 서서히 기능이 떨어진다

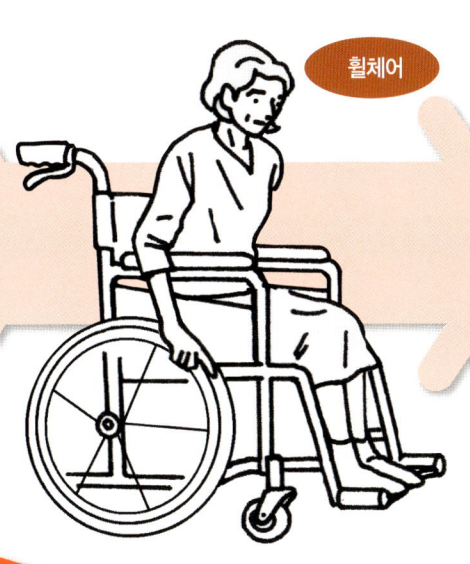
휠체어

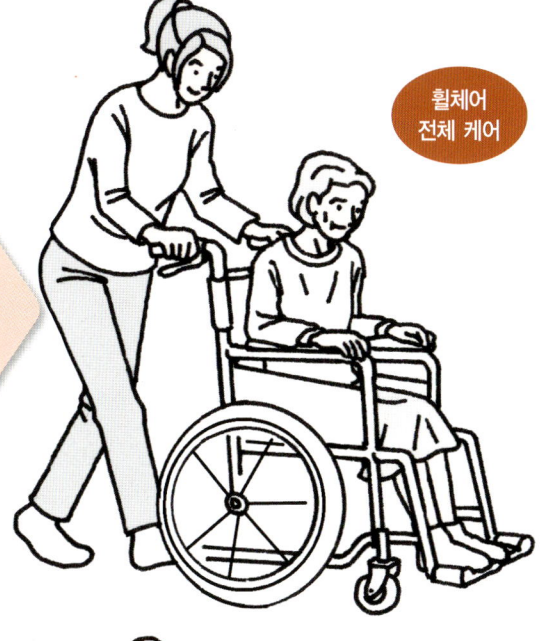
휠체어 전체 케어

일반 노화와 달리 한꺼번에 기능이 떨어질 수 있다

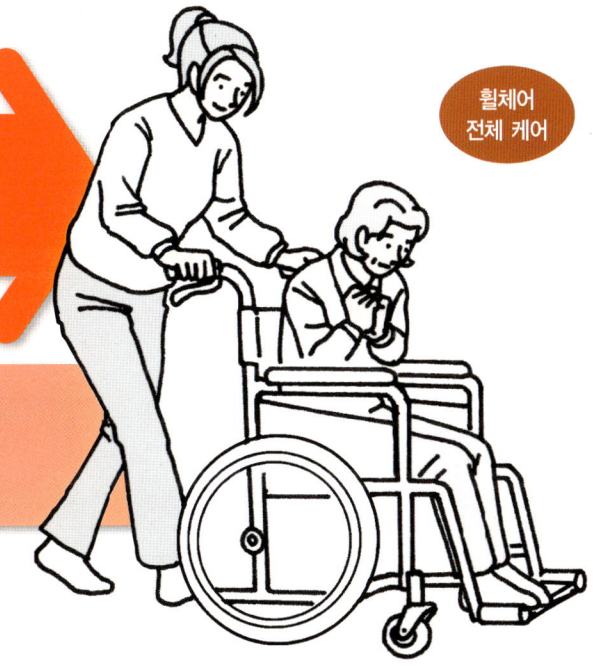
휠체어 전체 케어

 지팡이는 잘 사용하지 못한다
지팡이나 보행기는 팔을 펼 수 있어야 비로소 사용할 수 있는 도구이다. 파킨슨병 환자는 펴는 근육보다 구부리는 근육이 굳어지기 때문에, 긴장하면 할수록 팔이 굽는다. 따라서 지팡이를 혼자 힘으로 사용하기가 매우 어렵다. 휠체어도 마찬가지이다.

주위 사람들은 '어제까지 혼자 걸었는데 오늘은 전혀 걷지 못한다'는 극단적인 변화를 좀처럼 이해하지 못한다. 때문에 파킨슨병 환자를 '의욕이 없다', '응석 부린다' 등으로 오해하는 것이다.

파킨슨병 환자는 누워서만 지내다가 상태가 좋아지면 단숨에 혼자 걷는 상태로까지 돌아온다. 그 특수성을 이해하여 케어를 원할 때는 기꺼이 들어준다.

질병인가, 노화인가
지금은 파킨슨병의 진행을 억제하는 좋은 약이 개발되어 휠체어를 이용해 전체를 케어해야 하는 일이 적어지고 있다. 파킨슨병 환자인 U씨(90세 여성)는 휠체어 신세를 지게 되었는데, '병 때문이라기보다는 나이 탓인가' 하고 웃었다. 어느 쪽이든 파킨슨병 환자가 '걷지 못하겠다'고 하면 정말 걸을 수 없는 것이므로 기분 좋게 도와준다.

13-6 파킨슨병 환자의 생활 케어(1)

평생 함께할 주치의를 찾는다

환자, 의사, 케어하는 사람의 삼위일체가 중요하다

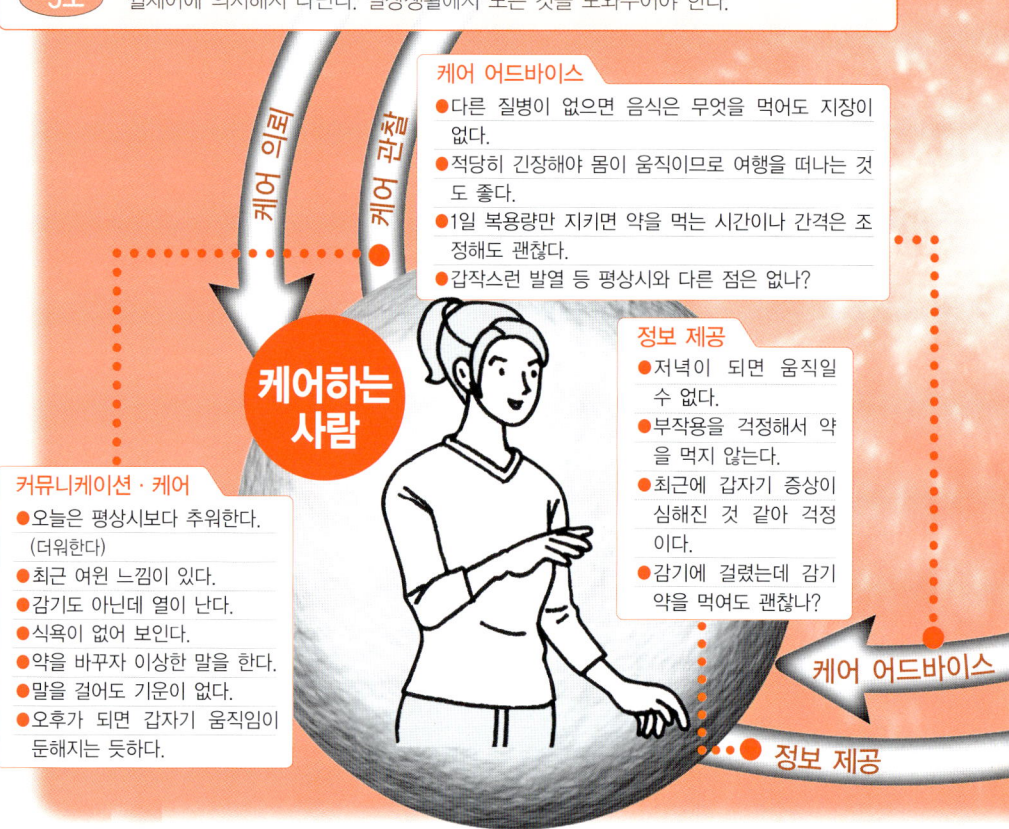

파킨슨병 환자의 의료 케어

야르의 중증도 분류

- **1도** 증상은 한쪽 손과 다리에만 나타난다. 일상생활에 미치는 영향은 적다.
- **2도** 증상이 양쪽 손과 다리에 나타나지만, 아직 장애가 가벼워서 예전과 같은 일상생활을 대부분 할 수 있다.
- **3도** 앞으로 구부정한 자세나 종종걸음 등 특징적인 증상이 나타난다. 일상생활은 스스로 할 수 있지만, 일을 계속하려면 많은 노력이 필요하다.
- **4도** 걸을 수 있지만 잘 넘어진다. 일상생활에서 많이 도와주어야 한다.
- **5도** 휠체어에 의지해서 다닌다. 일상생활에서 모든 것을 도와주어야 한다.

케어 어드바이스
- 다른 질병이 없으면 음식은 무엇을 먹어도 지장이 없다.
- 적당히 긴장해야 몸이 움직이므로 여행을 떠나는 것도 좋다.
- 1일 복용량만 지키면 약을 먹는 시간이나 간격은 조정해도 괜찮다.
- 갑작스런 발열 등 평상시와 다른 점은 없나?

정보 제공
- 저녁이 되면 움직일 수 없다.
- 부작용을 걱정해서 약을 먹지 않는다.
- 최근에 갑자기 증상이 심해진 것 같아 걱정이다.
- 감기에 걸렸는데 감기약을 먹여도 괜찮나?

커뮤니케이션·케어
- 오늘은 평상시보다 추워한다. (더워한다)
- 최근 여윈 느낌이 있다.
- 감기도 아닌데 열이 난다.
- 식욕이 없어 보인다.
- 약을 바꾸자 이상한 말을 한다.
- 말을 걸어도 기운이 없다.
- 오후가 되면 갑자기 움직임이 둔해지는 듯하다.

좋은 의사가 꼭 필요하다

파킨슨병은 현재 근본적인 치료법이 없어서 평생 약을 먹어야 하는 병이라고 할 수 있다. 최근 효과가 뛰어난 약도 개발되고 있지만 약효가 지나치거나, 부작용이 크거나, 사람에 따라서 맞거나 맞지 않기도 한다. 약의 우수성은 다양한 실험을 통해 나타나기 때문에 시간이 오래 걸린다. 또한 사람에 따라서는 약 때문에 증상이 더 심해지는 경우도 있어서, 그때마다 약의 종류나 양을 조절해야 한다. 이것이 의사가 해야 할 일로, 약의 효과와 부작용을 예측하면서 침상에서만 생활하지 않고 가능하면 생활 장애를 줄일 수 있도록 약의 종류나 양을 조절해야 한다.

따라서 약의 효과나 부작용에 대해 마음 편하게 상

걷지도 못하는 사람이 테니스를 쳤다!

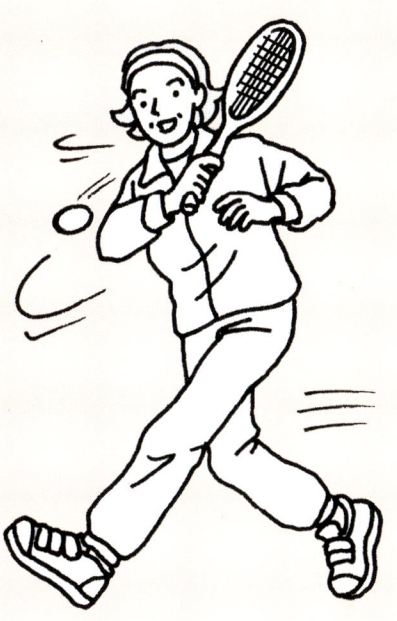

파킨슨병에 걸리면 '근육이 굳는다', '움직임이 조금 둔해진다'와 같은 증상이 나타나기 때문에 아무래도 몸을 움직일 기회가 적어지기 쉽다. 따라서 의식적으로 몸을 움직이려고 신경 써야 한다.

그렇다고 특별한 운동이나 재활훈련을 할 필요는 없다. 평소의 생활 속에서 몸을 움직이는 것이 중요하다. 데이케어나 데이서비스에서 체조나 게임, 산책 등을 일과로 하면 좋다. 젊었을 때 하던 운동이 있으면 꼭 다시 한번 해보기를 바란다.

'평소에 겨우 걷던 사람이 테니스 코트에 들어서자 뛰어다녔다', '한걸음도 못 걷던 사람이 스키를 신으니 멋지게 활주했다', '평소에 몸을 못 움직이던 사람이 수영장에서는 물을 만난 물고기처럼 쭉쭉 헤엄쳐나갔다' 등등.

파킨슨병 환자 중에는 이런 기적 같은 일이 일어나기도 한다. 예전에 배운 스포츠나 악기 연주 등은 도파민 부족과 상관없는 듯 비교적 원활하게 몸을 움직일 수 있다.

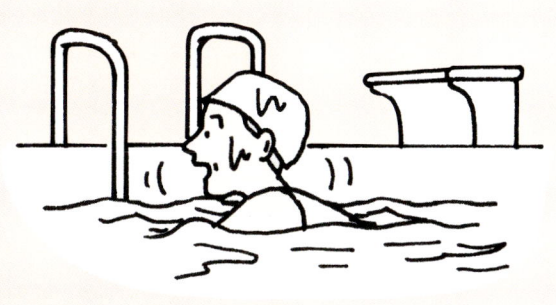

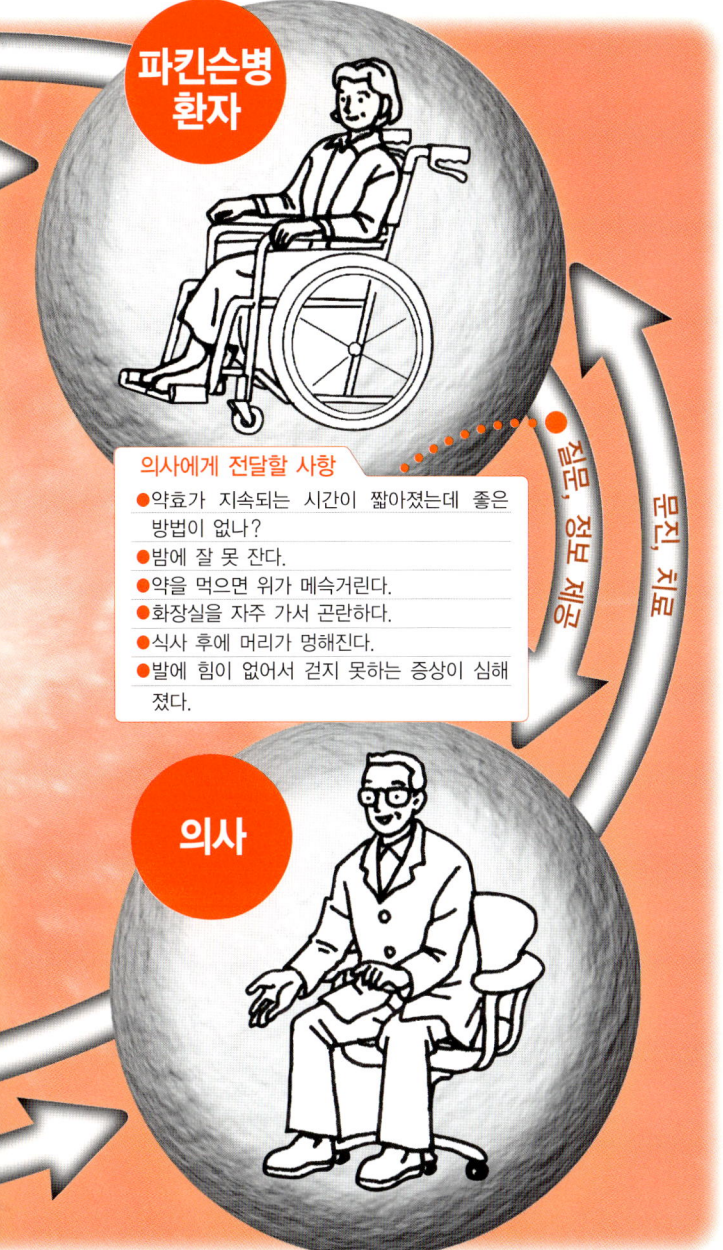

의사에게 전달할 사항
- 약효가 지속되는 시간이 짧아졌는데 좋은 방법이 없나?
- 밤에 잘 못 잔다.
- 약을 먹으면 위가 메슥거린다.
- 화장실을 자주 가서 곤란하다.
- 식사 후에 머리가 멍해진다.
- 발에 힘이 없어서 걷지 못하는 증상이 심해졌다.

담할 수 있는, 그리고 평생을 함께할 수 있는 의사(주로 신경내과)를 만나는 일은 환자나 케어하는 사람에게 있어 매우 중요하다. 특히, 케어하는 사람은 병 때문에 움직이지 못하거나 대화를 할 수 없는 환자를 대신하여 의사와 정보를 교환해야 할 수도 있으므로, 평소에 환자와 빠짐없이 대화를 나누고 몸 상태의 변화 등을 주의 깊게 관찰할 필요가 있다.

13-7 파킨슨병 환자의 생활 케어(2)

칩거 증후군의 징후가 보이면

빨리 케어를 시작해야 한다

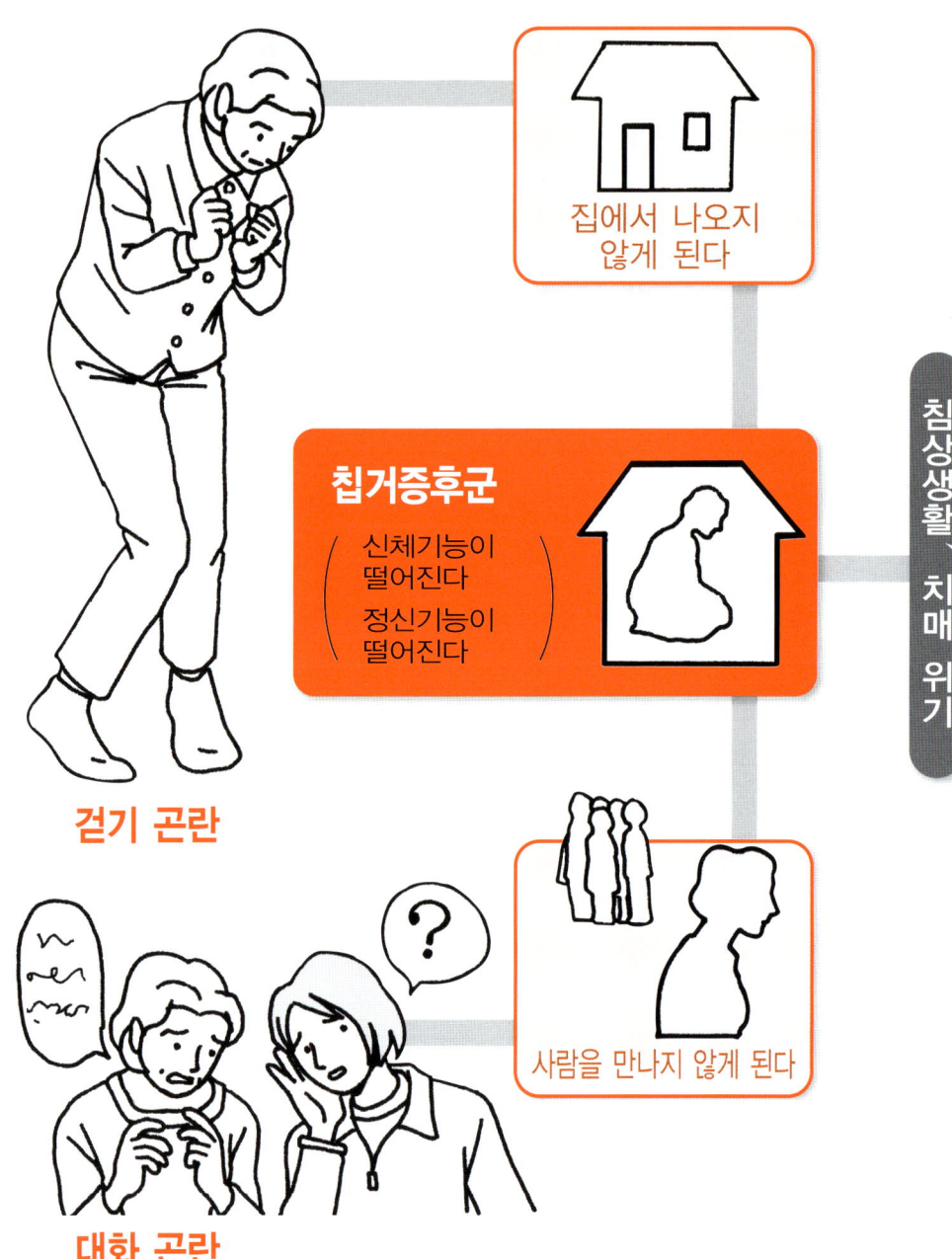

집에서 나오지 않게 된다

칩거증후군
- 신체기능이 떨어진다
- 정신기능이 떨어진다

침상생활, 치매 위기

걷기 곤란

사람을 만나지 않게 된다

대화 곤란

만일의 경우에 신속하게 대처한다

파킨슨병이 진행되면 걷기가 곤란해져서 휠체어를 이용하고, 모든 것을 수발하게 되거나 대화가 곤란해진다. 이런 증상은 동시에 생기는 경우가 많으며, 여기에서 파킨슨병 환자가 큰 위기를 맞는다.

하나는 걷기가 곤란해져 생활공간이 좁아지는 것이고, 또 하나는 대화가 곤란해지면서 커뮤니케이션에 장애가 생겨 집에서 나오려고 하지 않게 된다. 이런 상태를 '칩거증후군'이라고 하며, 신체와 정신 기능이 떨어지는 중요한 원인이다. 이런 상태가 되면 침상생활과 치매로 이어질 위기 상황에 있다고 해도 과언이 아니다. 재빨리 케어력을 확보해야 한다.

여기서 말하는 케어력이란 침상생활에 대처하기 위한 케어력이 아니다. 비록 몸은 움직이지 못해도 의지

빨리 케어력을 확보한다

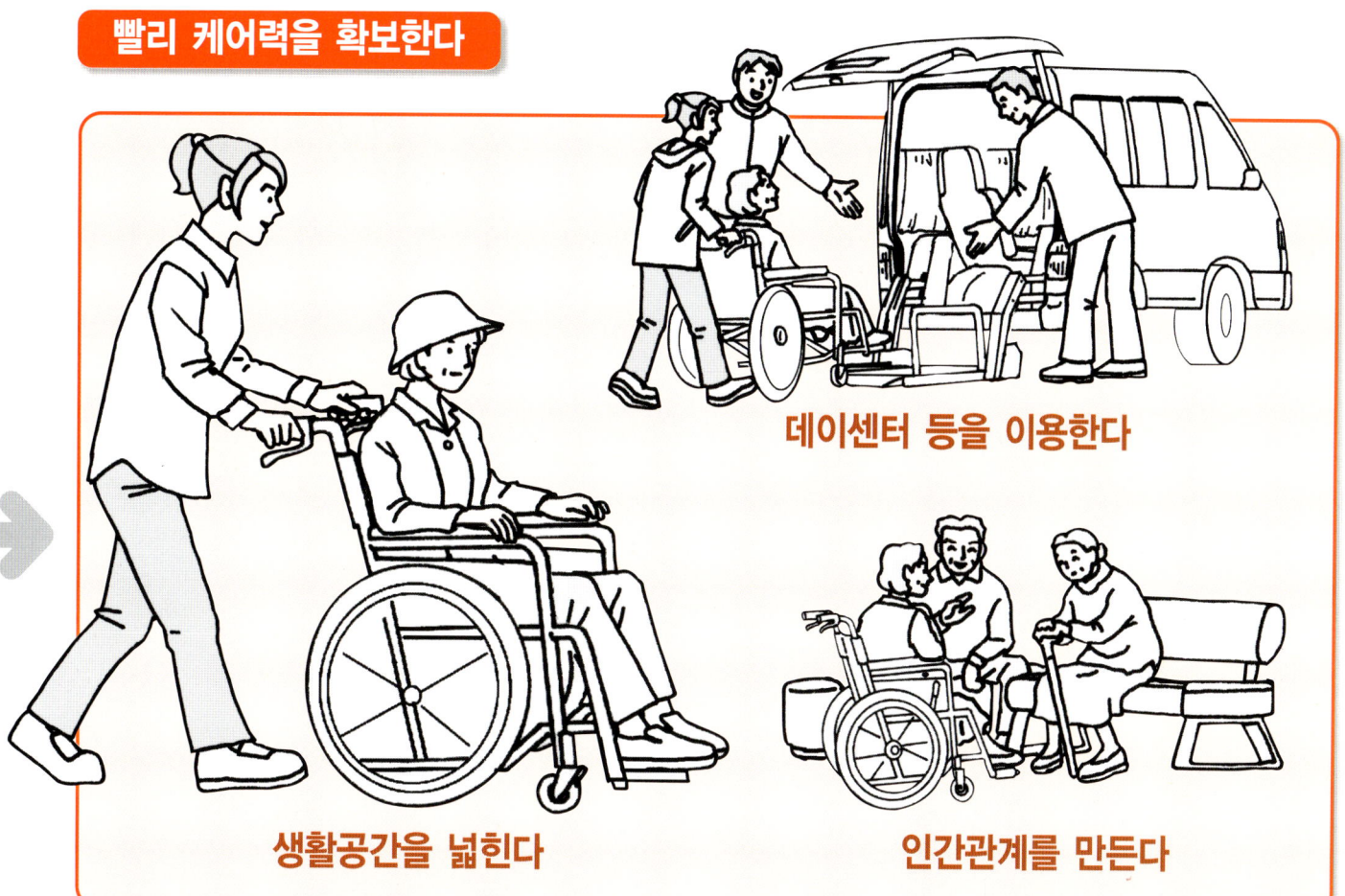

데이센터 등을 이용한다

생활공간을 넓힌다

인간관계를 만든다

데이센터의 관계자에게

혼자서 걷던 사람이 갑자기 휠체어에 의지하고 모든 것을 수발 받게 되었다고 해서 데이센터의 이용을 거절하면 안 된다. 칩거증후군을 막기 위해서도 생활습관이나 인간관계를 바꾸면 안 된다.

만일의 경우 재빨리 케어를 시작한다

파킨슨병 환자는 만일의 경우에 재빨리 케어를 시작해야 할 정도로, 케어가 갑자기 매우 급하게 필요해진다. '그렇게 갑자기 진행될 리가 없다'고 판단하는 것은 금물이다.

는 확실하고, 표정은 없어도 풍부한 감정을 갖고 있다. 그러므로 걷지 못해도 이제까지와 같은 생활공간을 확보하고, 말을 못해도 예전처럼 인간관계를 유지하기 위한 케어력이 요구된다.

한편, 걷기 어려워지면 곧바로 휠체어를 준비한다. 모든 것을 케어해야 하므로 휠체어를 밀어줄 사람도 필요하다. 휠체어를 이용하여 생활공간을 넓히고, 데이케어와 데이서비스 등도 적극적으로 이용한다. 또한 말로 커뮤니케이션을 할 수는 없어도 서로 공감할 수는 있다. 인간관계를 만들고 계속 유지하기 위해서도 가능하면 외출할 기회를 만든다. 그렇게 하기 위해서 재빨리 케어를 시작할 필요가 있는 것이다.

칩거증후군을 막으면 기능이 다시 회복될 가능성이 있다. 만일의 경우에 대비해야 한다.

13-8 파킨슨병 환자의 생활 케어(3)

일상생활의 동작과 케어 방법

파킨슨병 환자 특유의 증상을 기초로 케어한다

파킨슨병 환자의 동작

돌아눕기

돌아눕기 동작의 3요소(①두 무릎을 세운다, ②두 손을 올린다, ③머리와 어깨를 든다. p.168 참조)를 이용해 반동을 주면서 돌아눕는다.

❶ 무릎, 손, 머리, 어깨를 올린다

가능한 범위 내에서 두 무릎을 세우고, 두 손과 머리, 어깨를 들어올린다.

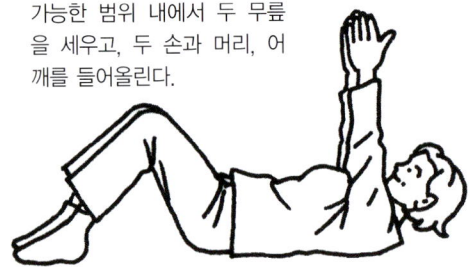

❷ 몸을 기울인다

돌아누우려는 반대쪽으로 몸을 기울인다.

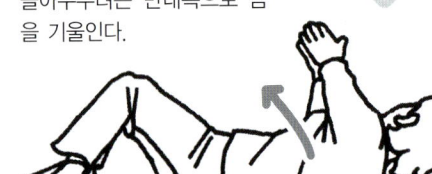

❸ 반동을 주어 쓰러진다

그대로 반동을 주어 반대쪽으로 돌아눕는다.

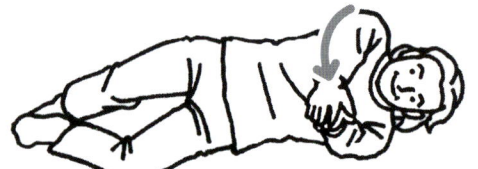

일어서기

잠자리는 매트 등을 겹쳐 바닥에서 약 20㎝ 높이가 되게 한다. 이 높이 차이를 이용해 구르듯이 내려와서 받침대나 의자를 손으로 잡고 일어선다.

❶ 바닥으로 내려온다

돌아눕는 요령으로 반동을 주어 구르듯이 바닥으로 내려온다.

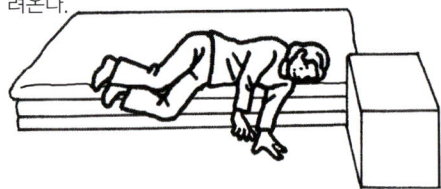

❷ 기는 자세가 된다

바닥에서 기는 자세를 취한다.

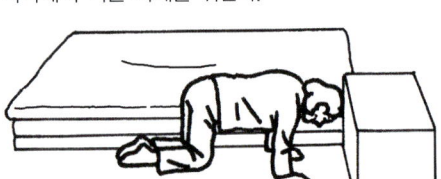

❸ 한쪽 다리씩 일어선다

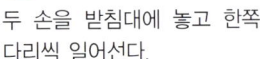

두 손을 받침대에 놓고 한쪽 다리씩 일어선다.

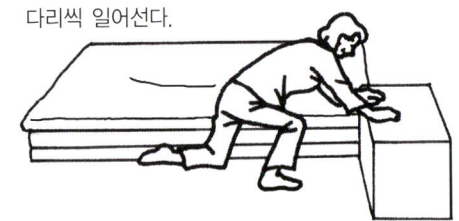

침상생활을 막기 위해서

사람이 자립하기 위한 생리적 동작은 '밀기'가 기본(9장 참조)인데, 파킨슨병 환자는 구부리는 근육이 굳어지기 때문에 관절을 펴는 동작이 매우 어렵다. 또한 몸을 비틀기 어렵기 때문에 돌아눕기도 곤란하다. 즉, 일어서기까지의 일련의 동작이 가장 어렵고, 일단 일어서면 자유롭게 움직일 수 있는 사람도 적지 않다.

그래서 파킨슨병 환자의 경우에 반동을 주어 돌아눕거나 일어나기를 하거나, 바닥과의 높이 차이를 이용해 일어서게 한다. 때문에 침대보다 이부자리가 좋은 경우가 많다. 그리고 케어 이용자 스스로 하기 힘든 경우에는 기분 좋게 수발한다.

일어나기

파킨슨병 환자는 펴는 근육의 힘이 약해서 팔로 바닥을 밀면서 일어나기 어려우므로 반동을 주어 일어난다.

❶ 두 다리를 올린다
누운 상태에서 두 다리를 위로 똑바로 올린다.

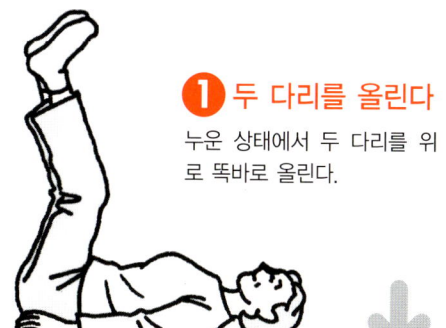

❷ 두 다리를 힘차게 내린다
두 다리를 단숨에 내리면서 그 기세로 상체를 일으킨다.

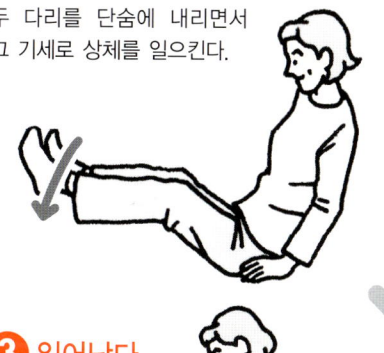

❸ 일어난다
앞으로 숙이면서 완전히 일어나 앉는다.

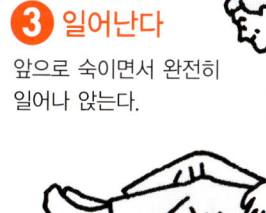

커뮤니케이션 방법을 정해둔다

병이 악화되거나 약효가 없을 때는 말을 한마디도 못할 수 있다. 미리 커뮤니케이션 할 방법을 정해둔다. 예를 들어, 목으로 끙 끙 소리를 낼 수 있는 케어 이용자라면 소리 한 번은 YES, 두 번은 NO로 정하고, YES 나 NO로 대답할 수 있는 질문을 한다.

걷기 수발

케어 이용자의 한쪽 손은 그냥 놔두고, 다른 한쪽 손을 살짝 잡는다. 걸음에 리듬감을 주기 위해 '하나, 둘' 구령을 붙이면 좋다.

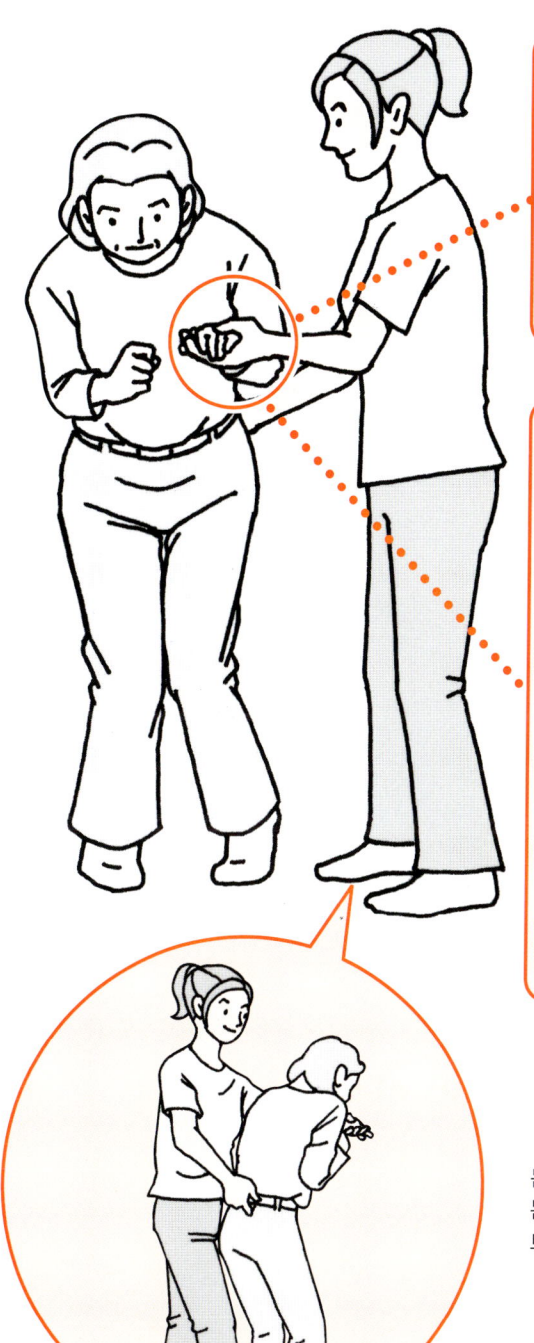

손은 살짝 내민다
손은 꽉 잡지 말고 '손을 주세요' 하듯이 케어하는 사람이 손을 살짝 내민다.

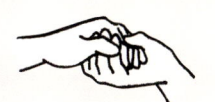

⚠ 두 손을 잡아당기는 것은 좋지 않다
①몸이 앞으로 숙여져서 발꿈치가 들린다, ②두 손을 잡으면 스스로 균형을 잡지 못한다 등의 이유 때문에 좋지 않다.

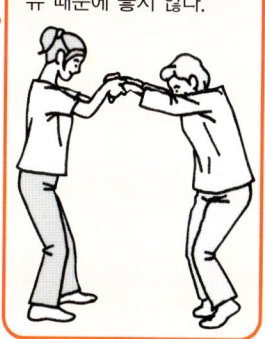

몸이 휘청거려서 위험할 때는 다른 한쪽 손으로 허리 벨트를 잡는다.

13-9 파킨슨 체조 (1)

모두 즐겁게 파킨슨 체조를 한다

증상을 개선하는 효과적인 방법

몸을 비트는 동작을 되찾는다

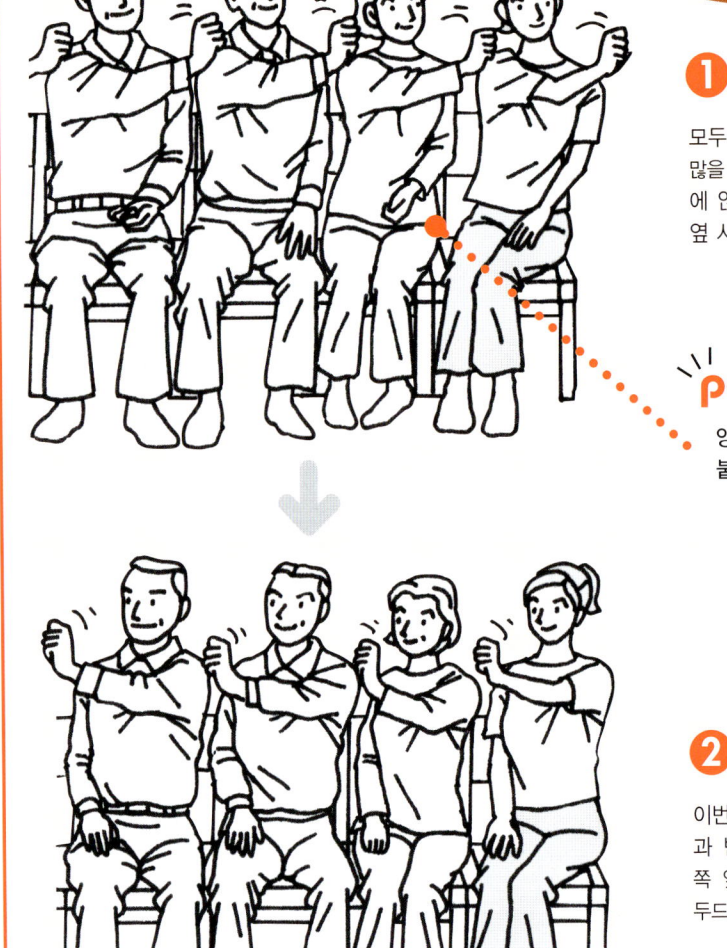

어깨를 두드리는 체조

❶ 오른손으로 어깨를 두드린다

모두 옆으로 나란히(사람이 많을 때는 원으로 한다) 의자에 앉는다. 오른손으로 왼쪽 옆 사람의 어깨를 두드린다.

point 양옆의 사람과 바짝 붙어 앉아서 한다.

❷ 왼손으로 어깨를 두드린다

이번에는 몸을 비틀어서 ①과 반대 동작(왼손으로 오른쪽 옆에 있는 사람의 어깨를 두드린다)을 한다.

즐겁게 체조하면서 기능을 회복한다

파킨슨병 환자는 몸을 비트는 동작을 잃어버린 상태이다. 그래서 몸을 비트는 것과 관련된 체조를 하면 효과적이다. 옆에 있는 동료에게 바짝 다가앉아 오른손으로 왼쪽 사람의 어깨를, 다음에는 왼손으로 오른쪽 사람의 어깨를 두드린다. 몸을 더 비틀면 이번에는 귓불이나 코를 잡는 체조를 한다. 훈련이 아니므로 즐겁게 한다.

또한, 파킨슨병 환자는 특유의 구부정한 자세 이외에도 근육이 굳기 때문에 폐활량이 적어진다. 더욱이 부교감신경의 작용이 커지기 때문에 | ➔ p.266 참조 | 전체적으로 기능이 원활하지 않아 폐활량이 점점 적

앞으로 구부정한 자세를 교정한다

가슴 펴기 체조

① 두 손을 머리 뒤에서 깍지 낀다

두 발을 바닥에 대고 의자에 깊숙이 앉아 두 손을 머리 뒤에서 깍지 낀다.

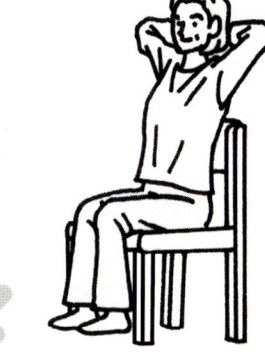

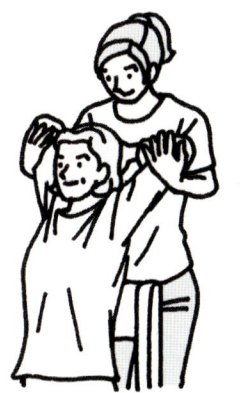

② 가슴을 펴고 들어올린다

케어 이용자의 두 팔꿈치에 손바닥의 부드러운 부분을 대고 조금씩 당긴다. 가슴을 쭉 펴면서 위로 조금 들어올린다.

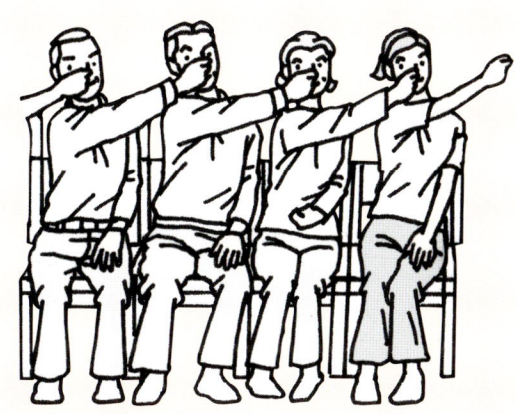

귀 잡기 체조 — 몸을 좀더 비틀 수 있으면 오른손으로 왼쪽 옆 사람, 또는 왼손으로 오른쪽 옆 사람의 귓불을 잡는다.

코 잡기 체조 — 더욱더 몸을 비틀 수 있으면 오른손으로 왼쪽 옆 사람, 또는 왼손으로 오른쪽 옆 사람의 코를 잡는다.

등 근육을 쭉 편다

등줄기 체조

① 머리 바로 위에 손을 얹는다

케어하는 사람은 케어 이용자의 뒤에 서서, 손바닥의 부드러운 부분을 머리 바로 위에 겹쳐놓는다.

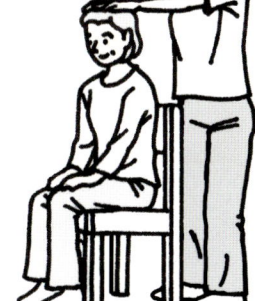

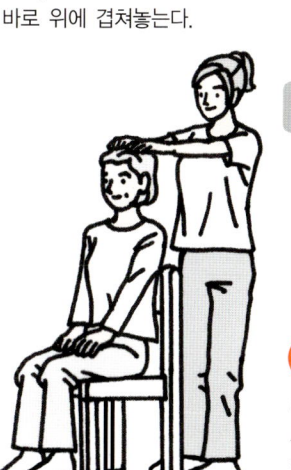

② 서로 5초간 누른다

케어하는 사람은 두 손을 아래로 누르고, 케어 이용자는 머리를 위로 밀듯이 한다. ①②를 반복한다.

어진다. 따라서 장시간 앉아서 작업하는 경우에는 30분에 1회 정도 가슴을 활짝 펴고 폐를 확장시키는 체조를 한다. 이 체조는 어깨가 뻐근한 증상에도 효과가 있다. 또한, 사람의 움직임은 저항을 받으면 그만큼 힘이 생긴다. 케어하는 사람과 함께 체조를 하면 혼자 할 때보다 효과가 더 크다.

13-10 파킨슨 체조 (2)

혼자서 할 수 있는 기능회복 운동

파킨슨병 환자 특유의 자세를 교정하는 방법

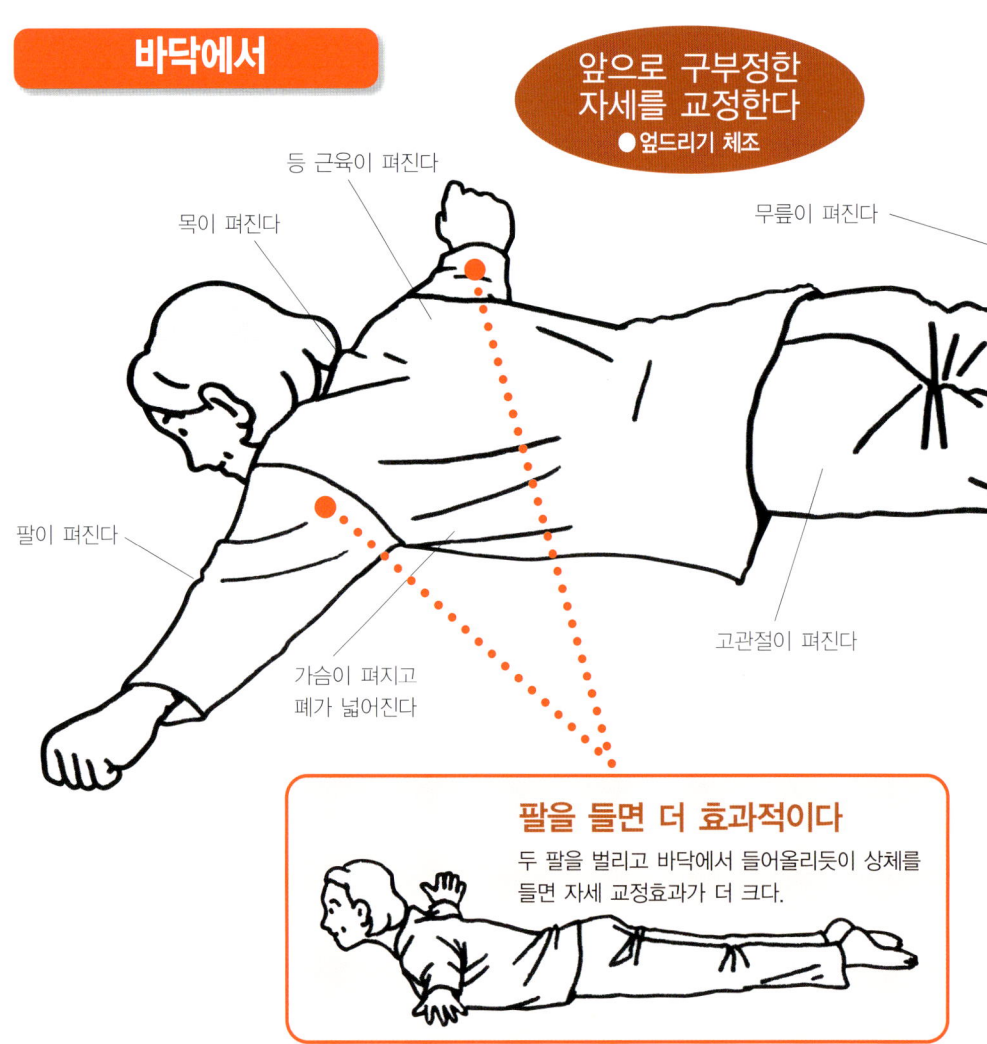

바닥에서

- 목이 펴진다
- 등 근육이 펴진다
- 무릎이 펴진다
- 팔이 펴진다
- 가슴이 펴지고 폐가 넓어진다
- 고관절이 펴진다

앞으로 구부정한 자세를 교정한다
● 엎드리기 체조

팔을 들면 더 효과적이다
두 팔을 벌리고 바닥에서 들어올리듯이 상체를 들면 자세 교정효과가 더 크다.

하루에 1번은 엎드린다

파킨슨병 환자는 근육 중에서도 관절을 구부리는 쪽의 근육이 더 잘 굳는다. 때문에 대부분의 관절이 굽어서 특유의 앞으로 구부정한 자세가 된다. 이것은 근육이 불균형하게 굳었기 때문이며, 곧바로 관절이 굳지는 않지만 계속 이 자세로 있으면 시간이 지나면서 굳어지고 나아가, 폐를 압박해서 폐활량이 적어질 염려도 있다. 이와 같은 특유의 자세를 교정하기 위해서는 바닥에 엎드린 자세가 간단하면서도 효과적이다. 엎드리기만 해도 자연스럽게 거의 모든 관절이 펴지기 때문이다. 하루에 1번 엎드리는 것이 좋다.

또한, 파킨슨병 환자는 발목이 쭉 펴져 있는 경우가 많기 때문에 엎드린 자세만으로는 교정 효과가 없다. 발목을 세워서 교정한다. 엎드리기 체조를 혼자 하면 똑바로 누운 자세로 돌아가기 힘들기 때문에 누군가 옆에 있을 때 한다.

파킨슨병 환자는 몸을 비트는 기능도 잃기 때문에 돌아눕기 등 비틀기를 이용한 동작을 할 수 없다.

몸의 비틀기 동작을 되찾으려면 자신의 몸을 수건이라 생각하고 짜는 자세, 즉 수건 짜기 체조가 효과적이다. 배꼽을 중심으로 상반신과 하반신을 반대 방향으로 기울인 뒤 몸을 비튼다. 수건 짜기 체조는 혼자서도 할 수 있지만, 케어하는 사람이 도와주면 보다 효과적이다. 한쪽 어깨를 누르면서 무릎을 반대 방향으로 쓰러뜨리듯이 하여 몸을 비튼다.

이렇게 하면 발목도 교정된다

파킨슨병 환자는 발목이 펴지기 때문에 엎드리는 자세만으로는 교정 효과가 없다. 발목을 세워서 교정한다.

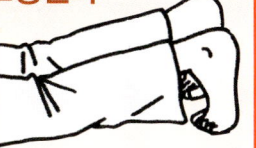

몸을 비트는 동작을 되찾는다
● 수건 짜기 체조

자신의 몸을 수건이라 생각하고 짜는 자세를 취한다. 즉, 배꼽을 중심으로 상반신과 하반신을 각각 다른 방향으로 기울여 몸을 비튼다.

❶ 두 손, 두 무릎, 머리를 든다

두 손을 깍지 껴서 위로 올리고, 두 무릎은 최대한 세운 뒤 머리를 든다.

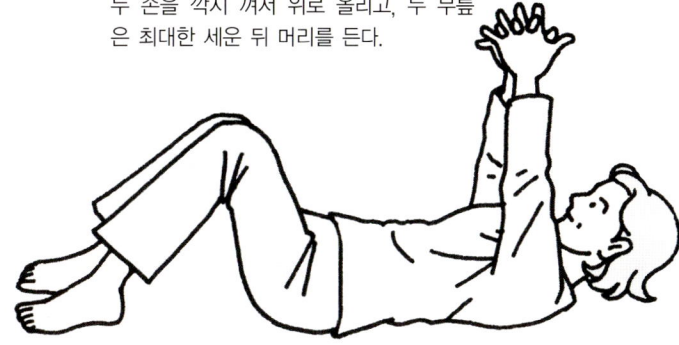

케어하는 사람이 도와주면 더 효과적

케어하는 사람은 케어 이용자의 옆에 앉아서 손바닥의 부드러운 부분으로 자기 앞쪽의 어깨를 누르면서 두 무릎을 반대쪽으로 민다.

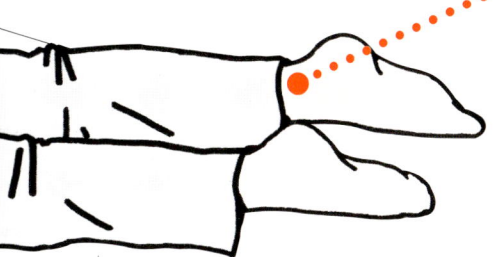

반대쪽 어깨를 누르면서 두 무릎을 케어하는 사람 앞쪽으로 당긴다.

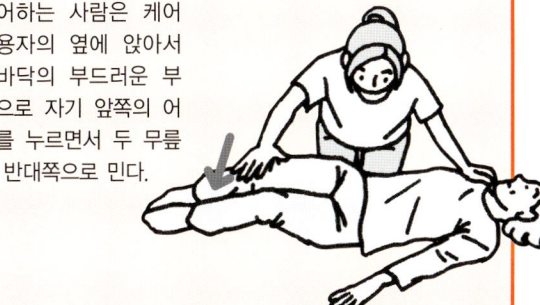

❷ 몸을 비튼다

상반신은 오른쪽, 하반신은 왼쪽으로 기울여서 몸을 비튼다.

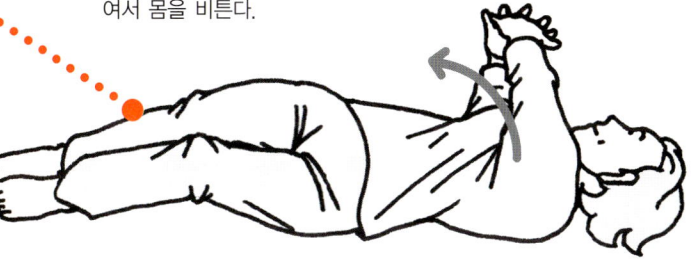

❸ 반대 방향으로 몸을 비튼다

②와 반대로 상반신은 왼쪽, 하반신은 오른쪽으로 기울여서 몸을 비튼다.

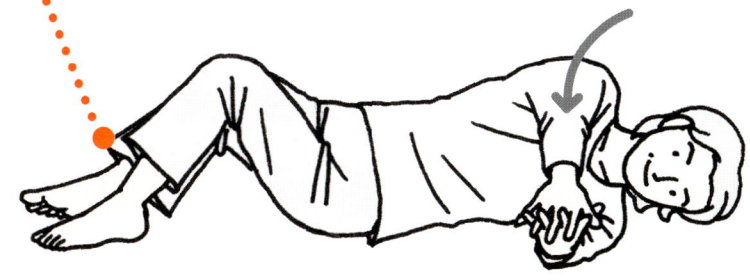

친구를 사귄다

흔히 병에 걸리면 집에 틀어박히기 쉬운데, 친구를 사귀면 마음의 의지가 되고, 커뮤니케이션이나 정보교환을 할 수 있으며, 운동과 웃음의 장이 생긴다. 일단 같은 파킨슨병 동료들과 차를 마시는 것부터 시작한다. 파킨슨병 환자들의 모임을 찾는 것도 좋은 방법이다.

14장

그 밖의 장애·증상을 이해한다

14-1 관절 류머티즘 (1)

관절 류머티즘을 이해한다

관절 류머티즘으로는 결코 죽지 않는다

기초 요법이 기본이다

일본에서는 관절 류머티즘을 앓는 사람이 약 50~70만 명이며, 절반 이상이 여성으로 대부분 중년 이후에 나타난다. 뼈, 연골, 관절, 관절 주위의 연부조직(軟部組織, 근육·인대·지방 등을 포함하는 조직)에 동통(疼痛)이나 염증을 동반하며 증상이 나타나는데, 관절 국부의 병이 아닌 전신 질병이라는 점을 인식해야 한다.

관절 류머티즘은 먼저 몇 개의 관절로 시작해 대부분의 관절, 작은 관절의 순서로 진행되며, 좌우 대칭으로 증상이 나타난다. 관절통이나 근육이 뻣뻣해지는 증상이 나타나면 빨리 전문의의 진단을 받는 것이 중요하다.

치료는 크게 4가지로 나뉜다. 첫째 생활 리듬이나 보온, 안정과 운동 등의 기초 요법, 둘째 관절의 움직임이나 근력을 유지하고 변형을 예방하는 재활, 셋째 소염진통제와 항류머티즘 약이나 생물 제제, 스테로이드제 등을 사용하는 약물요법, 마지막으로 활막(滑膜, 관절을 싸고 있는 얇은 막) 절제술이나 인공관절술 등의 수술요법이다. 초기에 항 류머티즘 약이나 생물 제제를 사용하기 때문에 고전적인 스미스의 피라미드 | p.287 참조 | 는 쓸모없다는 학자들도 있다.

관절 류머티즘의 진행 방식

자가 검진법

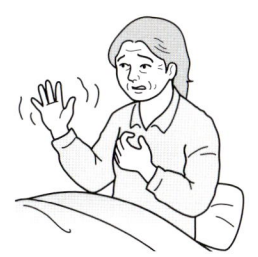

잠자리에서 일어나 가끔 관절이 1시간 이상 계속 뻣뻣하다.

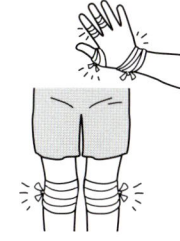

무릎, 손목, 손가락 등 3군데 관절 이상에 관절통과 부종.

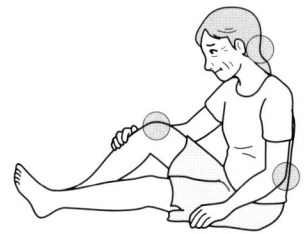

무릎, 팔꿈치의 관절통이나 후두부의 부종.

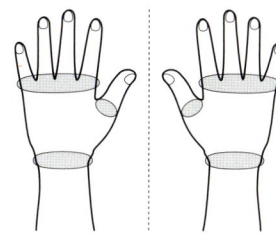

중수지절관절(손가락과 손바닥 사이의 관절)이나 손목관절의 좌우 대칭되는 관절염.

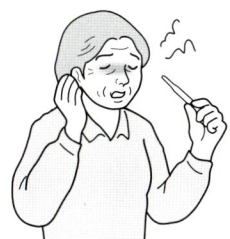

발열, 빈혈 등

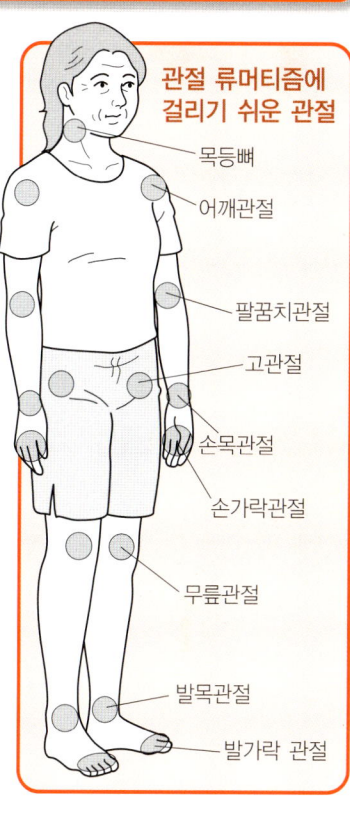

관절 류머티즘에 걸리기 쉬운 관절
- 목등뼈
- 어깨관절
- 팔꿈치관절
- 고관절
- 손목관절
- 손가락관절
- 무릎관절
- 발목관절
- 발가락 관절

관절염의 진행 방식

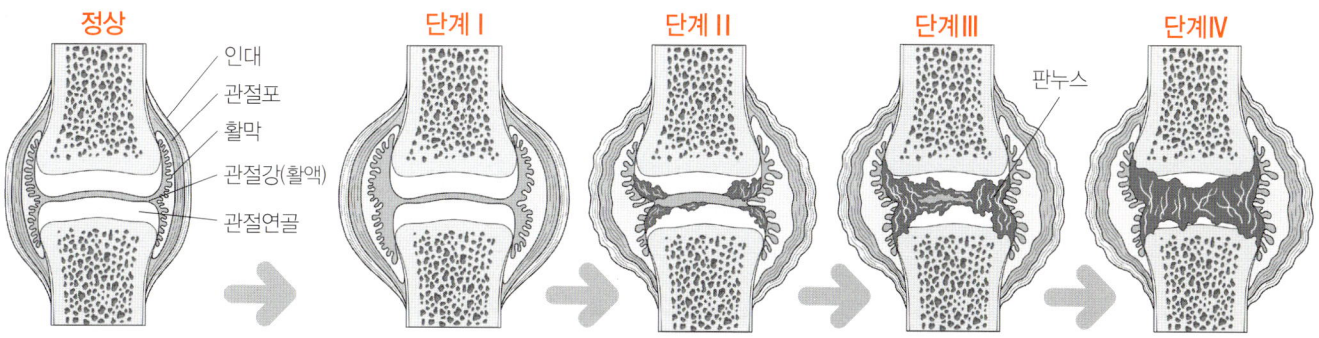

정상 — 인대, 관절포, 활막, 관절강(활액), 관절연골
단계Ⅰ
단계Ⅱ
단계Ⅲ — 판누스
단계Ⅳ

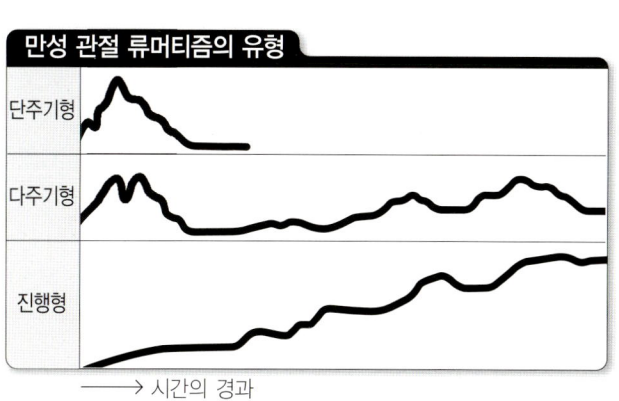

만성 관절 류머티즘의 유형
- 단주기형
- 다주기형
- 진행형
→ 시간의 경과

관절염은 관절포의 가장 안쪽에 있는 활막의 염증으로 시작되며, 진행 상태가 4단계로 나뉜다. 단계Ⅰ에서는 관절에 부종이 생기는 정도이다. X선 촬영으로도 눈에 띌만한 소견은 없다. 단계Ⅱ가 되면 연골의 일부가 섬유성 조직[線維性組織, 판누스(pannus, 비정상적으로 증식하는 윤활막)]을 침투하여 파괴된다. 단계Ⅲ이 되면 부종이 심하고 뼈도 파괴되어 관절이 변형된다. 단계Ⅳ에서는 뼈와 뼈가 강직[유합(癒合)한다]되어 관절의 기능을 잃는다.

이런 과정은 모든 사람에게 일어나는 것이 아니고, 사람에 따라서는 증상이 1회만 나타나고 치유되는 경우도 있다. 그러나 대부분은 증상이 개선되거나 진행되면서 완만한 경과를 보인다. 단숨에 진행되는 유형도 있다. 조기 발견과 치료가 진행을 막을 뿐 아니라 개선의 정도도 매우 높다.

14-2 관절 류머티즘 (2)

관절 류머티즘과 생활 케어

온고지신의 치료 체계

관절 류머티즘은 일반적으로 증상의 진행상태와는 별도로 일상생활에 지장을 주는 정도에 따라서 Ⅰ~Ⅳ 등급으로 분류한다. 이 질병은 '아침 질병'이라고 할 만큼 오전과 오후의 몸 상태가 달라지기 때문에 몸 상태를 고려하여 행동하는 것이 중요하다.

오래전부터 알려져온 것이 '스미스의 피라미드'라는 치료 체계이다. 약물 사용방법이 진보하여 시대에 맞지 않는 것도 있지만, 일단은 기초 요법, 재활, 약물요법, 수술요법을 4대 치료법으로 이해한다. 기초요법의 안정과 운동은 상반되는 개념인데, 전신 안정이 필요할 때도 관절운동을 하는 등 재활적인 발상이 중요하다는 것을 의미한다. Ⅳ등급이라도 보장구 등을 능숙하게 사용하며 활발하게 사회활동을 하는 사람도 있다.

관절 류머티즘은 아침 질병으로 낮부터 활동한다

일상생활 장애의 분류

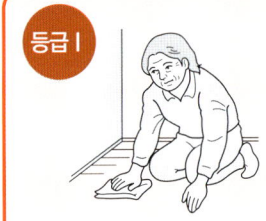

등급 Ⅰ — 걸레질
불편 없이 평상시의 일을 할 수 있다.

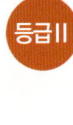

등급 Ⅱ — 식사할 때 젓가락질이 힘들다
관절의 통증이나 동작의 제한은 있지만, 평상시의 활동은 가능하다.

등급 Ⅲ — 걸을 때 수발이 필요하고, 지팡이를 사용한다
일상적인 일에 케어가 많이 필요하다.

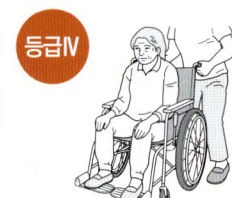

등급 Ⅳ — 휠체어를 밀어준다
침상에서만 생활하거나 앉아서 지내므로 일상적인 일은 모두 케어해야 한다.

근력 강화와 관절 운동

무릎관절 — 다리를 올리는 체조

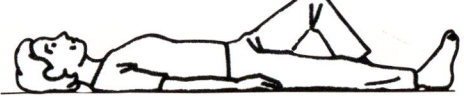

중력을 받지 않고, 무릎관절의 굴곡운동과 대퇴사두근의 근력을 강화한다.

10cm

넓적다리를 드는 체조

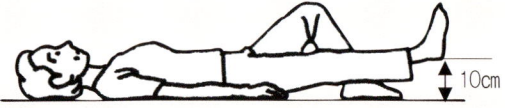

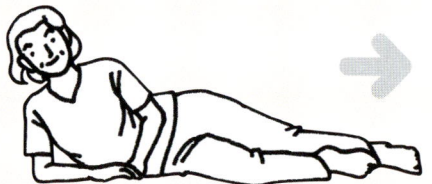

옆으로 누워서 무릎을 펴고 올린다. 넓적다리의 중전근을 강화한다.

기본적인 치료 방법
(스미스의 피라미드를 바탕으로 작성)

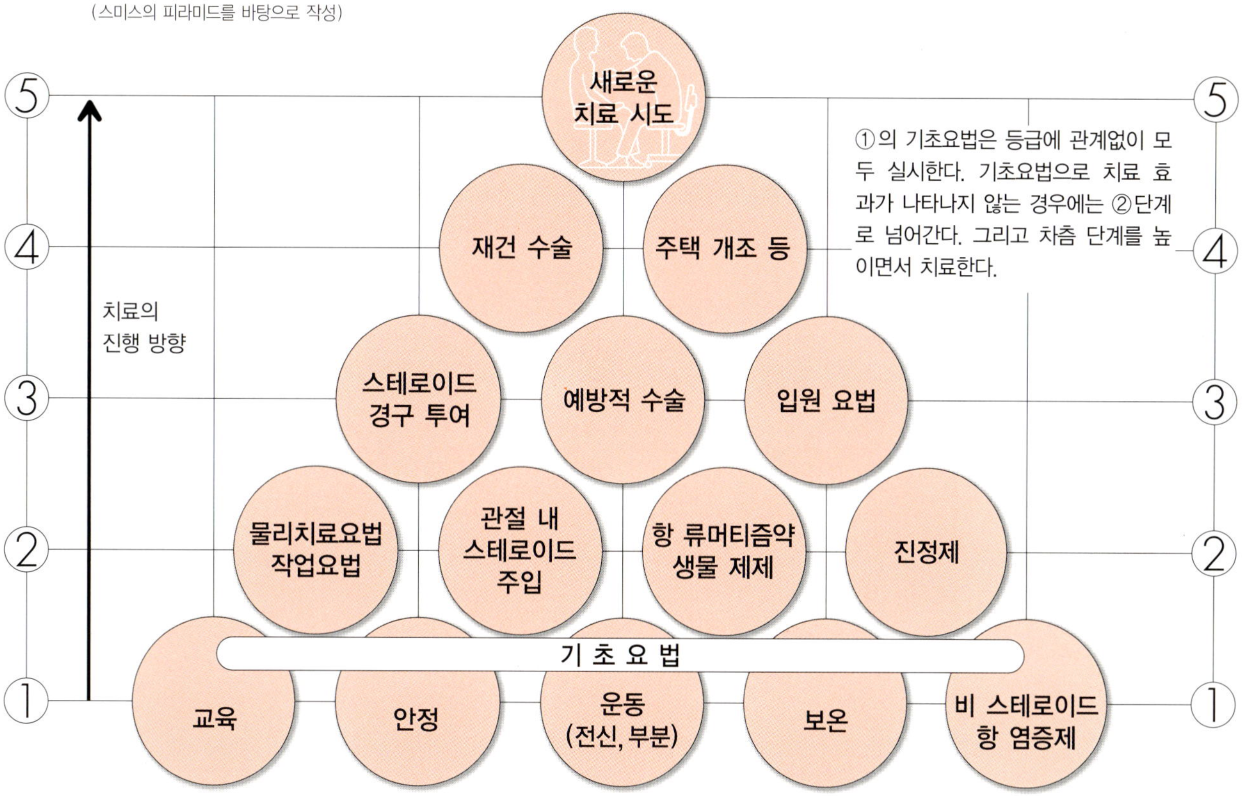

①의 기초요법은 등급에 관계없이 모두 실시한다. 기초요법으로 치료 효과가 나타나지 않는 경우에는 ②단계로 넘어간다. 그리고 차츰 단계를 높이면서 치료한다.

치료의 진행 방향

5 — 새로운 치료 시도
4 — 재건 수술 / 주택 개조 등
3 — 스테로이드 경구 투여 / 예방적 수술 / 입원 요법
2 — 물리치료요법 작업요법 / 관절 내 스테로이드 주입 / 항 류머티즘약 생물 제제 / 진정제
1 — 기초 요법: 교육 / 안정 / 운동(전신, 부분) / 보온 / 비 스테로이드 항 염증제

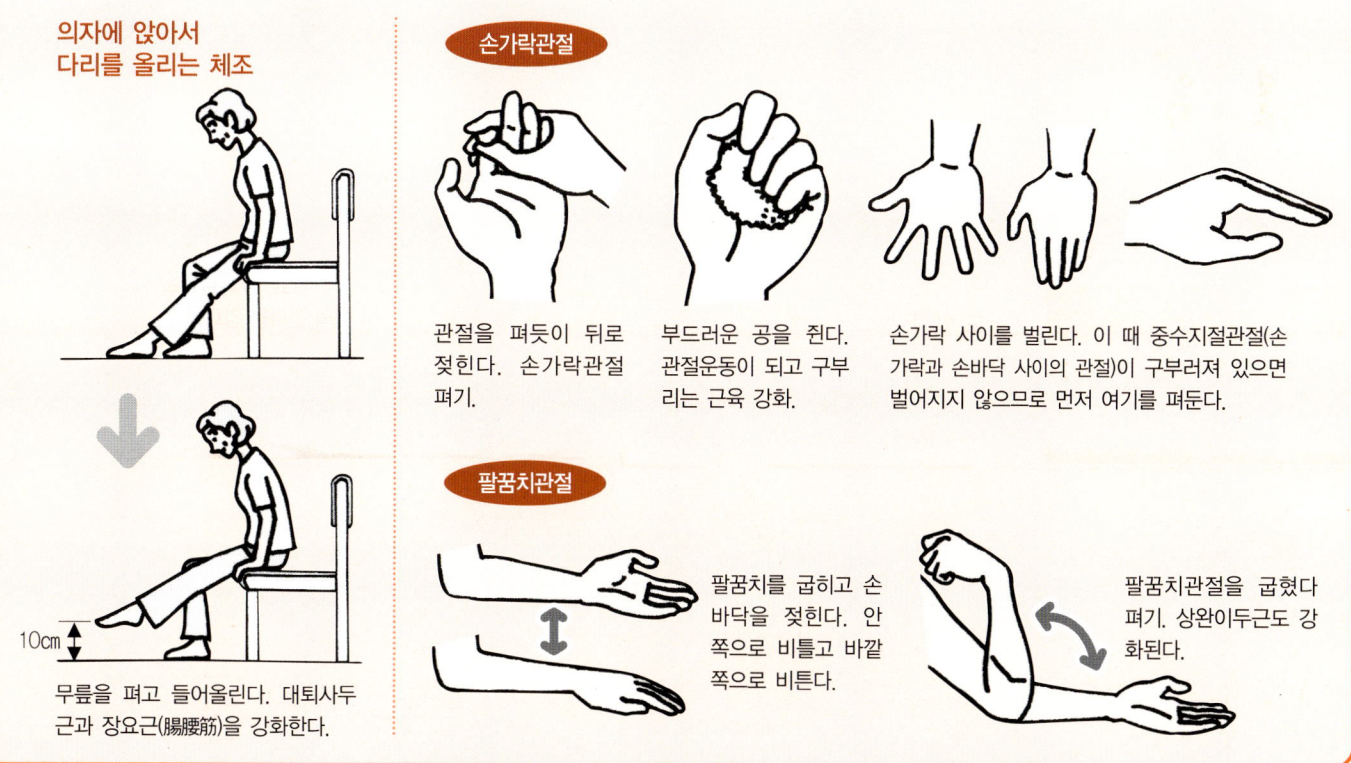

의자에 앉아서 다리를 올리는 체조
무릎을 펴고 들어올린다. 대퇴사두근과 장요근(腸腰筋)을 강화한다.

손가락관절
- 관절을 펴듯이 뒤로 젖힌다. 손가락관절 펴기.
- 부드러운 공을 쥔다. 관절운동이 되고 구부리는 근육 강화.
- 손가락 사이를 벌린다. 이 때 중수지절관절(손가락과 손바닥 사이의 관절)이 구부러져 있으면 벌어지지 않으므로 먼저 여기를 펴둔다.

팔꿈치관절
- 팔꿈치를 굽히고 손바닥을 젖힌다. 안쪽으로 비틀고 바깥쪽으로 비튼다.
- 팔꿈치관절을 굽혔다 펴기. 상완이두근도 강화된다.

14-3 골절 후유증

골절 후유증으로 침상생활만 하면 안 된다

무엇보다 앉는 것이 포인트이다

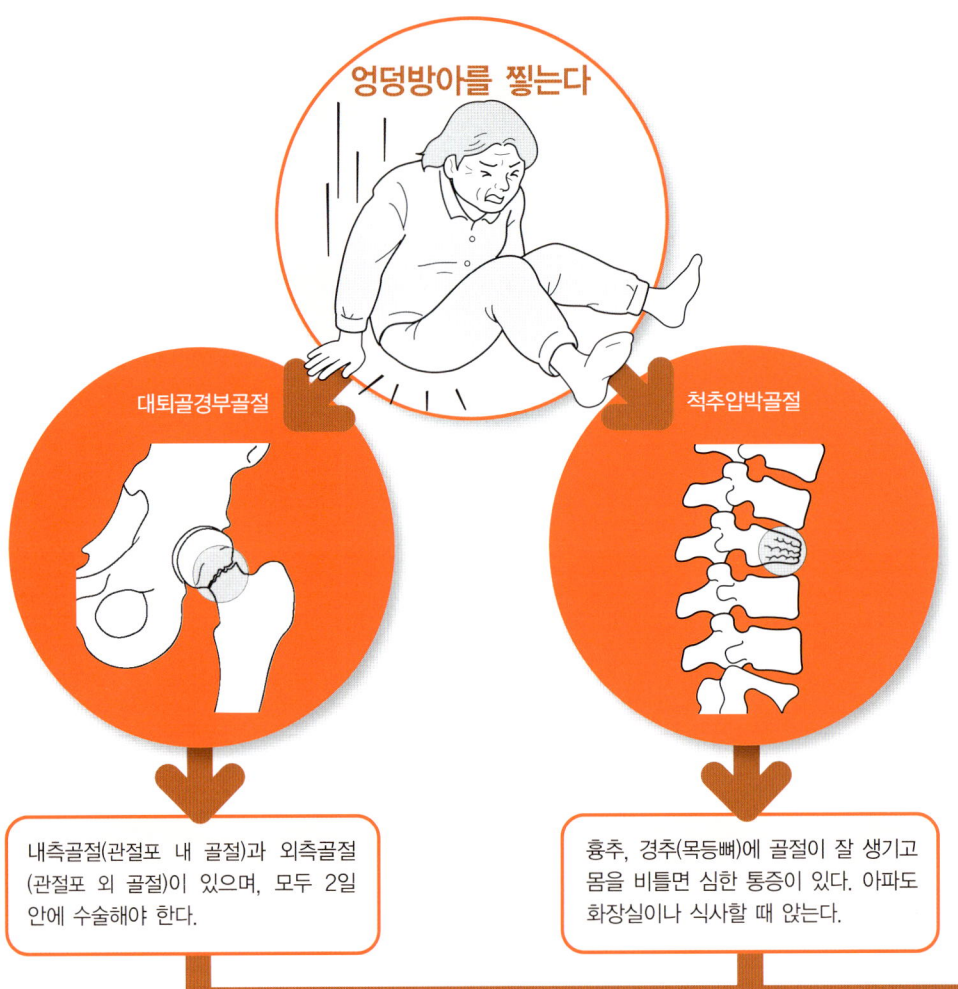

구축과 근력 저하를 막는다

엉덩방아를 찧는다

대퇴골경부골절 → 내측골절(관절포 내 골절)과 외측골절(관절포 외 골절)이 있으며, 모두 2일 안에 수술해야 한다.

척추압박골절 → 흉추, 경추(목등뼈)에 골절이 잘 생기고 몸을 비틀면 심한 통증이 있다. 아파도 화장실이나 식사할 때 앉는다.

통증이 없는 부분은 움직인다
골절로 침상생활을 하지 않겠다고 각오한다. 뼈가 붙는 6~8주 동안에 너무 쉬지 않는다.

우선 '앉기'부터 한다

고령자는 넘어져서 골절되는 경우가 많고, 그대로 침상생활로 이어지는 사람도 많다.

척추나 하지 골절의 경우 일단 움직일 수 없고, 상지 골절이면 몸을 움직이지 않아 누워서 생활하게 되는 사람도 있다. 특히, 요추(허리등뼈) 골절은 침상생활을 하기 쉬우므로 예방을 위해 적어도 화장실이나 식사 때는 앉아 있도록 신경 쓴다. 단, 몸을 비틀면 통증이 심하므로 케어할 때 주의한다. 일어나면 의외로 편하며, 4주 정도 지나면 통증이 적어진다.

대퇴골경부골절의 경우에는 빨리 수술해야 한다. 처치는 빠를수록 좋고, 고정되면 통증이 가라앉으므로 수술 후에 빨리 앉도록 한다.

장애와 증상을 이해한다 **4**

14 그 밖의 장애·증상을 이해한다

손을 찧는다

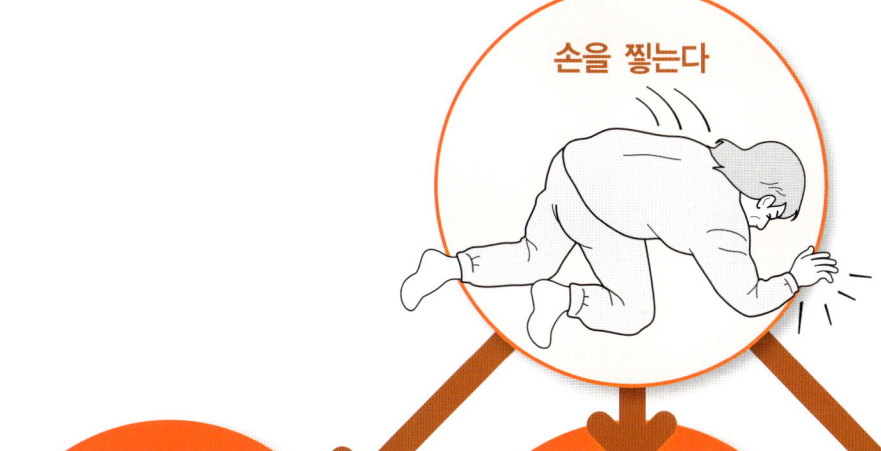

요골골절
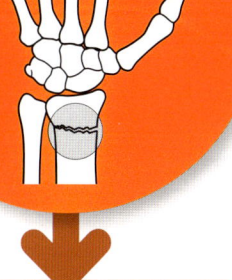
깁스를 해도 손목이 고정될 뿐이므로 손가락은 움직인다. 물론 누워 지낼 필요는 없다.

대퇴골하단골절
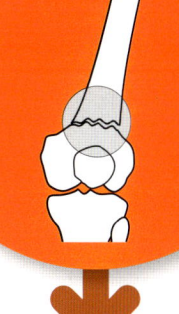
무릎 윗부분의 골절. 수술 또는 깁스로 고정한다. 무릎에 구축이 생기기 쉬우므로 빨리 재활훈련을 해야 한다.

상완골경부골절
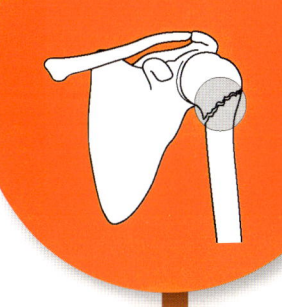
수술이나 깁스, 또는 행잉캐스트(hanging cast)와 같은 특별 치료를 한다. 그러나 누워 지낼 필요는 없다.

움직일 수 있는 부분은 움직인다. 누워 지내면 근력이 떨어진다

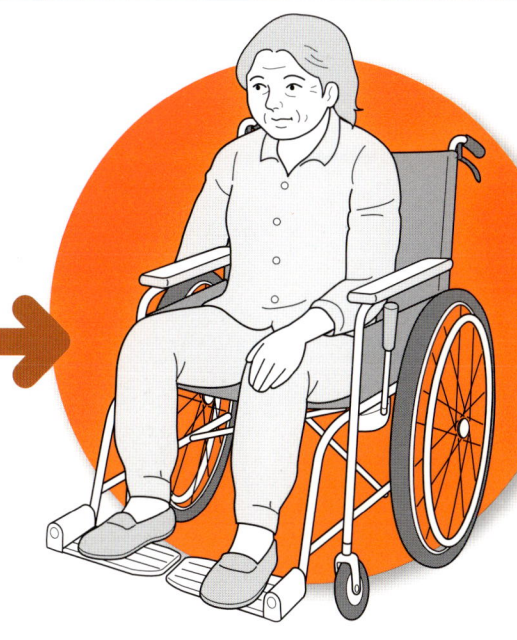

비록 휠체어를 타더라도 움직일 수 있는 부분은 움직인다

골반을 일으켜 침상생활을 하지 않는다

289

케어 관련 용어 ❸

욕창
계속 같은 자세로 누워 있어서 몸의 일부가 압박, 마찰, 혈행 불량으로 염증이 생긴 것.

우울 상태
기분이 가라앉고 의욕이 없어지며, 때로는 자살 욕구로 이어지기도 한다.

인폼드 컨센트(informed consent)
의사가 환자에게 질병 치료 등에 대해 그 가능성과 위험성을 충분히 설명하고 동의를 구하는 것.

임상심리사
심리나 발달에 장애나 문제가 있는 사람을 위해 심리요법을 사용하여 치료 또는 지원하는 전문가.

작업요법사(OT, Occupational Therapist)
질병이나 부상 등으로 신체나 정신에 장애가 생긴 경우 생활동작 회복과 기능저하 예방 훈련을 지원하는 전문가.

재택 서비스의 3요소
재택 서비스 중에서 홈헬퍼 서비스, 단기 입소, 데이서비스 등 3가지를 말한다.

재택 케어 지원센터
일본의 케어서비스 기관. 집에서 케어하는 가족이 굳이 관할관청의 창구를 방문하지 않고도 간단히 전문가의 상담과 필요한 복지 서비스를 받을 수 있도록 조정 등을 목적으로 하며, 24시간 운영된다.

적변(摘便)
스스로 배변할 수 없는 경우에 항문에서 직장 안으로 손가락을 집어넣어 대변을 꺼내는 것.

지원비제도
장애복지 서비스 차원에서 도입된 일본의 장애자 지원 제도. 예전에는 행정 부서에 결정권이 있었지만, 앞으로는 이용자가 서비스를 선택할 수 있다.

청식(淸拭)
청결을 유지하기 위해 축축한 타월이나 헝겊을 사용하여 몸을 깨끗이 닦는 것.

칩거증후군(蟄居症候群)
노화나 장애를 계기로 집에 틀어박히는 등 생활공간이 좁아지고, 인간관계를 잃은 상태. 침상생활이나 치매의 주요 원인이다.

케어복지사
시설이나 가정에서 케어 이용자의 식사, 배설, 목욕 또는 가사를 돕는 케어 전문가.

케어 컨퍼런스
일본의 개호보험제도에서 케어 이용자의 가족과 각 서비스 제공 사업자들의 모임. 여기에서의 대화에 따라 케어 계획을 수정하기도 한다.

케어 하우스
저렴한 비용으로 이용할 수 있는 노인시설의 일종. 가족의 원조를 받지 못하는 60세 이상의 노인을 대상으로 한다. 식사 등 일상생활에 필요한 서비스를 제공하고, 자립해서 생활할 수 있도록 구조와 설비 등에 대해 연구한다.

케이스 워커(case woker)
사회생활을 하는 데 문제가 있는 사람들을 위해 각자의 사정에 맞게 사회복지 측면에서 조언이나 지원을 하는 사람.

토혈(吐血)
위, 십이지장 등의 소화기계에서의 출혈이 원인이다. 객혈(喀血)과 다르며 암갈색의 피를 토해낸다.

트랜스퍼(transfer)
침대에서 휠체어로, 휠체어에서 화장실 등 다른 장소로 몸을 옮기는 동작.

팀 케어
의료나 복지 등 각 영역의 전문가들이 팀을 이루어 케어하는 것.

폐용증후군(廢用症候群)
줄곧 침상에서만 생활하고 전혀 몸을 움직이지 않으면 뼈와 근육의 위축, 관절의 구축, 의욕과 기억력 등의 심신 기능이 떨어지는 것을 말한다.

호스피스 케어(hospice care)
치유될 가망이 없는 사람에게 실시하는 종말기의 의료나 간호를 말한다. 생명 연장을 위한 치료가 아니고, 통증이나 고통을 완화시키면서 남은 시간을 의미 있게 보내도록 한다.

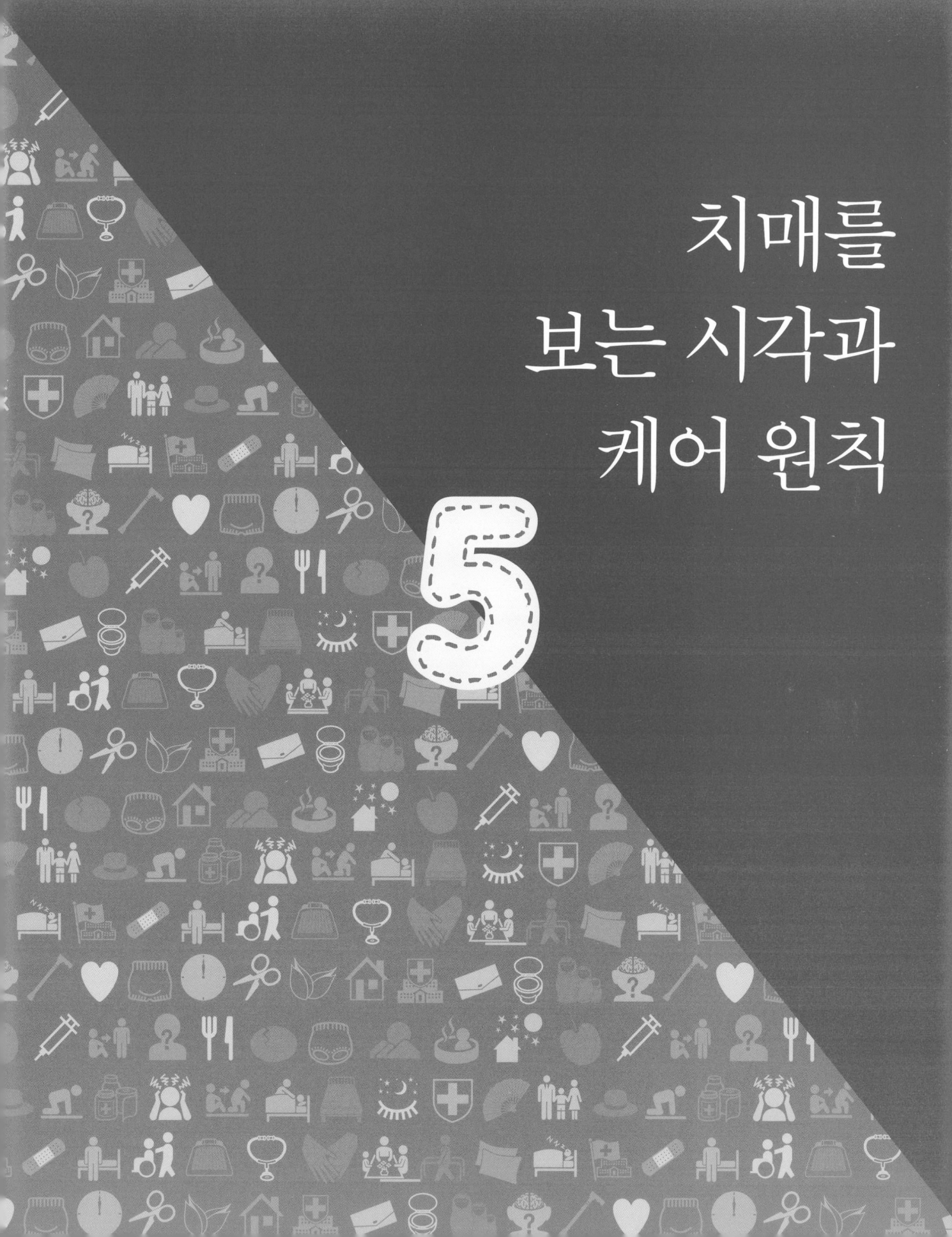

치매를 보는 시각과 케어 원칙

5

15장 — 치매를 이해한다

15-1 치매란 무엇인가 (1)

치매 케어의 목표

문제행동에서부터 접근해 나간다

안정된 생활 분위기를 만든다

치매성 노인의 경우 의료계에서는 먼저 뇌의 변화를 살펴보고, 다양한 실험을 통해 증상을 수치화하려고 한다. 그러나 케어 분야에서는 뇌의 변화나 치매 정도를 나타내는 수치보다 케어 이용자의 현실에서의 생활모습을 아는 것이 더 중요하다고 생각한다. 예를 들어, 치매가 심한 사람도 그런대로 안정된 생활을 할 수 있으면 괜찮다고 생각하며, 반대로 가벼운 치매라도 안정되지 않고 문제행동이 많으면 적절한 대응이 필요하다고 판단한다.

케어의 목표는 치매 자체를 치료하는 것이 아니라, 문제행동을 없애서 노인이 안정된 생활을 할 수 있게 하는 것이다. 그러기 위해서는 문제행동을 일으키는 원인을 찾아내 적절히 대응해야 한다. 즉, 치매 케어의 목표는 케어 이용자의 생활을 안정시키는 것이며, 그런 의미에서 케어의 역할이 매우 중요하다.

문제행동을 줄인다

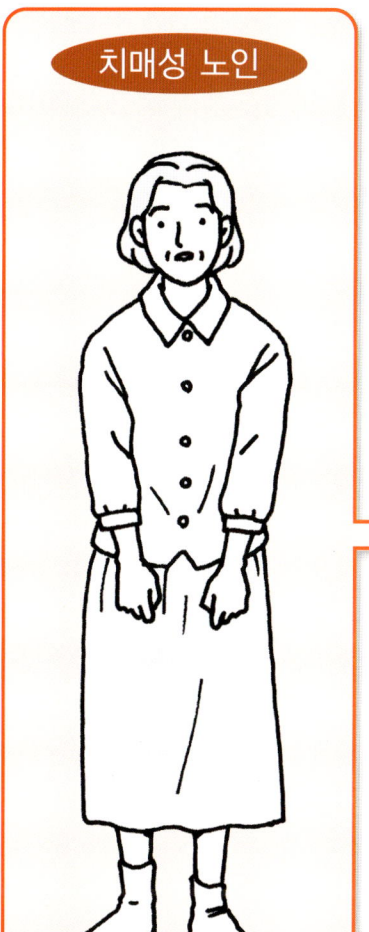

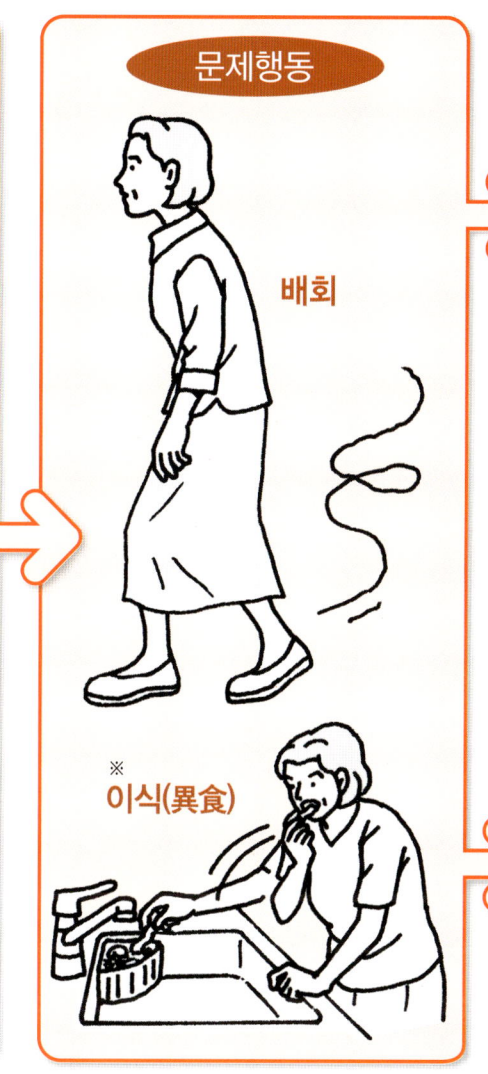

치매성 노인에 대한 케어의 접근방식은 치매 자체를 치료하는 것이 아니라 문제행동을 줄이는 것에 있다. 배회나 이식 등의 문제행동을 보이면, 그 원인을 찾아내 적절한 대응 방법을 생각한다. 반대로 치매가 심한데 특별히 문제행동이 없고 안정된 생활을 하고 있다면 그것으로 괜찮다고 할 수 있다.

※이식 : 먹을 수 없는 것까지 입 속에 넣으려고 하는 행동

치매 정도와 문제행동

일반적으로 치매 정도가 심할수록 문제행동을 일으킬 확률도 높아지고, 약으로 치료하려고 한다. 그러나 케어 현장에서의 경험으로 볼 때, 노인의 치매가 약으로 치료되는 경우는 거의 없다. 또한, 의료에 너무 의지하다 케어가 소홀해지는 경우도 많으며, 그렇게 되면 가벼운 치매 환자도 불안한 상태가 되어버린다. 중요한 것은 치매 정도가 아니라, 문제행동에 대한 접근방식이다.

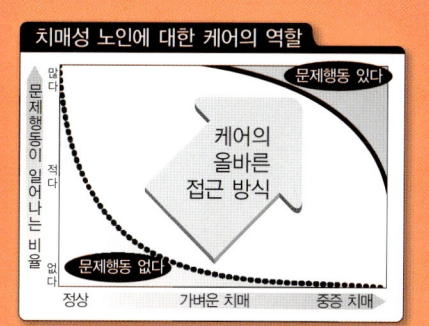

15-2 치매란 무엇인가 (2)

치매는 왜 생기나

치매의 원인은 뇌의 병변(病變)만은 아니다

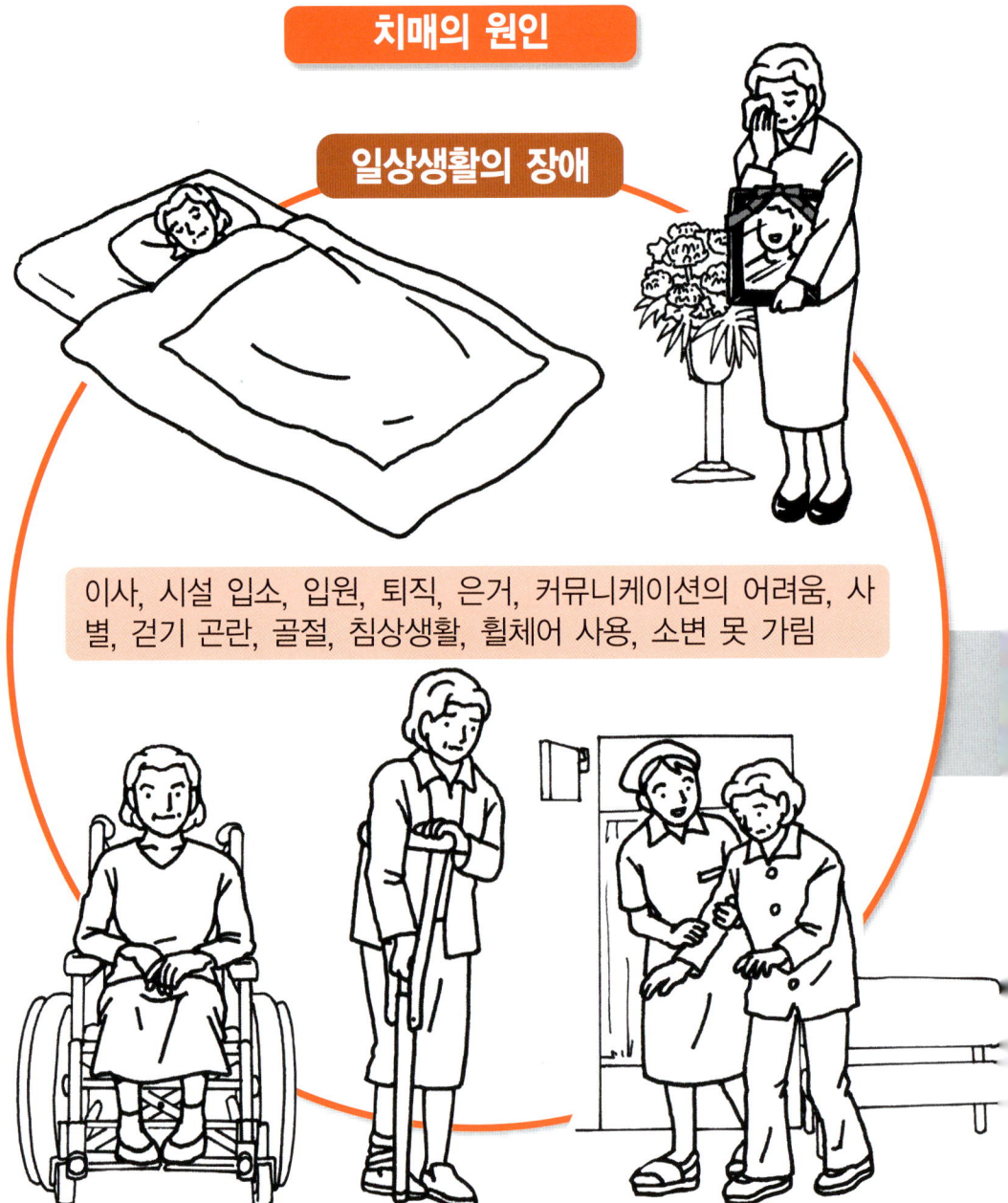

치매의 원인

일상생활의 장애

이사, 시설 입소, 입원, 퇴직, 은거, 커뮤니케이션의 어려움, 사별, 걷기 곤란, 골절, 침상생활, 휠체어 사용, 소변 못 가림

생활에서 원인을 찾는다

의학적으로 '치매'라고 하면 뇌에 병이 있거나 노화에 따른 뇌의 기능 저하로 생긴다고 보는데, 일반인들도 그렇게 인식하고 있다. 확실히 치매는 알츠하이머병이나 피크병(Pick's disease) 등과 같이 뇌의 병으로도 생길 수 있지만, 이것들은 비교적 젊을 때 발병한다는 점에서 노인성 치매와는 다르다. 뇌손상은 치매 같은 증상을 일으키기도 하지만, 그렇다고 해서 모든 치매 증상의 원인이 뇌에 있다고 단정하는 것은 잘못이다.

노인성 치매의 원인은 뇌의 병변만으로 설명할 수 있을 만큼 단순하지 않다. 극단적인 예로, 뇌가 작아져도 치매 증상이 안 나타나는 사람도 있다. 또한, 실제로 치매 노인들을 한 사람 한 사람 주의 깊게 살펴보면, 이사나 시설 입소 등처럼 환경의 변화, 배우자

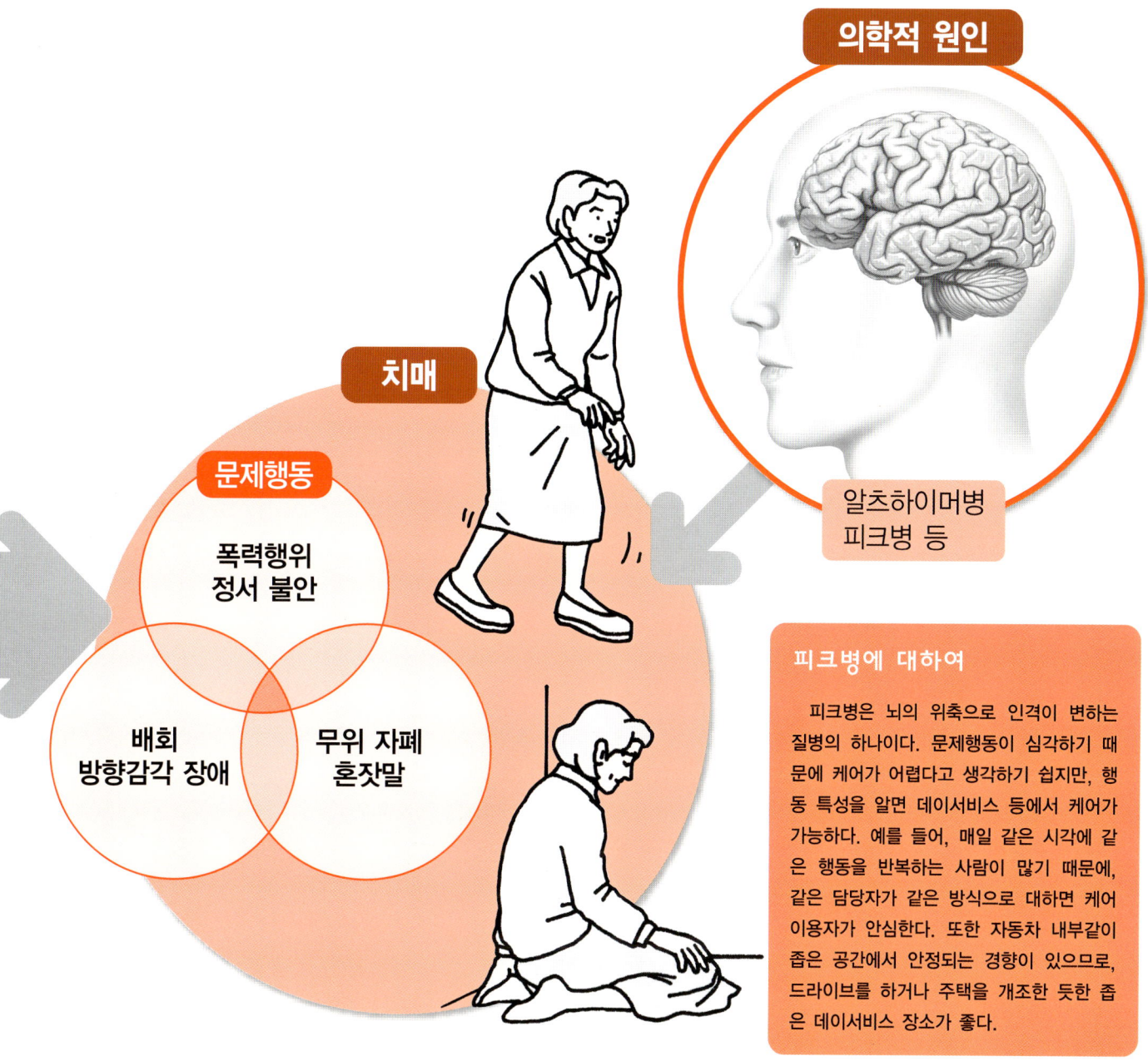

피크병에 대하여

피크병은 뇌의 위축으로 인격이 변하는 질병의 하나이다. 문제행동이 심각하기 때문에 케어가 어렵다고 생각하기 쉽지만, 행동 특성을 알면 데이서비스 등에서 케어가 가능하다. 예를 들어, 매일 같은 시각에 같은 행동을 반복하는 사람이 많기 때문에, 같은 담당자가 같은 방식으로 대하면 케어 이용자가 안심한다. 또한 자동차 내부같이 좁은 공간에서 안정되는 경향이 있으므로, 드라이브를 하거나 주택을 개조한 듯한 좁은 데이서비스 장소가 좋다.

와의 사별 등과 같은 인간관계의 상실, 소변을 못 가리거나 걷기 곤란과 같이 노화에 따른 신체적 장애 등, 여러 계기로 치매가 나타나는 것을 알 수 있다. 더 나아가 주변 사람의 대응, 지금껏 생활해온 과정, 인생관·가치관까지도 관련있다고 여겨질 정도로 치매의 원인은 복잡하고 심오하다.

치매란 늙어가는 자신을 인정하지 못하고, 자연스런 노화 현상이나 장애로 인한 기능 저하, 인간관계의 변화 등을 계기로 생기는 '자신과의 관계 장애'라고 볼 수 있다. 뇌의 병변은 오히려 이 관계 장애가 몇 년이나 지속된 결과로 생길 때가 많다.

따라서 치매는 입원이나 투약 같은 의학적 접근만으로는 한계가 있다. 그보다 먼저 환경이나 인간관계 등 현실의 생활을 바꿔가는 것이 중요하다. 그것만으로도 케어의 역할은 매우 크다.

15-3 치매란 무엇인가 (3)

케어에 도움이 되는 치매의 분류

늙은 자신과의 관계 장애로 파악한다

문제행동에 따른 치매 분류

일반적으로 노인성 치매는 '알츠하이머형'과 '뇌혈관형'으로 분류한다. 뇌의 병변은 확실히 치매의 원인 중 하나이지만 전부는 아니다. 이런 병리학적 분류에 대해 케어의 입장에서 주장하는 가설이 있다. 그것은 치매를 '늙은 자신과의 관계 장애'로 파악하는 것이다. 치매란 늙은 자신을 인정할 수 없는, 즉 실제·자신의 모습에 적응하지 못하는 상태라고 볼 수 있다. 그리고 이 때 나타나는 반응의 차이, 즉 문제행동에 따라서 갈등형, 회귀형, 유리형(遊離型) 등 3가지로 나눈다. 이것은 일본의 다케우치 다카히토[竹内孝仁]가 주장하는 것으로, 실제 생활에서 실감할 수 있는 분류이다. 또한 케어하는 사람에게 치매성 노인에 대한 대응 방법(접근 방식)을 가르쳐 주기 때문에, 케어 현장의 케어 전문가들로부터 높은 지지를 얻고 있다.

물론 이 가설이 모든 치매의 경우에 해당되는 것은 아니다. 그러나 이 가설을 바탕으로 한 접근 방식이 문제행동을 없애고 치매 치료에 효과적인 것도 사실이다.

치매의 3가지 유형

1. 갈등형

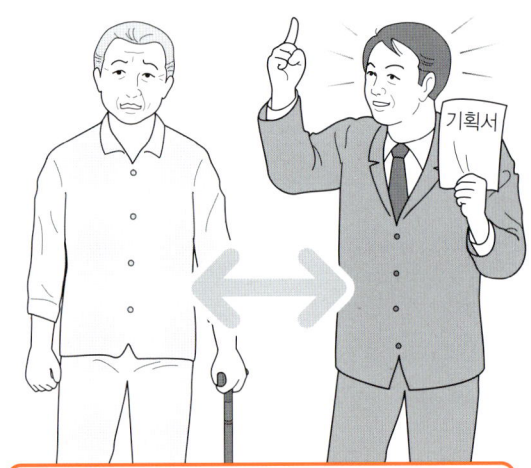

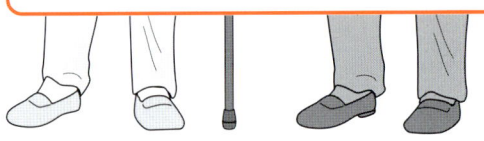

현실 속 자신의 모습이 자신으로 느껴지지 않아 자기 모습을 되찾으려고 하므로 혼란스럽다

현실과 갈등이 생긴다

갈등형이란 소변을 싸거나 건망증이 있는 현실 속의 자신을 받아들일 수 없어, 어떻게든 자신을 되찾으려고 발버둥치는 유형을 말한다.

그러나 현실적으로 노화현상도 신체적 장애도 회복할 수 없기 때문에 갈등이 생긴다. 케어하는 사람의 사소한 이야기에도 비정상적으로 흥분하여 소리를 지르거나 막무가내로 덤벼드는 등 거칠고 난폭한 행동을 한다. 또는 열심히 재활훈련을 했는데 효과가 적거나 없다고 하여 기분의 변화가 심해지는 등 정서 불안을 보인다. 그 밖에 케어하는 사람 또는 같은 방의 동료가 자신의 물건을 훔쳤다고 우기거나, 계속 호출벨을 눌러서 사람을 부르는 등의 증상을 보이는 경우도 있다. 갈등이 '이식(異食)', '과식', '농변(弄便)'으로 나타나기도 한다.

갈등형은 환자의 입장에서 보면 부당한 현실과의 싸움이라고 할 수 있다.

II. 회귀형

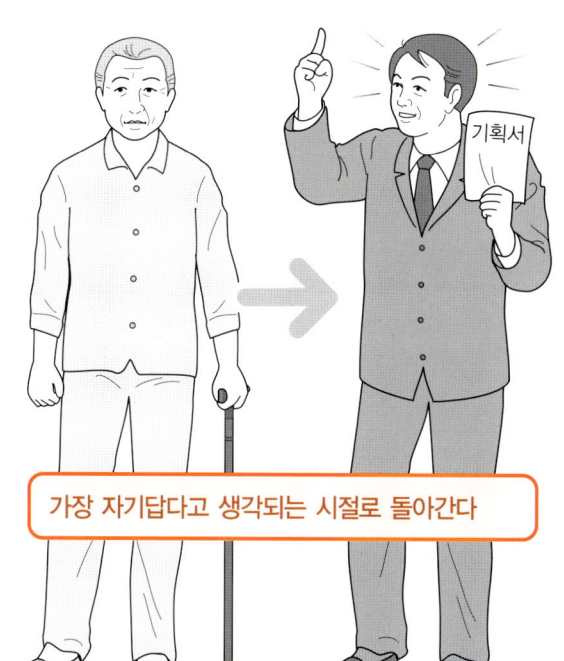

가장 자기답다고 생각되는 시절로 돌아간다

과거의 자신으로 돌아간다

현실 속 자신을 인정하지 못하는 것은 갈등형과 같지만, 갈등형이 현실에 머무르는 데 반해 회귀형은 과거의 자신으로 돌아가서 자신을 되찾으려고 한다. 이 경우의 과거는 '자신의 가장 좋았던 시절'이라는 점이 특징이다.
회귀형의 문제행동은 '아이가 울고 있으므로 집에 돌아가겠다고 우겨대는 여성', '강의가 있다고 한밤중에 외출하려는 전직 대학교수' 등처럼 주로 배회라는 형태로 나타난다. 또한 케어하는 사람을 이미 사망한 어머니나 과거의 이웃사람으로 믿는 등 방향감각 장애를 보일 때도 있다.
회귀형은 행복했던 과거 시절로 돌아가, 그 시절을 바탕으로 지금의 현실세계를 재구성하는 것이다.

III. 유리형

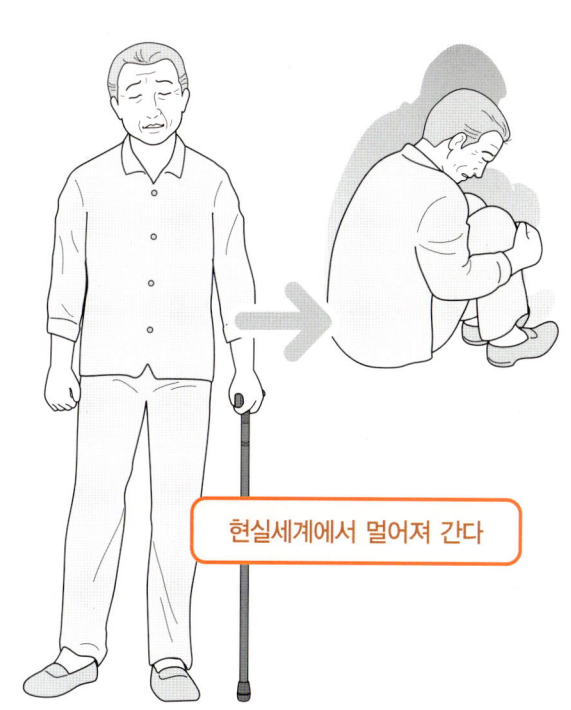

현실세계에서 멀어져 간다

현실과 유리되어 있다

자신을 현실로부터 떼어놓는다는 것에서는 회귀형과 같다. 그러나 회귀형이 과거의 좋은 시절로 돌아가는 데 반해서, 유리형은 과거도 현실도 아닌 자신만의 내부세계에 틀어박혀서 자신을 지키려고 한다.
자신을 둘러싸고 있는 현실과는 관계를 맺지 않아 식사도 스스로 먹으려고 하지 않고, 케어하는 사람이 입에 넣어줘도 한 입 씹다 마는 등의 무위자폐증, 또는 말을 걸어도 반응을 보이지 않고 혼자서 중얼거리거나 실없이 웃는 식으로 혼잣말을 하는 증상을 보인다.
유리형은 이미 현실에 저항하는 것을 포기하고, '마음은 여기에 없는 상태'이다.

15-4 치매 케어의 7원칙 (1)

환경, 생활습관

변화에 따른 스트레스가 치매를 부른다

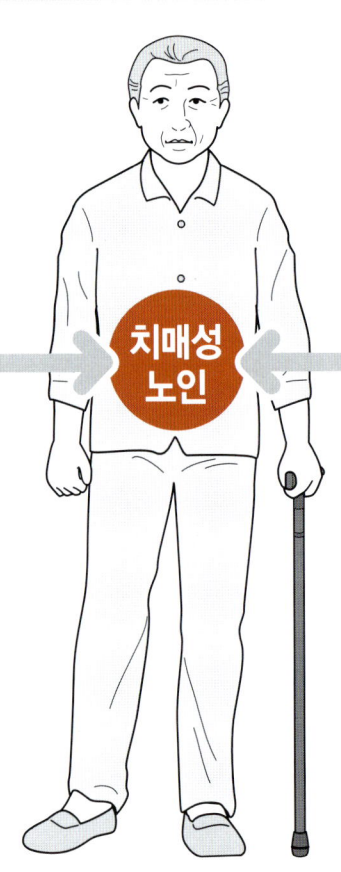

원칙① 환경을 바꾸지 않는다

노화에 따른 변화
- 건망증
- 심리적 변화
- 신체적 장애
- 인간관계의 상실
- 만성질환
- 질병
- 신체적 변화
- 케어 필요

→ 치매성 노인 ←

환경의 변화
- 정년퇴직
- 입원
- 퇴원
- 집의 개조
- 이사
- 시설 입소
- 방 교체

치매를 막는 방법

❶ 가능하면 예전 환경과 비슷하게 한다
이제까지 사용해온 이불이나 베개, 애착이 가는 생활용품은 함께 가지고 간다.

❷ 의지할 수 있는 인간관계를 만든다
시설이나 병원에서는 담당자를 정해놓고, 불안한 일이 있으면 담당자를 찾게 한다.

환경의 변화는 큰 스트레스

이사를 계기로 치매에 걸린 노인이 적지 않다. 젊은 사람도 낯선 곳에서 처음부터 새로운 인간관계를 만들어간다는 것은 큰 스트레스이다. 그렇지 않아도 노인은 신체적 변화나 다른 사람의 도움을 받아야 하는 상황 등, 노화에 따른 여러 가지 변화에 직면하여 심한 스트레스를 받고 있다. 이런 변화에서 더 나아가 이사나 시설 입소 등과 같은 중요한 환경 변화가 있을 때 적응하지 못하여 노망이 나타난다고 예측할 수 있다.

따라서 노인에게 노망이 안 나게 하려면 '환경을 바꾸지 않는 것'이 중요하다. 노인의 입장에서는 케어가 필요하기 때문에 낯선 도시에 사는 자녀의 집으로 가는 것보다 지금까지 살며 익숙한 곳에서 살기를 바란다. 단, 이사나 시설 입소 등 어쩔 수 없이 환경을 바꿀 수밖에 없는 경우도 있다. 그럴 때는 ① 가능하면 이전의 환경과 비슷하게 하고, ② 의지할 수 있는 인간관계를 만든다는 2가지 점에 주의한다.

원칙② 생활습관을 바꾸지 않는다

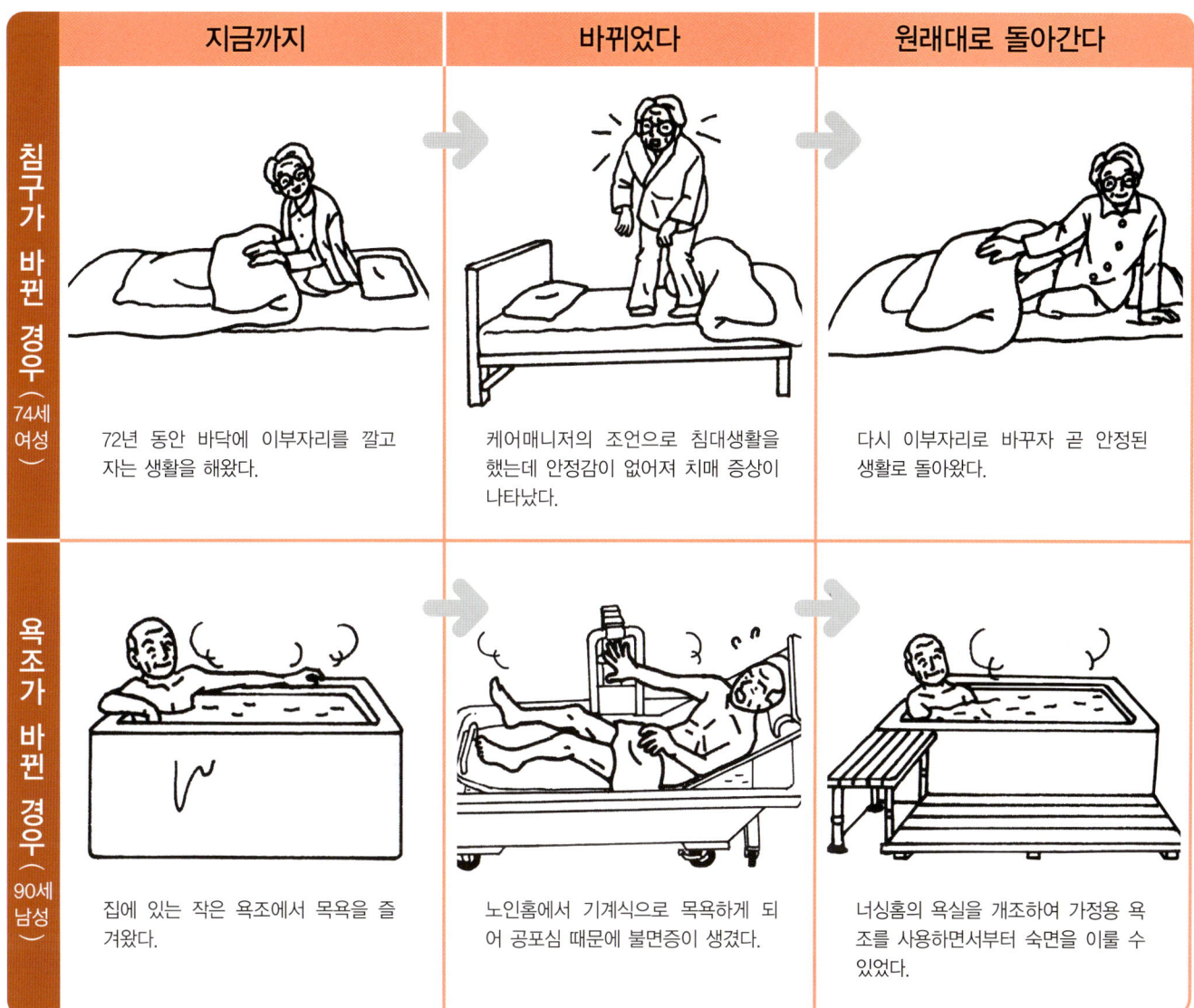

습관의 변화도 스트레스

노화나 장애가 있다고 해서 뭔가 특별한 방식으로 돌보고, 지금까지의 노인의 생활습관을 바꾸려고 한다면 좋은 케어라고 할 수 없다. 생활환경이 바뀌지 않아도 생활습관이 바뀌면 새로운 생활습관에 적응해야 하므로 노인에게 큰 스트레스가 될 수밖에 없다. 따라서 노망을 막기 위해서는 '생활습관을 바꾸지 않는다'는 것도 중요하다. 좋은 케어란, 지금까지 노인이 해오던 방식을 바꾸지 않으면서 케어 방법을 연구하는 것이라고 할 수 있다.

함부로 시설을 바꾸지 않는다

흔히 '노망 때문에', '노망이 심해져서'라는 이유로 다른 시설로 옮기는 처치는 치매를 더 심하게 만든다. 케어 현장에서는 노망이기 때문에 환경을 바꾸면 안 되고, 오히려 노망이 심해졌기 때문에 케어 관계를 계속 유지해야 한다.

15-5 치매 케어의 7원칙 (2)

인간 관계, 신체 상태

노인의 문제행동은 위기의 신호

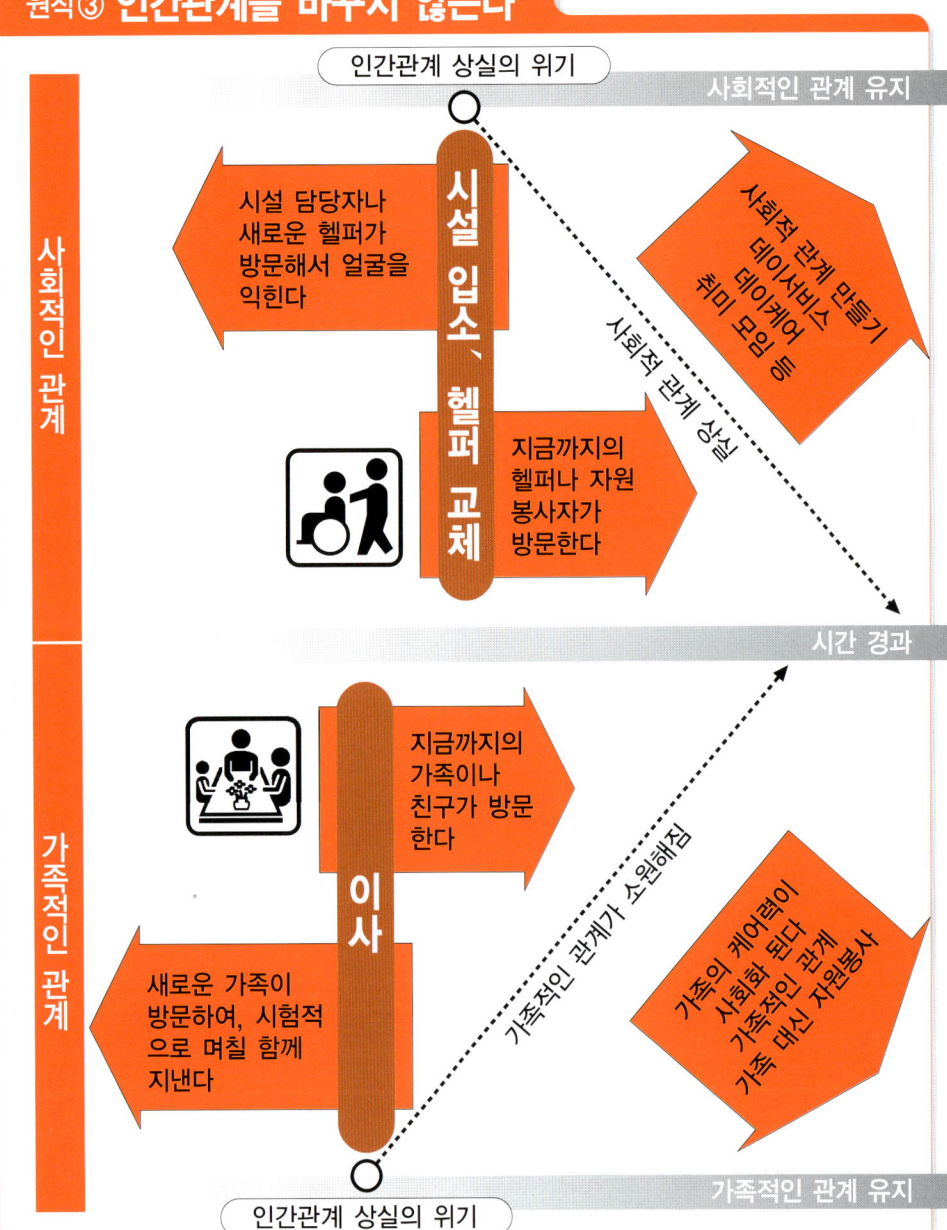

가능하면 인간관계를 계속 유지한다

'도시에 사는 자녀의 집에서 살게 되었다', '시설에 입소했다' 등, 환경이 변하여 지금까지의 인간관계가 없어지는 것은 치매 증상을 불러오는 중대한 계기가 된다. 환경이 바뀌지 않아도 담당 헬퍼 등 인간관계가 쉽게 바뀌면, 노인을 노망으로 내몰 수 있으므로 주의한다. 노인이 노망이 안 나도록 하려면 '가능하면 인간관계를 계속 유지'하는 것이 중요하다. 예를 들어, 시설에 입소하면 새로운 인간관계가 형성되어 안정할 때까지 헬퍼나 자원봉사자는 물론 가족도 자주 방문해야 한다. 때로는 애완동물도 인간 이상으로 노인을 안정시킬 수 있으므로, 이사 또는 시설에 입소할 때 함께 데리고 간다.

치매를 보는 시각과 케어 원칙 ⑤

원칙④ 몸 상태를 살핀다

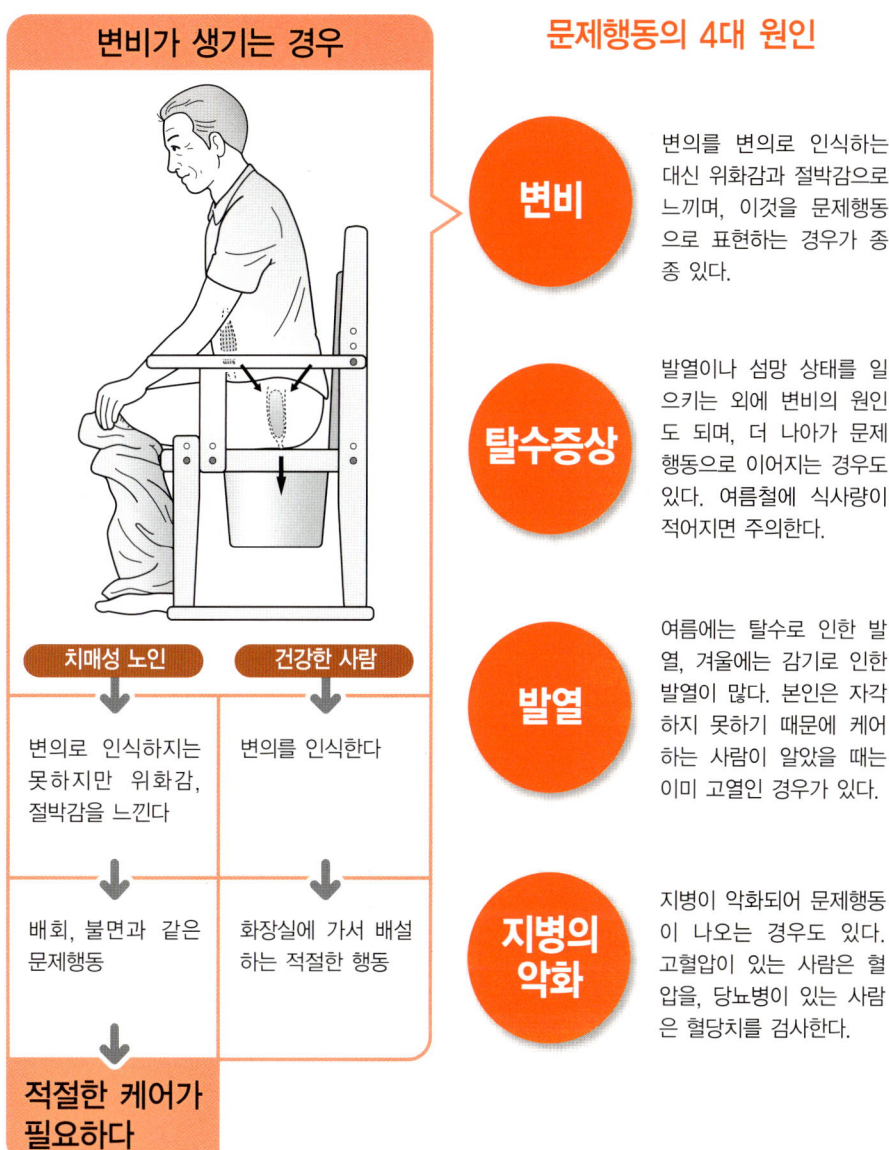

사례 1 원래 살던 곳을 떠나 장남의 아파트로 거처를 옮긴 A씨는 몸이 불편하기도 해서 집에서 한발자국도 나올 수 없었다. 가족들은 그대로 노망이 될까 걱정하여 A씨와 같은 고향 사람을 대화 상대로 초대하였다. 고향에 관한 화제로 이야기가 활기를 띠었고, 고향 사람의 권유로 여행도 가게 되었으며, 이웃과 친구가 될 수 있었다.

사례 2 B씨는 3년간 의지하던 헬퍼가 갑자기 바뀌게 된 무렵부터 불면증과 야간에 이상 행동이 나타났다. 이런 변화는 새 헬퍼가 이전의 헬퍼와 완전히 다른 것도 원인인 듯하였다. 그래서 전임 헬퍼에게 이따금 방문해줄 것을 부탁하고, 새 헬퍼를 전임자와 비슷한 사람으로 교체하자 차츰 안정되어갔다.

사례 3 너싱홈에서 직원을 한꺼번에 교체하여 배치하자 입소해 있던 노인들 사이에서 차츰 문제행동이 나타났다. 어느 노인도 직원의 이름 같은 것은 모를 것이라고 생각했는데, 낯익은 직원이 한꺼번에 보이지 않은 것이 안정을 잃은 원인이라고 생각되었다.

문제행동의 원인을 찾는다

치매성 노인의 문제행동은 뇌나 정신의 문제라고 생각하지만, 실제로는 몸 상태가 나쁘기 때문인 경우가 적지 않다. 한 노인시설에서 밤에 나타나는 문제행동의 원인을 조사했는데, 약 60%는 3일 이상 변비가 계속될 때 나타난다는 것을 알았다. 그래서 매일 아침 식후에 배변을 촉진하는 배설 케어 | ☞ p.114 참조 |를 하자 문제행동이 반으로 줄었다고 한다. 그 밖에 탈수증상이나 발열, 지병의 악화가 문제행동의 원인일 수 있다. 문제행동이 보이면 노인의 위기 신호로 보고 원인을 찾는다.

15-6
치매 케어의 7원칙 (3)

개성적인 공간, 역할 만들기

지금의 자신을 실제로 느낄 수 있도록

원칙⑤ 개성적인 공간을 만든다

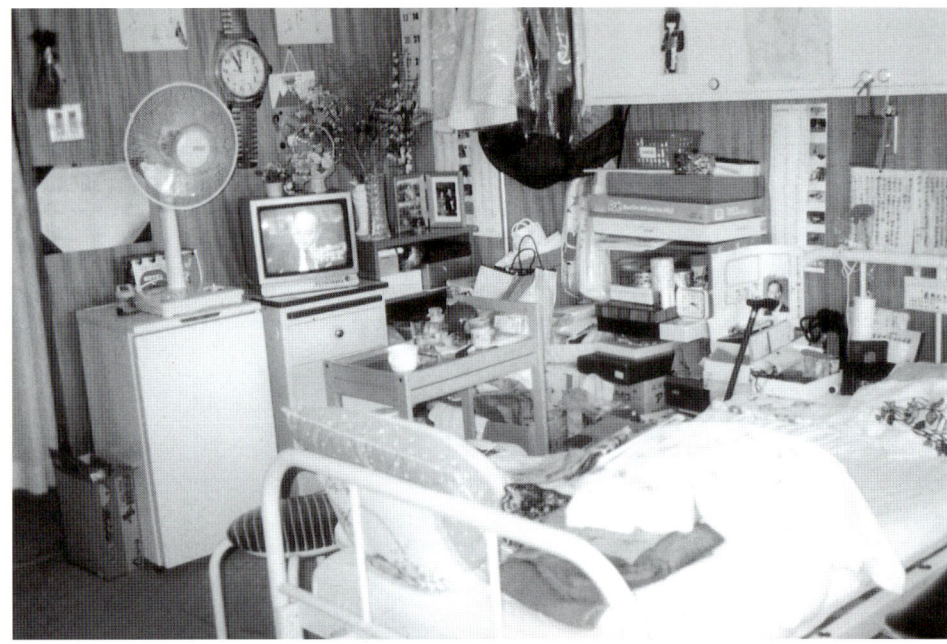

어느 노인시설의 4인실의 한 코너. 이것을 보고 '어수선하고 보기 흉하다'고 느끼면 케어가 적성에 맞지 않을 수도 있다.

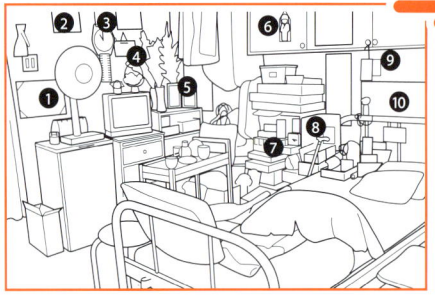

개성적인 생활 공간의 예
❶ 희수(77세 생일) 기념일에 시에서 받은 표창장
❷ 자작시를 모아놓은 색지
❸ 노인회의 게임에서 우승으로 받은 상품
❹ 전사한 남동생 사진
❺ 아들과 딸의 가족사진
❻ 손자가 여행지에서 사온 선물
❼ 친구와 지인들로부터 받은 편지를 모아둔 상자
❽ 고인이 된 남편의 사진과 위패
❾ 친하게 지내던 헬퍼가 보내준 부적
❿ 매일 아침 암송하는 불경의 한 구절

사용하던 개인 물건은 좋은 케어용품이다

시설 관계자에게

시설에 입소할 때 개인 소지품을 갖고 오는 것을 '관리하기 힘들다'며 싫어해서는 안 된다. 케어 이용자가 사용하던 개인 물건이야말로 케어에 가장 도움이 되는 용품으로 노인에게 안정감을 준다.

가족에게

옆에서 보면 더럽고 쓸모없는 물건이라도 노인에게는 소중한 추억의 물건일 수 있다. 함부로 없애면 안 된다. 오래된 물건은 케어에서는 오히려 보물이다.

개인 소지품이 있어서 안정된다

현대적인 호텔은 쾌적하지만, 며칠이 지나면 집으로 돌아오고 싶어진다. 호텔에는 직접 골라서 오랜 세월을 함께한 물건이 없기 때문인데, 사람들은 개인 소지품을 통해 '자신의 정체성'을 확인하고 안심한다. 노인시설에 따라서는 개인 소지품을 인정하지 않는 곳도 있

원칙⑥ 개개인에게 역할을 맡긴다

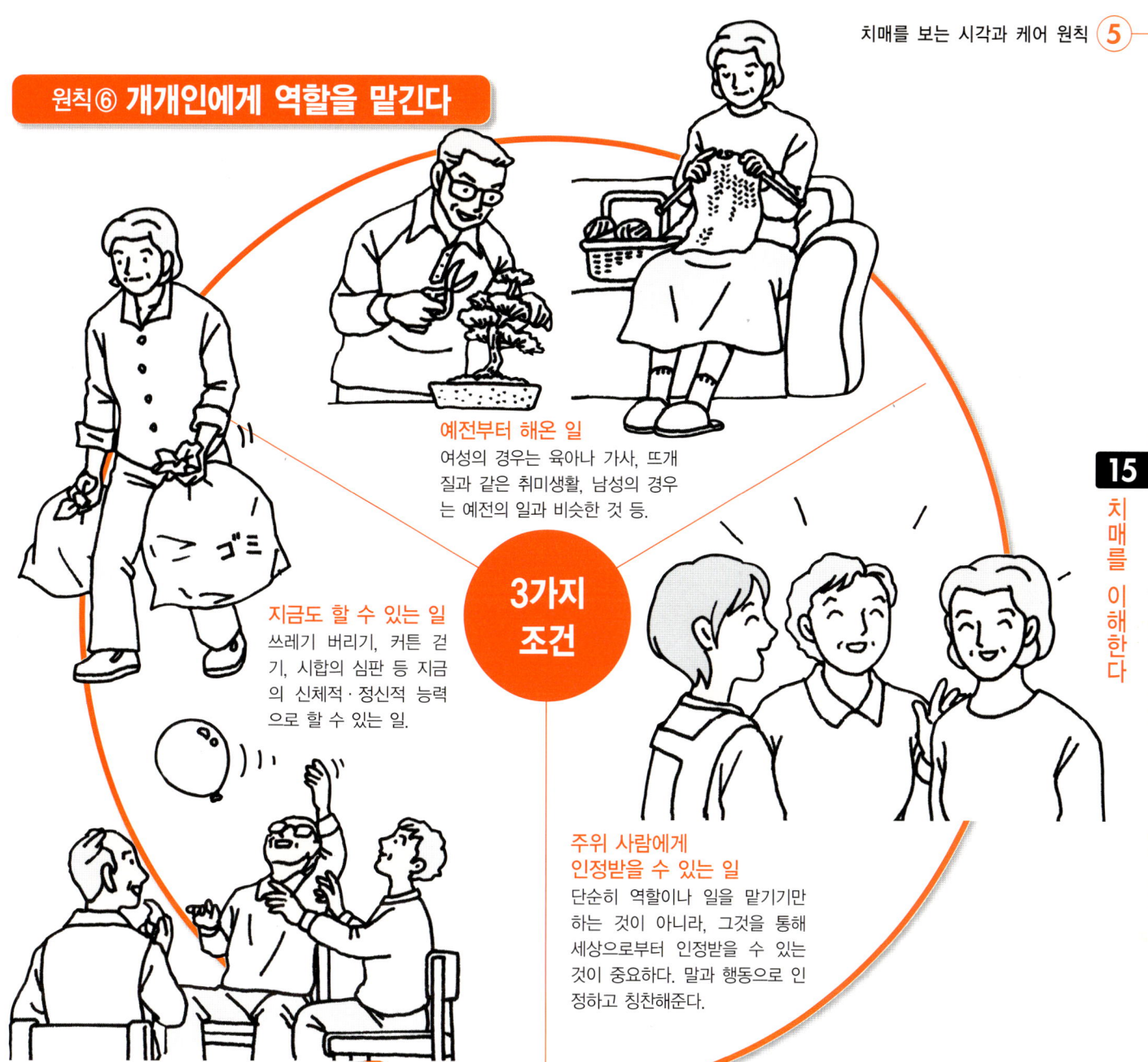

예전부터 해온 일
여성의 경우는 육아나 가사, 뜨개질과 같은 취미생활, 남성의 경우는 예전의 일과 비슷한 것 등.

지금도 할 수 있는 일
쓰레기 버리기, 커튼 걷기, 시합의 심판 등 지금의 신체적·정신적 능력으로 할 수 있는 일.

3가지 조건

주위 사람에게 인정받을 수 있는 일
단순히 역할이나 일을 맡기기만 하는 것이 아니라, 그것을 통해 세상으로부터 인정받을 수 있는 것이 중요하다. 말과 행동으로 인정하고 칭찬해준다.

는데, 늙은 자신을 자신이라 느끼지 못하는 것이 치매라고 한다면, 케어 이용자 본인의 물건이 없는 공간은 치매를 더 악화시킬 뿐이다. 오히려 개인 소지품을 더 늘려서 그곳이 자신의 거처라고 느낄 수 있는 개성적인 공간으로 만들어야 한다.

병원이라면 사진이나 기념품 등 소중하게 생각하는 물건만이라도 침대 주위에 놓을 수 있게 한다. 시설에 입소하는 경우라면 추억의 물건은 물론 손에 익숙해진 생활용품도 갖고 들어갈 수 있어야 한다.

역할 만들기의 3가지 조건

노인을 치매로부터 지키기 위해서는, 개개인에게 역할을 맡겨 지금의 자신을 자신이라고 느낄 수 있게 하는 것도 중요하다. 자신의 역할이 분명하고 누군가에게 도움을 준다는 것을 실감하면, 표정이 좋아지고 치매 증상이 없어지는 경우가 종종 있다. 단, ①예전부터 해온 일이고, ②현재도 할 수 있는 일이며, ③주위 사람에게 인정받을 수 있는 일이라는 3가지 조건을 충족시켜야 한다.

15-7 치매 케어의 7원칙 (4)

개개인의 관계 만들기 I

수용보다 마음이 통해야 하고, 전문성보다 모성이 중요하다

원칙⑦ 개개인의 관계 만들기

| 마음이 맞음

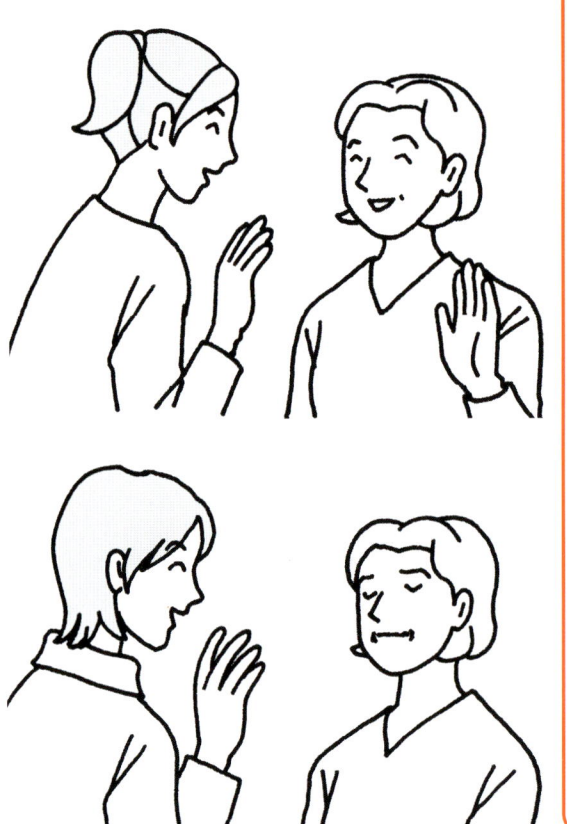

마음이 맞는 관계를 만드는 방법

케어 설계도 서로 마음이 맞는 관계로
케어 현장에서의 케어 설계는 'A씨의 인간관계를 넓히기 위해서는 어떤 데이 서비스가 좋은지, 어떤 담당자와 어떤 관계를 맺으면 좋은지'를 생각해서 결정해야 한다. 좋아하는 헬퍼가 온다고 생각하면 '밝은 얼굴을 보여줘야지' 하는 마음도 생긴다.

재택 케어를 지역 케어로
집에서 케어할 때의 좋은 점은 마음이 맞는 친구나 지인이 주변에 있다는 것이다. 따라서 집에서 한발자국도 나가지 않는 '재택 케어'는 의미가 없다. 집에서 지역으로 범위를 넓히는 '지역 케어'를 생각해본다.

시설 케어의 장점을 살린다
시설에서 케어할 때의 좋은 점은 서로 마음이 맞는 사람을 만나기 쉽다는 것이다. 시설에서 몇 명을 한 단위로 하여 케어를 하자는 움직임이 있는데, 이 방법은 마음이 맞는 사람을 선택할 수 있는 폭이 좁아질 우려가 있다.

수용보다 마음이 맞는 것이 케어의 원칙이다

케어를 하고 있는 가족은 "치매성 노인을 받아들이지 못하는 것은 내가 나쁘기 때문이 아닐까?"라고 고민한다. 그러나 노인은 가장 의존하고 있는 가족에게 문제행동을 가장 일으키기 쉽다. 가까운 관계이기 때문에 어려운 것이다. 케어 이용자가 가끔씩 만나는 친척이나 데이센터의 직원에게는 가족에게 보이지 않던 웃는 얼굴을 하고 대할 때가 있다. 이렇게 뜻이 잘 맞는 관계가 늘어가면 가족과의 관계도 좋아지는 경우가 많다.

'전문직이므로 어떤 노인이라도 수용할 수 있다'고 생각할 수 있는데, 케어처럼 오랜 시간 지속되는 생활의 장에서 그것은 '원칙'에 불과하다. 무엇보다 억지로 수용하려고 해도 케어 이용자가 바로 알아차린다.

'수용보다 마음이 통해야 한다는 것'이 케어의 원칙이다. 자신이 수용할 수 없다면 수용할 수 있는 사람으로 교체하면 된다. 누구와 마음이 잘 맞는지는 노인의 표정이나 태도를 보면 알 수 있다. 원래 관계란 상호적인 것이므로, 이쪽이 마음이 맞는다고 느끼면 상대도 그렇게 느낀다.

ⅠⅠ 가족적인 관계

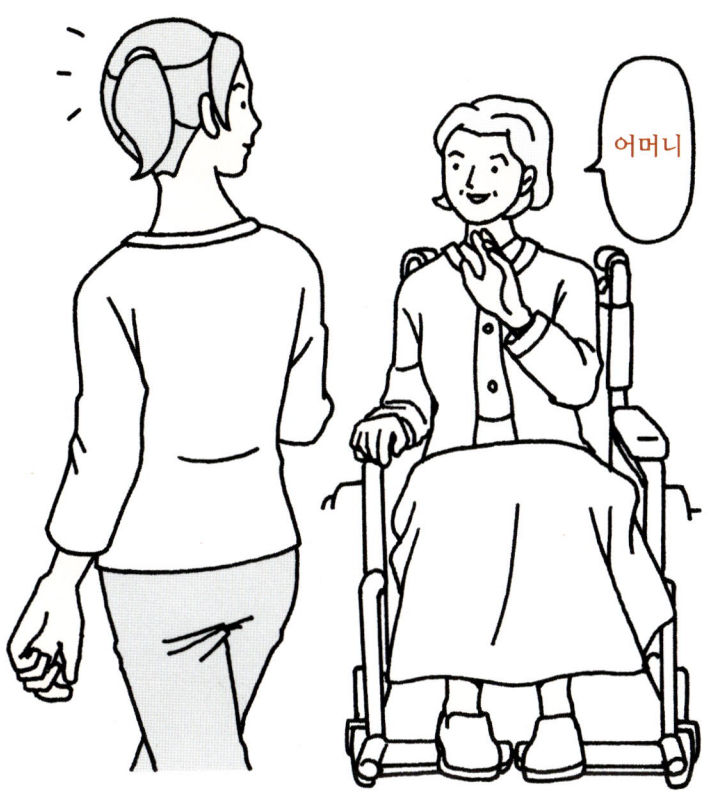

케어의 기본은 모성

'지금보다 좋아지는 것'을 목표로 하는 의료와 달리 '지금 있는 그대로를 받아들이는 것'이 중요한 케어에서는 조건 없이 받아들이는 모성이 기본이다. 케어 전문가는 풍부한 모성과 함께 전문성을 갖추고 있어야 한다.

어린이나 어머니를 원한다

케어하는 사람과 노인의 관계는 계약으로 맺어진 사회적인 관계이다. 그러나 치매성 노인의 경우는 가족적인 관계에 가깝다. 치매성 노인이 가족적인 관계, 즉 거리가 가까운 정서적인 관계를 원하기 때문이다. 그렇다면 가족이 케어하는 경우에 가족적인 관계가 형성될 수 있느냐 하면 그렇지 않다. 왜냐하면 ①자식이 어렸을 때 의지하던 부모로서의 자신과, ②부모에게 전적으로 의지하던 어린시절의 자신으로 돌아가고 싶어하기 때문이다. 두 경우 모두 모자관계로 상대와 일체감을 느꼈던 어린시절의 관계이다.

왜 치매성 노인은 어린이를 원할까? 지금의 자신은 케어를 받는 존재이지만, 어린이를 돌봄으로써 자신을 되찾을 수 있다고 생각하기 때문이다. 그렇다면 또 왜 어머니를 원할까? 치매는 비참하지만, 그것은 아기 때와 같다. 아기 때는 울면 들어주는 세계이고, 어머니만 있으면 모든 것이 해결되었다. 치매성 노인이 인생의 마지막 시기에 어머니를 원하는 것은 당연하다고 할 수 있다. 케어의 기본은 계약관계이므로 여기서 벗어나면 안 되겠지만, 케어관계의 내용은 가족적인 관계에 가까워질 필요가 있다.

15-8 치매 케어의 7원칙 (5)

개개인의 관계 만들기 II

공감할 수 있는 동료를 만들기 위해

III 동료

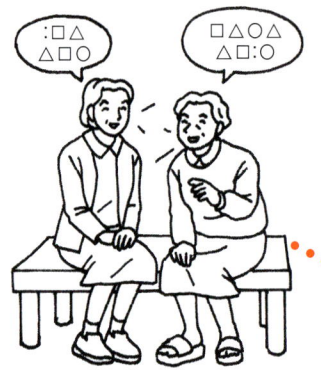

공감할 수 있는 동료

치매성 노인에게 젊고 머리도 똑똑한 케어 담당자는 위협적으로 보일 수 있다.
그러나 상대가 같은 치매 노인이라면 공감할 수 있다. 사이가 좋은 치매성 노인들의 대화를 들어보면 이야기가 전혀 논리적이지 않다. 그러나 분위기는 좋다. 공감할 수 있는 동료가 있다는 사실만으로 치매 노인의 표정이 좋아지고 안정된다.

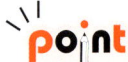 **Point**
좋은 동료가 될 수 있는지는 마음이 서로 맞는 것이 크게 작용한다.

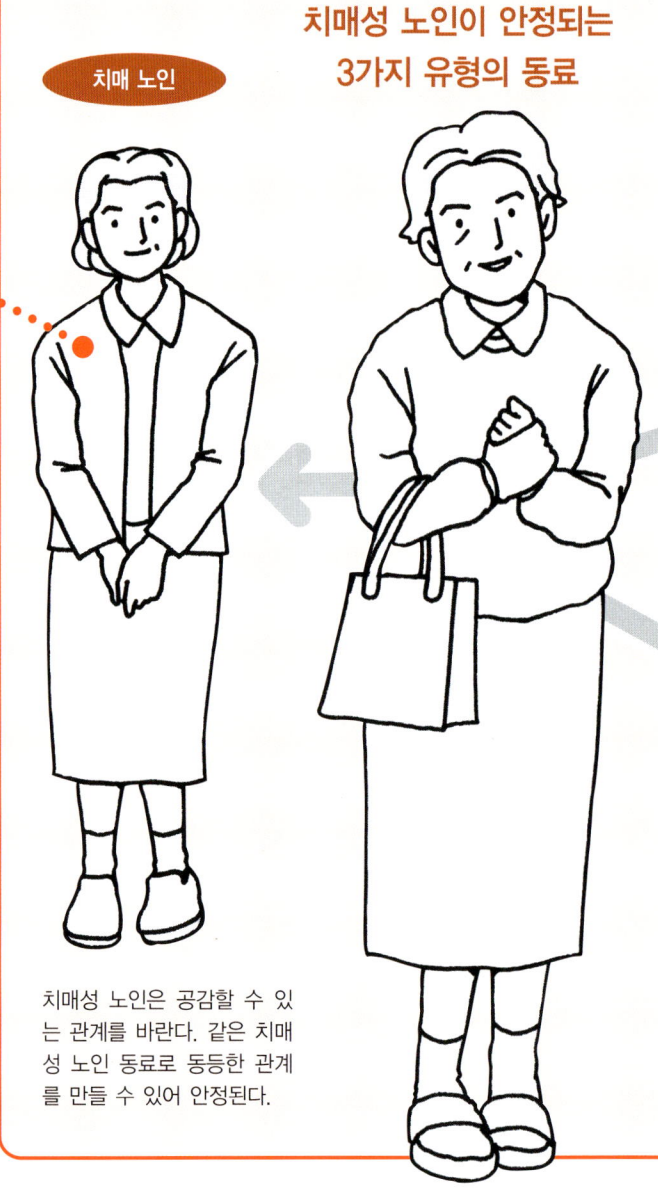

치매성 노인이 안정되는 3가지 유형의 동료

치매 노인

치매성 노인은 공감할 수 있는 관계를 바란다. 같은 치매성 노인 동료로 동등한 관계를 만들 수 있어 안정된다.

친구가 있으면 안정된다

치매성 노인의 케어에서는 '지금까지의 인간관계를 유지하는 것'도 중요하지만, '새로운 사회적 관계를 만들어간다는 것'도 마찬가지로 중요하다. 오히려 치매가 심할수록 관계 만들기가 더욱 중요하다.

치매성 노인과 함께 있어서 안정되는 상대는 역시 같은 치매성 노인이다. 상대가 가족이나 헬퍼이면 바로 안정을 잃는 노인이 자신과 같은 치매 노인과는 30분이나 이야기하는 것을 경험한 적이 없는가?

치매성 노인은 공감할 수 있는 동료를 원한다. 치매성 노인에게 자신과 같은 치매성 노인은 안심할 수 있는 존재이다. 치매인 사람이 세 명, 네 명으로 늘어나면, 그 중에 도와주기 좋아하는 사람이 다른 노인을 돌보는 경우가 생긴다. 중증 치매인 사람이야말로 데이센터에 나가야 한다. 그곳에는 공감할 수 있는 동료

치매를 보는 시각과 케어 원칙 5

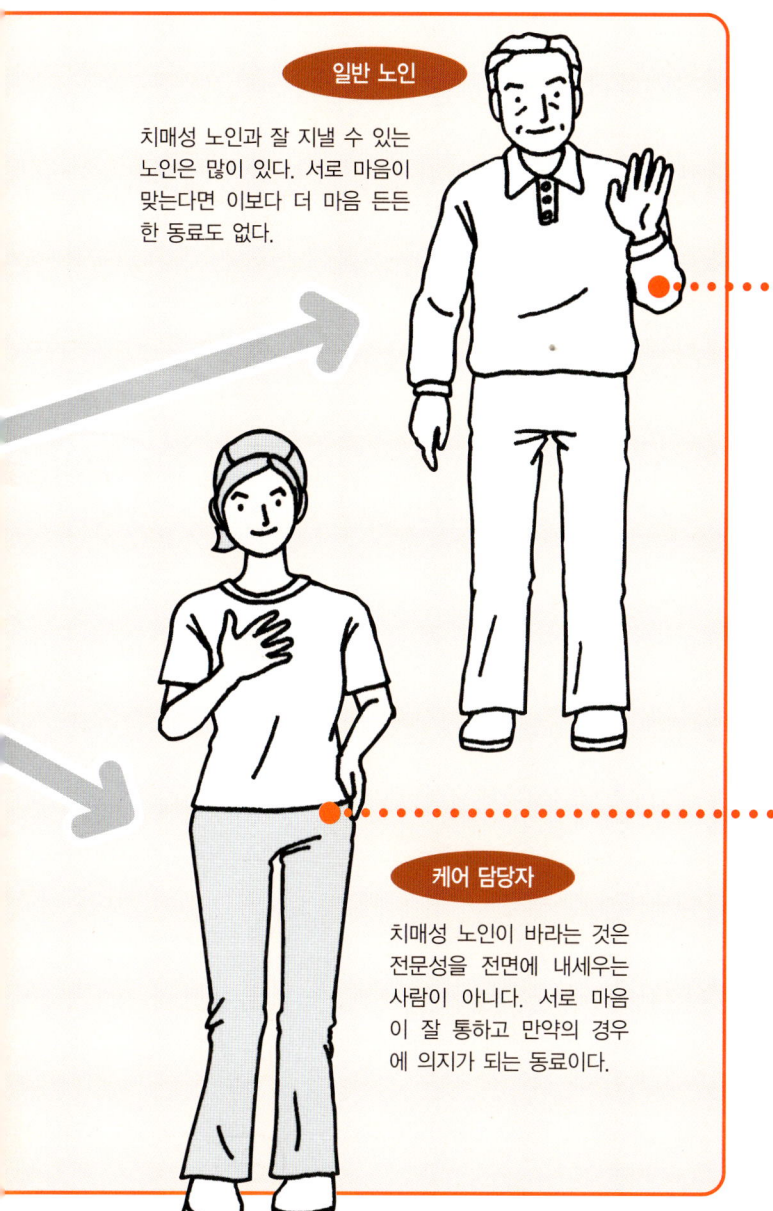

일반 노인
치매성 노인과 잘 지낼 수 있는 노인은 많이 있다. 서로 마음이 맞는다면 이보다 더 마음 든든한 동료도 없다.

케어 담당자
치매성 노인이 바라는 것은 전문성을 전면에 내세우는 사람이 아니다. 서로 마음이 잘 통하고 만약의 경우에 의지가 되는 동료이다.

의지가 될만한 상냥한 동료
치매 노인과 그렇지 않은 노인을 나누어 생각하는 것은 좋은 방법이 아니다. 서로 잘 지낼 수 있는지 없는지는 치매 유무보다 서로 마음이 잘 맞느냐는 문제인 경우가 많다.
사람을 잘 돌보고 치매 노인과 잘 지낼 수 있는 노인은 많이 있다. 식사시간이나 식당 등을 친절하게 가르쳐주는 이런 노인의 존재는 치매성 노인에게 큰 의미가 있다.

만약의 경우에 의지가 되는 동료
케어 담당자가 전문성에만 치중할수록 치매성 노인은 안정을 잃게 된다. 치매성 노인들이 담당자에게 원하는 것은 전문성이 아니라 동료로서 마음이 통하는 것이기 때문이다. 담당자 중 한 사람이라도 '만약의 경우에 의지가 되는 동료'로서 마음이 통하는 사람이 있으면 치매 노인도 정신적으로 안정된다.

15 치매를 이해한다

가 많이 있다.
　치매가 아닌 노인도 좋은 친구가 될 수 있다. '치매성 노인이 폐를 끼친다', '일반 노인이 싫어한다'는 이유로 치매 전용시설이나 병동이 만들어지고 있는데, 치매 노인과 잘 지낼 수 있는 노인도 많다. 치매성 노인에게 화를 내거나 업신여기지 않고 상냥하게 이끌어줄 수 있는 노인의 존재는 큰 의미가 있다. 리더 성향의 노인과 의타심이 강한 치매성 노인, 그리고 모성적인 노인과 제멋대로인 치매성 노인처럼 마음이 서로 통하는 관계를 지역이나 데이센터·시설에서 만들어본다.
　케어 담당자도 치매성 노인이 동료라고 느낄 수 있게 서로의 관계를 만들어야 한다. '당신들과 다른 존재입니다'라고 전문성을 전면에 내세우는 자세로는 치매성 노인이 안정될 수 없다. '만약의 경우에 의지가 되는 동료'로서 마음이 잘 맞는 담당자를 찾아내면 안심이다.

16장

문제행동과 케어

16-1
문제행동의 원인을 찾는다

문제 행동에는 이유가 있다

거친 행동, 배회, 섬망 등의 원인을 찾는다

문제행동은 위기 신호이다

노인에게 거친 행동, 배회, 섬망 등의 증상이 나타나면, 그 원인이 치매라고 생각하는 경향이 있다. 그러나 실제로 문제행동의 원인은 생활 속에 있는 경우가 많다.

우선 생각할 수 있는 것은 몸 상태가 안 좋거나, 이상이 있다는 것이다. 특히, 변비가 아닌지 확인한다. 노인은 변비가 있어도 막연히 위화감을 느끼고 안정이 안 되기 때문에 여기저기 돌아다닌다. 주위에서는 이런 행동을 배회로 간주해버린다. 한편, 탈수증이나 발열 등도 문제행동으로 나타날 수 있다 | ☞ p.301 참조 |. 헬퍼 교체나 시설 입소 등 인간관계나 환경의 변화도 문제행동을 일으킨다 | ☞ p.300 참조 |. 비록 상대의 이름이나 얼굴을 알지 못했어도 이런 문제행동이 일어난다. 무의식의 세계가 안정되지 않은 것이다. 문제행동은 또한 계절이 바뀔 때, 특히 초봄에 많이 나타난다. 이는 기후의 변화로 자율신경의 조절능력이 떨어지기 때문이다. 규칙적인 생활을 하도록 신경 쓴다.

문제행동이 나타나면 이 3가지 원인 중 어느 것인지, 또는 2가지 이상이 겹쳐 있지 않은지 확인한다.

생활 속의 3가지 원인

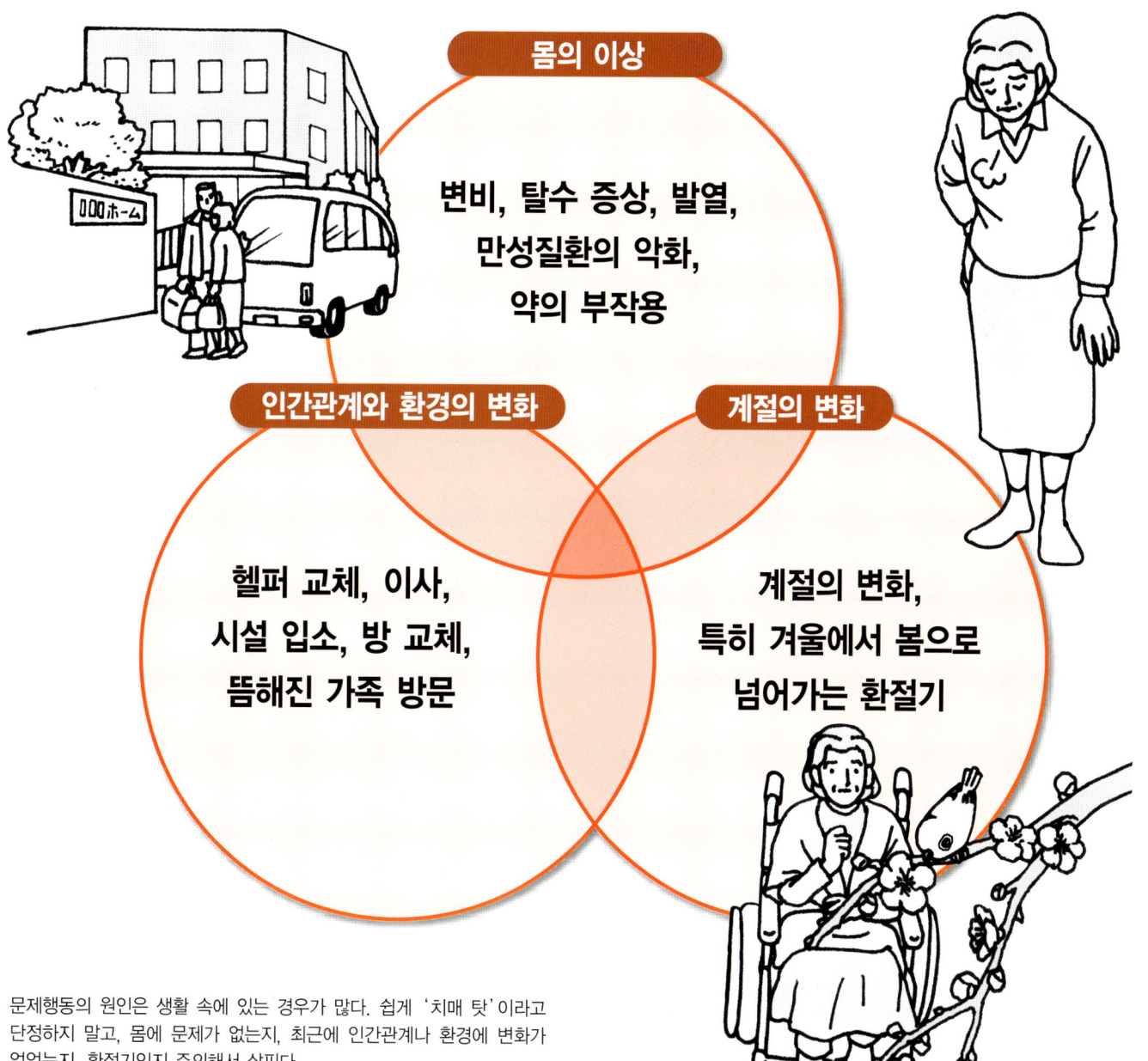

문제행동의 원인은 생활 속에 있는 경우가 많다. 쉽게 '치매 탓'이라고 단정하지 말고, 몸에 문제가 없는지, 최근에 인간관계나 환경에 변화가 없었는지, 환절기인지 주의해서 살핀다.

환각에도 당황하지 않는다

있을 리 없는 것이 보이거나(환시), 들릴 리 없는 것이 들리는 것(환청)을 환각이라고 한다. 치매 노인의 환각은 과거의 체험이 많이 되살아난다는 특징이 있다. '불로 가족이 타고 있다'고 호소한 N씨(85세 여성)는 공습을 체험했던 사람이고, 밤중에 '홍수가 났다'고 외친 M씨(79세 남성)는 수해를 당한 적이 있었다. 현재 느끼고 있는 불안감이나 위화감을 옛날에 똑같이 느꼈던 시대로 되돌아가서 호소하는 것이다. 진짜 원인이 무엇인지 찾아본다.

시설 직원에게

'문제행동을 일으키는 사람은 이곳에 너무 무리다'. 케어 이용자가 시설에 다니기 시작했을 때 이런 생각을 했더라도 기한을 두고 조금 더 노력하면서 지켜보기 바란다. 예를 들어, '한달 정도 만나보고 그래도 안정이 안 되면 그 때 생각해보자'며 시간을 갖는다. 실제로 한 달 정도 지내면 문제행동이 변하지 않아도 담당자가 '이제 익숙해졌다'며 케어를 계속하는 경우가 있다. 노인에 대한 허용 범위가 넓어졌을 수도 있고, 정이 들었을지도 모른다.

16-2 치매 유형별 문제행동 (1)

갈등형을 케어하는 방법

케어 이용자를 이해해주는 '사람'과 '역할'이 중요하다

갈등형을 이해한다

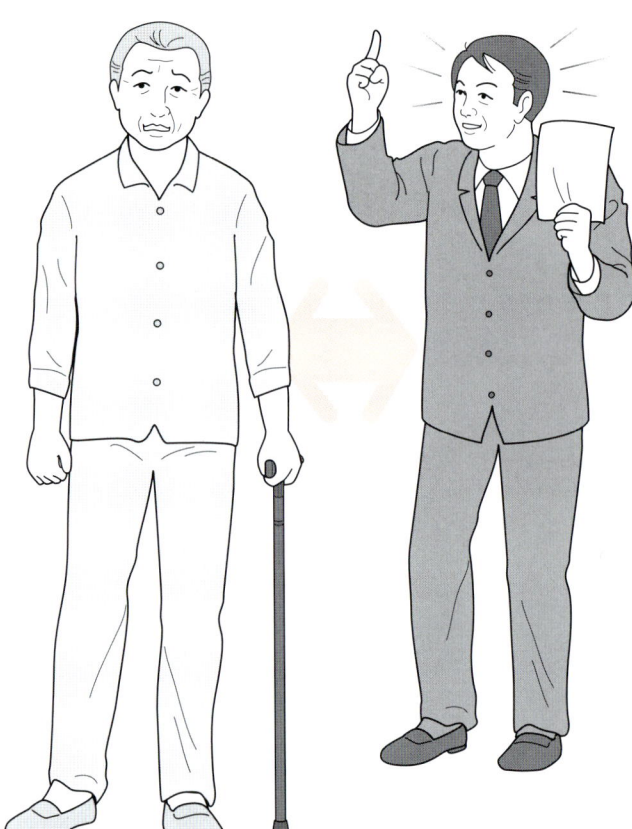

과거에는 사회의 제일선에서 활약하던 자신이 지금은 불편한 몸으로 다른 사람의 도움을 받고 있다 — 현재의 그런 자신을 받아들일 수 없는데 그렇다고 젊은 시절로 되돌아갈 수도 없는 상황 속에서 갈등이 생기며, 그것이 폭력적인 행위나 정서 불안으로 나타난다. 갈등형은 받아들이기 힘든 현실과의 싸움이다.

현실과의 갈등이 생긴다

갈등형은 노화나 장애를 가진 현실 속 자신의 모습이 자신이 생각하는 이미지와 거리가 멀기 때문에 어떻게든 자신을 되찾으려고 발버둥치는 유형을 말한다. 진짜 자신의 모습이라고 생각하는 예전의 자기 모습을 되찾으려면 노화나 장애를 떨쳐내야 한다. 그러나 노화나 장애 모두 현대의학에서는 치료할 방법이 없다. 여기에서 '다른 사람의 도움을 받아야 하는 지금의 자신을 도저히 자신으로 인정할 수 없다. 그러나 젊은 시절로도 돌아갈 수는 없다. 도대체 자신은 어떻게 해야 하나?' 라는 갈등이 생긴다.

갈등의 대부분은 거칠고 난폭한 문제행동으로 나타난다. 케어하는 사람의 사소한 말에도 흥분하여 소리를 지르거나 물건을 내던진다. 또한 정서 불안도 자주 보인다. 젊은 시절의 자신으로 돌아가기 위해 열심히 훈련하여 조금이라도 효과가 있으면 기뻐서 어쩔 줄 몰라 하지만, 효과가 없으면 크게 낙담한다. 그 밖에 피해망상이나 이식(異食), 농변(弄便) 등도 나타난다.

한편, 거칠고 난폭한 행동에 과민하게 대응하는 것은 삼가한다. 억제나 격려는 갈등을 더 심화시킬 할 뿐이다. 본인은 자기 자신에게 화가 나 있고, 이런 기분을 받아줄 사람을 찾고 있는 것이다. 자신의 과거를 알고, 현재 자신의 갈등을 이해해줄 사람이 있다는 것이 무엇보다 중요하다. 케어 담당자 한 명, 그리고 비슷한 나이에 비슷한 경력을 가진 사람 한 명에서부터 관계를 만들어나간다. 그리고 현실 생활에서 할 수 있는 역할을 만든다 | ☞ p.303 참조 |. 이렇게 '사람'과 '역할'을 통해서 현실 속 자신을 재발견하고 자기 모습을 수정하여 갈등을 극복한 사례가 많다.

갈등형

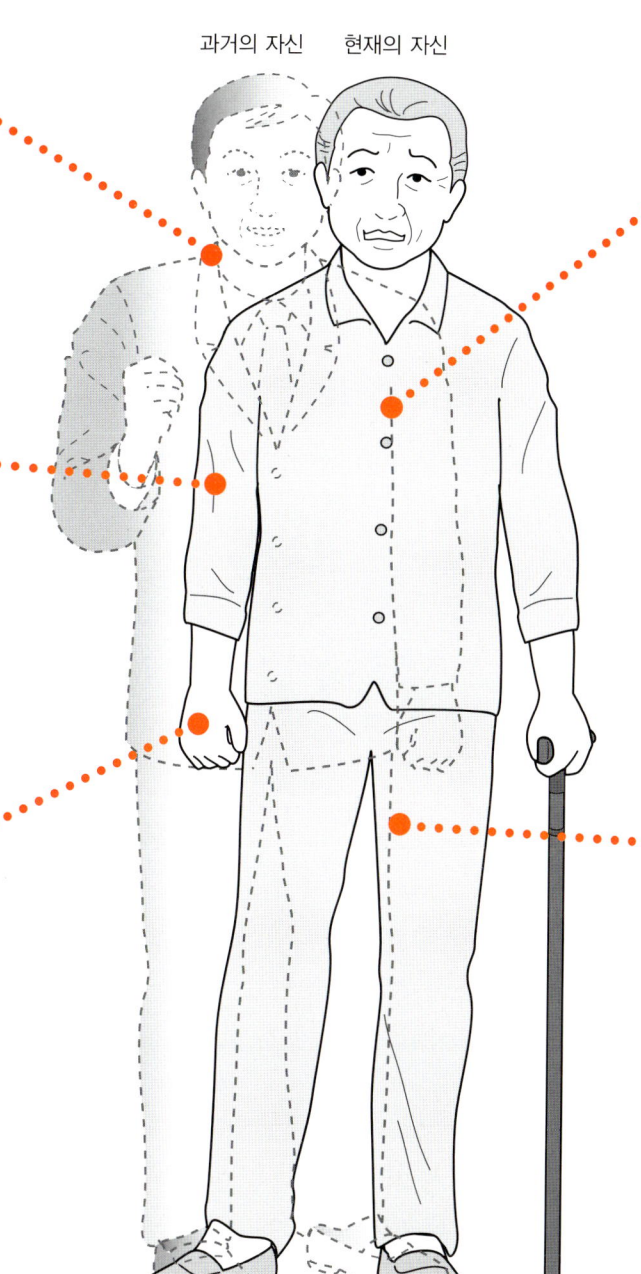

과거의 자신　현재의 자신

특징

정서 불안
젊었을 때의 자신의 모습을 되찾으려고 재활훈련을 열심히 하며, 조금 효과가 있으면 좋아하는 반면에 효과가 없으면 아주 침울해지는 등 기분의 변화가 심하다.

난폭한 행동
케어하는 사람의 사소한 말에 '바보 취급을 한다'고 흥분하여 케어의 손길을 뿌리치며 거부하고, 폭언을 하며, 물건을 던지거나 발로 차서 부순다. 무리하게 억제하면 폭력행위로 발전할 수도 있다.

성격의 특징
'젊어서부터 자기 주장이 강하고 투쟁적인 사람은 갈등형이 되는 경우가 많은 것 같다'고 일본의 다케우치 다카히토가 설명했듯이, 적극적으로 '외길 인생'을 산 사람에게 많이 나타난다.

갈등형 사람의 사고방식
스스로 말하기 쑥스럽지만 우수한 회사원이었다. 그러던 것이 지금은 불편한 몸이 되어 다른 사람의 도움을 받아야 하지만, 나는 이대로 끝날 사람이 아니다. 재활훈련을 열심히 해서 자신을 아이 취급하는 헬퍼를 보란 듯이 놀라게 해주겠다. 데이서비스라고? 누가 갈 줄 알고. 시끄러워, 입 닥쳐!

대응 방법

역할을 만든다
현실 생활에서 역할을 만든다. 이 경우에
①옛날에 그 사람이 하던 일, 또는 그것과 비슷한 일
②현재의 신체·정신 능력으로 할 수 있는 일
③주위 사람으로부터 인정받을 수 있는 일
등의 3가지 조건을 만족시켜야 한다 | p.303 참조 |. 갈등형에서는 특히 ②가 중요하다. 풍선 배구의 심판 등 훌륭한 리더십을 발휘할 수 있는 상황을 만든다.

관계를 만든다
자신이 과거에 멋있었다는 사실을 알고, 현재 자신의 갈등을 이해해줄 사람이 한 명이라도 있다는 것이 중요하다. 케어 담당자나, 동년배이며 경력이 비슷한 사람과 관계를 만들어본다. 여러 사람보다 한 사람과의 특별한 관계가 필요하다.

16-3 치매 유형별 문제행동 (2)

회귀형을 케어하는 방법

케어 이용자가 생각하는 '현재'를 받아들이는 것이 중요하다

회귀형을 이해한다

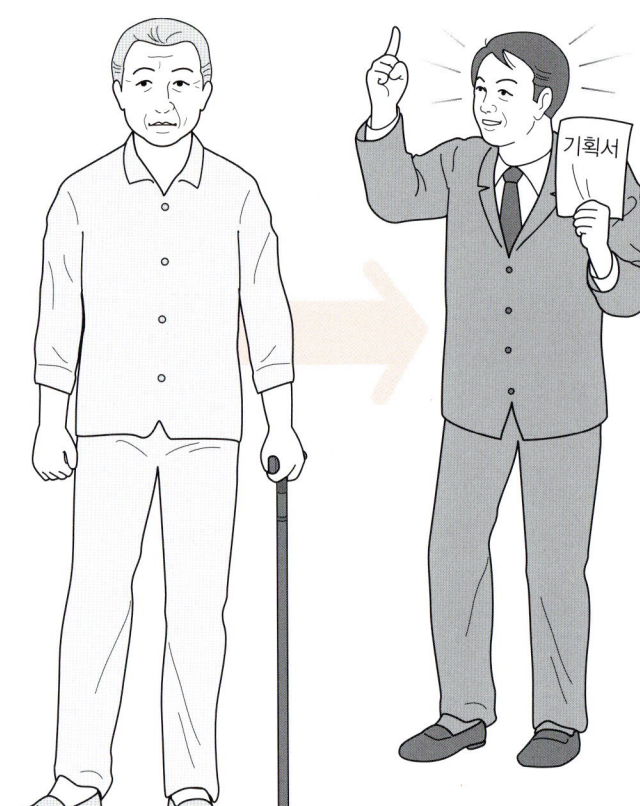

회귀형인 사람은 현재의 자신을 받아들이지 못하고, 과거의 자신으로 돌아감으로써 자신을 되찾으려고 한다. 이 경우의 과거는 '자신의 가장 좋았던 시절'이라는 것이 특징이며, 이것이 배회나 방향감각 장애라는 문제행동으로 나타난다. 회귀형인 사람은 과거의 행복했던 시절로 돌아가서, 그 시절을 바탕으로 현재의 현실세계를 재구성한다.

과거의 자신으로 돌아가 있다

회귀형은 노화나 장애를 가진 현실 속 자신이 스스로 생각하는 자신의 이미지와 거리가 멀기 때문에, 과거의 자신으로 돌아감으로써 자신을 되찾으려고 하는 유형이다.

따라서 되돌아가는 과거는 스스로 가장 자기다웠다고 느끼는 시절을 선택한다. 남성은 40, 50대의 왕성하게 활동하던 시기이며, 여성은 아이가 어려서 육아나 가사에 전념하던 시기가 많다. 어느 경우나 모두 '힘들었지만 주변에서 자신을 의지한' 시대이다.

배회는 회귀형에게 특징적으로 나타나는 문제행동이다. 예를 들어 '일하러 가야 하는데…….', '아이가 울어서 집에 가야 하는데…….' 하며 나가려고 한다.

당연히 방향감각 장애(자신이 처해 있는 시간이나 위치를 모른다)도 함께 나타난다. 자신이 지금 있는 곳이나 나이 등에 대한 인식이 과거로 돌아가 있다.

나가려는 것을 막거나 착각을 바로잡으려고 하면 노인은 격렬하게 저항한다. 본인은 진지하게 일하러 가야 하고, 집에 돌아가야 한다고 생각하기 때문이다. 오히려 노인이 재구성한 세계를 우리 현실로 받아들여야 한다. 즉, 실제로는 헬퍼이지만 케어 이용자가 '친척 중의 ○○'로 생각하면 그것을 받아들인다.

이런 대응이 노인의 방향감각 장애를 더 심하게 하는 것은 아닐까 걱정하는 사람도 있는데, 실제는 반대로 노인이 차분해지고 현실로 돌아오는 일까지 있다. 주위에서 현실에서 과거로 회귀한 자신을 과거까지도 포함하여 수용해주기 때문에, 더 이상 회귀할 필요가 없어진 것이다.

회귀형

특징

방향감각 장애
주변 사람이나 자신이 처한 상황 등을 회귀한 과거에 맞춰 재구성하기 때문에, 케어하는 사람을 자신의 어머니로 생각하거나 '생리 때가 되어 목욕을 하지 않겠다'는 등의 이야기를 한다.

배회
'일하러 가야 하는데…….', '집에 돌아가야 하는데…….' 하고 중얼거리며 돌아다니거나 밖으로 나가려고 한다. 이 경우에 '집'은 자신이 행복했던 과거의 집이며, 지금의 집은 아니라는 것이 특징이다.

성격의 특징
젊어서부터 꿈을 갖고 인생을 개척해온 유형의 사람에게는 회귀형이 많다고 한다. 일본의 다케우치 다카히토는 이를 두고 돌아가고 싶은 과거를 가진 '행복한 치매'라고도 한다.

회귀형 사람의 사고방식
뭐? 목욕이라고? 내가? 안 되지. 이제 아이들이 돌아올 시간이므로 저녁밥을 준비해야 해. 거기 젊은 사람, 옆집에 사는 ○○씨 맞지? 나를 부엌까지 데려다줄 수 없을까? 식사? 나는 괜찮으니까 아이들이나 챙겨줘.

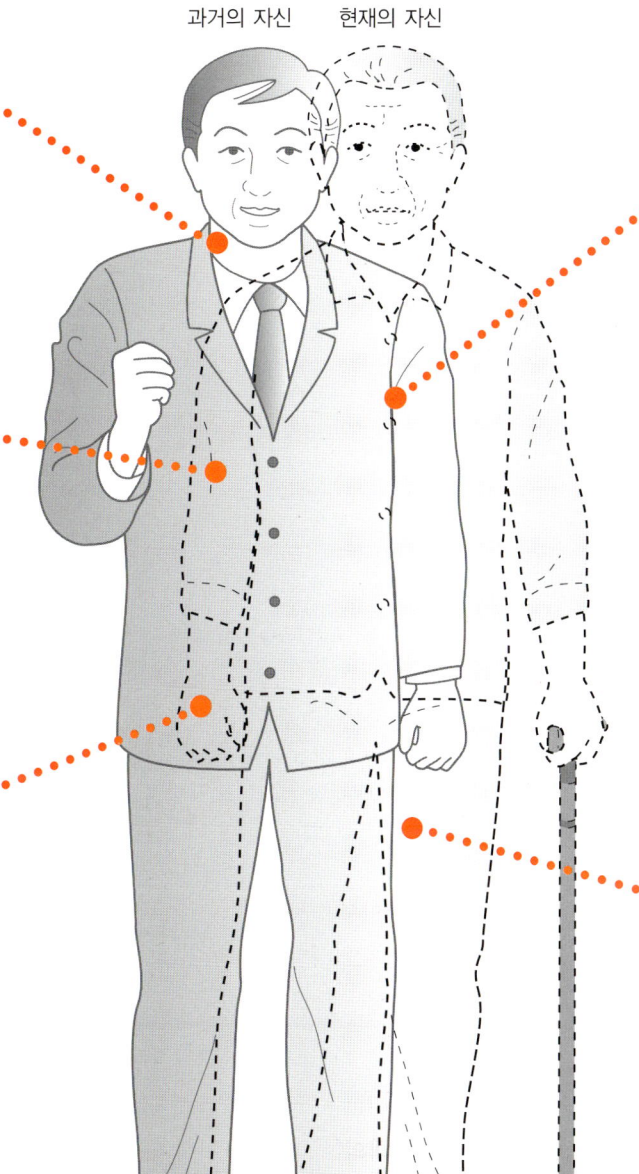

과거의 자신 현재의 자신

대응 방법

과거와 친해진다
배회를 막거나 방향감각 장애를 바로잡지 말고, 본인이 재구성한 세계를 일단 받아들여 친해지는 것이 중요하다. 케어 이용자가 헬퍼를 자신의 부모나 아는 사람이라고 생각하면 그것을 수용하고, '집으로 돌아가겠다'고 하면 다투지 말고 함께 걸어가본다. 케어하는 사람이 노인이 생각하는 세계에서 함께 살아가는 인물로 행동하면, 노인의 표정이 안정되고 현실세계로 돌아오는 경우까지 있다 | p.322 참조 |.

약으로 해결하지 않는다
'밤에 배회해서 곤란하다'는 경우에 수면제나 신경안정제를 권할 때가 있다. 그러나 약으로는 괴로운 현실에서 벗어나기 위해 과거로 도망가 있는 노인의 고독을 아무것도 해결할 수 없다. 오히려 약이 너무 강하게 작용하여 낮과 밤이 바뀌고, 눈이 거슴츠레하여 반응이 느려지며, 발걸음이 휘청거리는 위험한 상태가 될 수도 있다.

16-4 치매 유형별 문제행동 (3)

유리형을 케어하는 방법

현실감각을 되찾기 위해서는 스킨십이 중요하다

유리형을 이해한다

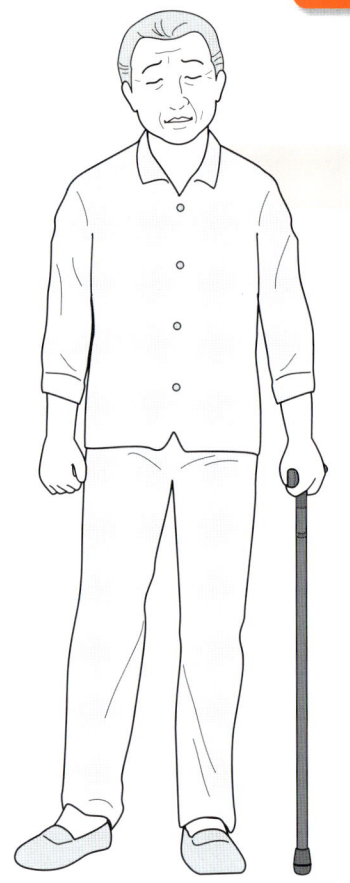
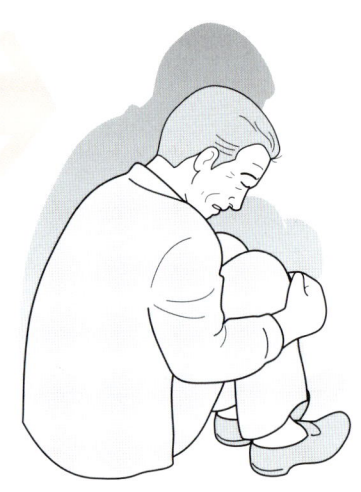

유리형인 사람은 괴로운 노년의 현실로부터 도피해 자신의 세계에 틀어박혀 있다. 자신을 둘러싼 현실 상황은 자신과 아무 관계가 없으므로, 눈 앞에 식사를 주어도 먹으려고 하지 않고, 말을 해도 무반응으로 혼잣말을 중얼거린다. 유리형인 사람은 이미 현실에 저항하는 것을 포기하고, 마음은 여기에 없는 상태이다.

현실과 유리되어 있다

유리형은 노화나 장애를 갖고 살아가는 것을 이미 단념하여, 현실과의 관계를 차단하고 자기만의 세계에 틀어박혀 자신을 지키려고 하는 유형을 말한다. 회귀형이 돌아가는 세계가 예전의 좋은 시절인 데 반해, 유리형의 세계는 현실도 과거도 아닌 자기 마음 속에만 있는 세계이다. 외부 세계가 없다고 치부하고, 자신의 세계로 들어가면 상처 받을 일은 없다고 생각하기 때문이다.

이런 내적인 세계는 공허하고 병적이다. 노인에게는 필요한 세계일지 모르지만, 외부와의 관계가 단절된 세계는 조금씩 황폐해질 수밖에 없다. 말을 걸어도 반응이 없고, 중얼중얼 혼잣말을 하며 웃는 모습은 보고 있으면 기분이 좋지 않다. 현실로부터 자극을 받는 일 없이 자기만의 세계에 빠져 황폐해질 뿐이다. 또한 무위자폐(無爲自閉) 상태가 되어 눈앞에 차려진 식사를 먹으려 하지 않고, 입에 넣어줘도 씹으려 하지 않으면 생명과도 직결된다.

유리형의 사람을 무리해서 현실세계로 끌어내려고 하면 절대 안 된다. 그것보다는 '살아 있다', '살아 있어서 좋다'고 느낄 수 있는 생활이나 체험을 하게 하는 것이 중요하다. 그 기본이 '자극'이다. 마음은 현실과 떨어져 있어도, 몸은 현실세계에 있다. 풍선배구를 비롯한 '놀이 리테이션 | p.42 참조 |' 처럼 오감을 많이 자극하는 접근 방법이 효과적이다. 또한, 스킨십도 현실감을 되찾는 데 중요한 역할을 한다.

유리형

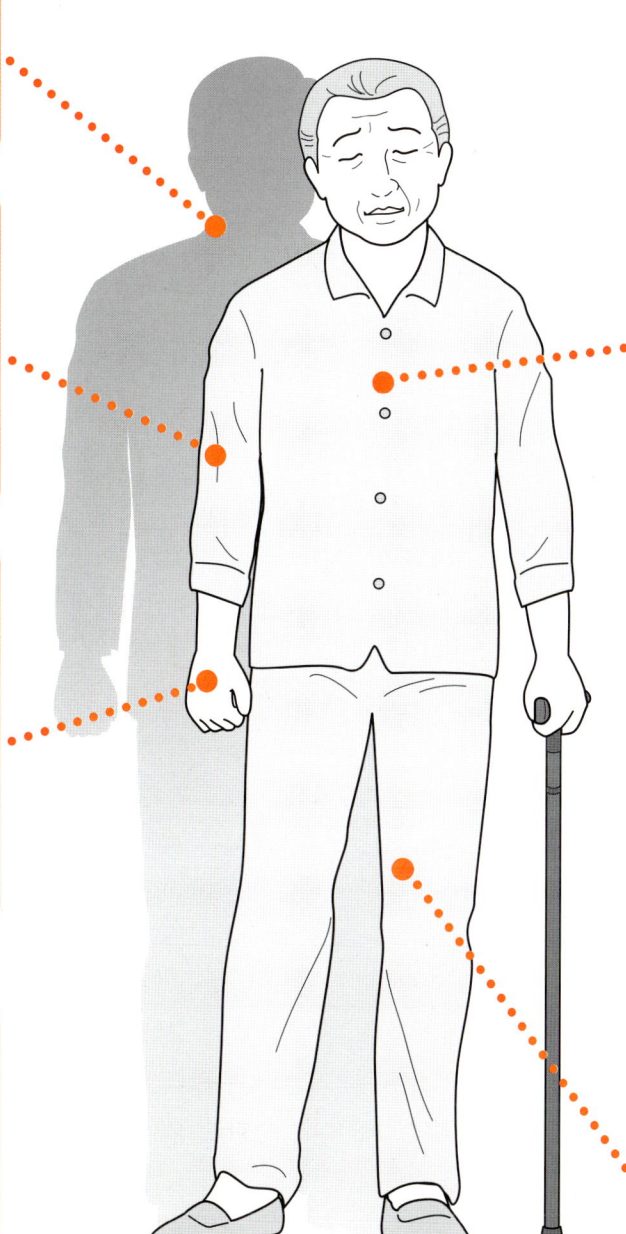

특징

혼잣말
말을 걸어도 반응을 보이지 않고, 그 대신 혼자서 중얼거리는 일이 많아지고 혼자서 웃기도 한다.

무위 자폐
눈앞에 식사가 준비되어 있어도 멍하니 앉아서 먹으려고 하지 않고, 욕실로 데려가거나 옷을 갈아입히려 해도 가만히 움직이지 않는 등, 자신의 바깥 세계에 전혀 관심이 없는 상태이다.

성격의 특징
일본의 다케우치 다카히토는 '젊어서부터 어려운 문제나 복잡한 문제를 회피해온 사람은 유리형이 되는 경우가 많은 것 같다'고 말한다. 노화가 와서 갈등형이 되었다가 그 후 회귀형에서 조금씩 유리형이 되는 사람, 또는 유리형에서 회귀형으로 되는 사람도 있다.

유리형 사람의 사고방식
아-, 이렇게 노인이 되었군. 이제까지 누군가가 도와주었지만 이것만은 아니다. 식사? 살아도 뾰족한 수가 없는데 먹어서 무엇 하나. 목욕? 만날 사람이 있는 것도 아닌데 깨끗이 해봤자 무슨 의미가 있나. 이제 아무 흥미도 없다. 그냥 내버려두었으면 좋겠다.

대응 방법

적절한 자극을 준다
노인은 감각이 떨어져 있는데다가 유리형의 경우에는 감각 자극을 거부한다. 따라서 오감을 많이 자극하는 접근 방법이 효과적이다.
- **눈**: 움직임이 있고, 색이 선명한 것
- **귀**: 음악이나 응원 소리 등
- **코**: 정겨운 냄새
- **혀**: 좋아하는 음식의 맛
- **피부**: 스킨십
- **기타**: 신체의 움직임에 따른 자극

풍선 배구같이 몇 가지의 자극이 결합된 '놀이 리테이션'이 효과적이다. 또한, 음악이나 원예 등도 좋다. 단, '음악요법'과 '원예요법'을 하기보다 누군가가 노래를 부르기 시작하면 다른 사람이 함께 부르는 등, 생활 속에서 자연스럽게 노래나 원예를 즐길 수 있도록 하는 것이 포인트이다.

스킨십을 시도한다
아기는 눈이나 귀의 감각이 아직 발달해 있지 않아서 피부감각이 차지하는 비율이 크기 때문에 스킨십이 중요한 역할을 한다. 노인도 눈이나 귀의 감각은 떨어지지만, 피부감각만은 마지막까지 남아 있다. 즉, 아기와 같이 스킨십이 중요하다. 우선 ①악수를 하고, ②옆에 바짝 붙어서 어깨에 손을 두르는 스킨십을 해본다.

16-5 문제행동에 대한 대응 (1)

건망증

생활하면서 대응할 수 있는 것이 많다

건망증에 대한 대응

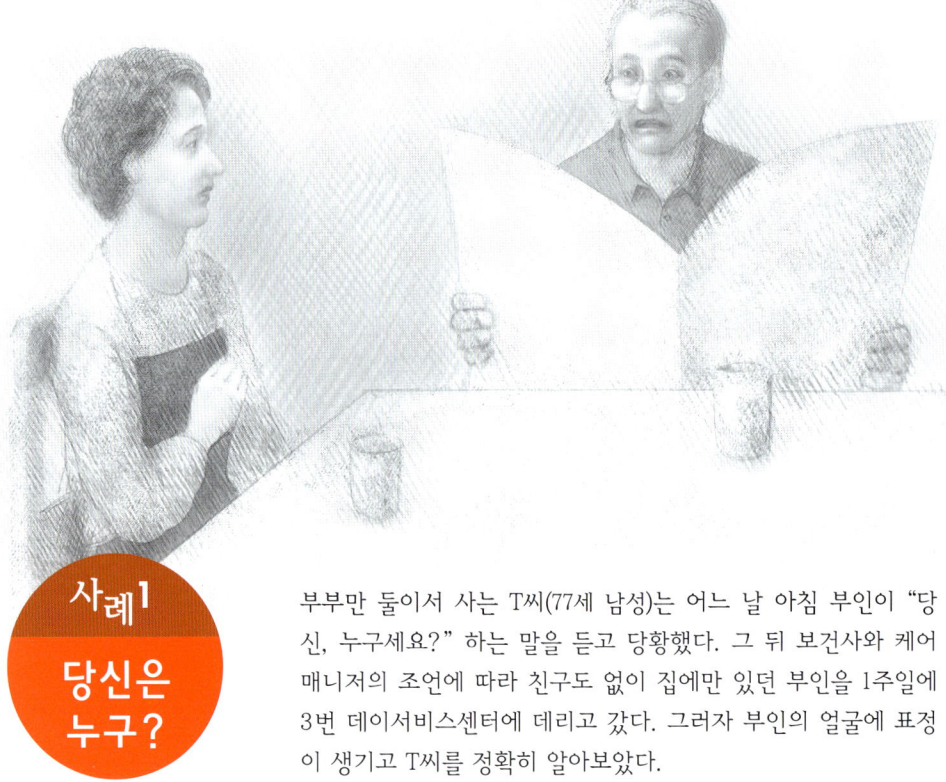

사례 1 당신은 누구?

부부만 둘이서 사는 T씨(77세 남성)는 어느 날 아침 부인이 "당신, 누구세요?" 하는 말을 듣고 당황했다. 그 뒤 보건사와 케어 매니저의 조언에 따라 친구도 없이 집에만 있던 부인을 1주일에 3번 데이서비스센터에 데리고 갔다. 그러자 부인의 얼굴에 표정이 생기고 T씨를 정확히 알아보았다.

노화에 건망증이 따라온다

건망증을 치매 증상의 대명사처럼 말하지만, 사실은 노화에 건망증은 따라오는 것이다. 사람이 가장 기억력이 좋을 때는 18~20세로 알려져 있다. 즉, 젊어서 이미 건망증이 시작되고 있는 것이다.

흔히 '아침에 무엇을 먹었는지 잊어버리는 것은 노화이지만, 아침밥을 먹었다는 사실 자체를 잊어버리는 것은 치매'라고 하는데, 사실 그렇게 단순한 문제가 아니다. 왜냐하면 사소한 건망증으로도 자신감을 잃고 치매 증상을 보이는 사람이 있는가 하면, 반대로 심한 건망증으로도 안정적인 생활을 하는 사람도 있기 때문이다.

H씨(94세 여성)는 "나이가 어떻게 되세요?" 하고 물으면 "글쎄, 올해 몇이지? 그렇게 알고 싶으면 동사무소에 가서 알아봐요." 하고 말하는 사람이었다. H씨는 자신이 나이도 기억하지 못한다는 사실을 잘 알고 있지만, 그런 자신을 조금도 부끄럽게 생각하지 않았다. 그리고 잘 아는 사람에게 물어보라고 하며, 특별히 불편함을 느끼지 않고 살았다.

여기에 소개한 두 가지 사례처럼, 생활과 인간관계가 풍요로워지면 건망증이 없어지는 경우가 종종 있다.

케어의 목적은 '안정된 생활을 할 수 있게 한다'는 것이다. 건망증의 정도와 생활 장애의 정도는 비례하지 않는다. 케어하는 사람은 건망증 때문에 다른 사람에게 의존할 수밖에 없는 노인의 기분을 이해한다. 또한 노인이 자부심을 잃거나 마음의 부담을 느끼는 일 없이 의존할 수 있는 존재, 더 나아가 의존해도 좋다고 신뢰할 수 있는 존재가 되어야 한다.

사례 2
밥 안 줘?

【치매】
[dementia /diménʃia]

일단 정상적으로 발달한 지적 기능이 성인이 되고 나서 어떤 원인으로 모든 분야에 걸쳐 저하되어, 일상생활과 사회생활에 지장이 있는 상태를 말한다. 기억력·기명력(記銘力) 장애를 비롯해 판단력 장애, 추상적인 사고력 장애, 방향감각 장애, 인격 변화, 고차원적인 대뇌피질 기능의 장애(실어, 실행, 실인) 등의 증상이 나타나는데, 의식 장애는 보이지 않는다. 치매의 진단 기준으로는 DSM-ⅢR(미국정신의학회에서 나온 『정신 장애의 진단 및 통계 편람』 개정 제3판)가 많이 이용된다.

치매의 원인으로는 뇌경색이나 뇌출혈 등의 뇌혈관질환, 알츠하이머병·파킨슨병·피크병 등의 뇌변성(腦變性) 질환 이외에 수막염·뇌염이나 뇌종양, 각종 뇌염·에이즈·외상이나 크로이츠펠트-야콥병, 아급성경화성뇌증 등의 중추신경계 감염증, 베르니케 뇌증이나 대사·갑상선기능 저하증, 다발성 경화증, 악성 빈혈, 엽산 결핍증, 일산화탄소 중독, 수두증 등이 있다.

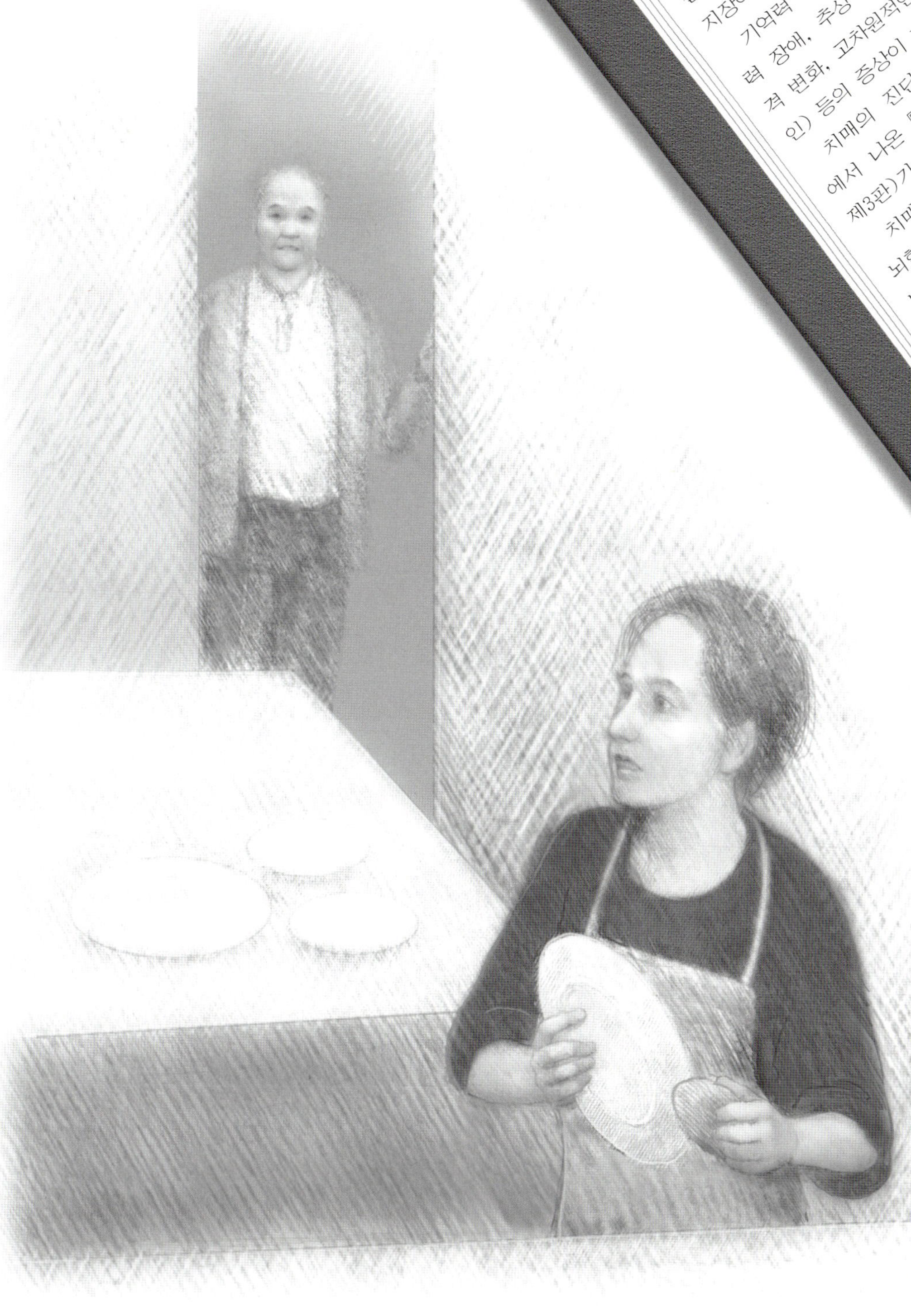

O씨(81세 남성)는 어느 날 오전 10시쯤 아내에게 "아침밥, 아직 안 됐어?" 하고 화를 내듯이 말했다. 물론 8시쯤에 이미 먹었는데 먹지 않았다고 억지를 부리는 것이다. 아내는 놀랐지만 서둘러 "미안해요. 오늘은 늦었네요." 하며 남은 밥으로 주먹밥을 만들어주었다. 그리고 따로 사는 자녀들에게 집으로 와달라고 부탁하여, O씨와 함께 부모님의 성묘를 다녀오자 차츰 안정되었다.

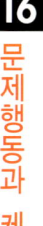

16-6 문제행동에 대한 대응 (2)

소변을 못 가린다

갑자기 기저귀를 채우지 않는다

소변을 못 가리는 원인별 대응 방법

요도괄약근이 느슨하다

소변이 새지 않도록 수축되어 있어야 할 요도괄약근이 노화로 느슨해져서 소변이 샌 후에 안다.

사례 ❶

젖은 옷을 숨긴 K씨

K씨(88세 여성)는 나이 탓인지 최근에 소변을 못 가리게 되었다. K씨에게는 특별히 치매 증상도 없고 정신도 또렷했다. 그래서 자신이 소변을 지리는 것이 부끄러운지 젖은 옷을 옷장에 감추었다.

사고방식과 대응

요도괄약근이 느슨해지는 것은 노화로 생기는 자연스런 현상이며, 이 경우에 소변을 못 가리는 것은 치매 때문이라고 할 수 없다. 질책하면 안 되며, 안심 팬티나 패드를 사용한다 p.122 참조. 요도괄약근을 강화시키는 체조로 치료할 수 있다. 이 사례에서는 케어를 하는 딸이 팬티형 기저귀를 채워 주었는데, 젊어서부터 팬티를 입는 습관이 안 되어 있었기 때문에 기저귀를 하지 않았다. 그러나 노인회 친구가 '자기도 하고 있다'며 권한 뒤부터 사용하게 되었으며, 안심해서인지 소변을 지리는 일도 거의 없어졌다.

감각을 깨닫지 못한다

요의는 느끼지만 그것을 요의로 알지 못하며 위화감이나 절박감을 서성거리는 것으로 표현하는 동안에 소변이 나와버린다.

사례 ❷

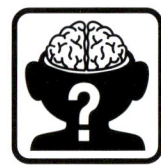

안정감을 잃은 G씨

최근에 데이서비스를 이용하게 된 G씨(70세 남성)는 가벼운 치매가 있다. 항상 콧노래를 부르면서 센터를 돌아다니는데, 때때로 눈에 띄게 안정감을 잃고 서성일 때가 있어서 직원이 말을 걸며 살펴보면 꼭 소변이 나오고 있었다.

사고방식과 대응

이 경우에 소변을 못 가리는 것은 치매 증상일 수도 있지만, 잠이 덜 깼거나 심리적으로 안정이 안 될 때도 나타날 수 있다. 이럴 때는 갑자기 기저귀를 채우지 말고, 주위에서 본인 대신 요의를 살피도록 한다. '불안해하시는데, 그러고 보니 소변을 본 지 3시간 가까이 지났는 걸' 하는 생각이 들면 화장실로 데려간다. 요의 신호는 노인에 따라 다양한데, G씨의 경우는 콧노래가 장조에서 단조로 변하면 소변 신호였다. 만약을 위해 안심 팬티도 이용한다.

원인에 맞는 케어 방법을 생각한다

노인이 소변을 못 가리는 경우에 주위의 반응이 중요하다. 본인 스스로 소변을 못 가린다는 사실에 큰 충격을 받고 있으므로 비난하거나 질책하면 안 된다. 갑자기 기저귀를 채우는 것도 잘못된 방법이다. 이런 대응 때문에 '소변을 못 가리는 자신'을 자신이 아니라고 생각하게 되고, 치매로 발전하는 경우도 적지 않다.

소변을 못 가리는 원인은 크게 나누어 ①요도괄약근이 느슨해져서, ②요의를 깨닫지 못해서, ③화장실 위치를 모르거나 어떻게 해야 좋을지 몰라서 등 3가지이다. 이 중 2가지 또는 3가지가 모두 원인이 되어 소변을 못 가릴 수 있다. 따라서 케어하는 사람은 소변을 못 가리는 이유를 알아서 그에 따른 케어 방법을 생각해야 한다. 그 밖에 아침식사 후 화장실에서 볼일을 보

화장실 위치를 모른다

요의는 알아도 화장실에 가야 한다는 사실을 모르거나, 또는 화장실이 어디 있는지 모르기 때문에 서성거리다 소변이 나와버린다.

사례 ❸

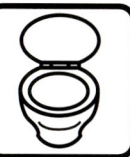

요의는 아는 D씨

너싱홈에 사는 D씨(82세 여성)는 "이제 화장실에 가고 싶지 않나요?" 하면 고개를 끄덕이거나 가로젓기 때문에 요의를 식별할 수 있는 것 같다. 그러나 직원이 없을 때는 복도를 서성이며 돌아다니기만 하다가 화장실을 찾아가기 전에 소변이 나와버린다.

사고방식과 대응

이 사례에서처럼 소변을 못 가리는 것도 치매 증상의 하나이다. 마찬가지로 잠이 덜 깼거나 안정이 안 되었을 때도 생긴다. 요의는 식별할 수 있으므로 본인이 화장실이 있는 곳을 알 수 있게 표시를 해주면 효과적이다. 나이가 많은 D씨는 '화장실'이라고 해도 잘 모르기 때문에, 종이에 크게 '변소'라고 써서 붙이자 혼자 화장실까지 갈 수 있게 되었다. 동시에 직원 쪽에서도 '요의를 느끼고 있지 않나' 생각되면 빨리 화장실로 이끌고 있다.

게 하는 '배설 케어' ☞ p.114 참조 도 매우 중요하다. 이것을 기점으로 일정 시간마다 화장실로 유도함으로써 소변을 지리는 것을 막을 수 있다.

또한, 소변을 못 가리는 것과 함께 통증이나 의식 장애가 있다면 병이 있는 경우이다. 곧바로 의료기관의 진찰을 받는다.

지도를 만들어서 화장실로 유도한다

어느 너싱홈의 5층에는 치매 증상은 있지만 잘 걸어 다니는 노인이 살고 있다. 시설이 처음 문을 열었을 때는 노인들이 자유롭게 걸어 다닐 수 있었기 때문에 복도에 배설하는 노인이 속출했다. 그 때마다 직원이 청소를 하고 돌아다녔지만 도저히 감당할 수 없었다. 결국에는 배설물의 악취가 건물에 배어 없어지지 않게 되었다. 곤란해진 담당 직원들은 회의를 하여 누가 몇 시쯤 배설을 하는지, 각 노인의 배설 형태를 적은 '화장실지도'를 만들기로 했다. 그리고 이 지도에 기초해서 화장실로 유도하자, 1개월이 지났을 무렵에는 시설의 32명 중 31명이 화장실에서 볼일을 보게 되었다. 나중에 알았지만, 노인들은 벽에 붙은 나무를 도랑으로 착각하여 화장실로 생각하고 배설했던 것이다. 현재 이 특별 요양 노인홈에서는 앉을 수 있는 사람은 기본적으로 낮에는 팬티를 입고, 화장실로 유도해서 변기에 앉게 한다는 방침이다.

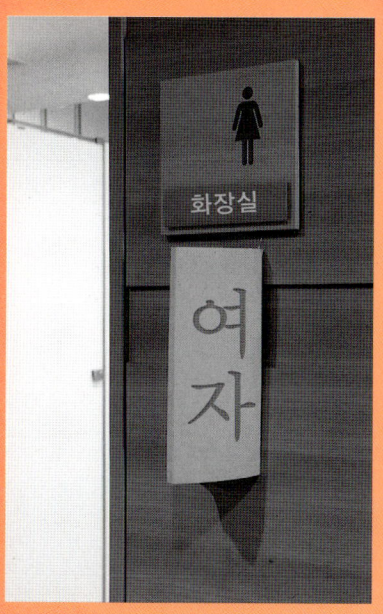

어느 너싱홈의 화장실. 남녀를 착각하지 않도록 종이에 성별을 크게 적어서 붙여놓았다.

왜 기저귀를 차면 요의가 없어지나

보통 뇌졸중으로 반신불수가 된 사람도 엉덩이 주위의 피부감각까지 마비되는 경우는 없다. 그러나 오랜 기간 기저귀를 하고 있는 노인은 기저귀가 젖어 있는지조차 모르는 사람이 많다. F씨(87세 여성)는 일상생활 동작은 모두 자립해 있었는데, 검사를 위해 병원에 입원해서 1주일간 기저귀를 하고 있다 집에 돌아왔을 때는 요의나 피부감각이 없어져버렸다. 기저귀를 채우면 요의나 피부감각은 오히려 방해가 된다. 소변이 나와서 기저귀가 젖어 기분이 나빠도 기저귀를 갈아주는 시간 이외에는 바꿀 수 없다면, 그 감각을 계속 갖고 있는 것은 고통일 수밖에 없다. 그래서 노인은 기저귀라는 환경에 적응할 것을 강요받으면 요의나 피부감각을 잃는다. 소변을 못 가린다고 갑자기 기저귀를 채우면 노인의 감각을 빼앗을지도 모른다.

16-7 문제행동에 대한 대응 (3)

케어 거부

목욕, 기저귀, 식사 등을 거부하는 이유

사례: 목욕을 거부하는 기타 사례

T씨는 케어하는 사람이 말을 하고 나서 목욕을 수발하려고 해도 손으로 뿌리치는 등 계속해서 심하게 케어를 거부했다. 마찬가지로 M씨도 사람의 발소리만 가까워져도 큰소리를 내며 싫어했다. 두 사람 모두 병원에서 손발이 묶여 억제되었던 사람들이라 케어 거부라고 하기보다는 주변 세계를 신뢰할 수 없게 된 것이다. 절대 그런 일이 없다는 사실을 알게 되자 케어를 거부하는 일은 없어졌지만, 지금도 흰 옷을 입은 사람이 다가오면 긴장한다.

목욕을 거부하는 경우

헬퍼(가정)인 경우

대응	생각할 수 있는 이유
함께 목욕하자고 권한다 "오늘은 더워서 목욕하고 싶은데 혼자 하기 심심하니까 같이 하지 않겠습니까?" 하고 권하자 "참 못 말리는 젊은이군." 하며 어머니 같은 표정으로 따라주었다.	**심리적 부담** 여성 노인이 살아온 시대의 배경을 살펴보면 다른 사람의 도움을 받는 일에 익숙하지 않은 경우가 많다. 목욕 전에 수발을 받는다는 것 자체가 '마음의 부담'을 주는 것은 아닐까?
헬퍼도 옷을 벗는다 헬퍼도 함께 옷을 벗고 들어가기로 하고, 탈의실에서는 헬퍼가 먼저 옷을 벗어보였다. 그러자 다른 때 같으면 강하게 저항했을 텐데 혼자서 옷을 벗기 시작했다. 아무것도 하지 않고 보고 있으니, 욕실에 들어가서 어떻게 해야 할지 잘 모르는 듯했다. 그래서 곧바로 "등을 씻죠." 하고 말하자 케어를 받아들였다.	**옷을 벗는 것에 대한 저항** 완전히 타인인 사람이 옷을 벗기는 것에 저항하는 것이 아닐까?(노인이라도, 노망이 있어도 부끄럽다는 감정은 남아 있다)
	자기 혼자 알몸이 되는 상황에 대한 저항 주위 사람이 모두 옷을 입고 있는데 자기 혼자만 알몸이 되는 것에 저항하는 것은 아닐까?(기분이 나쁘고 불안할 것이다)

거부하는 이유를 살펴본다

케어를 거부하는 것 중에 가장 많은 것이 목욕 거부이다. 목욕을 거부하는 노인이 의외로 많은데, 특히 노망이 있는 노인이 저항하는 경향이 있다. 그렇다고 싫어하는 것을 억지로 시키면 안 된다고 생각해서 그냥 두다 보면, 한 달이나 목욕을 안 할 수도 있다. 그래서 어떻게든 달래서 실제로 목욕을 시키면 "아, 기분 좋다!" 하며 즐거워하기 때문에, '목욕하고 싶지 않다'는 거부 의사가 반드시 본인의 의지라고 할 수는 없는 것 같다. 남성의 경우는 원래 게을러서 그럴지도 모르고, 여성의 경우는 다른 사람의 손을 빌려가면서까지 목욕하고 싶지 않다는 생각일지도 모른다.

이런 경우 케어 이용자가 거부하는 진짜 이유가 무엇인지부터 생각해야 한다. 이유에 따라 여러 가지 시도를 하면 케어를 받아들이는 경우가 있다. 노인시설에서도 여러 가지 이유를 고려하여 대응한 결과 큰 성과를 거두고 있다.

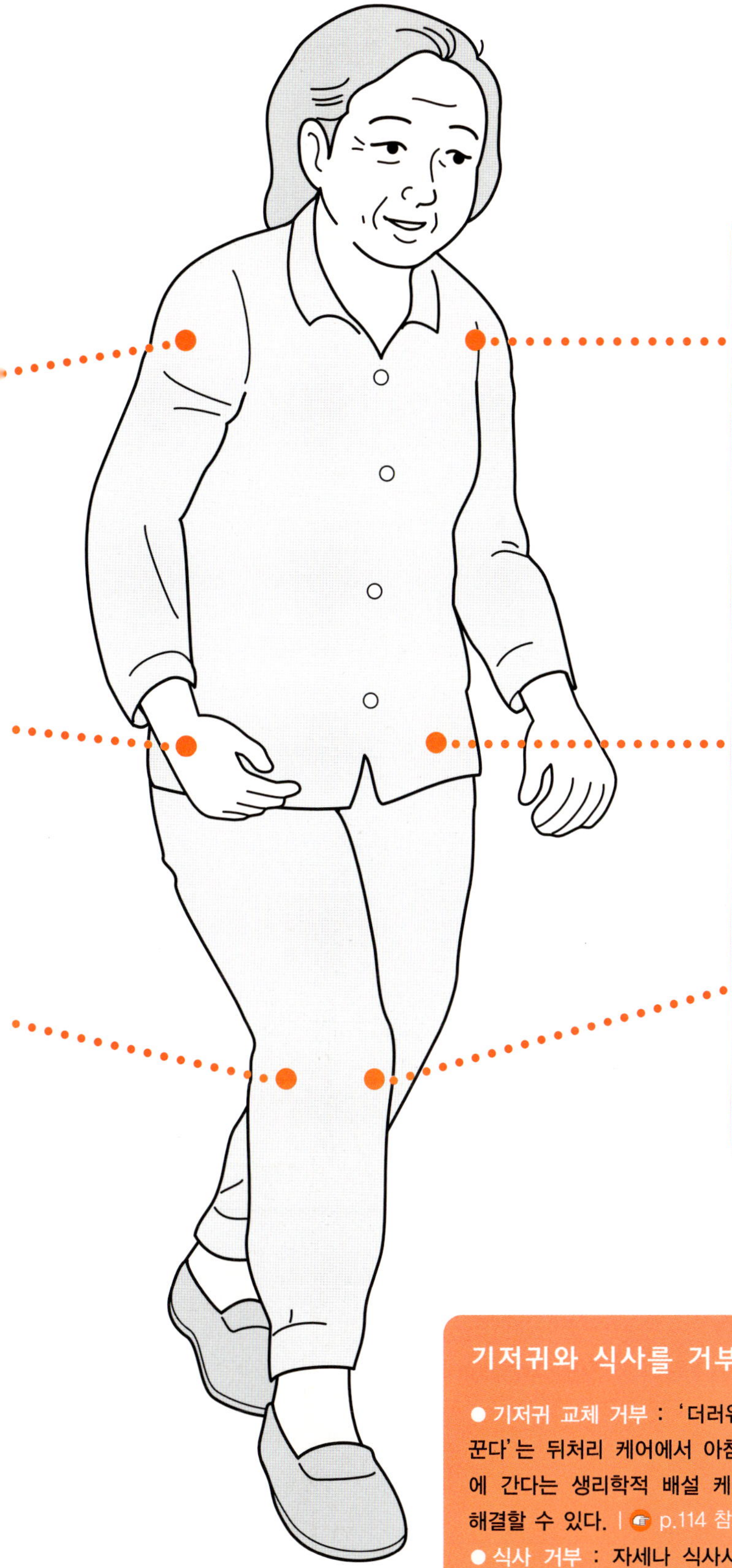

치매를 보는 시각과 케어 원칙 5

시설인 경우

생각할 수 있는 이유

하고 싶다는 자세가 되어 있지 않다

본인이 목욕하고 싶은 기분이 아닌데 목욕시간이란 이유로 일방적으로 강요하고 있지 않나(본인은 무슨 일이 일어나고 있는지 모르고 있을 수도 있다).

상대가 마음에 들지 않는다

목욕을 권유한 담당자가 때때로 마음에 들지 않았던 것은 아닐까?(싫어하는 사람의 도움으로 목욕하고 싶지 않을 것이다)

분업 시스템

욕실로 데려가는 사람, 옷을 벗기는 사람, 씻기는 사람 등으로 나뉜 분업 시스템이 컨베이어 벨트에 놓인 것 같아서 싫은 것은 아닐까?(불안해서 목욕하고 싶은 기분이 안 든다)

대응

목욕할 마음이 들게 한다

먼저 "이제 목욕해요."라고 말하여 정확한 정보를 준다. 그리고 나서 스스로 목욕할 마음이 들게 하는 것이 케어의 전제조건이다.

마음이 통하는 담당자가 권한다

완강히 거부하다 마음이 통하는 담당자가 권유하면 선선히 동의하는 경우가 있다. 담당자와 마음이 통한다는 것이 매우 중요하다.

1:1로 대응한다

여러 명의 담당자가 분담해서 케어하는 시스템을 피하고, 마음이 맞는 담당자가 1:1로 처음부터 끝까지 케어하는 방법으로 바꾼다.

16 문제행동과 케어

기저귀와 식사를 거부하는 경우

● **기저귀 교체 거부** : '더러워진 기저귀를 바꾼다'는 뒤처리 케어에서 아침식사 후 화장실에 간다는 생리학적 배설 케어로 바꿈으로써 해결할 수 있다. | p.114 참조 |

● **식사 거부** : 자세나 식사시간 등을 재점검한다 | 4장 참조 |

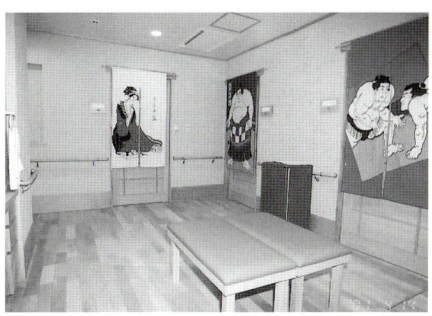

분위기를 고려한 탈의실의 예

16-8 문제행동에 대한 대응 (4)

배회

먼저 케어 이용자의 주장을 받아들이는 것부터 시작한다

배회의 유형별 대응 방법

회귀형의 배회

사례 ❶

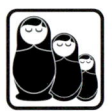

'러시아에 가겠다'고 주장한다

N씨(80세 남성)는 예전에 러시아 국경 근처의 만주에 산 적이 있는데, 현지에서 러시아 여성에게 매우 인기가 있었던 것 같다. 너싱홈에 들어와서 얼마 뒤 '러시아에 가겠다'며 밖으로 나가려고 했다. 직원이 여기가 어디고, 지금은 몇 년이며, N씨의 나이가 몇 살인지 설명했지만 N씨는 전혀 이해하지 못했다. 막으면 막을수록 '러시아에 가야 한다'는 생각이 강해지는 듯하여, 직원이 막느라고 곤란한 일이 계속되었다.

사고방식과 대응

몇 번째인지 '러시아에 가겠다'는 말을 했을 때, 직원이 N씨와 사귀면서 함께 걷기로 했다. 걸으면서 "러시아는 어느 쪽인가요?" 하고 묻자 N씨는 "저 산 넘어."라고 대답했다. 곧 직원이 "자, 내가 먼저 가보고 올 테니까 여기서 기다리고 계세요." 하고 사라졌다가 얼마 뒤 돌아와서 "러시아가 오늘 쉬는 날이에요." 하자 "그럼, 내일 가지." 하며 선선히 방으로 돌아갔다. N씨에게 러시아는 자신이 가장 충실했던 시대를 상징할 수 있다. 그것을 부정하지 않고 '함께 가자'고 해서 N씨의 요구가 충족된 듯하다.

사례 ❷

농번기에 집으로 돌아가고 싶어한다

너싱홈에 사는 F씨(78세 남성)는 1년 중에서도 농번기가 되면 불안해진다. 주머니에 수건이며 베개 등을 쑤셔 넣고 모자를 쓰면서 '도와주러 집에 간다'고 나가려고 했다. F씨에게 집이란 옛날에 돌아가신 부모님이 있는 집이며, 자신을 활동이 왕성한 40대로 생각하고 있는 것 같다.

사고방식과 대응

설득하는 대신에 직원이 20~30분 F씨와 복도나 너싱홈 주위를 걸었다. 이런 일에 익숙해지자 직원은 F씨가 짐을 정리하기 시작하면 침대에 가서 되도록 많은 짐을 쌀 수 있도록 도와주거나, "돌아가시기 전에 인사해야지요." 하며 이 방 저 방 데리고 다녔다. 그럼, 양손에 짐을 든 F씨는 1층 사무실에서 인사를 할 때쯤에는 이미 피곤해져서 "오늘은 피곤하실 테니까 내일 가시면 어떨까요?" 하고 말하면 때로는 안심한 듯이, 때로는 마지못해 방으로 돌아갔다.

배회의 3가지 유형

배회는 크게 ①회귀형의 배회, ②몰라서 하는 배회, ③배회라고 할 수 없는 경우 등 3가지로 나뉜다. 이 중에서 '꼭 가야 하는데……' 라는 사명감이나 절박함이 있는 것이 회귀형 | ☞ p.296, 312 참조 | 에 속하는 치매성 노인의 배회이다. 과거의 자신으로 돌아가 자기 역할을 다하려고 하는 것이다. 그 역할은 남성이라면 일, 여성은 육아나 가사 등이다. 공통점은 주변에서 자신을 의지하고, 스스로 가장 자기답게 느껴졌던 시절로 돌아가려 한다. 설득해도 효과가 없으며, 무리하게 말리면 저항하고 폭력행위를 할 수도 있다.

진정시키기 위해서는 ①본인의 기분에 공감하고, ②잠시 배회를 같이 하며, ③구실을 붙여서 늦추고(예: 오늘은 너무 늦었으니 여기서 자고 내일 하자), ④때를 보아 다른 것에 흥미를 갖게 하는(예: 좋아하는

사례 ❸

'집에 간다'고 나가는 어머니

A씨는 함께 사는 79세의 어머니가 때때로 '집에 간다'며 나가려고 해서 곤란하다. 지금의 집은 어머니가 쭉 살아오신 집인데 아무리 설명해도 들으려고 하지 않는다. 치매는 조금 있지만, 평소에 특별한 문제가 없어서 어떻게 대응하면 좋을지 생각하다 지쳐 있다.

사고방식과 대응

치매성 노인이 '집에 간다'고 할 때의 집은 구체적인 장소이기보다 본인이 가장 안정될 수 있는 장소, 즉 자신이 머물 곳을 말하는 것으로 생각된다. '여기는 내가 있을 곳이 아니다. 어딘가에 내가 머물 곳이 있을 것이다'라는 생각이 집이나 시설에서 나오게 한다. 그리고 그 머물 곳이란 자신에게 역할이 있고, 주위에서 자신을 의지하던 과거인 경우가 많다. '집에 간다'고 하면 '왜 돌아가야 하는지' 물어본다. 아이 돌보기나 식사 준비 등 무엇인가 목적이 있을 것이므로 그 목적에 잘 맞춰준다. 먼저 설거지같이 지금도 할 수 있는 역할을 찾아주는 것도 좋다.

몰라서 하는 배회

사례 ❹

화장실을 찾아 돌아다닌다

K씨(79세 여성)는 저녁이 되면 너싱홈 안을 불안한 듯이 돌아다녔다. 직원이 "왜 그러세요?" 하고 작은 소리로 물으면 "화장실이 어딘가?" 하고 묻는다.

사고방식과 대응

K씨는 저녁이 되면 옛날에 살던 집의 화장실 위치가 생각나서, 그 때문에 혼란스러워 어슬렁어슬렁 돌아다니는 것으로 생각된다. 본인이 불안해 하므로 일단은 "그렇죠. 잘 모르겠네요." 하고 인정한다. 그리고 화장실 앞에 크게 '화장실'이라고 쓴 종이를 붙여놓거나, 저녁에 불안해할 때는 빨리 화장실로 데려간다.

배회라고 할 수 없는 경우

사례 ❺

복도를 기어서 돌아다닌다

노인시설에 입소해 있는 S씨(80세 여성)는 걷지 못하는데도 침대에서 바닥으로 내려와 복도를 기어서 돌아다닌다. 직원이 위험하다고 말리지만, 항상 감시하고 있을 수도 없어 어려움을 겪고 있다.

사고방식과 대응

기어서 돌아다니는 데는 무슨 이유가 있을 것이라고 생각한 직원은, 오히려 내려가기 쉽게 침대 높이를 낮추고 기는 것을 지켜봐 주기로 했다. 곧 S씨가 사람의 목소리가 들리는 쪽으로 기어가는 것을 보고 '이야기할 상대를 원했다'는 것을 알았다. 배회라기보다는 그저 사람이 그리웠던 것이다.

물건이나 아는 사람과의 인사) 방법 등을 시도해본다.

자기 방이나 화장실이 어딘지 몰라서 어슬렁거리는 배회도 있다. 회귀형의 배회가 확신에 차 있는 데 반해 불안하고 곤혹스런 표정을 짓는 것이 특징이다. 이들은 가야 할 장소로 이끌어줄 사람을 찾고 있다. 멸시하거나 질책하지 말고 기분 좋게 이끌어준다. 알기 쉽게 표시를 해두거나, 시설인 경우에는 문이나 표지판의 색을 차별화하는 등의 아이디어가 필요하다.

배회라고 할 수 없는 경우도 있다. 치매성 노인이 걷고 있다는 것만으로 '배회'라고 단정짓기 쉬운데, 평소의 표정으로 걷고 있다면 그것은 산책이다. 치매성 노인이라도 특별한 목적 없이 어슬렁거릴 때가 있다. 신체 장애나 노화 때문에 걷는 대신 기어다니는 사람도 있는데, 결코 이상한 행동이 아니다.

16-9 문제행동에 대한 대응 (5)

피해망상

열심히 케어하는 사람이 도둑으로 몰리는 이유는 무엇일까

피해망상의 유형별 대응 방법

심리적 부담 해소형

노인은 다른 사람의 케어를 받는다는 사실에 크게 심리적 부담을 느낀다. 그래서 '며느리가 내 돈을 훔쳐갔다'고 말하고, 실제로 그렇게 믿음으로써 현실과 균형을 이루려고 한다. 이 유형의 망상은 노인과 케어하는 사람과의 관계가 일방적이고 제한적일수록 잘 나타난다. 이런 증상을 보이면 먼저 데이센터 등을 이용하여 폐쇄적인 인간관계를 넓힌다. 대등한 관계의 동료나 도와줄 대상이 생기면 심리적 부담이 줄어든다. 동시에 노인과 케어하는 사람과의 관계도 일방적이 아니라 '대등한 관계'라는 느낌을 주는 것이 중요하다.

사례 ❶

며느리가 돈을 훔쳤다

Y씨(90세 여성)는 함께 사는 며느리가 지갑에서 돈을 훔쳤다고 주장했다. 혼자서 애를 쓰며 케어해오던 며느리는 '내 생활을 희생해가며 보살펴 드렸는데……' 하고 처음에는 분해서 눈물을 흘렸다고 한다.

사고방식과 대응

Y씨에게 며느리의 케어는 고마운 동시에 심리적으로 부담을 주었을 것이다. 마음을 다잡은 며느리는 설거지나 방 청소 등을 도와달라고 부탁했다. 실제로는 시간도 손도 더 가지만, 일방적인 관계가 안 되자 Y씨의 표정이 온화해지고 '훔쳤다'는 말도 하지 않게 되었다.

사례 ❷

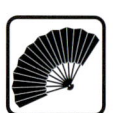

헬퍼를 도둑으로 몬다

기생 출신으로 혼자 사는 M씨(81세 여성)가 헬퍼를 도둑이라고 하였다. 그 헬퍼는 정성스럽게 케어를 하고 지혜로워서 누구나 우수하다고 인정하는 사람이었다. 방 안에 틀어박혀 지내는 것은 좋지 않으므로 데이서비스로 가자고 권해도, 고집이 세고 사람을 싫어하는 M씨는 단호하게 거절한다.

사고방식과 대응

헬퍼는 방문시간이 1시간인데, 45분 동안 빨리 가사를 돕고 나머지 15분은 M씨에게 노래를 배우기로 했다. 케어를 받을 뿐만 아니라 선생님으로서 가르치기도 하는 상호관계가 이루어지자 도둑이라고 몰아붙이지 않게 되었다. 지금은 데이서비스의 노인들에게도 가르쳐 줄 것을 M씨에게 권하고 있다.

케어를 받는 어려움

망상이란 비현실적인 것을 굳게 믿고 있는 정신상태를 말한다. 약으로 치료하려는 경향이 있는데, 치매성 노인의 망상은 '망상을 필요로 할만한 현실'이 배경이 되는 경우가 많다. 그러므로 그 원인이 되는 현실을 바꾸면 대부분 없앨 수 있다.

피해망상은 크게 3가지 유형으로 나뉘는데, 흔히 볼 수 있는 것이 '심리적 부담 해소형'이라는 망상이다. 대부분의 노인은 케어를 받고 있다는 사실에 크게 마음의 부담을 느끼고 있다. '내가 헬퍼에게 폐를 끼치고 있다', '내가 며느리의 인생을 망치고 있다', 즉 자신은 가해자이고 상대가 피해자로 여긴다.

결국 노인은 이런 상태가 계속되는 것을 견디지 못해, 한번에 상황을 바꿀 수 있는 비책을 내놓게 된다. 그것이 며느리나 헬퍼를 도둑으로 믿어버리는 것이

노화 거부형

자신이 늙은 것을 인정하고 싶지 않아 다른 사람의 탓으로 돌리거나, 주위에 사이가 나쁜 사람(집이라면 며느리, 시설이라면 같은 방을 쓰는 마음이 맞지 않는 사람 등)을 도둑으로 몰아세운다.

피해자 이득형

피해자 이득형이란 자신이 피해자가 됨으로써 주위의 관심과 동정을 얻으려는 것을 말한다. 고독을 느끼는 노인은 '도둑맞았다'고 호소하여 주위 사람을 끌어들인다.

사례 ❸

바람기를 의심하는 남편

배우자가 케어할 때 '심리적 부담 해소형'은 질투 망상으로 나타난다. 5년 전 뇌졸중으로 쓰러진 76세의 남성은 집에서 74세의 아내로부터 정성스런 케어를 받고 있다. 침상에서만 생활하는 남편은 최근 들어 아내가 물건을 사러 나갔다 오면 "젊은 남자 만나러 갔었지?"하며 억지를 부리기 시작했다. 더욱이 옆방에서 전화하고 오면 "남자 전화였지?"라는 등 질투가 심해졌다.

사고방식과 대응
아내에게는 남편의 생활이 모두 보이지만, 남편에게는 아내의 생활이 모두 보이지 않는다. 따라서 남편은 아내가 바람을 피우고 있다고 생각함으로써 심리적 안정을 얻으려고 하는 것이다. 간호사는 단기 입소를 이용하도록 권유하고, 한편으로는 아내에게 일부러 시설의 여직원을 질투하게 하자 남편의 질투 망상이 없어졌다.

사례 ❹

무엇이나 남의 탓으로 돌린다

시설에서 생활하는 S씨(80세 여성)는 넘어져서 머리를 다쳐도 '누가 뒤에서 밀었다'며 지팡이를 집으려 하지 않고, 소변을 가리지 못할 때도 '누가 이불에 물을 뿌렸다'며 억지를 부린다.

사고방식과 대응
치매 중 갈등형의 연장으로 생각하고 대응한다. 시설 담당자가 "정말 못된 사람이 있군요." 하고 맞장구를 치면서 시트 교환이나 옷 갈아입는 것을 도와준 것을 계기로 S씨는 조금씩 안정을 찾아갔다.

사례 ❺
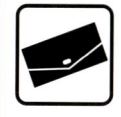
돈을 도둑맞았다고 호소한다

혼자 사는 T씨(79세 남성)가 누가 돈을 훔쳐갔다고 호소하기 시작했다. 그런 일이 없는데 본인은 도둑을 맞았다고 믿고 있는 듯했으며, 아무리 설명해도 납득하지 못한다.

사고방식과 대응
헬퍼가 방문해서 본인의 이야기를 잘 듣고 있는 동안에 험악한 표정이 사라지고 도둑맞았다는 말을 하지 않게 되었다. 고독하지 않게 정기적으로 방문하고, 노인회에 온천여행을 권해달라고 부탁했다.

다. 그러면 자신은 피해자이고 며느리나 헬퍼가 가해자가 되어, 현실 관계와 균형을 이루는 것이다.

이런 망상은 노인을 둘러싼 인간관계가 폐쇄적이고 일방적일 때 나타나기 쉽다. 즉, 며느리나 헬퍼와의 관계가 거의 유일한 인간관계이고, 더욱이 케어를 받는 일방적인 관계가 지속되는 경우에 이런 망상이 잘 나타난다. 때문에 남에게 맡기지 않고 열심히 케어하는 사람일수록 '도둑'으로 몰리는 경우가 많다.

이와 같은 망상에는 데이센터를 이용하는 등 다양한 인간관계를 만드는 것이 중요하다. 동시에 케어하는 사람과의 관계도 가능하면 상호적인 관계가 되어야 한다.

케어하는 사람도 힘들겠지만, 케어를 받는 노인도 힘들다. 따라서 케어를 받는 어려움을 상상해보는 것도 때로는 필요하다.

16-10 문제행동에 대한 대응 (6)

이식(異食)

젖먹이를 설득하는 사람은 없다

이식은 구순기(口脣期)로의 회귀

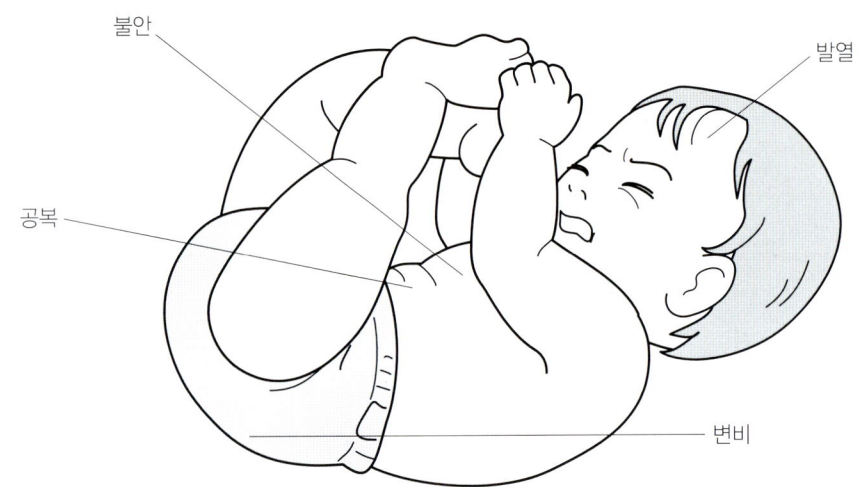

불안 / 발열 / 공복 / 변비

사례 ❶ 핸드크림을 핥아먹는 K씨	어느 시설에서는 거칠어지는 직원들의 손을 보호하기 위해 돈을 모아서 병으로 덕용 포장된 핸드크림을 사왔다. 그런데 크림이 갑자기 줄어들었다. 모두 이상해하던 어느 날, K씨(84세 여성)가 병에 손을 넣어 크림을 핥아먹으려고 하였다. 입소한 지 일주일밖에 안된 K씨는 치매이지만 온순해서 손이 많이 가지 않는 사람으로 알고 있었다. 그러나 크림을 빼앗긴 것을 계기로 불안해지고, 손에 쥐기 좋은 물건을 보면 곧바로 입에 넣으려고 했다.	
사례 ❷ 무엇이나 입에 넣는 Y씨	Y씨(90세 남성)는 주변의 물건에 손을 뻗어 아무거나 입에 넣는다. 행주나 식탁매트, 젓가락이나 숟가락까지 구분을 못한다. 표정도 겁먹은 표정이고 불안하다. 밤에도 잠을 자지 못하고, 자기 방에서 나와 불이 켜져 있고 사람이 있는 직원 대기실 주변을 찾아온다.	

억제보다 스킨십이 필요하다

'이식(異食)'이란, 음식물이 아닌 물건을 입에 넣거나 먹는 것을 말한다. 이식을 치매 때문에 생긴 인격 붕괴의 극단적인 현상으로 보고 투약이나 감금, 억제하는 경우가 있는데, 이렇게 해서는 문제를 해결할 수 없다.

눈에 들어오는 물건을 입으로 가져가는 것은 아기의 특징적인 행동이다. 프로이트는 1.5세까지를 구순기라고 하여, 아직 발달하지 않은 눈이나 귀를 대신해 입을 통해서 세계를 느끼는 시기라고 하였다. 눈이 잘 안 보이고 귀도 잘 안 들리게 된 치매성 노인은 구순기로 돌아가서 자신을 확인하고 있는 것이 아닐까.

아기가 무엇이나 입에 넣는다고 해서 질책하거나 설득하는 사람은 없다. 계속 울고 있으면 원인을 생각하고, 달래거나 옆에서 함께 자준다. 이식이란 행위도

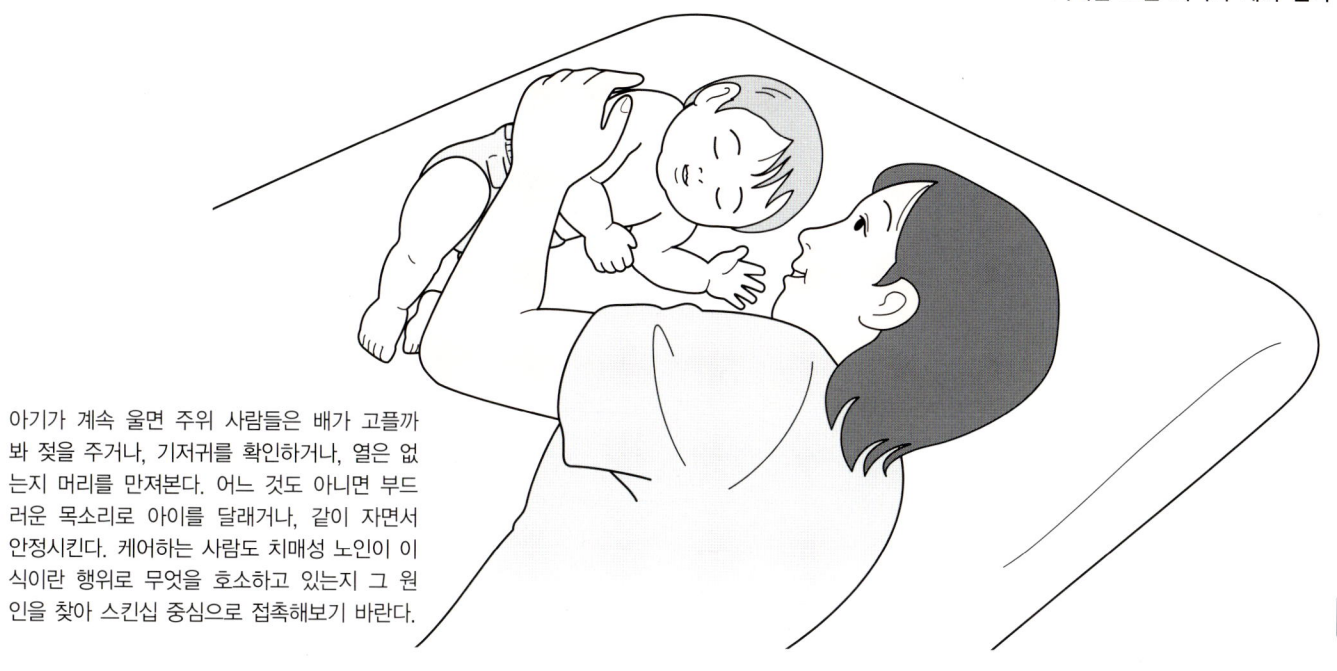

아기가 계속 울면 주위 사람들은 배가 고플까 봐 젖을 주거나, 기저귀를 확인하거나, 열은 없는지 머리를 만져본다. 어느 것도 아니면 부드러운 목소리로 아이를 달래거나, 같이 자면서 안정시킨다. 케어하는 사람도 치매성 노인이 이식이란 행위로 무엇을 호소하고 있는지 그 원인을 찾아 스킨십 중심으로 접촉해보기 바란다.

> **사고방식과 대응**
>
> K씨는 얌전하고 표정이 없는 사람이었다. 가족이 찾아와도 누군지 모르고 기뻐하지 않아서 가족의 면회도 점차 줄었다. 그래서 가족에게 면회를 부탁하기도 하고, 문제가 없다고 그다지 신경 쓰지 않던 직원에게도 말을 걸게 하자 이식도 고쳐졌다.

> **사고방식과 대응**
>
> K씨 외에도 대기실을 찾아오는 노인이 몇 명 있어서 대기실 한쪽에 자리를 깔아놓고 노인들끼리 바짝 붙어서 자게 하자 안심한 듯 잠을 잤다. 매일 밤 이것을 되풀이하며 이식도 배회도 사라지고, 자기 방 침대에서 자는 일이 많아졌다.

구순기의 사고방식

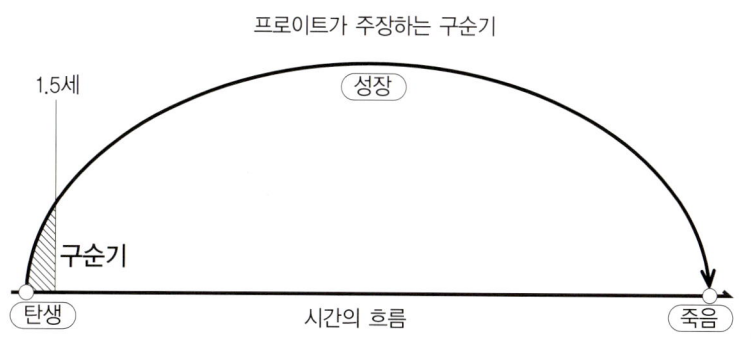

프로이트는 태어나서 1.5세까지를 구순기로 부르고, 입을 통해 세계를 느끼는 시기라고 하였다. 눈으로 보거나 귀로 듣는 감각은 아직 발달하지 않았기 때문에 피부감각 중에서도 민감한 입으로 세계 속의 자신을 확인한다.

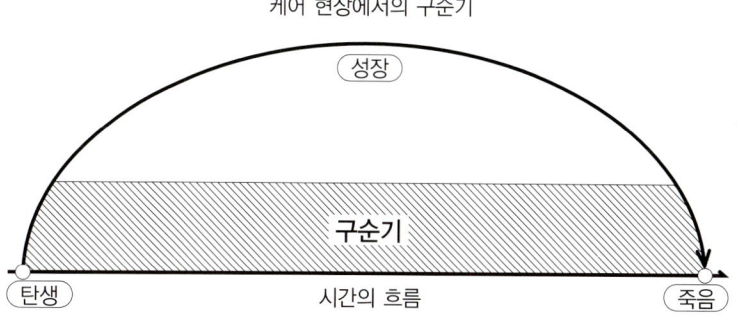

케어 현장에서는 구순기가 인생 전체의 기본을 이루고 있다고 생각한다. 눈이 잘 안 보이고 귀도 잘 안 들리는 치매성 노인은 구순기로 회귀함으로써 자신을 확인하고 있다. 인생의 마지막 단계에서 구순기로 돌아가는 것은 자연스런 현상이다.

무엇이 원인인지 찾아내고, 곁에서 함께 자는 등 스킨십을 한다.

한편, 이식 때문에 설사하는 경우는 드물지만, 위험한 물건을 입에 넣지 않도록 세제나 소독약, 부패한 음식물 등은 눈이나 손이 닿지 않는 곳에 두고 관리한다. 또한 잘못해서 위험한 것을 먹었을 때는 곧바로 토하게 한다.

16-11
문제행동에 대한 대응 (7)

농변(弄便)

불쾌하기 때문에 만지는 것이 원인이다

농변을 막는 2가지 포인트

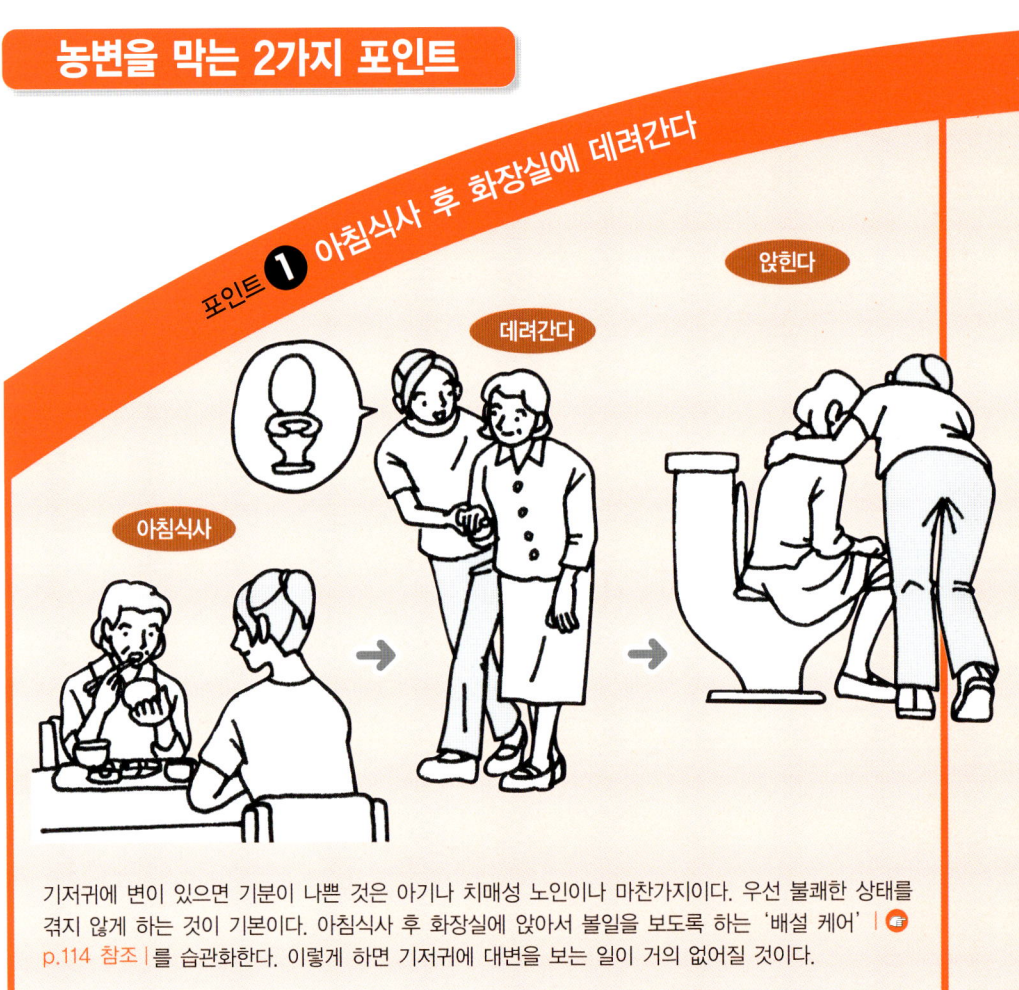

포인트 ❶ 아침식사 후 화장실에 데려간다

기저귀에 변이 있으면 기분이 나쁜 것은 아기나 치매성 노인이나 마찬가지이다. 우선 불쾌한 상태를 겪지 않게 하는 것이 기본이다. 아침식사 후 화장실에 앉아서 볼일을 보도록 하는 '배설 케어' | p.114 참조 |를 습관화한다. 이렇게 하면 기저귀에 대변을 보는 일이 거의 없어질 것이다.

배설 케어와 스킨십을 한다

농변이란, 말 그대로 대변을 갖고 노는 것을 말한다. 기저귀 속의 변을 만지거나, 손에 묻은 변을 옷이나 침대 시트, 벽 등에 문지르는 것이다. 이식 | p.326 참조 |과 마찬가지로 치매 때문에 생긴 인격 붕괴의 극단적인 현상으로 보고, 위아래가 붙은 옷을 입히거나 행동을 억제하는 사람이 있는데, 농변 또한 아이로의 회귀라고 생각하면 이상한 행동도 그 나름의 이유가 있다는 것을 알 수 있다.

아이의 행동 원칙은 '유쾌와 불쾌의 원칙'이다. 기분이 좋으면 잠을 자거나 웃고, 기분이 나쁘면 울어서 주위 사람에게 호소한다. 기저귀에 대변을 보면 불쾌하기 때문에 갈아달라고 우는 것이다. 치매성 노인도 기저귀에 변을 보면 기분이 나쁘다고 느낀다. '변을 만지면 안 된다'는 것은 나중에 배워서 알게 된 지식이다. 나이를 먹으면 나중에 배워서 알게 된 것은 먼저 잊어버리고, 유쾌와 불쾌의 원칙으로 돌아간다. 아기는 손이 변에 닿지 않지만, 다행인지 불행인지 노인은 손이 변에 닿는다. 그래서 불쾌한 것을 직접 없애려고 변을 만지고, 이번에는 그 손이 기분 나빠서 여기저기에 문지르는 것이다.

우선은 불쾌한 상태가 되지 않게 아침식사 후 화장실에서 볼일을 보는 '배설 케어'를 습관화한다. 또한, 노인은 유쾌와 불쾌의 원칙이 지배하는 구순기로 되돌아가 있으므로 스킨십을 중심으로 한 방법을 시도해본다. 그러나 스킨십을 꼭 해야 하는 것은 아니다. 싫어하는 사람이 하는 스킨십은 오히려 역효과이다.

단계 ❶ 손을 잡는다	포인트 ❷ 스킨십으로 불안감을 없앤다	
	단계 ❷ 어깨에 팔을 두른다	
		단계 ❸ 뺨을 갖다 댄다
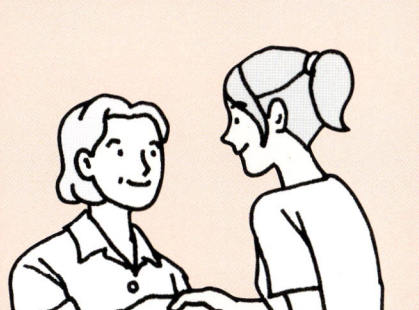	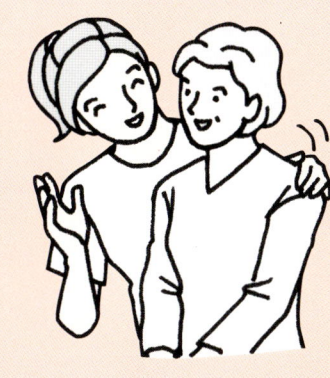	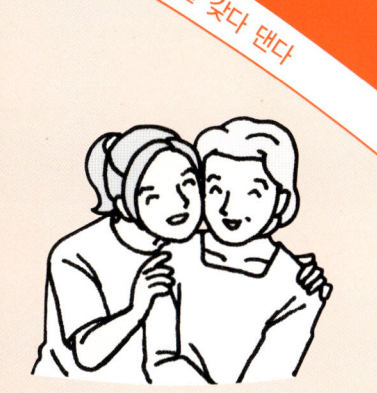
먼저 이쪽에서 손을 내밀어본다. '싫다'고 생각하던 사람도 한 번의 악수로 마음이 통하는 경우가 종종 있다.	오랜만에 만났을 때는 "건강하세요?" 하며 어깨를 감싼다. 어깨에 손을 댐으로써 몸이 보다 밀착된다.	의도적으로 하는 것보다 무심코 한 것 같은 상황이 좋다.

사례 1 : 농변을 되풀이하는 어머니

T씨(79세 여성)는 가벼운 치매가 있다. 어느 날 밤 함께 사는 딸은 T씨의 방을 들여다보고 아연실색했다. 이동식 변기에 앉아 있는 T씨가 대변투성이였기 때문이다. 변비가 있는 T씨가 잘 나오지 않는 변을 손으로 잡아 빼내려다 손에 묻은 변을 옷과 얼굴에 문지른 것이다. 딸이 무심코 심하게 질책하자, T씨는 딸을 '자신을 괴롭히는 나쁜 사람'으로 생각하고 농변을 반복하게 되었다.

곤란해진 딸은 배설 케어를 확실하게 해주는 노인시설에 단기 입소하기로 했다. 그곳에서 아침식사 후 화장실에 앉는 훈련을 받는 동안에 T씨의 변비는 없어졌고, 그 후 집에서도 딸이 헬퍼와 둘이서 배설 케어를 시작하여 농변은 고쳐졌다.

사례 2 : 변을 손에 들고 어정거리는 W씨

너싱홈에 사는 W씨(76세 여성)는 항상 기분이 좋아 콧노래를 부르며 다니는 사람이었다. 그가 어느 날 두 손에 변을 들고 어정거리는 것을 담당자가 발견하였다. W씨는 속옷에 묻은 변을 직접 처리하려고 했는데, 그 방법을 몰랐던 것이다. 담당자는 배설의 징후를 놓친 것을 반성하고, W씨의 모습을 주의 깊게 관찰하기로 했다. 그러자 배설을 할 때는 '걸음이 느려지고 멈춰서는 일이 많으며, 복도 구석 쪽으로 가고 싶어 한다'는 특징을 알았다. 그래서 이런 기미가 보이면 작은 소리로 불러서 화장실로 데려가 지금은 실수 없이 화장실에서 배설하고 있다. 당연한 일이지만 농변도 없어졌다.

16-12 문제행동에 대한 대응 (8)

성적으로 이상한 말과 행동

성적 욕구의 표현을 어떻게 받아들일까

성적으로 이상한 말과 행동

사람을 그리워하는 유형	억제 해소형
치매성 노인은 이곳이 어디이고, 자신이 누구인지 모르므로 불안하다. 그리고 그런 자신을 상냥하게 이끌어줄 사람을 원한다. 그 욕구가 성적인 형태로 나타나는 것이 이 유형이다. 마음에 여유가 없고, 표정이 굳어 있으며, 욕구에 따라 움직이는 것이 특징이다.	노화나 뇌혈관 장애로 대뇌의 욕구를 억제하는 기능이 떨어져서 성적인 욕구가 나타나는 유형이다. 사람을 그리워하는 유형과 비교하면 모습이 그다지 심각하지 않으며 오히려 여유가 있고 부드러운 인상이다. 흔히 '성적인 노망'이라고 한다.

사례 ❶ 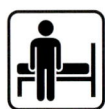 **국부를 드러내고 걷는다**

시설에 들어온 F씨(79세 남성)가 성기를 내놓고 복도를 걸어갔다. '욕구불만일 것'이라고 생각한 남성 관리자가 성인 비디오를 함께 보거나 했는데 문제행동이 고쳐지지 않았다.

⬇

사고방식과 대응
가족적인 관계를 확인시키는 것이 가장 효과적이다. 가족에게 정기적으로 면회를 오도록 부탁하거나, 케어 담당자도 가족처럼 대하도록 신경쓴다. F씨의 경우는 일이 바빠서 자주 못 오던 장남이 손자를 데리고 면회를 오자 문제행동이 완전히 고쳐졌다.

사례 ❷  **외설스런 말을 한다**

너싱홈에 사는 M씨(74세 남성)는 가벼운 뇌경색 이후 사람이 변했다. 마음에 드는 여성이 있으면 사람이 있건 없건 아랑곳하지 않고 성적인 유혹을 하거나 외설스런 말을 한다.

⬇

사고방식과 대응
뇌 장애가 원인으로 본인은 조절하지 못하므로 개성의 하나라고 본다. 단, 가족은 받아들이기 힘든 경우가 많기 때문에, 적당히 말을 맞추거나 놀리는 것은 케어하는 사람의 몫이다. 또한, 관심과 흥미를 다른 곳으로 돌리면 고칠 수도 있다. M씨는 담당자가 가볍게 받아넘기거나 놀리면 만족하는 듯했다. 취미인 장기를 권하면 반나절 정도는 집중한다는 것을 알고, 자원봉사자에게 부탁해서 1주일에 2번 방문하고 있다.

남녀관계는 인간관계의 기본

치매성 노인이 상대가 성적으로 이상하게 생각할 수 있는 말이나 행동을 하는 경우가 있다. 주위 사람에게 외설스런 말을 하거나, 성적인 관계를 원하거나, 이성의 몸을 만지는 등의 행동을 한다. 이것에 대해 '늙어서 주책을 부린다'며 혐오감을 느끼는 사람도 적지 않은데, 나이를 먹어서 성적 기능이 저하되어도 성적 흥미나 관심까지 저하된다고는 할 수 없다. 자신이 이성에게 매력적인 존재이고 싶은 마음은 언제까지 계속된다. 할머니에게는 남성 케어 담당자, 할아버지에게는 여성 케어 담당자를 배정하면 좋은 것도 이런 사실을 뒷받침한다.

남녀관계는 모자관계와 함께 인간관계의 기본이다. 성적 욕구의 표현은 인간관계를 원하고 있다는 것으로 이해하고, 대응 방법을 생각해본다.

선천적인 유형

자세히 보니 '원래 그런 사람이었다'는 유형이다. 나이를 먹으면서 개성이 강해진 결과이다.

사례 ❸

여성의 몸을 만진다

너싱홈에 들어온 H씨(91세 남성)는 여성 담당자를 만나면 몸을 만지거나 외설스런 말을 건넨다. '색정'이라고 가까이하지 않는 여성 담당자도 있으며, 모두 H씨를 다루기 어려워한다.

사고방식과 대응

원래의 성격이므로 이것이야말로 개성이라고 생각하며 대할 수밖에 없다. H씨의 문제를 의논하는 회의에서 다양한 의견이 나왔다. 그 중 H씨의 먼 친척이 되는 직원이 있었는데 "저 사람은 젊어서부터 성을 밝혔다."고 말해 크게 웃은 적이 있다. 노인의 성격을 바꾸려고 하는 것도 무리이므로 중년의 여성 관리자를 중심으로 적당히 상대하고 있다.

물론 무엇이나 받아주어야 하는 것은 아니다. 성적 욕구를 다른 사람 앞에서 노골적으로 드러내는 것 역시 예의가 아니기 때문이다. 거부하는 몸짓을 보이지 말라고 해서 무엇이나 받아주어서는 안 되고 거리를 두는 방법이 필요하다.

Q & A

Q 시설에 들어온 W씨(74세 남성)가 가끔 이불 속에서 자위행위를 합니다

속옷이 더러워져서 뒤처리가 필요할 때도 있으며, 대하기가 어렵습니다.

A 젊은 여성 담당자라면 남성의 이런 행위에 대해 생리적으로 강한 혐오감을 느낄 것입니다. 반대로 연수(研修) 등에 가면 강사는 '자위행위란 자연스러우며 당연한 것'이라고 합니다. 어느 쪽이 옳은지 혼란스럽겠지만, 사실 문제는 자위행위 그 자체라기보다 주위 사람에게 불쾌감을 준다는 점입니다. 따라서 자위행위를 막을 수도 권할 수도 없으며, "남에게 폐가 되지 않게 숨어서 해주세요."라고 충고하면 어떨까요? 이것은 남성 담당자가 나서서 하는 것이 좋을 수도 있습니다. 단, 여러 사람이 생활하는 시설이므로 숨어서 해도 알 수가 있습니다. 이런 경우에는 보아도 못 본 척 합니다.

Q 너싱홈에서 일하고 있습니다

최근 A씨(79세 남자)가 누드잡지를 사달라고 해서 난처합니다. 같은 남자로서 A씨의 기분은 충분히 이해하지만 나중에 무슨 문제가 생기지 않을까 걱정입니다.

A 세상에서 일반적으로 허용되는 것이라면, 너싱홈에서도 허용하는 것이 좋다고 생각합니다. 누드잡지도 마찬가지입니다. 단, 이런 것은 세상에서도 공공연하게 보는 것이 아니라 보통 남몰래 혼자서 봅니다. 따라서 A씨도 남몰래 사서 즐기는 정도라면 괜찮지 않을까요? "가족이나 다른 담당자에게 들키지 않도록 조심하세요."라는 충고와 함께 살짝 건네주는 것은 어떨까요? 직원으로서가 아니라, 일로 알게 된 사람에게 부탁받은 일을 사적으로 해주는 식입니다. 그것 때문에 흥분해서 무슨 문제를 일으킬지도 모른다는 것은 미리 생각해봐야 합니다.

종말기 재활에 대한 견해

오타 히토시(이바라키 현립 의료대학교 부속병원장)

인간으로서의 존엄성과 권리를 지킨다

천태종의 법사인 겐신[源信]의 저서 『왕생요집(往生要集)』에 '임종행의(臨終行儀)'라는 말이 있다. '임종행의'를 '죽음을 맞은 사람을 인간답게 보내는 사고와 방법'이라고 한다면, 내가 주장하는 종말기 재활과 통하는 점이 있다. 어쨌든 '유체는 아름다워야 한다'는 것이 종말기 재활에 대한 기본적인 나의 생각이다.

현재, 재활 의료의 흐름은 급성기부터 회복기, 유지기로 정리되어 있다. 나는 유지기의 대상자가 불확실하며, 더 나아가 자립을 중시하는 재활 의료 현장에서 저(低)ADL(Activities of Daily Living, 일상생활동작)에 대한 사람들의 배려가 부족하다는 생각이다.

재활이란 장애 등으로 인간으로서의 권리나 존엄성이 침해되었을 때 그것을 되찾는다는 것이 참뜻이다. 그렇다면 식물 상태와 같이 아주 심한 중증 장애인이 된 사람은 스스로 몸을 보전할 수 없으므로 '인간의 모습에 어울리는 상태가 되도록' 지원하는 것을 재활이라고 해도 지장이 없다고 생각한다. 중요한 것은 인간의 모습으로 어울리는 것이 무엇인지 생각해보는 것이다.

나는 종말기 재활을 '노화나 장애 때문에 자립을 기대할 수 없고, 스스로의 힘으로 몸을 보전할 수 없는 사람들에게 마지막 순간까지 인간답게 살도록 의료·간호·케어와 함께 행하는 재활 활동'이라고 정의한다.

이렇게 생각하면 해야 할 일이 구체적으로 확실해진다. 대략적인 방법은 ①청결 유지, ②움직이지 못하는 고통으로부터의 해방, ③소극적 행동으로 인한 폐용증후군 예방, ④뚜렷한 관절의 변형과 구축 예방, ⑤편안한 호흡, ⑥경구 섭취, ⑦인간의 존엄성이 손상되지 않는 배설 등으로 케어가 잘 이루어져야 한다는 것을 전제로 하며 더 나아가 ⑧가족에 대한 케어가 더해진다.

여기에 나열한 것들이 행해지지 않아 인생의 마지막이나 사후의 모습이 비참해진다면 슬픈 일이다. 왜냐하면 이 모든 것을 미리 막을 수 있기 때문이다.

복지나 재택 케어가 이루어지는 곳은 '마지막 장소'가 되는 경우가 자주 있다. 이 점을 생각하면 유체가 인간답게 있기 위해서 그 전 단계에 해야 할 일이 무엇인지 알 수 있다고 생각한다.

의료계에 재활이란 사상이 생겨난 것은 20세기로 역사에 남겠지만, 발전시키는 것은 21세기일 것이다. 늦은 것인지 빠른 것인지, 그것은 역사가 결정할 것이다. 단, 아주 빠르게 고령화가 진행되고 있는 오늘날 의료와 복지 현장에 있는 사람들은 '종말기 재활'에 대한 생각을 피해갈 수 없을 것이다.

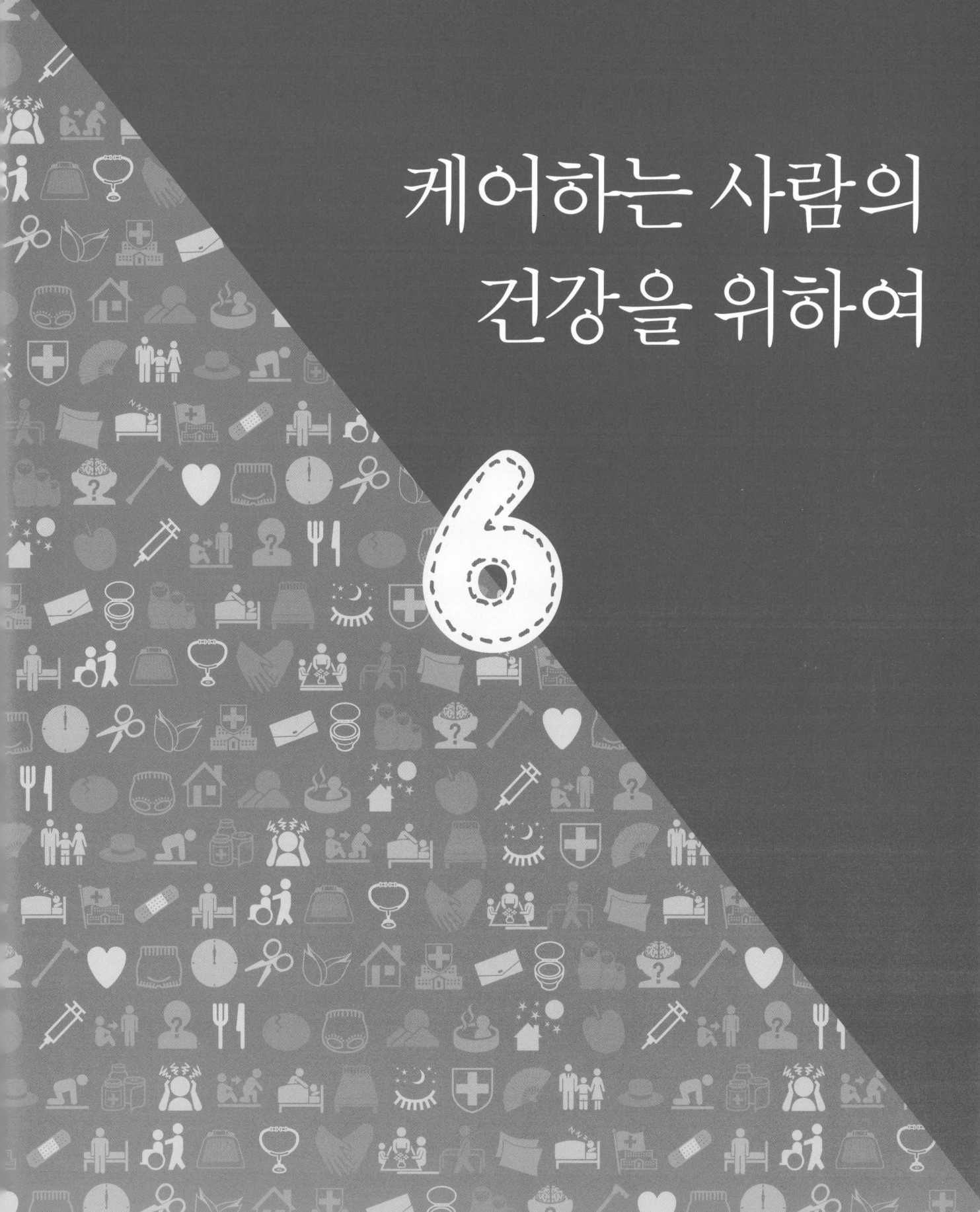

케어하는 사람의 건강을 위하여

6

17장

케어하는 사람의 몸과 마음을 건강하게 만들기

17-1 스트레스 대처 방법

케어 스트레스에 현명하게 대처한다

발상의 전환이 핵심이다

무엇이 스트레스를 부르나

케어 생활로 몸 상태가 나빠져서 '두통과 어깨 결림', '수면 장애', '피로', '요통과 변비' 등을 호소하는 경우가 많다. 또한 '불안과 초조' 등 스트레스로 인해 정신적으로 안정이 안 되어 고민하는 사람도 적지 않다.

그러나 이렇게 심신이 나빠졌을 때 가벼운 운동을 하거나, 자신의 시간을 갖는 등 기분전환을 하며 단조로운 케어 생활에 변화를 주면 개선되는 경우도 많다. 비록 스트레스의 원인이 심각하고 없애기 힘든 것이라도, 받아들이는 방법이나 대처 방법을 바꾸는 것만으로도 스트레스를 줄일 수 있다. 개인의 성격이나 가치관이 스트레스를 키우는 요인이 되는 경우가 많기 때문이다.

아울러 문제를 혼자 끌어안고 있으면 해결할 수 없다. 가족뿐 아니라 케어를 하는 동료 등 같은 입장에 있는 사람과 상담하거나, 사회적인 지원(데이서비스 등)을 적극 활용하는 것도 중요하다.

케어 스트레스

불안과 초조
좋아하는 음악을 듣거나 차를 마시는 등 '오감'을 자극해서 기분전환을 꾀한다.

두통, 어깨 결림
가벼운 스트레칭으로 혈액순환을 좋게 한다. 몸이 풀리면 마음에도 여유가 생긴다.

숙면을 이루지 못한다
목욕, 운동, 빛 등을 이용해 '기분 좋게 자고 기분 좋게 일어난다.' 잠은 '자는 시간' 보다 '질'이 중요하다.

쉽게 피로하다
피로는 그 날로 풀어야 한다. 스트레칭이나 발마사지는 전신의 피로회복에 가장 좋다.

요통, 변비
평소에 배나 등 근육을 단련한다. 요통을 막고, 동시에 변비에도 도움이 된다.

8가지 해결 방법

1. 가족을 케어에 끌어들인다
2. 완벽을 바라면 안 된다
3. 자신을 칭찬한다
4. 가끔 전문가에게 맡긴다
5. 내일로 미루는 것도 필요하다
6. 혼자 끌어안고 있지 않는다
7. 희로애락을 솔직하게 표현한다
8. 케어는 인생의 일부이다

케어 스트레스의 대처 방법

스트레스의 원인	→	대처 방법
 자기 혼자 끌어안고 열심히 일한다.	사회적 지원 활용	●가족, 친척 ●전문직 : 간호사 / 의사 / 케어매니저 / 홈헬퍼 등 ●케어하는 사람 모임 : 케어기술 강습 / 가족 모임 등
요통, 무릎 통증 / 두통, 어깨 결림 / 위염, 위궤양 / 설사나 변비가 잘 된다 / 갱년기 증상 / 감기에 잘 걸리게 되었다 등	자기 건강관리	건강 검진을 받는다 / 조기 예방한다 / 건강 관리를 습관화 한다 / 자신을 돌볼 시간을 갖고 휴식한다
매일 이렇게 할 수 없다 / 이대로는 몸이 견디지 못한다 / 이해가 안 가는 것이 너무 많다	케어 방법 수정	매일 다 하지 않아도 괜찮다 / 스스로 떠맡을 양이 너무 많다 / 누군가에게 물으면 된다는 사고방식을 갖는다
희생 정신을 가져야 한다 / 자책하는 마음에 시달린다 / 완벽주의자이다 / 생각대로 안 되면 불안하다	사고방식의 전환	혼자서 부담하지 않아도 된다 / 일에는 각각 전문가가 있다 / 적당한 낙관주의 / 인생에는 이런 일도 있고 저런 일도 있다 / 자신이 늙는 방법에 대해 생각할 수 있다
이런 증상이나 사고방식을 그대로 갖고 있으면 스트레스가 커진다.		이런 기회를 살려서 사고방식을 바꾸면 스트레스의 원인이 없어지지는 않아도 스트레스를 줄일 수 있다.

17-2 피로가 쌓이지 않게 하는 방법(1)

숙면을 한다

수면의 질을 높이는 방법

생체 리듬을 찾는다

우리의 몸은 '생체 리듬'이라는 체내 시계를 갖고 있다. 생체 리듬이란 체온, 혈압, 호르몬 분비, 자율신경의 작용 등 체내의 여러 가지 기능이 일정한 갖고 변하는 것을 말한다.

생체 리듬을 규칙적으로 만들면 하루를 주기로 하는 수면시간, 취침시간, 식사시간 등이 일정한 '아침, 낮, 저녁'의 리듬을 가질 수 있다. 케어 생활로 이 리듬이 깨질 경우에 건강이 나빠진다.

'숙면을 취할 수 없다', '잠이 잘 안 온다' 등은 케어하는 사람들에게 많은 고민이다. 체내 시계의 조정은 수면이 중요한 해결의 열쇠이다. 편안하게 잠을 자기 위해서는 제시간에 일어나 활기찬 하루를 보내는 것이 중요하다.

빛

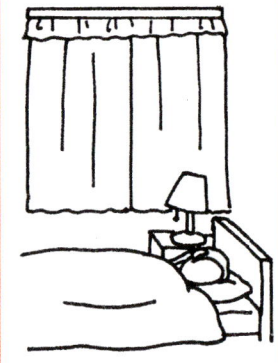

기분 좋게 잔다

희미한 빛 속에서
방을 차광 커튼이나 덧문으로 어둡게 하고 잠자리에 들면 좋다.
단, 너무 어두운 방보다 약간 어두울 때 편히 잠들 수 있다. 달빛이 들어올 틈을 조금 만들거나 스탠드를 켜 두는 것도 좋다.

소리

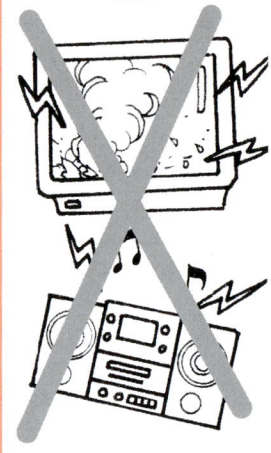

자극적인 것은 피한다
잠들기 직전까지 흥분될만한 텔레비전, 라디오, 음악, 독서 등으로 눈과 귀를 자극하지 않는다. 신경이 흥분되면 좀처럼 잠을 이룰 수 없다. 자극적인 텔레비전 등은 가능하면 녹화해서 낮에 보면 좋다.

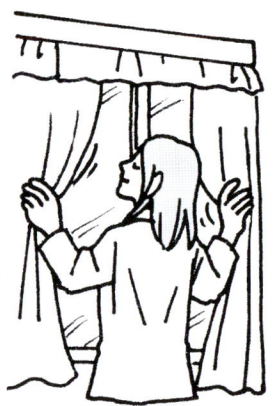

상쾌하게 일어난다

강한 빛에 눈을 뜬다
아침에 일어나면 커튼이나 덧문을 열어 햇빛을 충분히 쬔다. 강한 빛을 받아 상쾌하게 잠에서 깬다. 비가 오거나 구름이 낀 날은 방안의 전등을 켜서 그 밝기로 자극을 받는다.

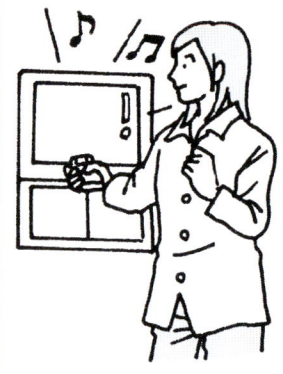

기분 좋은 소리에 잠을 깬다
일정한 시각에 일어나는 습관이 되면 기분 좋게 깰 수 있다. 좋아하는 음악이나 텔레비전, 라디오 등의 타이머를 기상시각에 맞춰 시계를 대신하게 하는 것도 좋은 방법이다. 기분 좋게 일어날 수 있다.

케어하는 사람의 건강을 위하여 ⑥

케어하는 사람의 몸과 마음을 건강하게 만들기

식사	목욕	운동	사회활동

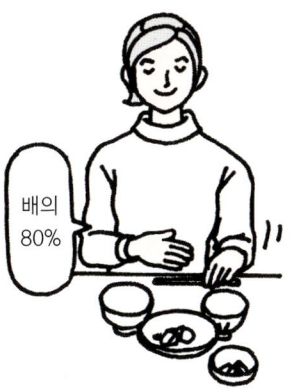
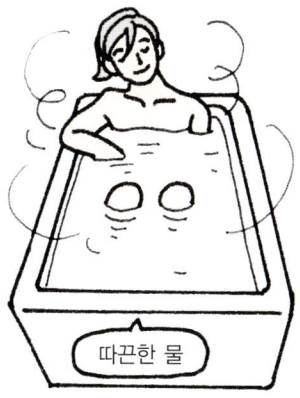
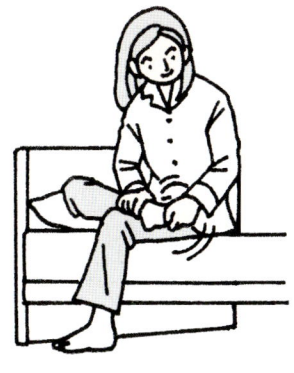
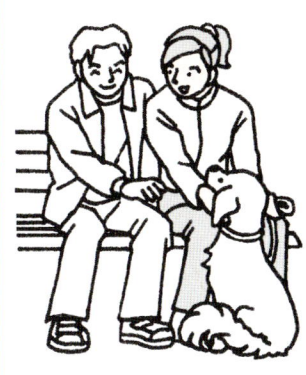

지방질을 빼고 위의 80%까지만 먹는다

식사는 지방질이 적은 메뉴로 위의 80%만 차게 먹는다. 과식이나 위가 더부룩해지는 음식은 잠자기 어렵다.
또한 저녁 이후에는 커피나 홍차 같은 자극적인 음식도 피하는 것이 좋다.

미지근한 물에 목욕한다

37~40℃의 따끈한 물에 천천히 들어간다. 부교감신경이 작용해 전신의 긴장이 풀리고 심신이 편안해진다.
단, 잠들기 직전이나 식사 후 바로 하는 것은 피한다. 역효과가 날 수 있다.

자기 전에 가볍게 스트레칭 한다

자기 전에 가볍게 스트레칭을 해서 몸을 적당히 움직여준다.
특히, 발은 생각 밖으로 피로가 쌓여 있다. 발 뒤쪽을 문지르거나 두드려서 혈액순환이 잘 되게 한다. 피로가 풀리므로 잠이 안 오는 밤에 해주면 좋다.

편안한 시간을 갖는다

가족이나 친구, 또는 애완동물 등과 편안한 시간을 갖는 것이 중요하다. 끊임없이 이야기를 나누거나 산책하면서 함께 지냄으로써 혼자일 때와는 다른 이완 효과를 얻을 수 있다.

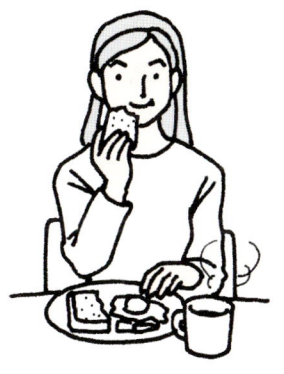
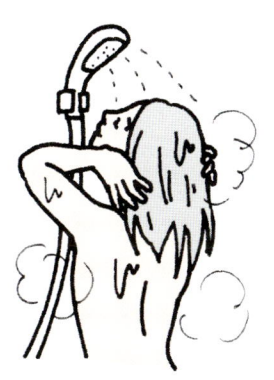
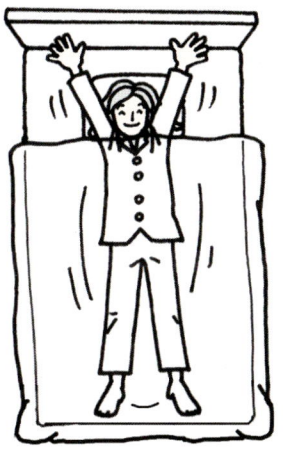
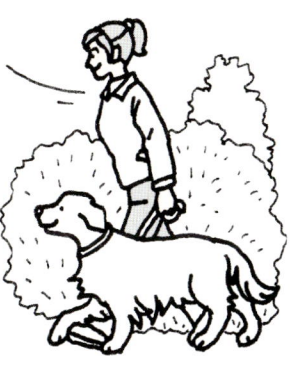

아침식사는 반드시 먹는다

일어나면 먼저 한 컵의 찬물이나 미지근한 물로 내장을 깨운다.
아침식사는 하루의 시작이다. 꼭꼭 잘 씹어 먹는다.
시간이 없으면 한 숟가락이라도 괜찮다. 반드시 아침식사를 하도록 신경 쓴다.

뜨거운 물로 샤워를 한다

하루의 시작을 약 42℃의 약간 더운 물에 목욕을 하거나 뜨거운 물로 샤워를 해도 기분이 상쾌해진다. 교감신경이 자극되어 기분을 상승시키는 효과가 있다.
단, 고혈압이나 심장병 등이 있는 사람은 피한다.

누워서 스트레칭 한다

누워서 두 손을 주먹을 쥐었다 펴는 스트레칭을 하고, 손목과 발목의 관절을 잘 편다.
또한 복식호흡을 함께하는 것도 좋은 방법이다. 몸 속부터 상쾌하게 깨어나는 느낌이다.

활동적인 시간을 갖는다

일이나 학교, 취미나 지역활동, 자원봉사, 정기적인 산책 등 가정 밖에서의 활동은 자신이 사회의 일원임을 느끼게 해준다.
외부로부터의 적당한 자극은 의욕을 불러일으켜 활기찬 하루를 만든다.

17-3 피로가 쌓이지 않게 하는 방법(2)

요통 체조

케어하는 사람에게 가장 많이 나타나는 요통을 막기 위해서

간단히 할 수 있는 요통 체조

엉덩이와 허리 근육을 단련한다

노인도 비교적 쉽게 할 수 있다

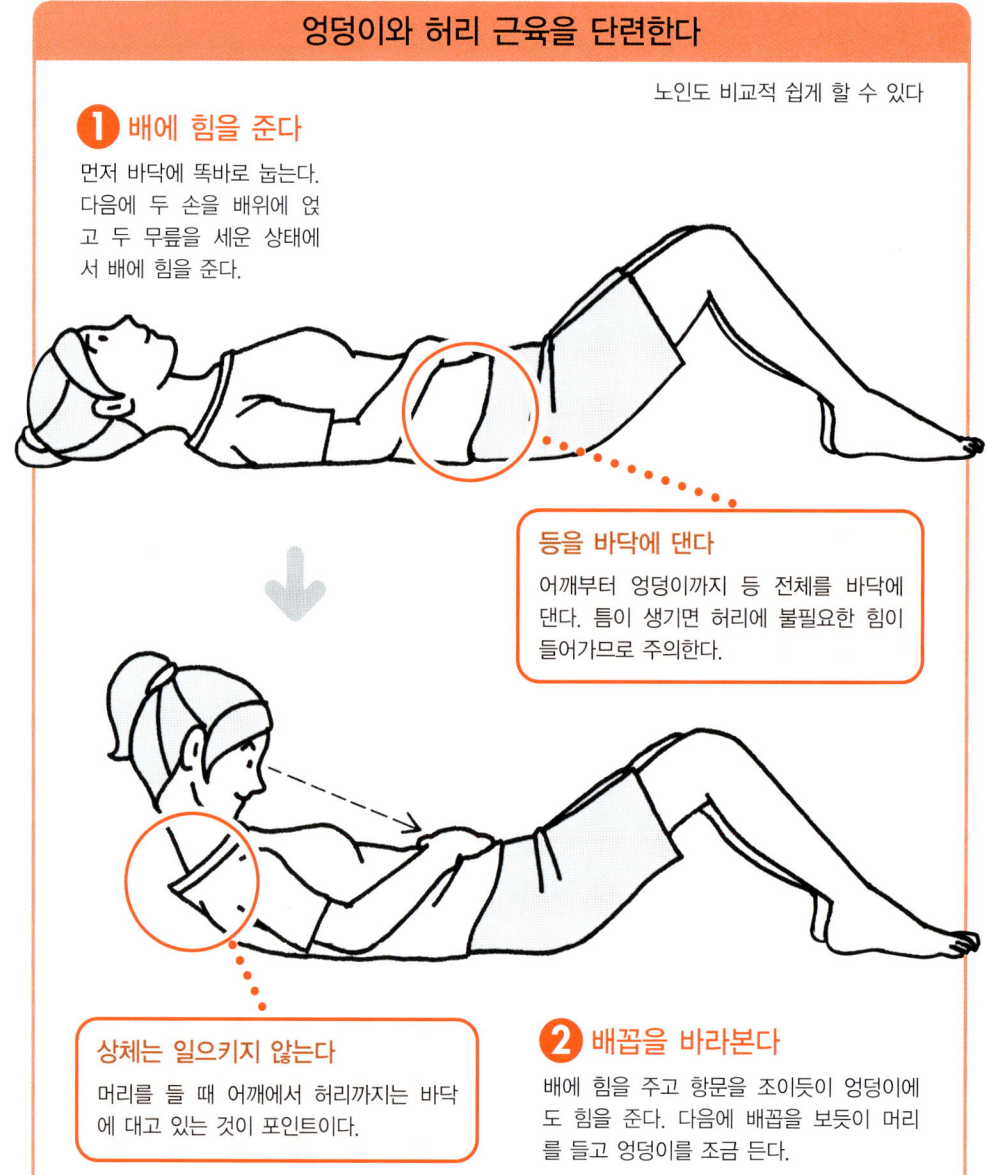

❶ 배에 힘을 준다
먼저 바닥에 똑바로 눕는다. 다음에 두 손을 배위에 얹고 두 무릎을 세운 상태에서 배에 힘을 준다.

등을 바닥에 댄다
어깨부터 엉덩이까지 등 전체를 바닥에 댄다. 틈이 생기면 허리에 불필요한 힘이 들어가므로 주의한다.

상체는 일으키지 않는다
머리를 들 때 어깨에서 허리까지는 바닥에 대고 있는 것이 포인트이다.

❷ 배꼽을 바라본다
배에 힘을 주고 항문을 조이듯이 엉덩이에도 힘을 준다. 다음에 배꼽을 보듯이 머리를 들고 엉덩이를 조금 든다.

무리하지 말고 습관화한다

케어에는 허리를 반쯤 펴고 엉거주춤한 자세로 케어하는 무리한 자세를 비롯해, 어깨나 허리 등에 부담을 주는 동작이 많아서 요통이나 어깨 결림이 나타난다.

몸의 피로는 마음의 피로(스트레스)로도 이어진다. 케어 생활을 계속하기 위해서도 피로가 쌓이지 않도록 심신을 모두 원기 회복시키는 것이 중요하다.

그래서 어깨나 허리의 근육을 풀고 배와 등 근육을 단련시키는, 가정에서도 쉽게 할 수 있는 체조를 소개한다. 처음에는 5번 정도 하는 것이 좋고, 익숙해지면 차츰 횟수를 늘린다. 반동을 주지 말고 하나하나의 동작을 일정한 리듬으로 천천히 한다. 비록 하루 15분이라도 매일 끈기 있게 계속한다.

배 근육을 단련시킨다 (복식호흡)

① 똑바로 눕는다
똑바로 누워서 두 손을 뺨에 대고, 두 무릎을 세우고 크게 코로 숨을 들이마신다.

② 천천히 일어난다
입으로 숨을 내쉬면서 천천히 윗몸을 일으키고 5초 정도 정지한다. 무리가 되면 어깨가 조금 뜨는 정도도 괜찮다.

③ 처음 상태로 돌아간다
코로 숨을 크게 들이마시면서 천천히 원래 상태로 돌아간다. 머리는 조금 띄워둔다.

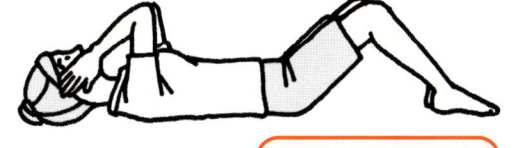

무릎은 벌려도 된다
두 무릎은 어깨넓이 정도로 벌려도 괜찮다.

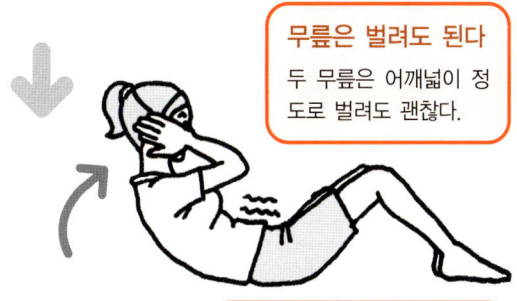

등을 바닥에 밀착시킨다
틈이 생기면 허리에 부담이 가므로 바닥에 확실히 붙인다.

허리 근육을 편다 (복식호흡)

① 두 무릎을 잡는다
똑바로 누운 뒤 코로 숨을 들이마시면서 두 무릎을 구부려 두 손으로 잡는다.

② 무릎을 끌어당긴다
입으로 숨을 내쉬면서 두 무릎이 가슴에 닿을 때까지 천천히 당긴다. 코로 숨을 들이마시면서 두 무릎을 원래 위치로 되돌린다.

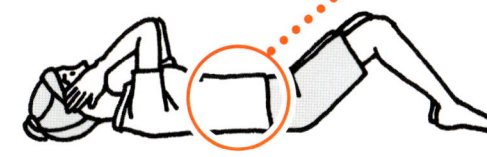

숨을 내쉬면서
두 무릎을 끌어당길 때는 숨을 내쉬면서 한다.

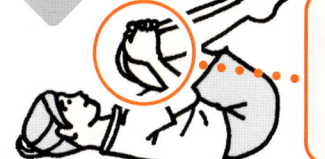

두 무릎을 벌린다
두 무릎을 벌리고 감싸 잡으면 더 효과적이다.

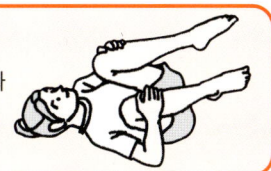

통증이 있을 때

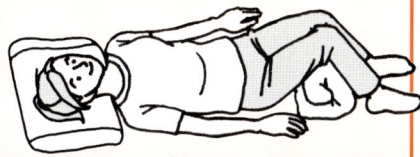

똑바로 누운 경우: 두 무릎을 세워서 허리가 젖혀지지 않도록 한다. 머리 아래와 무릎 밑에 베개 등을 넣어두어도 좋다.

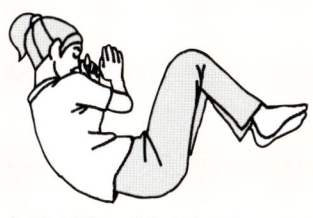

옆으로 누운 경우: 새우처럼 등을 구부려서 배꼽을 보도록 한다.

어깨가 뻣뻣한 경우

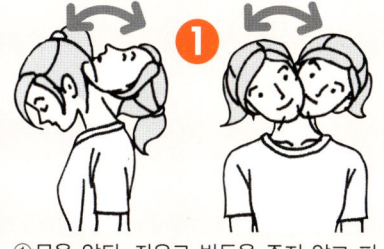

① 목을 앞뒤, 좌우로 반동을 주지 않고 펴진 쪽을 의식하며 천천히 구부린다. 턱을 올렸을 때는 입을 벌리지 않도록 한다.

② 한쪽 팔을 옆으로 뻗고, 다른 한쪽 팔로 안쪽으로 당긴다.

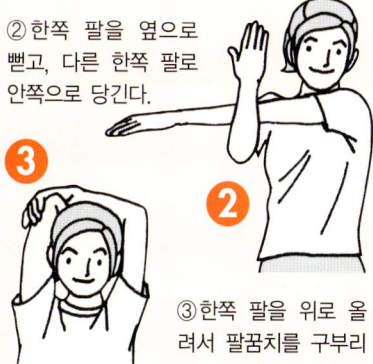

③ 한쪽 팔을 위로 올려서 팔꿈치를 구부리고, 다른 한쪽 손으로 구부린 팔꿈치를 잡아당긴다. 반대쪽 팔도 ②, ③과 같이 한다.

17-4
케어 생활에서 긴장 풀기(1)

복식 호흡이 좋다

몸과 마음의 긴장이 풀리고, 기분이 상쾌해진다

준비편 호흡근 스트레칭

❶ 두 발은 어깨 넓이로 벌린다
손은 넓적다리 위에 놓고, 등을 쭉 펴고 턱을 조금 당긴다.

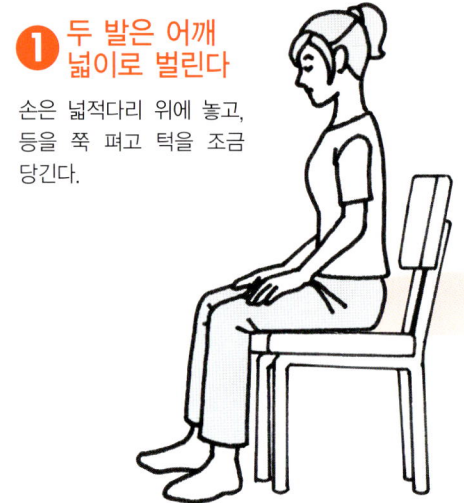

❷ 숨을 크게 들이마신다
숨을 들이마시면서 어깨를 함께 올리고, 그 대로 긴장시켜 1~2초간 있는다.

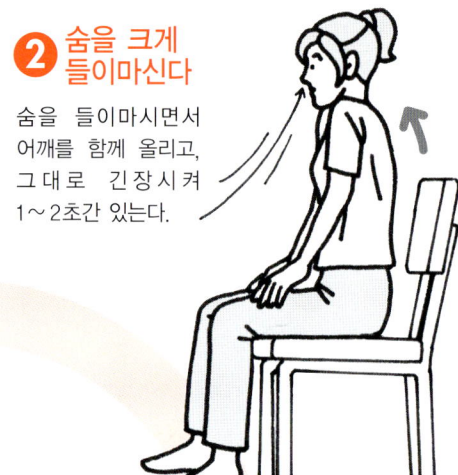

❹ 숨을 크게 내쉰다
숨을 내쉬면서 양쪽 어깨의 힘을 쭉 뺀다. 이것을 2~3회 반복한다.

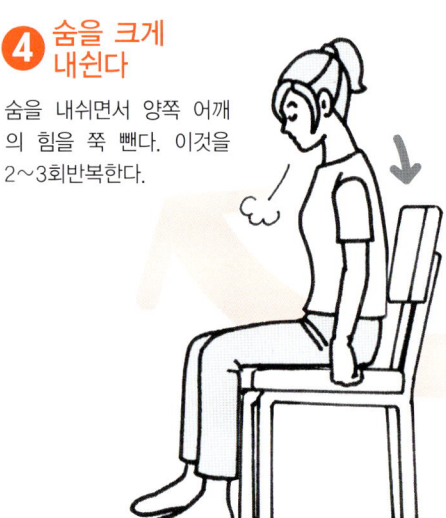

❸ 양쪽 어깨 관절을 돌린다
팔의 힘을 빼고, 양쪽의 어깨관절을 뒤로 크게 돌린다.

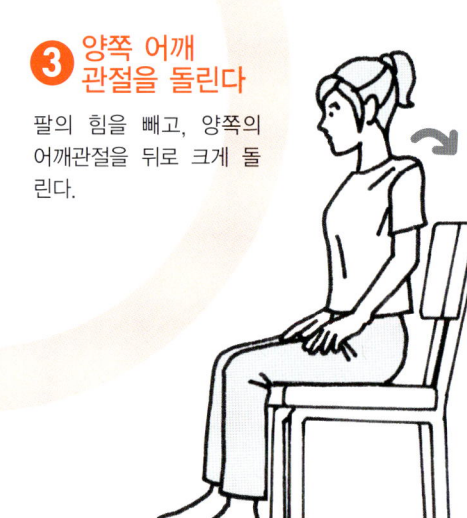

심신을 재충전한다

케어를 계속하면 긴장하는 경우가 많으며, 몸의 긴장이 그대로 마음의 긴장으로 이어진다. 호흡이 짧고 빨라져서 숨이 막힐 것 같은 경험도 한다. 몸의 긴장을 풀면 마음의 긴장도 풀린다.

바쁜 케어 생활 속에서 짬이 날 때마다 간단한 스트레칭으로 몸의 긴장을 풀고 심신을 재충전한다. 상반신의 긴장이 풀리면 이번에는 복식호흡으로 의식적으로 깊고 천천히 호흡한다. 복식호흡은 흉식(胸式) 호흡에 비해 체내에 산소를 효과적으로 공급할 수 있다. 몸이 찬 체질, 잠이 잘 안 오는 사람에게도 좋다.

주요 효과

- 위장 활동이 촉진된다
- 몸 전체의 혈액순환이 좋아진다
- 등이 펴지고 마음이 편안해진다
- 기분이 느긋해진다
- 집중력이 높아진다
- 자율신경계를 조절한다

실천편 의자에 앉아서

❶ 발을 바닥에 붙이고 앉는다
턱을 조금 당기고, 눈을 살짝 감고, 등을 등받이에서 떨어뜨린다.

❷ 손은 가슴과 배에 댄다
한쪽 손은 아랫배에 대고, 다른 한쪽 손은 가슴에 댄다.

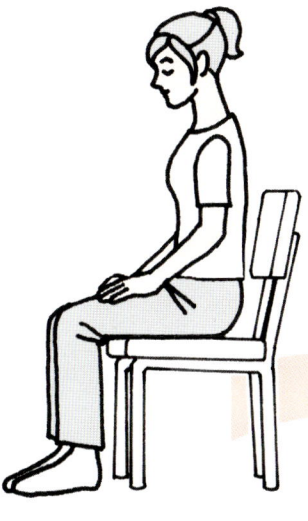
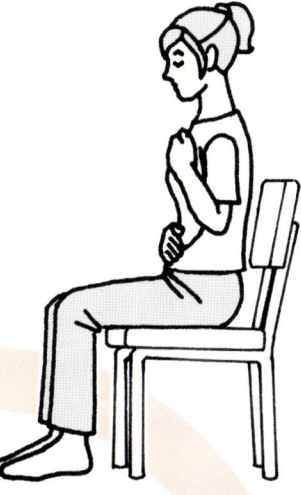

❹ 코로 숨을 들이마신다
천천히 코로 숨을 들이마시면 자연스럽게 배가 팽팽해진다. ①~④를 3~5분간 한다.

❸ 입으로 숨을 내쉰다
입으로 천천히 숨을 내쉬는데, 배에서 숨을 밀어내듯이 끝까지 내쉰다.

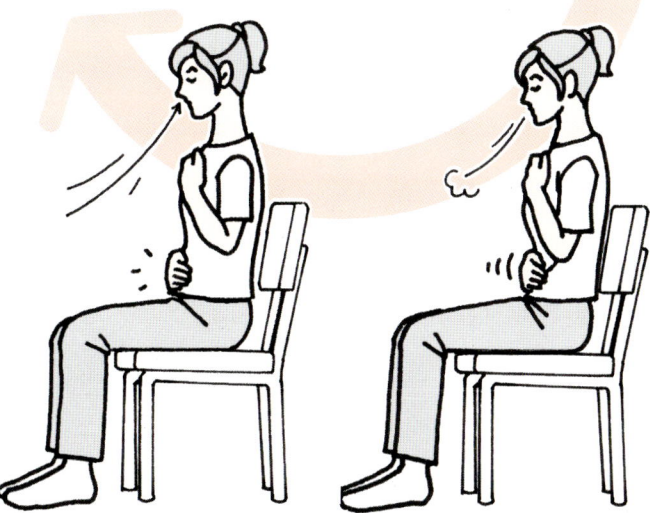

실천편 똑바로 누워서

❶ 똑바로 눕는다
바닥에 누워 두 무릎을 세우고 바닥과 허리 사이에 틈을 만든다.

틈을 만든다
허리 밑에 손을 넣어 틈을 만든다.

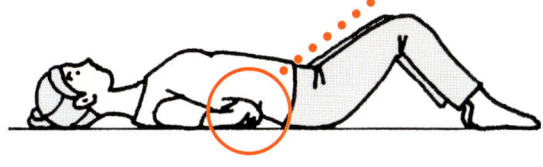

❷ 입으로 숨을 내쉰다
한 손을 배 위에 놓고 입을 오므려서 천천히 길게 숨을 내쉰다.

틈을 메운다
허리와 바닥 사이의 틈을 메우는 듯한 느낌으로 숨을 내쉰다.

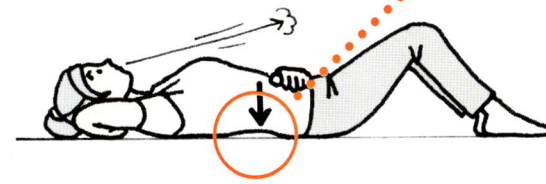

❸ 숨을 끝까지 내쉰다
숨을 끝까지 내쉰다. ①의 자세에서 코로 숨을 들이마시고, ①~③을 3~5분간 한다.

바닥에 붙이는 느낌으로
배꼽을 바닥에 밀어붙이는 느낌으로 숨을 끝까지 내쉰다.

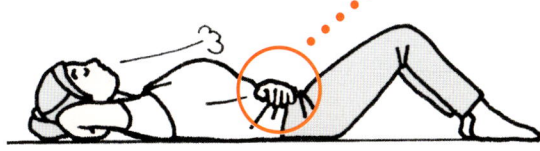

마무리 스트레칭

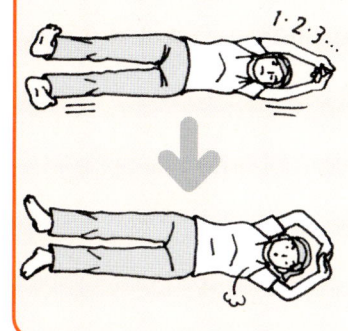

손가락을 깍지 끼고 손바닥이 위로 향하게 하고, 발목을 머리 쪽으로 당겨 전신을 펴준다. 몸을 다 펴면 힘을 갑자기 쭉 뺀다. 이 동작을 2~3회 반복한다.

17-5 케어 생활에서 긴장 풀기(2)

보디워크 (body-work) I

전신 피로회복에 효과적이다

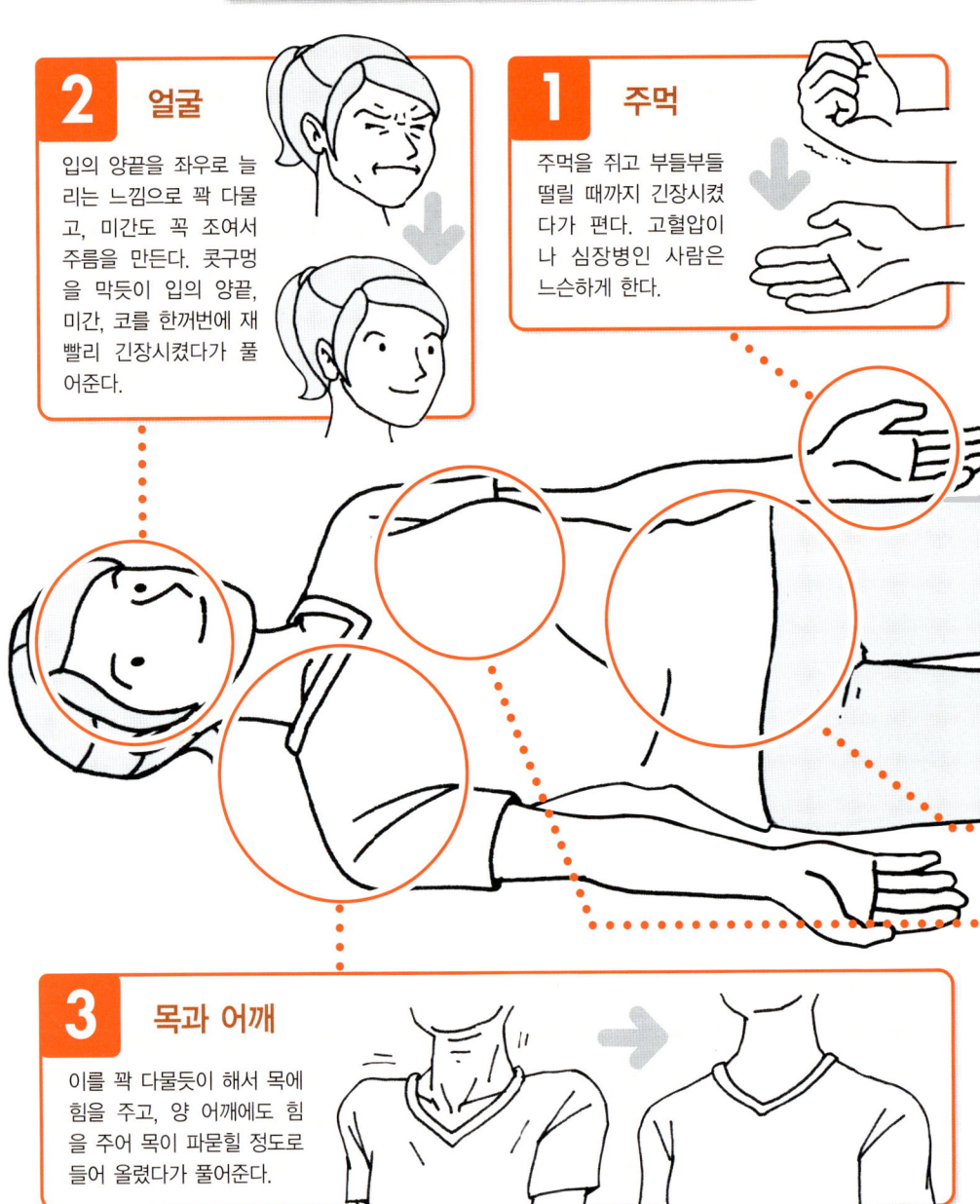

혼자서 할 수 있는 보디워크

1 주먹
주먹을 쥐고 부들부들 떨릴 때까지 긴장시켰다가 편다. 고혈압이나 심장병인 사람은 느슨하게 한다.

2 얼굴
입의 양끝을 좌우로 늘리는 느낌으로 꽉 다물고, 미간도 꼭 조여서 주름을 만든다. 콧구멍을 막듯이 입의 양끝, 미간, 코를 한꺼번에 재빨리 긴장시켰다가 풀어준다.

3 목과 어깨
이를 꽉 다물듯이 해서 목에 힘을 주고, 양 어깨에도 힘을 주어 목이 파묻힐 정도로 들어 올렸다가 풀어준다.

전신 근육을 이완시키는 방법

가사나 케어 생활로 바쁘게 지내다 보면 심신이 모두 긴장에서 벗어날 때가 드물다. 하루 중 잠깐이라도 시간을 내서 간단한 이완 방법으로 긴장을 풀도록 한다.

먼저, 전신 근육의 이완 방법이다. 똑바로 누워서 전신의 힘을 뺀다. 주먹을 쥐고 5초간 긴장시켰다가 주먹을 펴고 완전히 힘을 뺀다. 이것을 2회 반복하면 얼굴, 목, 어깨, 가슴, 배, 다리 순서로 근육을 5초간 긴장시켰다가 단숨에 긴장을 푼다. 이 동작을 각 부위마다 2회씩 반복하고, 마지막에 손과 다리를 천천히 구부렸다 펴고 일어선다. 또한 발도 의외로 피로가 쌓이므로, 발체조도 함께 해주면 더 효과적이다.

케어하는 사람의 건강을 위하여 ⑥

활기찬 건강 발 체조

1 손가락을 발가락 사이에 끼우고 크게 좌우로 20번씩 돌려준다.

2 발가락 끝을 잡고 발바닥을 젖혀서 아킬레스건을 펴준다.

3 발목을 고정한 뒤 발가락 끝을 가볍게 풀고 발가락관절을 풀어준다.

4 용천(湧泉, 발바닥 1/3지점)에 엄지손가락 2개를 포개서 숨을 내쉬면서 꾹 누른다.

5 족심(足心, 발바닥 가운데 부분)도 엄지손가락 2개를 포개서 숨을 내쉬면서 꾹 누른다.

6 실면(失眠, 발뒤꿈치 가운데 부분)은 가볍게 누르고, 숨을 내쉬면서 그 주위를 누른다.

7 발뒤꿈치에서 발가락이 시작되는 곳까지 발바닥 전체를 구석구석 가볍게 누른다.

8 주먹의 측면을 사용해서 발바닥 전체를 가볍게 두드린다.

9 발등에서부터 더듬어 올라가면서 발목에서 장딴지를 향해 문지른다.

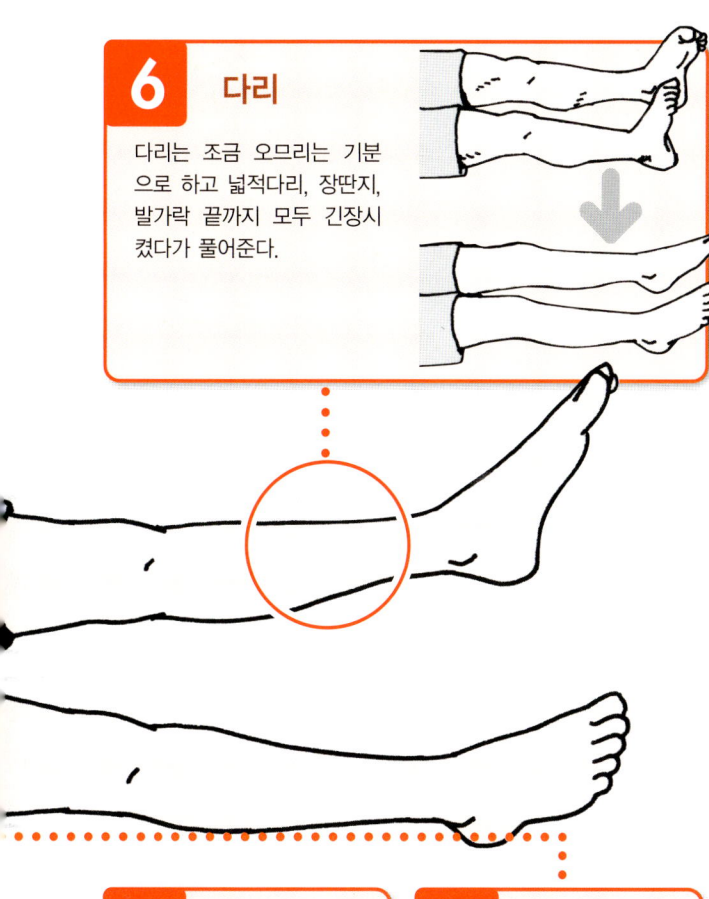

6 다리
다리는 조금 오므리는 기분으로 하고 넓적다리, 장딴지, 발가락 끝까지 모두 긴장시켰다가 풀어준다.

4 가슴
두 손으로 가슴을 중앙으로 모으듯이 가슴 근육에 힘을 꽉 주었다가 풀어준다.

5 배
배는 조금 들어가게 하고, 복근을 의식하면서 힘을 꽉 주었다가 풀어준다.

발바닥의 급소

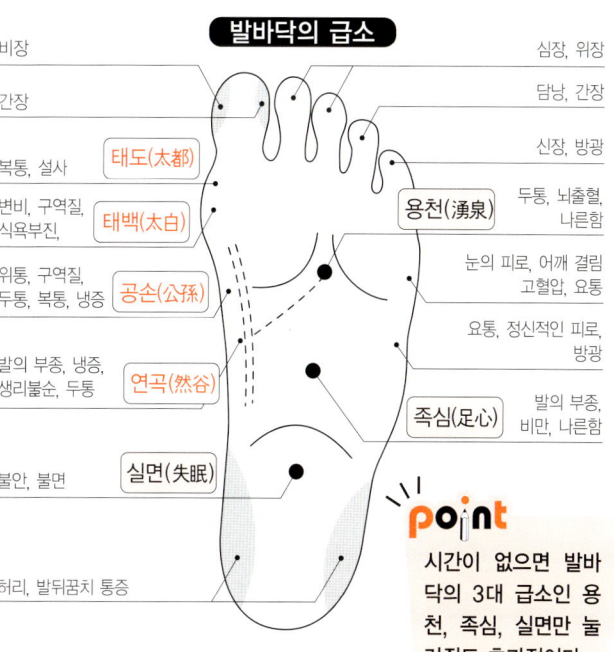

- 비장
- 간장
- 복통, 설사 — 태도(太都)
- 변비, 구역질, 식욕부진 — 태백(太白)
- 위통, 구역질, 두통, 복통, 냉증 — 공손(公孫)
- 발의 부종, 냉증, 생리불순, 두통 — 연곡(然谷)
- 불안, 불면 — 실면(失眠)
- 허리, 발뒤꿈치 통증
- 심장, 위장
- 담낭, 간장
- 신장, 방광
- 용천(湧泉) — 두통, 뇌출혈, 나른함
- 눈의 피로, 어깨 결림, 고혈압, 요통
- 요통, 정신적인 피로, 방광
- 족심(足心) — 발의 부종, 비만, 나른함

point 시간이 없으면 발바닥의 3대 급소인 용천, 족심, 실면만 눌러줘도 효과적이다.

17 케어하는 사람의 몸과 마음을 건강하게 만들기

17-6 케어 생활에서 긴장 풀기(3)

보디워크 (body-work) II

2인 1조로 하므로 인간관계도 좋아진다

둘이서 하는 보디워크

인간 온찜질

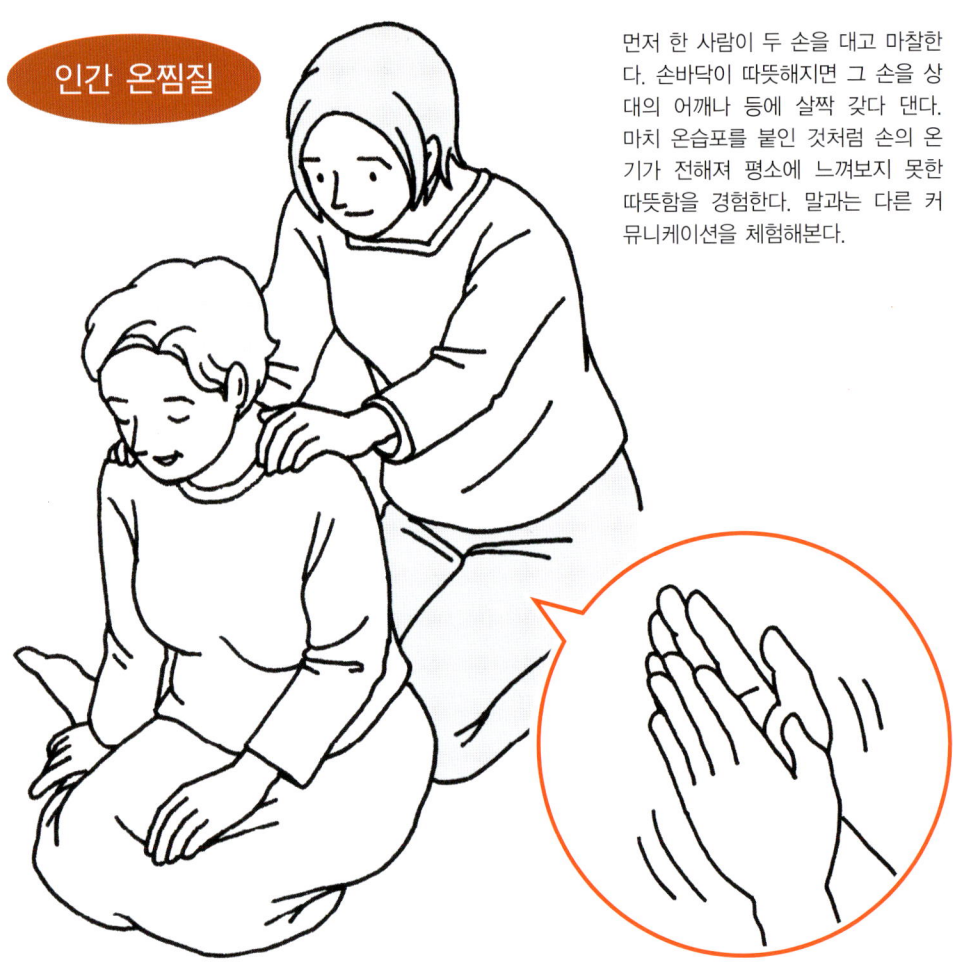

먼저 한 사람이 두 손을 대고 마찰한다. 손바닥이 따뜻해지면 그 손을 상대의 어깨나 등에 살짝 갖다 댄다. 마치 온습포를 붙인 것처럼 손의 온기가 전해져 평소에 느껴보지 못한 따뜻함을 경험한다. 말과는 다른 커뮤니케이션을 체험해본다.

몸 흔들기

온몸의 힘을 빼고 손을 몸의 양옆에 두고, 다리는 모으고 힘을 뺀다. 몸을 흔들 사람은 상대의 양쪽 발뒤꿈치 아래에 한쪽 손을 넣어서 받치고, 다른 한 손으로 상대의 엄지발가락 2개를 잡아 좌우로 움직인다. 몸 속이 출렁출렁 흔들리는 느낌이 들면 된다.

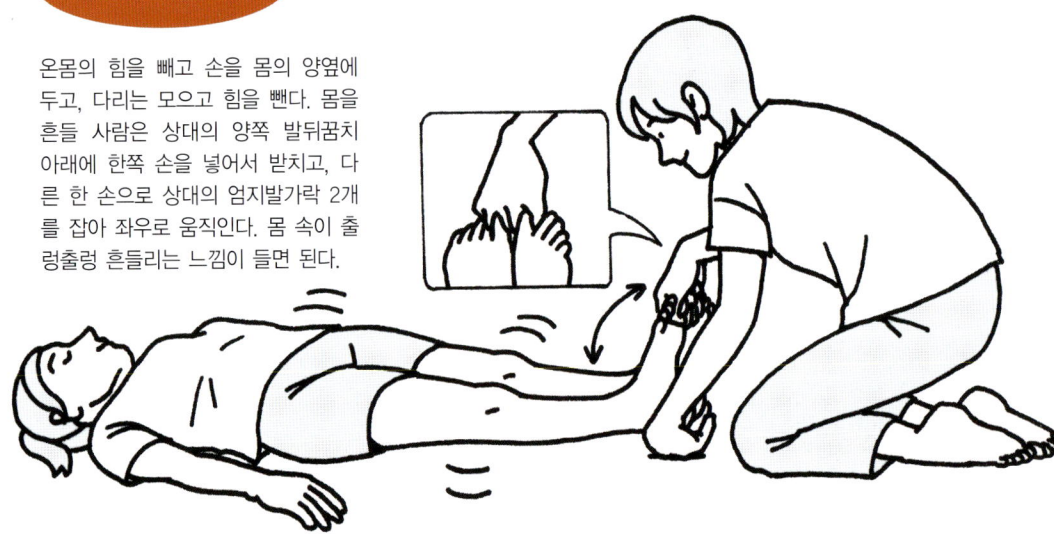

오감을 활용한다

오감이란 시각, 청각, 후각, 미각, 촉각을 가리킨다. 오감은 각각 치밀하게 활동하고 있을 뿐만 아니라, 서로 밀접하게 연결되어 있는 감각이다.

케어를 계속하다 보면 초조해지거나 기분이 가라앉으며 스트레스가 쌓인다. 이럴 때는 오감을 잘 활용한다. 몸과 마음을 풀어주는 긴장 완화 효과를 얻을 수 있다.

음악

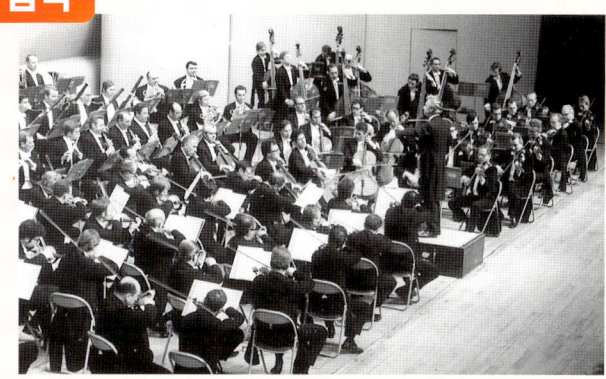

음악에는 기분을 고조시키거나 진정시키는 효과가 있다. 마음의 여유가 없을 때야말로 음악을 듣도록 한다. 가끔은 케어 이용자와 듣는 것도 분위기가 바뀌어 좋을 수 있다.

원예

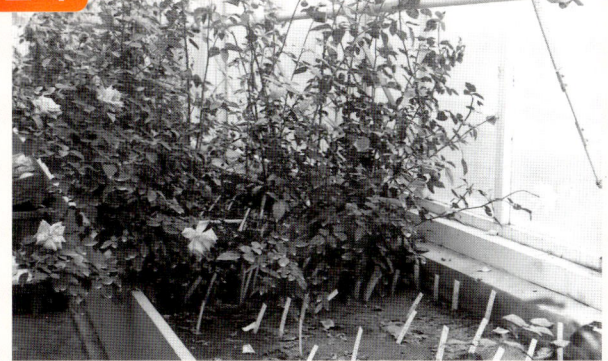

식물은 보기만 해도 정서를 안정시키는 효과가 있다. 혈압이나 심박수가 안정되고, 편안한 뇌파로 알려진 α파가 많이 나온다. 특히, 초록은 마음을 안정시키는 효과가 크다.

색

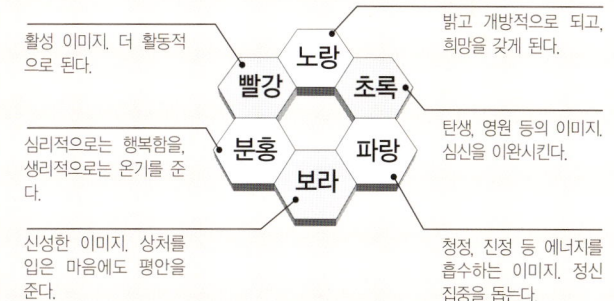

색이 마음에 미치는 영향

- 빨강: 활성 이미지. 더 활동적으로 된다.
- 노랑: 밝고 개방적으로 되고, 희망을 갖게 된다.
- 초록: 탄생, 영원 등의 이미지. 심신을 이완시킨다.
- 분홍: 심리적으로는 행복함을, 생리적으로는 온기를 준다.
- 보라: 신성한 이미지. 상처를 입은 마음에도 평안을 준다.
- 파랑: 청정, 진정 등 에너지를 흡수하는 이미지. 정신집중을 돕는다.

그림을 그릴 때 형태를 표현하는 데는 좌뇌가 작용하지만, 색채를 표현하는 데는 우뇌가 작용한다. 스트레스는 좌뇌를 지나치게 사용할 때 생긴다. 우뇌를 많이 사용해서 스트레스를 푼다.

향기

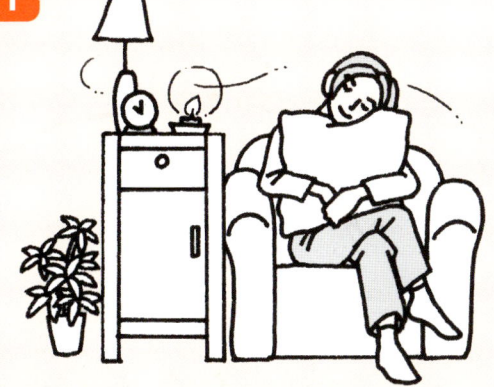

허브 등에서 추출한 에센스 오일이나 향 냄새는 기분전환에 매우 좋다. 종류도 여러 가지 다양하게 있으므로 목적에 맞게 구분해서 사용하면 좋다.

동물

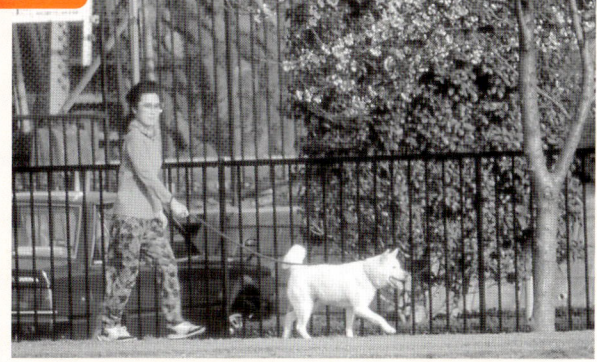

동물의 치유 효과는 많은 질병 치료에 이용되며, 감정 조절, 의욕 향상, 통증 완화 등에 응용되고 있다. 개나 고양이를 키우지 않고 사진집을 보기만 해도 마음의 긴장이 풀린다.

17-7 케어 생활에서 긴장 풀기(4)

간단 체조

고령자도 쉽게 할 수 있는 근력 강화 방법

근력을 강화시키는 아이소메트릭 체조법

넓적다리 ①

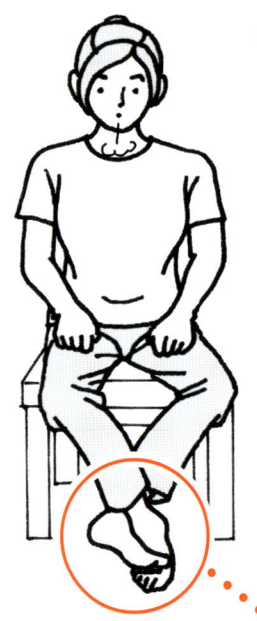

넓적다리의 앞쪽(대퇴사두근)과 뒤쪽(굴근)을 강화한다. 발을 걸듯이 꼬아서 아래 발을 위에 올리고, 위의 발을 누르듯이 힘을 주며 5~6초 있다. 반대 다리도 같은 방법으로 한다.

넓적다리 ②

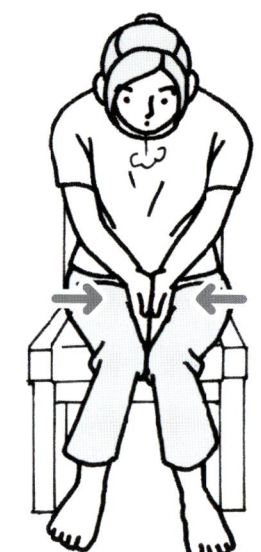

넓적다리 안쪽(내전근)을 강화한다. 두 발을 조금 벌리고 무릎 사이에 두 손을 모아 끼운 뒤 조이듯이 힘을 주며 5~6초 있다.

발을 건다

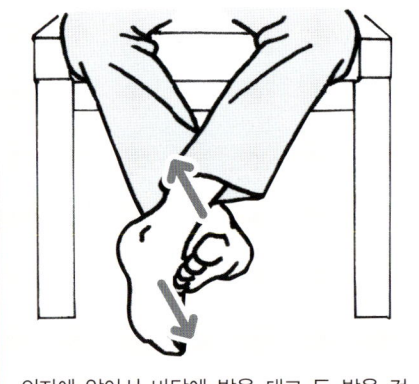

의자에 앉아서 바닥에 발을 대고 두 발을 걸듯이 꼰다. 서로 당기듯이 두 발에 힘을 준다.

허리

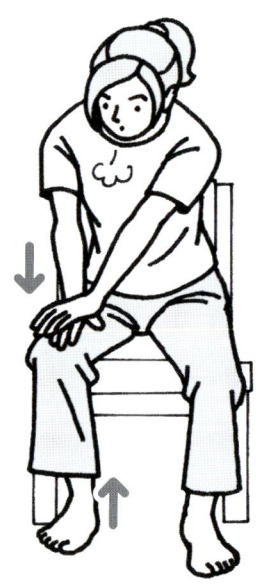

장요근(腸腰筋)을 강화. 앉아서 먼저 발바닥이 바닥에서 조금 뜨도록 무릎을 올린다. 들어올린 무릎을 두 손바닥을 겹쳐놓고 위에서 누르고, 발이 바닥에 닿지 않도록 발을 들어 올리듯이 힘을 주며 5~6초 있는다.

필요한 근력을 강화한다

체조에는 에어로빅 체조와 스트레칭 체조를 비롯해, 근력을 강화시키는 체조, 지구력이나 순발력을 높이는 체조 등 종류가 다양하다.

여기에서 소개하는 '간단 체조'란, 즉 아이소메트릭 운동(Isometric Exercise, 등척운동)이다. 이것은 관절이 고정되어 있는 상태에서 서로 반대되는 방향으로 가능한 강하게, 그리고 단시간에 힘을 주어 근력을 강화시키므로, 한 가지의 동작 시간이 5~6초 걸린다. 체조를 할 때 무심코 숨을 안 쉬는 경향이 있는데, 사실은 입으로 숨을 내쉬면서 하는 것이 효과적이다. 한 번에 많은 근육을 사용하면 피로해지므로 같은 부위는 하루에 두 번만 하면 충분하다.

노인이나 케어하는 사람, 그리고 요통이나 무릎 통증 등으로 관절을 크게 움직이지 못하는 사람도 목표

| 복근 | 팔 ① | 팔 ② |

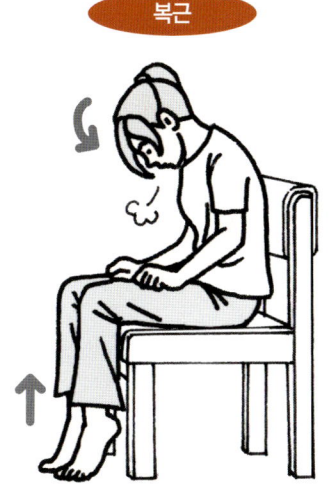 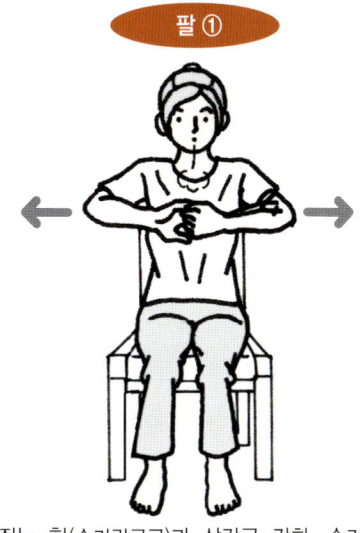 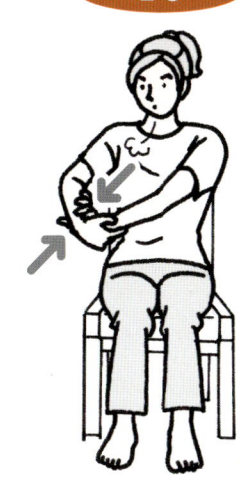

복근 강화. 의자에 깊숙이 앉아 턱을 당기면서 배꼽을 보고, 발뒤꿈치를 올려 5~6초 있는다.

쥐는 힘(손가락굴근)과 삼각근 강화. 손가락을 서로 걸듯이 쥐고 팔꿈치를 옆으로 당기면서 5~6초 있는다.

상완이두근과 상완삼두근 강화. 팔꿈치를 조금 구부리고 반대쪽 손으로 손목 근처의 팔뚝을 잡은 뒤, 구부리는 팔꿈치를 누르면서 5~6초 있는다.

| 팔 ③ | 팔 ④ | 가슴 |

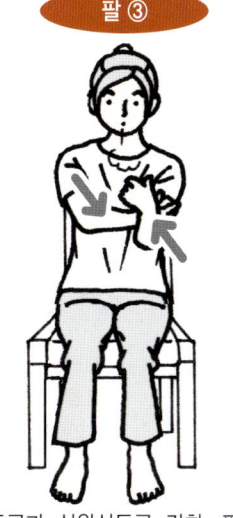 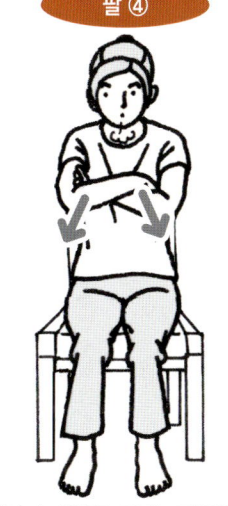 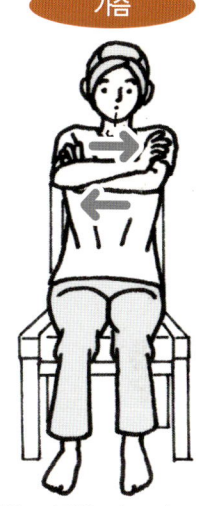

상완이두근과 상완삼두근 강화. 팔②와 같은 효과. 팔뚝을 반대쪽 손으로 바깥에서 눌러 당기면서 5~6초 있는다.

상완삼두근과 삼각근 강화. 팔짱을 끼고 새끼손가락 쪽에 힘을 주며, 팔뚝을 앞으로 밀듯이 힘을 주면서 5~6초 있는다.

대흉근 강화. 팔짱을 끼고 팔꿈치를 조금 올린 뒤, 두 손바닥으로 위팔을 누르듯이 힘을 주면서 5~6초 있는다.

를 정해놓고 단기간에 근육을 강화하면 통증이 개선된다.

특히, 기력이 약해진 노인은 악력(握力), 위팔의 근력, 복근력, 일어서기 위한 넓적다리 주변의 근력, 다리를 들어올리기 위한 근력 등의 강화가 중요하다.

언제라도 간단하게 할 수 있는 체조이므로 반드시 해본다.

케어 요통과 케어 무릎 통증에 대한 대책

많은 수발이 필요한 95세의 어머니를 케어하는 딸 T씨(70세)와 매주 한 번씩 묵으면서 도와주는 며느리 K씨(58세)는 65kg의 뚱뚱한 어머니를 화장실에 모시고 다니기 때문에 모두 요통과 무릎 통증으로 고생하고 있다.

그래서 '간단 체조' 중에서 넓적다리와 허리를 강화시키는 운동을 하게 하자 지금은 고통 없이 케어를 하고 있다.

17-8 일본의 개호보험 사례 (1)

개호보험이란

※ 편집자 주 : 일본에서는 케어를 개호라 부른다. 우리나라의 경우, 2007년부터 노인요양보장제도가 도입된다. 앞서 실시하고 있는 일본의 경우를 참고자료로 살펴본다.

누구나 안심하고 케어 서비스를 받을 수 있다

케어 서비스의 종류

방문	방문 케어	홈헬퍼가 침상생활하는 사람이나 심신에 장애가 있는 노인의 가정을 방문해 식사, 배설, 목욕 등의 수발을 비롯해 조리, 세탁, 쇼핑 등의 생활을 돕는다.
	방문 목욕 케어	침상생활을 하거나 장애가 있어 가정에서 목욕하기 곤란한 노인 대상. 이동 목욕차로 가정을 방문해 특수 욕조를 사용하여 목욕을 수발한다.
	방문 간호	간호사나 보건사가 침상생활만 하기 때문에 시설에 다닐 수 없는 노인의 가정을 방문하여 주치의와 연락을 취하면서 건강을 체크하고 간호한다.
	방문 재활	물리치료사·작업요법사 등이 가정방문하여, 일상생활에서 자립할 수 있도록 재활훈련을 한다.
	재택요양 관리지도	통원이 힘든 노인을 위해 주치의·치과의사·치과위생사·약사·관리영양사 등이 가정을 방문하여 직접 의학적 관리와 지도 및 조언을 한다.
통원	통원 케어	침상생활하는 사람이나 치매 노인의 심신기능 유지나, 케어하는 사람의 부담을 줄이기 위한 서비스. 이동, 식사, 건강 체크, 목욕, 레크리에이션 등을 한다.
	통원 재활	의료기관이나 케어 노인 보건시설에서만 하는 재활훈련. 작업요법사·물리치료사·언어치료사 등이 '재활 계획'을 세워서 생활을 지원한다.
단기입소	단기 입소 생활 케어	케어하는 사람의 사정에 의해 일시적으로 재택 케어가 어려울 때, 너싱홈 등에서 케어 이용자를 보호하는 것. 가정 케어 지도도 받을 수 있다.
	단기 입소 요양 케어	의료형 단기 입소. 케어 노인 보건시설이나 의료시설 등에 단기간 입소해 필요한 의료 서비스 등도 받을 수 있다. 이어지는 재택생활도 지원한다.

일본의 개호보험제도

일본의 노인 인구는 매년 증가하는 추세여서, 2015년에는 4명 중에 1명이 65세가 된다고 한다. 초고령사회를 맞으며 케어를 필요로 하는 사람의 수도 증가할 것으로 전망된다. 지금까지 케어는 주로 가족 중심으로 해왔다. 그러나 앞으로 노인만의 문제가 아닌 국민 전체의 문제이며, 가족들만의 힘으로는 해결할 수 없다는 인식이 지배적이다. 일본에서는 이런 생각을 바탕으로 2000년에 '개호보험제도'를 제정하였다.

개호보험은 40세 이상의 국민 모두가 가입해야 하는 강제보험으로, 피보험자는 65세 이상의 제1호 피보험자와 40~64세의 제2호 피보험자로 구분된다. 제1호 피보험자는 원인을 불문하고 필요할 때 케어 서비스를 받을 수 있으나 제2호 피보험자는 뇌혈관장애, 파킨슨병, 노년기 초기 치매 등을 비롯한 특정 질환으로 한정된다. 제1호 피보험자에게는 '피보험자증'이 송부되는데 이것만으로는 케어 서비스를 이용할 수 없다. 필요할 때 본인이 거주하는 '관할 관청의 창구'에 개호보험을 신청해 '지원 필요' 또는 '케어 필요'의 인증을 받아야 한다.

우리나라의 노인요양 보장제도

우리나라의 경우는 2005, 06년 시범사업을 통해 검증을 거친 후 2007년 7월부터 노인요양보장제도가 도입된다. 우선 2007년 7월부터 65세 이상 노인 중 치매, 중풍 등으로 일상생활이 어려운 1~2등급의 최중증 질환자와 3등급의 중증 질환자 중 농어촌 부조 대상자를 대상으로 실시하며, 2009년에는 3등급의 중증 질환자와 경증의 농어촌 및 부조 대상자로 사업 대상이 확대된다.

케어 서비스의 종류

기타 재택	치매 대응형 공동생활 케어	치매성 노인을 대상으로 한 그룹 홈. 소수 담당자와 치매성 노인들이 함께 생활하며 수발한다. 가족보다는 못하지만 타인 이상으로 가까운 관계를 만들어서 인간다운 생활을 만들어간다.
	특정시설 입소자 생활 케어	특정시설 입소자 생활 케어의 지정을 받은 유료 노인홈이나 저렴한 비용의 노인홈(케어하우스) 등에 입소해 개호보험 서비스의 계획에 따라 이루어지는 식사, 목욕, 배설 등의 케어나 요양 관련 원조를 받을 수 있다.
	복지 용구의 대여 및 구입	노인의 자립을 돕기 위해 신체 상태나 가정환경 등에 맞는 휠체어나 침대를 비롯해 12종류의 복지 용구를 대여해주는 서비스이다. 또한 목욕·배설 용구의 구입비를 지급해준다.
시설	케어 노인 복지시설	지금까지의 너싱홈을 말한다. 신체 및 정신상에 뚜렷한 장애가 있어 평소에 케어를 필요로 하는데 가정에서의 케어가 어려운 사람이 생활하는 시설이다.
	케어 노인 보건시설	수발이나 재활 중심의 케어와 안정된 의료를 제공하는, 의료와 복지의 두 가지 측면을 모두 갖춘 시설. 급성기 질병 치료가 끝난 노인의 가정 복귀를 목표로 가정에서의 케어에 도움이 되는 일상생활을 지원한다.
	케어 요양형 의료시설	급성기의 질병 치료가 끝나고 장기 요양이 필요한 노인을 위한 의료기관. 의료·간호·재활치료 등을 받을 수 있다.
상담창구 등	관할 관청의 상담창구	노인을 위한 복지 서비스의 상담 및 이용을 신청하는 창구. '고령복지과(高齡福祉科)'라는 담당 부서가 있고, 일반 직원 이외에 보건사나 사회 복지사 등의 전문가 상담도 받을 수 있다.
	재택 케어 지원센터	복지 서비스나 이용 신청에 대해 24시간 상담해주는 상담기관. 너싱홈이나 병원 등에 함께 있는데, 일본에서는 개호보험제도 실시 이래 초등학교가 있는 지역에 기본 1개의 시설을 두는 것을 목표로 한다.
	재택 케어 지원사업자	케어 설계 작성업자. 케어 이용자로 인정받아 케어 설계의 작성을 부탁할 경우, 케어매니저는 케어 이용자 본인이나 가족으로부터 심신 상태, 케어에 대한 희망사항을 잘 듣고 각자에게 맞는 케어 설계를 작성해준다.

케어 서비스를 활용한다

종종 케어를 받게 된 노인들이 "폐를 끼치고 싶지 않다.", "이제 나 같은 것은 없는 게……"라고 한탄하는데, 그 말을 들은 가족은 "우리만 참으면……" 하고 스스로를 독려한다.

케어 서비스를 이용함에 있어 가족들은 다른 사람의 도움을 받는 것에 '죄책감'을 느끼는 경우가 많고, 반대로 케어 이용자는 '가족에게 버림받았다'고 생각하는 것 같다.

재택 케어는 연중무휴 24시간 케어를 해야 한다. 보통 집에 있는 주부가 케어를 하는 경우가 많은데, 그 어려움은 상상하기 힘들다. 가족의 중심인 주부가 케어로 지치면 가정의 붕괴로 이어질 수도 있다.

케어는 크게 식사나 배설 등의 신체적 케어와 정신적 케어로 나눌 수 있다. 신체적 케어는 다른 사람도 대신할 수 있으며, 오히려 전문가가 나을 수도 있다. 반면에 케어 이용자가 가장 필요로 하는 정신적 케어는 가족밖에 할 수 없는 부분이 있다. 케어하는 사람에게 잠시 쉴 시간이 필요하듯이, 케어 이용자도 가족과 떨어져 지내는 시간이 필요하다.

케어로 완전히 지쳐버리기 전에 케어 서비스를 적절히 잘 이용하여 가능한 케어하는 사람의 부담을 줄이고, 케어 이용자를 정신적으로 지원하는 역할로 변해야 할 것이다.

개호보험에서 이용할 수 있는 서비스로는, 홈헬퍼가 집으로 와서 수발이나 생활을 지원해주는 방문 서비스를 비롯해, 재활훈련을 하며 낮시간을 보내는 통원 서비스, 가족의 휴양 등을 목적으로 시설에 단기간 입소하여 이용하는 단기 입소 서비스, 케어 노인 복지시설이나 케어 노인 보건시설에 입소하는 시설 서비스 등이 있다.

이용하게 될 서비스는 '케어 인정도'에 따라 각기 달라지는데, 각각의 특징을 잘 알고 케어 이용자와 가족 상황에 맞는 것을 선택한다.

17-9 일본의 개호보험 사례 (2)

개호보험을 이용하려면

케어매니저와 상담하면 간단하다

케어매니저의 역할

일본의 경우, 케어 서비스가 필요할 때는 먼저 '관할 관청의 창구'에서 상담부터 시작한다. 신청을 하고 싶어도 절차를 잘 모르거나 시간이 없는 경우에는 재택 케어 지원사업자가 대행해 준다.

케어 인정을 받으면 우선 각자의 한도액이나 상황에 맞춰 어떤 서비스를 받을지 계획서를 작성한다. 직접 할 수도 있지만 번거로울 수도 있으므로 전문 케어매니저(재택과 시설 서비스 계획 책임자)에게 부탁하면 편리하다. 케어매니저는 개호보험제도의 시작과 함께 생긴 새로운 직종이다. 케어 서비스가 케어를 필요로 하는 노인 한 사람 한 사람을 위하고, 더 나아가 케어하는 가족에게 보다 의미 있는 서비스가 되도록 계획을 세워준다. 그 밖에 서비스 업자 선정부터 서비스 업자와의 조정, 진행 관리 등의 업무도 담당한다. 서비스 이용자에게는 안심하고 의지할 수 있는 존재이다.

● 개호보험을 이용하기까지의 순서

1 상담한다

포인트
평소에 상담할 수 있는 곳을 알아두면 좋다.

- 관할 관청의 창구
- 민생위원(民生委員)
- 보건사
- 재택 케어 지원 센터
- 재택 케어 지원사업소
- 케어 서비스 사업자 (개호보험 시설)

사례 1
집에서 가족이 케어를 해 왔는데, 가족만으로는 아무래도 무리가 아닐까 불안해졌다.

↓

관할 관청에서 인정받기 전에도 필요하다면 케어 서비스를 이용할 수 있다. 이 경우에는 케어매니저가 서둘러 케어 설계를 작성하여 각 서비스 사업소에 연락해준다.

사례 2
낮에 혼자 지내는 시간이 많아지고 사람을 만나는 일도 적어졌다. 이대로라면 몸도 마음도 약해져버릴 것 같다.

↓

만일 개호보험의 인정에서 케어가 필요 없다는 판정을 받더라도 개호보험 이외에 다양한 생활원조 서비스가 있으므로 이용한다.

2 신청한다

포인트
케어 서비스를 받기 위해서는 보험자=관할 관청에 신청해야 한다.

사례 1
케어가 필요한 노인이 집에 있는 상태에서 신청해서는 안 된다.

사례 2
처음 있는 일이기도 하고, 신청 절차를 자신 또는 가족이 하기 귀찮다.

재택 케어 지원사업자 (케어매니저)

관할 관청 창구에서 신청을 대행해주는 사람을 소개 받는다.
이 때 상담을 잘 해주면, 앞으로의 담당 케어매니저 첫 번째 후보로 놓는다.

3 방문조사를 받는다/주치의의 소견서를 받는다

포인트
주로 관할 관청의 직원이 케어가 필요한 사람이 있는 곳을 방문해 심신 상태를 조사한다. 그리고 주치의에게 심신 상태에 대한 소견서 작성을 의뢰한다. 평소에 질병 치료를 받고 있지 않은 사람도 의사의 진찰이 필요하다.

사례 1
일단 있는 그대로의 상황을 정확하게 조사받는다. 그리고 본인이 상황을 정확하게 전달할 수 없는 경우에는 가까이에서 케어를 하고 있는 사람이 아무에게나 말하기 힘든 것도 포함해 조사원에게 정확하게 이야기한다. 본인 앞에서 말하고 싶지 않은 것도 현관 같은 곳으로 장소를 옮기거나, 나중에 조사원에게 전화를 걸거나 해서 빠뜨린 것이 있어서 아쉬워하지 않도록 모두 말한다.

사례 2
애써 건강한 곳을 내보이거나 부끄럽다고 이불 속에 숨어버리면 잘못된 조사 결과가 나오므로 평소 모습으로 조사를 받는다.

걱정스런 경우에는 케어매니저와 함께 진찰을 받으러 가는 것도 좋다.

소견서를 작성할 때 항상 가까이에서 지켜봐주고 신뢰할 수 있는 주치의를 찾는다. 신뢰는 우선 이야기를 잘 들어주는 것, 정확히 전달되도록 설명해주는 것, 약속을 끝까지 지켜주는 것에서 생긴다. 그런 주치의를 찾도록 한다.

케어하는 사람의 건강을 위하여 ⑥

④ 심사와 판정을 받는다

포인트
방문 조사와 주치의의 소견서 등을 바탕으로 하여 보건, 복지, 의료 전문가로 구성된 케어 인정 심사회의 심사를 받는다. 케어 인정 심사회는 케어 서비스 신청자에게 케어가 필요한지, 필요하다면 어느 정도 필요한지, 필요한 케어를 결정하는 회의이다.

사례1 / 사례2 (공통)
케어 이용자에게 필요한 케어만으로 심사하고 판정하는 것이 원칙이지만, 실제로 케어 인정 심사회의 심사원은 여러 요소를 포함해서 생각하고 심사하는 경우가 많다.
심사원은 혼자 사는 사람, 걸어 다닐 수 있는 치매환자, 케어할 사람이 병약한 경우 등 케어 이용자 본인의 상황만으로 심사해서는 안 된다는 것을 알고 있다.

⑤ 인정을 받는다 / 통지서를 받는다

포인트
관할 관청에서 나온 인정 결과가 통지된다.
• 비해당(자립)
개호보험에 의한 서비스는 받을 수 없다.
• 필요한 지원
재택 서비스를 받을 수 있다.
• 필요한 케어 1~5
재택 서비스와 시설 서비스를 이용할 수 있다.
결과에 대한 통지는 반드시 본인에게 우편으로 전달된다. 전화로 연락하거나 통지하지 않는다.

동봉되는 서류
①인정 결과 통지서
통지서가 본인 앞으로 우송되기 때문에 인정 결과는 본인밖에 알 수 없다. 받은 통지서를 앞으로 담당할 케어매니저에게 보여서 인정 결과를 정확하고 신속하게 알려준다.
②개호보험증
인정 결과=필요한 케어 등이 적혀 있다.
앞으로 케어 서비스를 받을 때 원칙적으로 매월 제시하게 되어 있으므로 잘 보관한다.
③재택 서비스 설계 작성 의뢰 신청서
재택 서비스 계획(=케어 설계)을 작성할 수 있는 케어매니저는 주변에 많이 있다. 사정 이야기를 잘 들어주고, 마음이 잘 통해 편하게 말할 수 있으며, 신뢰할 수 있는 케어매니저를 골라 케어 설계의 작성을 의뢰한다.
④기타
케어 서비스를 받는 데 중요한 정보가 되는 설명서가 동봉되어 있다. 귀찮더라도 케어매니저에게 읽어 달라고 한 뒤 설명을 잘 듣는다.

⑥ 케어 서비스를 선택한다

포인트
자신과 가족을 위한 케어 서비스를 선택한다.

서비스는 다음과 같다.
• 재택 서비스
방문, 데이서비스, 단기 입소, 복지 용구 대여·구입, 주택 개조, 그룹홈, 유료 노인홈, 케어하우스
• 시설 서비스
케어 노인 복지시설(=특별 요양 노인홈)
케어 노인 보건시설(=노인 보건시설)
케어 요양형 의료시설(=요양형 병상군 등)

사례1
• 아들부부는 맞벌이를 계속하고 싶다.
• 아이의 교육에 가족이 동참하고 싶다.
• 취미활동도 계속 원한다.
• 가족여행을 하고 싶다.
• 아침에는 매우 바빠서 도움을 받고 싶다.
• 헛된 돈은 안 쓰고 싶다.
• 체면은 차리고 싶다.
• 친척을 이해시키고 싶다.
• 모두가 웃기를 바란다.
• 때로는 부모님 없이 마음의 여유를 갖고 싶다.

사례2
• 즐거운 모임이 필요하다.
• 치부를 보이기 싫다.
• 건강하게 살고 싶다.
• 맛있는 것을 먹고 싶다.
• 동료들과 여행하고 싶다.
• 여유 있게 목욕하고 싶다.
• 가족에게 금전적인 부담을 주고 싶지 않다.
• 불편하겠지만 원하는 대로 해주고 싶다.
• 안심하고 혼자 있고 싶다.
• 젊은이와 대화하고 싶다.
• 모두 나를 기억하길 원한다.

※케어 서비스 종류 참조

⑦ 케어 서비스 계획(케어 설계)을 세운다

포인트
재택 서비스 계획 작성의뢰 신고서를 제출한 재택 케어 지원사업자(케어매니저) 등과 상담하여, 인정 결과를 바탕으로 심신 상태에 맞게 각종 서비스를 조합한 케어 서비스 계획(케어 설계)을 작성한다.

사례1 / 사례2 (공통)
본인과 가족의 생각을 충분히 듣고 케어매니저 자신이 사정(查定)을 하여, 그것을 근거로 케어 설계 초안을 몇 가지 작성한다.
• 어떤 사람이 케어를 해 줄 것인가?
• 어떤 곳에서 어떤 케어를 받을 수 있나?
• 케어 비용이 어느 정도 드나?
케어에 관한 '사람, 사물, 돈'에 대해 철저히 질문하여, 진심으로 납득한 케어 설계를 선택하고 결정한다. 케어 설계의 선택은 한 번으로 제한되지 않는다. 몇 번이라도 수정·변경이 가능하므로 언제든지 케어매니저에게 신청한다.
아무리 해도 기분이 전달되지 않는다거나 이해하기 힘든 케어매니저는 담당자 변경이 가능하므로 참지 말고 케어매니저를 바꿔달라고 케어매니저 소속 사업소나 관할 관청에 연락한다.
케어매니저를 변경한 탓에 불이익이 있는 듯하면 언제라도 관할 관청의 불만사항 접수계에 신고한다.

※케어 설계의 사례 참조

⑧ 케어 서비스 이용

포인트
케어 서비스 계획(케어 설계)에 기초해 집이나 시설에서 보건, 의료, 복지 등의 종합적인 서비스를 이용할 수 있다.

사례1 / 사례2 (공통)
드디어 케어 서비스를 이용할 수 있다.
케어매니저는 케어 서비스를 제공하는 사업소에 직접 지금까지 본인과 가족으로부터 들은 요구사항이나 방침을 포함해 세세한 부분까지 배려하도록 말해둔다. 필요한 경우에는 케어 서비스를 이용하기 전에 케어 서비스 사무소를 찾아가거나, 담당자에게 가정 방문을 요청하는 것도 좋은 방법이다. 또한 서비스 제공 관계자가 모여 서비스 담당자회의를 개최하므로, 본인과 가족이 적극 참가할 수 있도록 이용자 본인의 집에서 회의를 갖는 것도 좋은 방법이다.
처음 이용하는 날은 필요하다면 케어매니저가 동행할 수도 있다. 케어매니저가 이용 상황을 직접 확인하기 위해 이용 도중에 현장을 방문하거나, 정기적 또는 요청이 있을 때 반드시 방문 연락을 해준다.
케어 서비스 내용에 불만이 있는 경우에는 케어매니저를 통해 전달하여 향상된 서비스를 받는다. 납득할 수 없는 경우에는 물론 서비스 변경을 할 수 있다.

17 케어하는 사람의 몸과 마음을 건강하게 만들기

17-10 일본의 개호보험 사례 (3)

케어 설계의 사례

개호보험을 잘 이용하려면

● 케어 인정별 케어 설계

케어 인정		필요한 지원		필요한 케어 1	

전업주부가 있는 경우

주부의 부담을 줄인다
밖으로 나올 기회가 많지 도록 통원 서비스를 중점적으로 이용한다

	오전	오후		오전	오후
월		데이서비스	월		데이서비스
화			화		데이서비스
수			수		
목		데이서비스	목		데이서비스
금			금		데이서비스
토			토		데이서비스
일			일		

맞벌이인 경우

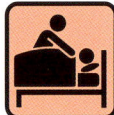

혼자 있을 때는 어떻게 할까
낮에는 집에 사람이 없으므로 가능하면 혼자 있는 시간을 줄인다

	오전	오후		오전	오후
월		2h	월		데이케어
화			화		2h
수		데이서비스	수		데이서비스
목			목		2h
금			금		데이케어
토		데이서비스	토		데이서비스
일			일		

노노케어인 경우

함께 쓰러지지 않도록
케어하는 가족이 노인인 경우에 함께 쓰러지지 않도록 부담을 줄이는 것이 중요하다

	오전	오후		오전	오후
월		데이서비스	월		
화			화		데이서비스
수			수		
목		데이서비스	목		데이서비스
금			금		
토		2h	토		단기입소
일			일		단기입소

독거 노인인 경우

케어 이용자가 혼자 사는 경우

자립 가능한 부분을 중시
자립할 수 있는 부분은 남기고 본인의 의사를 존중해 서비스를 결정한다

	오전	오후		오전	오후
월			월		데이케어
화		데이서비스	화		2h
수			수		데이케어
목		1h	목		
금			금		2h
토		데이서비스	토		데이서비스
일			일		

※일부 실비 부담도 있다. 케어 보수는 변경될 수 있으므로 기준으로 참고한다.

누구를 위한 설계인가

방문 조사나 케어 인정 심사회를 거쳐 개호 정도가 가장 가벼운 '필요한 지원'에서 가장 심각한 '필요한 케어5'까지의 인정을 받게 된다.

일단 케어 이용자의 등급이 결정되면, 등급에 따라 이용할 수 있는 서비스의 범위도 정해진다. 예를 들어 '지원 필요'의 경우는 재택 서비스밖에 이용할 수 없지만, '필요한 케어1' 이상인 경우는 재택 서비스와 함께 시설 서비스도 이용할 수 있다.

서비스를 이용할 경우에는 필요한 케어에 따라 이용할 수 있는 금액이 한정된다. 보험 내에서 어느 정도의 서비스가 가능한지 먼저 케어매니저와 상담한다.

케어매니저는 일단 이용자나 그 가족의 요망사항을

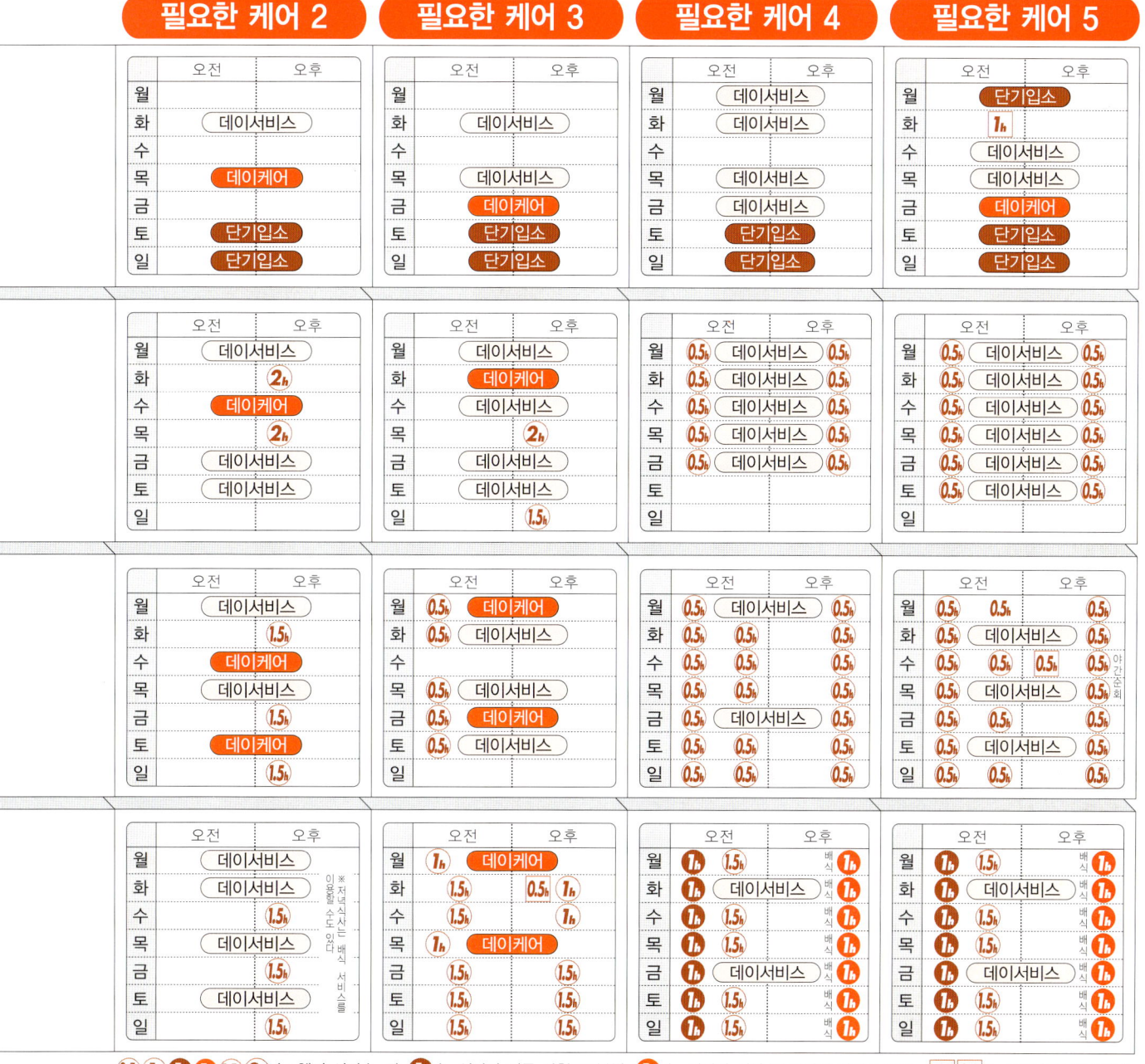

잘 듣고 가장 적합한 서비스를 선택하여 설계해준다.

　그러기 위해서는 미리 이용자의 신체 상태를 비롯해 불편한 점, 가족관계, 경제 상황 등 정확한 정보를 제공해야 한다. 그러나 정보를 전달한 뒤 그대로 맡겨두지 말고, 이용자가 주체가 되어 설계에 적극적으로 참여한다. 즉, 양쪽이 서로 의논해가면서 설계하는 것이 무엇보다 중요하다.

　처음부터 완벽하게 설계할 수는 없다. 일단 이용하고 나서 불편한 점이 생기면 그때마다 케어매니저와 상담하면 언제든지 설계서를 수정해준다.

케어매니저의 존재

　항상 케어 이용자의 입장에서 생각하는 것이 케어매니저의 기본자세이다.

　설계 변경은 물론 서비스 업자와의 문제 등 곤란할 때는 언제라도 상담한다. 어떤 경우에도 상담에 응해주는, 믿고 의지할 수 있는 파트너이다.

색인

ADL(Activities of Daily Living)　156, 246, 332
MRSA(Methicillin Resistant Staphylococcus Aureus)　52, 56
MRSA 보균자　53
NPO, NPO 법인　156
O-157　52
OT (작업요법사)　6, 290
PT(물리치료사)　6, 156
QOL (Quality of Life)　156

ㄱ

가로무늬근(횡문근)　51
가성구마비(仮性球痲痺)　102
가슴 펴기 체조　281
가이드 헬퍼　156
가장 알맞은 조리 온도　87
가족적인 관계　305
가피뇨(可避尿)　63
간단 체조　346
간염　52, 59
간염 바이러스　58
간이 욕조　124
간이식 양변기　120
간호 노트　37
갈등형　296, 310
감각 마비　225
감각야(感覺野)　74
감각 자극(感覺刺激)　75
감각장애　175
감금　326
감염 경로　52
감염 방지 대책　52
감염 예방　54
감염증　52, 60
갑상선기능 저하증　317
갓난아이의 돌아눕기　167
개인 물건　302

개호보험　118, 348, 350
개호보험제도　7, 348, 350
개호보험증　351
객혈　156
건망실어　251
건망증　69, 316
건측(健側)·환측(患側)　156
걷기 곤란　40, 276
걷기 수발　279
걷기 실행(失行)　255
걸쭉하게 만드는 방법　87
결핵　60
경관영양(經管榮養)　156
경단　89
고리 던지기　245
고차원적인 대뇌피질 기능의 장애　317
고축(固縮)　264
고혈압　69
골격근　51
골다공증　156
골절 후유증　288
공간 실인(失認)　240
공동운동　226
과식　296
관계장애　156
관념운동 실행(失行)　255
관리영양사　156
관절가동역(ROM) 훈련　227, 232
관절 류머티즘　284, 286
관절염의 진행 방식　285
관절통　284
관할관청의 상담창구　349
교감신경　65
구강 전정부(前庭部)　95
구강 케어　94, 96
구마비(球痲痺)　102
구성 실행(構成失行)　255
구순기(口脣期)　326

구음장애(構音障碍)　224, 246, 248
구축(拘縮)　24, 50, 156
구축 예방　233
구토　62
균형　160
그룹홈　349
근력 증강훈련　160
근육이 뻣뻣해지는 증상　284
급성기의 구축　233
급성기 의료　170
기계 목욕　126
기기　220
기능의 변동성　270
기능 저하 과정의 특수성　272
기능회복 훈련교실　66
기능 훈련　46
기분 좋게 잔다　336
기억　31
기억과 망각의 원리　28, 31
기억력　316
기억력·기명력(記銘力) 장애　317
기억의 과정　251
기저귀　42, 106, 108, 318, 328
기저귀 갈기　110
기저귀 떼기 학회　7
기초요법　284, 286
기회 감염(opportunistic infection)　156
긴장 완화 효과　345

ㄴ

난폭한 행동　296, 310
날숨　62
남녀관계　330
내부감각　240
내장이 깨어난다　72
내추럴킬러 세포　64
너스콜(nurse call, 호출벨)　245

노구치 체조(野口體操)　160
노년기 초기 치매　348
노노(老老) 케어　156, 352
노르아드레날린　264
노망기　65
노멀라이제이션(normalization)　156
노인보건시설　349
노인 심리　26
노인의 고독　313
노인의 생활습관　299
노인의 친구　94
노화　316
노화 거부형　325
노화현상　296
놀이 리테이션　42, 156, 314
농변(弄便)　296, 310, 328
뇌간망양체(腦幹網樣體)　75
뇌경색　317
뇌의 외상(外傷)　317
뇌졸중　44, 96, 103, 156, 170, 224, 226, 232, 244, 246, 248, 258, 260
뇌졸중으로 인한 반신불수　110
뇌종양　317
뇌출혈　317
뇌혈관 장애　348
뇌혈관형　296
뇌혈관형 치매　156

ㄷ

다리를 옆으로 모으고 앉기　214
다리마비　138
다리받침대　38
다케우치 다카히토[竹内孝仁]　296
단계Ⅰ의 반신불수　190
단계적인 케어 방법　164
단기 입소　67, 325, 352
단기 입소 생활 케어　348
단기 입소 서비스　349
단기 입소 요양 케어　348
단백질　90
단카이[團塊] 세대　28
담즙　63
담즙의 분비　73
대뇌　51
대뇌변연계(大腦邊緣系)　74
대뇌피질　75
대사수(代謝水)　63
대중탕 큰 욕조　127
대증요법　264
대퇴골경부골절　156, 288
대퇴골하단골절　289
대화 곤란　276
데스먼드 모리스(Desmond Morris)　32
데이서비스　307, 316, 352
데이서비스센터　66
데이센터　307, 325
데이케어　352
데이케어센터　149
도파민 부족　264, 275
독거노인　352
돌아눕기　164, 168, 172, 242, 278
돌아눕기의 구조　167
돌아눕기의 3요소　167, 168, 177
돌아눕기 케어　166
돌아눕기 케어 방법　168
동맥경화　65
동명성 반맹(同名性半盲)　244
동작 완만　264
동작의 실행(失行)　255
두 점 지지(支持)　146
등줄기 체조　281

ㄹ

레크리에이션　83, 239
류머티즘　64

ㅁ

마비성 구음장애(構音障害)　249
만성 관절 류머티즘의 유형　285
망양체(網樣體)　70
맞벌이　352
메티실린 내성황색포도상구균(MRSA)　52
면역력　51, 60, 64
모니터링　156
모성　305
모순되는 신호　33
목욕　124, 139, 137, 144
목욕 거부　320
목욕 케어　140, 144, 149, 152, 320
몸 흔들기　344
무릎걸음　220
무위 자폐　297, 314
문제행동　292, 296, 301, 308
물리치료사(PT)　44, 156
물리학적인 방법　159
물의 부력　141, 152
물의 양　140
미각중추　74
미생물　94
미음　71
믹서로 간 음식물　86
민무늬근(평활근)　51
민생위원　350

ㅂ

바닥에서 일어서기　164, 210, 212
바로 누운 자세　220
바른 일어나기 자세　188
바이러스　52
바이러스 감염증　222
바이탈사인(Vital Sign)　222
반 수발　208
반신불수　77, 100, 120, 172, 188, 215, 224, 244, 258
반신불수 단계 중 Ⅱ·Ⅲ　234
반신불수의 단계 Ⅰ～Ⅵ　224
받침대　130, 138, 149, 150
발바닥의 급소　343
발 받침대　143
발열　301, 308
발 체조　343
밤참　93

방문 간호 348, 353
방문 목욕 케어 348
방문 재활 348
방문조사 350
방문 케어 348
방수 팬티 123
방향감각 장애 297, 312, 317
배리어 프리(Barrier Free) 128
배변 반사 113, 114, 115
배변 최우선의 원칙 112, 114
배설 51
배설 리듬 118
배설 스케줄 118
배설 최우선의 원칙 112
배설 케어 108, 114, 116, 319, 328
배회 220, 297, 308, 312, 322
베르니케 뇌증 317
베르니케 실어 250
β엔도르핀 64
변비 51, 93, 113, 301, 308
변의(便意) 112, 114
병원 감염 52, 56
병태실인(病態失認) 254
보건사 316, 352
보디워크(body work) 342, 344
보장구 222
복근(腹筋) 191
복식호흡 339, 340
복압(腹壓) 51
복지용구의 대여 및 구입 349
부교감신경 65, 267
부분의치(部分義齒) 98, 99
부작용 68
분리동작 238
분리운동 227
불가피뇨(不可避尿) 63
브로카 실어(운동성 실어) 250
브룬스트롬 단계 226, 228, 238
브룬스트롬 회복 단계 258
브이 크레스α 91
비타민C 90
비타민E 90

ㅅ

사지 마비 110, 152, 176
사회복지사 222
삼각건 230
3대 주요 증상
3종 노인 28, 264
상완골경부골절 289
상지(上肢) 간이검사법 229
생리학적 배설 케어 321
생리학적인 방법 159
생리학적인 케어 방법 164
생물 제제 284
생체 리듬 336
생활기 45
생활기의 구축(拘縮) 236
생활습관 35, 124
생활습관병 222
생활 장애 222
생활 재활 222
생활 케어 230, 232, 236
서양식 욕조 130
설사 62
섬망(譫妄) 62, 290, 308
성격 변화 224, 256
성년후견제도 222
성적으로 이상한 말과 행동 330
세균 52
세균 감염증 222
소극적인 자살 83
소뇌실조 248
소독약 55
소독약의 종류 53
소변 61
소변을 지리는 것 122, 318
소화액 63
손가락 간이검사법 228
손씻기 54
손잡이 200, 202
손잡이 위치 201
수건 짜기 체조 282
수막염 317
수면 336

수면제 68, 313
수분 92
수분 보급 63
수분 보급과 배설 63
수술요법 284, 286
수용보다 마음이 맞는 것 304
스미스의 피라미드 284, 286
스킨십 154, 314, 327
스트레스 65, 83, 338
스트레칭 260, 340
스트레칭 체조 346
스펀지 브러시 95
시각중추 74
시설 서비스 349, 351, 352
시설 입소 308
시설 케어 304
시야 244
식괴(食塊) 형성 86
식사 수발 101
식사 자세 76, 78, 80
식욕부진 83
식이섬유 92
식중독 예방 61
식품 조정제 87
신경전달물질 266
신뢰신호 32
신체기능 22, 46
신체 케어 119
실버마크 제도 222
실어증 65, 99, 224, 246, 250, 252, 256
실어증 데이케어·데이서비스 253
실인(失認) 254
실행(失行) 255
심근 51
심리적 부담 320
심리적 부담 해소형 324
심장병 94
심한 치매 110

ㅇ

아드레날린　266
아르기닌　90
아베롱의 야생아　110
아세틸콜린　267
아연　90
아이소메트릭 운동(Isometric Exercise, 등척운동)　346
아침 질병　286
악성변비　112, 113
악수　178
안면 실인(失認)　254
안심 팬티　318
안전 손잡이　37, 106, 202
안정간호법　169, 176
앉기　218
앉아서 이동하기　220
앉은 자세　77, 116, 221
알맞은 물의 온도　145
알츠하이머병　294, 317
알츠하이머형　222, 296
애니멀세라피　222
야르의 중증도 분류　274
약물요법　284, 286
어깨관절 탈구　188
어깨관절 탈구와 아탈구　230
어른의 돌아눕기　167
액세스먼트(accessment)　222
억제　326
억지 웃음　64
언어장애　246
언어 중추　250
언어치료사　251, 253
엄법(罨法, 찜질법)　222
엉덩이를 높이 들고 기는 자세　214, 222
엎드리기 체조　282
에어로빅 체조　346
에어매트　49
에이즈　52
에이즈 뇌증　317
연동운동　72

연하(嚥下)　75, 78
연하(嚥下) 곤란　156
연하반사　78, 86, 102
연하성 무호흡　79
연하식　88
연하장애　80, 88, 94, 248
옆으로 누운 자세　220
예후(豫後)　222
오감(五感)　345
오른쪽 마비인 사람　256
오른쪽 마비 특유의 장애　225
오연(誤嚥)　50, 80, 96
오연성 폐렴　51, 88, 94
오연성 폐렴 예방　96
온천 여행　83
옮겨 타기　161
옮겨 타기 동작을 두 사람이 전체 케어하는 방법　208
옴(개선)　60
옷입기 실행(失行)　255
와위(臥位)　222
왕생요집(往生要集)　332
왼쪽 공간 실인(失認)　254
왼쪽 마비　139, 170, 239, 256, 262
왼쪽 마비 특유의 장애　225
왼쪽 무시　255
왼쪽 신체 실인　254
요골골절　289
요도괄약근　318
요실금　122
요실금 팬티　122
요의(尿意)　318
요의 회복단계　111
요추골절　288
요통　161, 168
요통체조　338
욕조　140, 143
욕조 설치 방법　129
욕조의 종류　128
욕창　48, 175, 290
욕창 예방　90

우울 상태　290
운동마비의 회복과정　227
운동야(運動野)　74
운동요법　170
웃음　64
원근감 실인(失認)　254
원예요법　315
위루(胃瘻)　72, 77, 97, 102
위아래가 붙은 옷　328
위액의 분비　72
위와 대장 반사　114
유리형(遊離型)　42, 296, 314
유쾌와 불쾌의 원칙　328
음악요법　315
의료　46
의료 케어　44
의식 수준　70
의자　197
의자나 휠체어에 옮겨 앉기　242
의자에 앉는 케어 방법　206
의치(義齒)　98, 99
의치 세정제　98
이동　242
이동식 변기　23, 106, 116, 196
이부자리　34
이상 체중　90
이식(異食)　296, 310, 326
이완 방법　342
2인 수발　208
2종 노인　28
인간관계　300, 330
인간 온찜질　344
인간의 행위 구조　162
인격 변화　317
인격 붕괴　326
인공관절술　284
인정결과통지서　351
인폼드 컨센트(informed consent)　290
인플루엔자　52, 60
일본식 욕조　130, 149
일부 수발　208

일상행동 46
일어나기 164, 172, 178, 242, 279
일어나기 자세 180
일어서기 164, 194, 214, 218, 242, 278
일어서기를 50%만 케어 205
일어서기의 3가지 조건 196
일어설 때의 수발 198
1종 노인 28, 30
일중변동(日中變動) 270
임상심리사 290
임종행의(臨終行儀) 332

ㅈ

자가검진법 285
자기 매개화(媒介化) 21
자부심 316
자연 배변 112, 116
자연스런 체중 이동 194
자위행위 331
자율신경 65, 308
자율신경 증상 266
작업요법사(OT) 290
장관출혈성 대장균(O-157) 52
장액(腸液) 63
장유유서(長幼有序) 29, 30
재택 서비스 351, 352
재택 서비스 설계 작성의뢰 신청서 351
재택 서비스의 3요소 290
재택요양 관리지도 348
재택 케어 304
재택 케어 지원 사업소 350
재택 케어 지원 사업자 349, 350
재택 케어 지원 센터 290, 349, 350
재활 22, 46, 170, 284, 286
재활기(期) 45
저영양 상태 90
저작(咀嚼) 75, 78, 86
적변(摘便) 290
전골요리 92

전두엽(前頭葉) 74
전실어(全失語) 251
전업주부 352
전체 수발의 3가지 조건 208
전체와 부분의 관계 실인 254
전체 케어 272
젊은 사람이 일어서는 방법 212
점적주사(点滴注射) 70
정서 불안 296, 310
정신안정제 69, 313
제1호 피보험자 348
젤라틴 젤리 88
젤라틴 죽 88
좁은 침대 186
종말기 재활 332
좌변기 120
죽 88
중추성 마비 258
쥐는 힘 178
지병의 악화 301
지역 케어 304
지원비제도 290
지적 장애 152
지지대 202
진전(振戰, 떨림) 264
질투망상 325
집어 넣는 변기 109
쪼그려 앉기 운동 263

ㅊ

착환탈건(着患脫健) 132, 134
척추압박골절 288
청각중추 74
청식(淸拭) 290
체내 시계 336
체위 175
체위 교환 166
체위 변환 166
초고령사회 6
추상적 사고력 장애 317
충치 94
췌액 63

췌액의 분비 73
치간부(齒間部) 95
치간칫솔 95
치료기 45
치매 68, 83, 100, 146, 292, 298, 308, 317, 318
치매 대응형 공동생활 케어 349
치매성 노인 33, 292, 296, 301, 304, 306, 322
치매 예방 64
치매 전용시설 307
치매 증상 294, 300, 316
치주병 94
침 72, 99
침대 34, 81, 102, 107, 184, 196, 209
침상생활 51, 66, 161, 170, 192
침상생활을 하도록 만들어진 경우 178
침의 분비 72
칩거 66
칩거증후군 25, 276, 290

ㅋ

카테킨 92
커뮤니케이션 32, 154, 253, 274, 279
케어 20, 32, 46, 170
케어가 필요 없다 165
케어 거부 320
케어 기술 32
케어 노인 보건시설 349
케어 노인 복지시설 349
케어 단계 164
케어 담당자 307, 310
케어력 276
케어매니저 316, 350, 351, 352
케어 무릎 통증 347
케어 방법의 기본 180
케어복지사 20, 26, 290
케어 생활 334, 338
케어 서비스 348, 350

케어 서비스 사업자   350
케어 설계(care plan)   304, 351, 352
케어 스트레스   335
케어 예방   8
케어와 관련된 직종   20
케어 요양형 의료시설   349
케어 요통   347
케어용 욕조   130
케어용 침대   36
케어의 목적   316
케어의 전제조건   164
케어 이용자   23, 26, 35, 57, 140, 159, 161
케어 이용자의 주체성   198
케어 인정   350
케어 인정도   349
케어 인정심사회   351, 353
케어 컨퍼런스   290
케어 하우스   290
케이스워커(case worker)   290
코 튜브   70, 72, 77, 81, 102
크로이츠펠트–야콥병   317

ㅌ

탈수   93
탈수증   63, 308
탈수 증상   301
탈수증의 원인   63
토혈(吐血)   290
통원 서비스   349
통원 재활   348
통원 케어   348
투약   326
트랜스퍼(transfer)   290
특정시설 입소자 생활 케어   349
팀 케어   290

ㅍ

파스칼   21
파킨슨 로드   269
파킨슨 체조   280, 282
파킨슨병   77, 96, 110, 248, 264, 266, 268, 274, 317, 348
파킨슨병 환자   101, 267, 268, 272, 278, 282
판단력 장애   317
팔과 다리의 감각 마비   224
펜션   149
폐렴   94
폐용성 위축   226
폐용증후군(廢用症候群)   25, 290
폭력행위   322
풍선 배구   245, 311
프록커   91
피보험자증   348
피부   62
피부감각   315
피부병   60
피크병(Pick's disease)   294, 317
피해망상   310, 324
피해자 이득형(利得型)   325
필요한 지원   348, 351, 352
필요한 케어   118
필요한 케어 1   352
필요한 케어 1~5   351
필요한 케어 5   352

ㅎ

하반신 마비   110, 175
하지(下肢) 간이검사법   240
하지 마비 단계   242
하지 스트레칭   263
한쪽 팔꿈치 세우기   182, 185, 192
한쪽 팔꿈치를 세운 자세   220
항 류머티즘 약   284
해마(海馬)   64
허실피막론(虛實皮膜論)   33
헬퍼   311, 313, 325, 352
헬퍼 교체   308
혈류 속도   64
혈청 알부민   90
호스피스 케어(hospice care)   290
혼잣말   297
홈헬퍼   349
화장실   42, 104, 120, 318
화장실로 유도   118
화장실 지도   319
환각   63, 309
환경의 변화   298
활기찬 건강 발 체조   343
활기찬 건강 체조   258, 260, 262
활막(滑膜) 절제술   284
회귀형   296, 312, 322
후각중추   74
휠체어   38, 81, 136, 196, 208
휴지   120
흉식호흡   340

감수 · 저자

오타 히토시[大田仁史] _1936년생. 도쿄 의과 치과대학 의학부 졸업. 이즈 체신병원 리허빌리테이션과 부장, 부원장을 거쳐 현재 이바라키 현립의료대학 교수, 부속병원장

미요시 하루키[三好春樹] _1950년생. 1974년부터 너싱홈에서 생활지도원으로 근무하였으며, 규슈 리허빌리테이션 대학교 졸업. 현재 생활과 리허빌리테이션 연구소 대표

집필자

[감수자 · 저자 이외의 집필한 페이지]

엔도 다카시[遠藤尙志] _도쿄도 이타바시 특별양호 노인홈의 케어보건과 언어청각사 [pp.246~253]

가나야 세츠코[金谷節子] _성 레이미카타하라 병원의 영양과장[pp.86~93]

가와사키 미오리[川崎美織] _보건사 [pp.334~345]

기쿠타니 다케시[菊谷 武] _일본치과대학의 구강 케어 · 리허빌리테이션센터장[pp.94~99]

다카구치 미츠코[高口光子] _케어노인 보건시설인 도라지 마을의 생활 리허빌리테이션 추진실 실장[pp.348~353]

니시하라 수조[西原修造] _ 가가와현 건강복지부, 의사[pp.52~61]

노보리 미키오[昇 幹夫] _일본웃음학회 부회장, 의사[pp.64~65]

후지시마 이치로[藤島一郎] _성 레이미카타하라 병원의 리허빌리테이션과 센터장, 의사[pp.86~93]

야마카와 유리코[山川百合子] _미츠카이도 후생병원 의사[pp.68~69]

요네야마 타케요시[米山武義] _요네야마치과 클리닉 원장[pp.94~99]

협력자

아오야마 유키히로[靑山幸廣] _ 케어상담사

우에노 후미노리[上野文規] _ 켄키노모토 대표, 생활과 리허빌리테이션연구소 강사

오구마 마사키[大熊正喜] _ 노인보건시설 라이프타운마비

오츠카 히로시[大塚洋] _ 케어상담사, 물리치료사

가네다 유미코[金田由美子] _ 케어상담사

시타야마 나츠키[下山名月] _ 켄키노모토, 생활과 리허빌리테이션 연구소 강사

도리우미 후사에[鳥海房枝] _특별양로 노인홈 시미즈사카 아지사이소 차장

무라카미 히로오[村上廣夫] _특별양로 노인홈 세이와엔 시설장

야마다 유타카[山田穰] _리허빌리테이션 디자인 연구소

라쿠헬스케어[주] _휠체어 [pp.38~39]

마츠야 쇼지[松谷章司] _NTT 동일본관동병원 병리진단부장

Special thanks

다케우치 다카히토[竹内孝仁] _일본의과대학 교수

KANZEN ZUKAI ATARASHII KAIGO
ⓒKODANSHA 2003
All rights reserved.
Original Japanese edition published by KODANSHA LTD.
Korean translation rights arranged with KODANSHA LTD.
through Bestun Korea Agency.

Korean translation rights ⓒ 2005 by Donghak Publishing Co.

이 책의 한국어판 저작권은 Bestun Korea Agency를 통해 일본 저작권자와 독점 계약한 동학사(그린홈)에 있습니다. 저작권법에 의해 한국 내에서 보호를 받는 저작물이므로 무단전재나 복제, 광전자 매체 수록 등을 금합니다.

환자가 주인이 되는_

새로운 케어 기술

펴낸이 | 유재영
옮긴이 | 김영주
펴낸곳 | 동학사
기획 | 이화진
책임편집 | 김기숙
디자인 | 임수미

1판 1쇄 | 2005년 8월 12일
1판 3쇄 | 2010년 3월 12일
출판등록 | 1987년 11월 27일 제10-149

주소 | 121-884 서울 마포구 합정동 359-19
전화 | 324-6130, 324-6131 · 팩스 | 324-6135
E-메일 | dhak1@paran.com · dhsbook@hanmail.net
홈페이지 | www.donghaksa.co.kr
　　　　　www.green-home.co.kr

ISBN 89-7190-174-8 13510
● 잘못된 책은 바꾸어 드립니다.

Green Home 은 취미 · 실용서를 출간하는, 도서출판 동학사의 디비전입니다.